U0269328

"十三五"高等职业教育立体化教材

高职高专护理专业"十三五"立体教材

妇产科护理学

韩清晓　主编

河南科学技术出版社

·郑州·

图书在版编目（CIP）数据

妇产科护理学/韩清晓主编 . —郑州：河南科学技术出版社，2022. 1
ISBN 978-7-5725-0659-8

Ⅰ.①妇⋯　Ⅱ.①韩⋯　Ⅲ.①妇产科–护理学　Ⅳ.①R473.71

中国版本图书馆 CIP 数据核字（2022）第 018271 号

出版发行：河南科学技术出版社
　　　　　地址：郑州市郑东新区祥盛街 27 号　　邮编：450016
　　　　　电话：（0371）65788625　65788862
　　　　　网址：www. hnstp. cn
策划编辑：李娜娜　李明辉　仝广娜
责任编辑：李明辉　张　晓
责任校对：崔春娟
封面设计：张　伟
排　　版：赵玉霞
责任印制：朱　飞
印　　刷：郑州豫兴印刷有限公司
经　　销：全国新华书店
开　　本：787mm×1 092mm　1/16　印张：22.5　字数：520 千字
版　　次：2022 年 1 月第 1 版　　2022 年 1 月第 1 次印刷
定　　价：72.00 元

如发现印、装质量问题，影响阅读，请与出版社联系并调换。

高职高专护理专业"十三五"立体教材
编审委员会

主任委员　郭茂华

副主任委员　（按姓氏笔画排序）

王左生　王福青　方家选　孙建勋

张松峰　倪　居

委　　员　（按姓氏笔画排序）

于爱霞　王　虹　王　照　王左生

王福青　方家选　艾旭光　付晓东

邢秀玲　曲振瑞　吕月桂　吕海琴

刘桂萍　刘笑梦　孙建勋　李万高

李希科　杨金运　何　敏　余晓齐

张松峰　张淑爱　范　真　周彩峰

郑延芳　赵文慧　钮　静　袁耀华

倪　居　郭茂华　郭明广　黄敬堂

韩清晓

高职高专护理专业"十三五"立体教材

《妇产科护理学》编写委员会

主　编　韩清晓

副主编　赵开建　吴彩琴　王珏辉

编　者　（按姓氏笔画排序）

王珏辉　郑州铁路职业技术学院

孙　会　南阳医学高等专科学校

吴彩琴　许昌学院

庞　攀　河南理工大学医学院

赵开建　黄淮学院医学院

韩清晓　濮阳医学高等专科学校

薛光辉　濮阳医学高等专科学校

高职高专护理专业"十三五"立体教材

《妇产科护理学》数字资源制作人员名单

主　编　韩清晓　赵开建

副主编　屈婷婷　吴彩琴　袁俊斋

编　者　（按姓氏笔画排序）

王　淑　濮阳市第三人民医院

王风云　河南应用技术职业学院

王珏辉　郑州铁路职业技术学院

孙　会　南阳医学高等专科学校

杨　敏　濮阳市油田总医院

吴彩琴　许昌学院

张丽军　濮阳医学高等专科学校

张钦云　濮阳医学高等专科学校

张雪葳　濮阳医学高等专科学校

庞　攀　河南理工大学医学院

屈婷婷　河南应用技术职业学院

赵开建　黄淮学院医学院

袁俊斋　濮阳医学高等专科学校

常焕娇　濮阳医学高等专科学校

韩清晓　濮阳医学高等专科学校

裴晓娜　濮阳医学高等专科学校

薛光辉　濮阳医学高等专科学校

为了全面贯彻教育部关于"把高等教育的工作重点放在提高质量上"的战略部署，顺应"互联网+"的发展趋势，推进信息技术与教育教学的全面深度融合，进一步促进高等职业学校课程建设和教育质量的整体提高，建立"高效学习、自主学习"的模式，我们在河南省教育厅、河南省卫生健康委员会的支持与指导下，成立了"高职高专护理专业'十三五'立体教材"编审委员会，组织骨干教师编写了这套教材。

本套教材的编写指导思想是坚持"以服务为宗旨，以就业为导向，以能力为本位"的职业教育特色，以培养具有扎实的理论知识、较强的实践能力、良好的职业素质及评判性思维能力的高素质专业人才为目标，在前两版教材基础上优化、创新，利用"互联网+教育"的思路和技术，采取纸质教材与数字资源相结合的模式，为高职高专护理及相关专业学生提供一套优质教材。

在编写过程中，我们力求做到观念新、定位准，认真贯彻"三基"（基本理论、基本知识、基本技能）、"五性"（科学性、先进性、实用性、思想性、启发性）、"三新"（新方法、新理论、新技术）的编写要求，在符合综合、够用、实用和精简的课程优化原则基础上，着力培养学生的科学思维方法，以及观察、分析、评判和解决问题的实际能力。基础课教材遵循为专业课教学和临床实践服务的宗旨，以专业岗位"必需、够用"为度，突出实用，强化技能，既避免教材出现科普性倾向，又避免把教材编成学术专著。专业课教材依据"以健康为中心，以护理职业能力为本位，以护理程序为框架"的精神，加大了人文社会科学课程的比重，融入了以人为本的人文关怀意识，体现了以服务为宗旨的学科特色。本次修订对教材内容进行了精选和更新，删除了陈旧的知识，增加了新理念和新方法，适度反映学科的新进展，以适应当今社区、家庭及临床护理工作的需要，并与国家护士执业资格考试相衔接。

在表现形式上，我们充分利用现代信息技术，将传统纸质教材与数字资源有机结合，在纸质教材上印制二维码，读者扫描二维码即可观看PPT、视频、动画、习题等。充分利用数字教学素材，为教师提升教学水平、创新教学模式，以及提高学生学习的便捷性、趣味性、自主性、开放性、拓展性，提供了资源支撑。

河南省数十所医学高职高专院校的教育专家和骨干教师参加了本套教材的编写，同时我们还邀请了省级三甲医院的临床护理专家参加教材的编写和审定工作，为本套教材缩短教学与临床的距离、突出先进性和

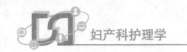

实用性奠定了坚实的基础。在编写过程中，我们得到了各参编学校、医院领导的大力支持，所有参加教材编写和审定的教师及专家都付出了辛勤的劳动，河南科学技术出版社有关人员也给予了精心指导和帮助，使本套教材得以顺利出版，在此一并致以诚挚的谢意！

尽管我们的目标是编写一套贴近专业、贴近岗位、贴近社会、便于教与学双方使用的精品教材，但由于水平有限，本套教材如存在不足之处，恳请读者和同道指正赐教，以便我们及时修订完善。

"高职高专护理专业'十三五'立体教材"编审委员会

2021 年 7 月

为适应专业建设的发展需要，根据"十三五"规划纲要精神和河南省高职高专护理专业"十三五"立体教材编写会议（2017年7月20日，郑州）精神，在本套教材编审委员会的组织与指导下，编写《妇产科护理学》。该教材由濮阳医学高等专科学校、黄淮学院医学院、许昌学院、郑州铁路职业技术学院、南阳医学高等专科学校及河南理工大学医学院6所院校中教学经验丰富的专业课教师共同完成编写，供高职高专护理专业学生、在职护士、成人高考护理专业及护理自学考试学员使用。编者根据以往教材的使用反馈意见，在认真总结历年教学经验的基础上，进一步完善本教材的编写框架和体系。严格参照专业培养目标、专业新理念、专家共识和实施指南，增加了新理念和新方法，在一定程度上反映了学科的新进展，以体现内容的时代性，以适应当今家庭、社区及临床护理工作的岗位需要，并满足国家护士资格考试改革的需求。本教材继续按照"三基""五性""三新"的编写要求，采取"以人为中心"的整体护理观，在符合综合、够用、实用和精简的课程优化原则的基础上，力求在培养学生的评判性思维，增强整体护理能力方面起到促进作用。

根据妇产科学的基本知识和技能要求，本教材按照护理程序组织内容，便于学生适应未来临床护理工作。包括女性生殖系统解剖和生理、妊娠生理、妊娠诊断、正常妊娠及正常分娩妇女的护理、异常妊娠及异常分娩妇女的护理、分娩期并发症及异常产褥妇女的护理、胎儿窘迫与新生儿窒息的护理、产科手术妇女的护理、妇科疾病患者的护理、计划生育妇女的护理、妇女保健及妇科常用局部护理操作技术等共25章，其中韩清晓统稿全书并编写了第一、二、三、四、十九章内容，并协助编写了第十四章及部分实训课内容；庞攀编写了第五、六、七、九章内容；吴彩琴编写了第八、十、十三章内容；王珏辉编写了第十一、十四、十七、二十三章内容；赵开建编写了第十二、十八、二十四、二十五章内容；薛光辉编写了第十五、十六章内容；孙会编写了第二十、二十一、二十二章内容。上述编者还进行了数字资源编写及制作，河南应用技术职业学院王风云、屈婷婷，濮阳医学高等专科学校的袁俊斋、裴晓娜、常焕娇、张雪葳、张钦云、张丽军，濮阳市第三人民医院王淑，濮阳市油田总医院杨敏等参与了部分数字资源的编写与制作，韩清晓对全部数字资源的编写与制作进行了审核、修改等工作，由赵开建协助。

本教材在内容结构和表现风格上，力求做到适应学生的认知能力、文化基础乃至审美情趣，每章由学习要点、情景导入、正文、小结、讨

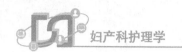

论与思考五部分组成。学习要点是对章节教学的基本要求，有利于学生在学习前明确目标，把握重点；正文除以图文并茂的形式介绍专业基本知识之外，每章节前面还设置了情景导入案例，让学生课前根据案例及其相关问题预习教材内容，带着问题听课，增强学生的注意力及解决实际问题的能力；课后设置了讨论与思考题，培养学生的评判性思维能力和独立思考与解决问题能力，运用所学知识对个案进行分析，使知识融会贯通，提升临床护理与人文关怀能力。

为了拓展学生的知识面，满足学生自主学习的需要，帮助学生理解教材中的知识，本教材适应现代互联网+信息技术的发展，增加了数字化资源，建立了立体化教材体系。在教材内容的相应位置附有数字资源二维码，包括知识链接、视频、动画、微课、PPT 课件、课后练习题、课后小结，通过手机扫码获取相应的数字资源。其中相关知识链接，拓展学习的内容，以期帮助学生开阔视野；视频、动画、微课、PPT 课件，学生可以在课前观看自学，也可以课后观看对知识进一步理解和掌握；小结是对每章重要知识点的梳理和强化，有助于学生课后复习和巩固；课后练习题类型多样，并参照护士资格考试大纲对知识与能力的要求编制单项选择题，让学生课后自我检测，查找自己的不足，促进自学。

本教材的编写得到了各编者所在单位的大力支持，在此深表感谢。由于能力所限，可能存在错误与不当之处，欢迎广大同仁和读者批评指正。

韩清晓

2021 年 7 月

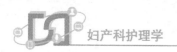

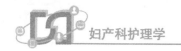

绪　论

　　掌握：妇产科护理学的概念，妇产科护理学的内容、学习目的及方法。
　　了解：妇产科护理学的发展简史、发展趋势及妇产科护理工作的特点。

　　妇产科护理学是护理专业的一门核心课程，是对妇女现存和潜在的妇产科范畴内的健康问题进行诊断、处理及护理，为妇女健康提供服务的学科。学习妇产科护理学，首先要了解妇产科护理学的发展简史及发展趋势，还要掌握妇产科护理学的内容、学习目的及方法。

一、妇产科护理学发展简史

　　妇产科护理有着悠久的历史，其最早源于产科护理，大约在公元前 1500 年，古埃及埃伯斯（Ebers）古书中就有关于妇产科学的专论，记述了古埃及民间对产科阵痛的处理，胎儿性别的判断及妊娠诊断方法，也有关于月经、流产、分娩及一些妇科疾病处理方法的描述。Ebers 古书被公认是最早记述妇产科学及妇产科发展的史书。在 14 世纪，埃及医学资料记载了利用尿来检验胎儿性别的方法，用疑似妊娠妇女的尿液每日湿润装有大麦和小麦的布袋，若大麦发芽认为是女性胎儿，小麦发芽认为是男性胎儿。公元前 1300 年至公元前 1200 年间，在以甲骨文撰写的卜辞中，有王妃分娩染疾病的记载，这是我国关于妇产科疾病的最早记录。2000 多年前的《黄帝内经》中的《素问》篇记载了对女子成长、发育、月经疾患、妊娠诊断及对相关疾病治疗的认识和解释。唐代医学家孙思邈（581—682）著的《千金要方》和《千金翼方》分别记录了妊娠、胎产、调经、养胎、临产、产后护理及崩漏等诸症。书中还记载葱管导尿法，是当时护理操作技术的重大突破。唐代昝殷著的《经效产宝》（9 世纪中叶）是我国现存最早的一部妇产科专著，至宋朝嘉祐五年（1060 年），产科已确立为独立学科。从宋朝到清朝大约 1000 年间，有较多中医妇产科专著问世，其中宋代陈自明的《妇人大全良方》记载的内容更为系统、详尽，反映了我国当时中医妇产科学的发展水平。

　　近代妇产科学及妇产科护理学发展更加迅速，产科学由以母亲为中心的母体医学转向母胎统一管理的母胎医学，并由此衍生出围生医学和胎儿医学。1978 年英国人 Edwards 和 Steptoe 采用体外受精和胚胎移植技术诞生了世界上第一例试管婴儿，标志着人类在生殖医学领域的重大突破。1988 年，我国大陆首例试管婴儿在北京医科大学第三附属医院诞生。产前诊断技术不断

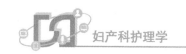

创新，大大降低了围生儿死亡率和病残儿出生率。辅助生育助孕技术不断改进，如体外受精与胚胎移植、人卵单精子显微注射受精、种植前遗传学诊断、配子输卵管内移植、宫腔内配子移植、供胚移植等，促进了优生科学和生殖生理学的进步。女性内分泌疾病的研究得到了迅速发展，已从器官水平进入了分子水平，极大地提高了月经失调、生殖功能失调、绝经综合征的治疗效果。妇科肿瘤学已成为发展极快的专门学科，各种肿瘤标志物的发现、影像及内窥镜技术的应用、化疗及放疗的发展，手术方法的改进，腹腔镜及宫腔镜下微创手术的大力开展，使妇科肿瘤得以早期发现、早期诊断、早期治疗，显著降低了复发率及死亡率。妇女保健学成为一门新兴学科，我国通过建立健全妇幼三级保健网，对保障妇女身心健康做出了巨大贡献。妇产科护理学的内容随着妇产科学内涵的拓展而变得更加丰富。

二、妇产科护理学发展趋势

随着社会的进步和医学科学的发展，人们对健康、生育、疾病、保健的认知和需求不断发生改变，妇产科诊疗技术的进步、国际妇产科护理经验、国际助产新技术及新理念，均对我国妇产科护理的发展产生了重要影响，如护理工作范畴及护理模式发生了改变，护士除了需关注患者本身之外，还需关注患者所处的环境、心理状态等对疾病康复的影响，护士需重视患者生理、心理、社会、文化、精神等多方面的需求，为患者提供最适合的整体护理。在护理模式方面，表现为由"以疾病为中心的护理"转变为"以患者为中心的护理"，"以孕产妇为中心的护理"转变为"以家庭为中心的产科护理"。在护理模式改变的同时，护理场所也由医院扩展到家庭及社区。

"以家庭为中心的产科护理"是指确定并针对个案、家庭、新生儿在生理、心理、社会等方面的需要及调适，向他们提供安全的和高质量的健康照顾，尤其强调提供促进家庭成员间的凝聚力和维护身心健康安全的母婴照顾。"以家庭为中心的产科护理"为减轻家庭成员间的"分离性焦虑"，鼓励家庭成员积极参与孕产妇生育过程，降低产妇与其家庭成员的焦虑和恐惧，建立类似家庭环境的待产、分娩单位，如 LDRP 单房间产科系统（待产、分娩、恢复及产后一体化）、非固定式的分娩中心等；住院期间护士提供高质量的产科照顾，正常孕产妇具有自我护理能力，也应主动承担相应的自我护理活动。在产妇及新生儿无异常时，提倡产妇早出院，并在出院前进行有效的健康教育，从而达到出院时产妇无异常情况、对护理新生儿有信心、家庭成员之间互相信赖并与责任护士建立良好的互信关系。

我国现代产科护理正逐步与国际接轨，例如："温馨待产""导乐分娩""自由体位分娩""母婴同室""爱婴医院"等形式，均属于提供类似家庭环境的待产与分娩举措，是"以家庭为中心的产科护理"的具体体现。

随着我国二孩、三孩政策的实施，将有一批年龄在 35 岁甚至 40 岁以上的育龄妇女面临生育二孩、三孩，再生育妇女和家庭的生育咨询、孕产期保健、产后护理、新生儿喂养等方面，给护士工作带来新的挑战。随着经济的发展和社会的进步，护理人员必将为保障妇女和下一代的健康提供更为完善的、高质量的护理服务。

扫码看知识链接

三、妇产科护理工作的特点

1. 护理对象具有特殊性　产科护理对象包括孕产妇和胎儿、新生儿。孕妇和胎儿是相互联系的，又是相对独立的。因此产科护理既要考虑到孕、产妇的健康安全，又要考虑到胎儿在宫内的生长发育和新生儿的健康。妊娠分娩已不只是孕产妇的个人行为，而是孕产妇和家庭共同参与的家庭行为，在护理过程中要考虑到对家庭成员提供相应的护理支持。妇科护理主要是针对生殖系统疾病的护理，生殖系统又直接与婚姻、家庭及生育有着密切关系，患者思想顾虑较多，常存在害羞心理，且容易涉及隐私。因此妇科护理应注意保护患者的隐私，避免侵权行为发生。

2. 产科工作急症多　夜间来诊的多，如产前出血、急性胎儿窘迫、子痫抽搐、羊水栓塞、子宫破裂、产后出血、新生儿窒息等，因此妇产科护士应具备良好的身体素质，要有高度的责任心、爱心及熟练的护理技术。遇到急危病症时，能准确地做出判断，并制订相应的护理措施，动作敏捷，有条不紊。

四、妇产科护理学的内容、学习目的及方法

1. 妇产科护理学的内容　妇产科护理学的内容与妇产科护理的任务密不可分。该课程主要研究女性生殖系统在妊娠和非妊娠状态下的生理、病理以及胎儿和新生儿的生理与病理，并提供相应的身体和心理护理。其内容包括：女性生殖系统解剖、生理，产科护理，妇科护理，计划生育和妇女保健等。其中产科护理主要围绕孕产妇、胎儿及新生儿的生理、病理及心理改变开展护理；妇科护理主要针对非妊娠期妇女生殖系统的生理与病理改变开展护理；计划生育主要对女性生育调节开展指导工作；妇女保健主要为健康女性提供自我保健指导，以及预防疾病并维持健康的相关知识。

2. 妇产科护理学的学习目的　妇产科护理学是一门实践性很强的临床护理学科。学习本课程的目的是掌握妇产科临床护理技能，培养评判性临床思维能力及护患沟通能力，发挥护理的特有职能，为护理对象提供缓解痛苦、促进康复的护理活动，帮助护理对象尽快获得生活自理能力；同时，为健康妇女提供预防疾病和维持健康的相关知识。

3. 妇产科护理学的学习方法　随着社会的发展与护理模式的转变，对专科护士的文化基础水平、专业实践能力、工作经验、工作责任心及职业道德等方面提出了更高的要求。学习妇产科护理学除具有医学基础学科和社会人文学科的知识外，还应具有护理学基础、内科护理学及外科护理学等知识。理解生殖系统与其他系统疾病的相互影响，培养"以人为核心的整体护理"观念，在学习过程中，能够做到刻苦努力，理论

扫码看微课

联系实际，加强妇产科护理基本技能训练，提高自己的技能操作水平和评判性思维能力，为进入后期临床护理实习打下坚实的基础。在今后的护理工作中，才能更好地针对护理对象的差异提供个体化整体护理方案，运用护理程序及科学的管理方法为护理对象提供高质量的护理活动。

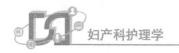

小结

　　妇产科护理学的发展历史悠久，随着社会发展和医学科学的进步，妇产科护理的理念、工作范畴及护理模式均发生了变化。护理模式由"以疾病为中心的护理"转变为"以患者为中心的护理"；"以孕产妇为中心的护理"转变为"以家庭为中心的护理"；护理场所也由医院扩展到了家庭及社区。更加关注人的健康和疾病的预防，重视患者生理、心理、社会、文化、精神等多方面的需求。在妇产科护理实践中，容易涉及护理对象的隐私，护士应注意保护其隐私，关爱妇女，避免侵权行为的发生。学习妇产科护理学，要注重理论和实践相结合，还要注意与机体不同系统疾病之间的相互联系，加强妇产科护理基本技能训练，努力提升技能操作水平和评判性思维能力。

讨论与思考

　　1. 简述妇产科护理工作的特点。
　　2. 简述学习妇产科护理学的方法。
　　3. 试述以家庭为中心的产科护理内涵。

（韩清晓）

扫码看本章 PPT

扫码做本章练习题

第二章

女性生殖系统解剖

📖 **学习要点**

掌握：内生殖器解剖位置、功能、组织结构特点；女性骨盆的组成、分界、骨性标志。

熟悉：外阴的范围及组成、女性生殖器与邻近器官的关系、骨盆底结构。

了解：女性生殖器的血管、淋巴、神经。

📖 **情景导入**

张女士，23 岁，既往月经规律。因意外妊娠 2 个月到某诊所行人工流产手术，现流产后 3 个月至今未来月经，到医院咨询，行 B 超检查，医生告诉她很可能是刮宫过度引起的闭经，向她开具促使子宫内膜修复的药物。张某很紧张，怕今后不会怀孕。医生让李护士给她讲解女性生殖器官的组成及功能，教她学会如何保护自己的生殖器官。

请思考：（1）为何刮宫过度会引起闭经？

（2）作为护士，你如何对张某讲解生殖器官的组成和功能？

第一节　女性生殖器

一、外生殖器

女性外生殖器（external genitalia）又称外阴，指生殖器官的外露部分，位于两股内侧，前为耻骨联合，后为会阴，包括阴阜、大阴唇、小阴唇、阴蒂和阴道前庭（图 2-1）。

（一）阴阜（mons pubis）

阴阜为耻骨联合前方隆起的脂肪垫。青春期开始生长阴毛，分布呈倒置三角形，阴毛

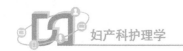

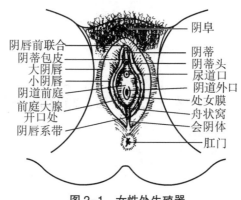

图 2-1　女性外生殖器

为女性第二性征，其色泽、疏密、粗细因人和种族而异。

（二）大阴唇（labium majus）

大阴唇为两股内侧一对纵行隆起的皮肤皱襞，前起阴阜，止于会阴。大阴唇外侧面为皮肤，有阴毛生长，皮肤内含皮脂腺和汗腺，大阴唇内侧面湿润似黏膜。大阴唇皮下脂肪组织和疏松结缔组织内富含血管，局部损伤时易出血形成血肿，是女性外阴最易发生血肿的部位。

（三）小阴唇（labium minus）

小阴唇为大阴唇内侧的一对薄皮肤皱襞，富含神经末梢，较敏感。前端融合包绕阴蒂体，后端与大阴唇在中线处会合形成阴唇系带，可因分娩损伤而消失。

（四）阴蒂（clitoris）

阴蒂位于小阴唇顶端的下方，分阴蒂头、阴蒂体和阴蒂脚三部分，仅阴蒂头露于外阴，阴蒂与男性阴茎同源，由海绵体组织组成，极为敏感，性兴奋时有勃起性。

（五）阴道前庭（vaginal vestibule）

阴道前庭为两侧小阴唇之间的菱形区，前为阴蒂，后为阴唇系带。此区域内有以下结构：

1. 前庭球（vestibular bulb）　又称球海绵体，位于前庭两侧，由具勃起性的静脉丛构成，前端邻接阴蒂脚，后端邻前庭大腺，表面覆盖球海绵体肌。

2. 前庭大腺（major vestibular gland）　位于大阴唇后部，被球海绵体肌覆盖，左右各一，如黄豆大小，腺管长 1.5~2 cm，开口于处女膜与小阴唇之间的沟内。性兴奋时，前庭大腺分泌黏液润滑阴道口。前庭大腺正常情况下不能触及，感染时常因开口被阻塞而形成前庭大腺脓肿或前庭大腺囊肿。

3. 尿道外口（urethral orifice）　位于阴道前庭部的前部，其后壁有一对并列的尿道旁腺，细菌容易在此处潜伏。

4. 阴道口与处女膜　阴道口（vaginal orifice）位于阴道前庭的后部，其周缘覆盖一层薄膜为处女膜（hymen），膜中央有一小孔，孔的大小和形状变异较大，处女膜多在初次性交时破裂，分娩后形成残缺的处女膜痕。

扫码看知识链接

二、内生殖器

女性内生殖器位于真骨盆腔内，包括阴道、子宫、输卵管及卵巢，其中输卵管和卵巢合称为子宫附件（图2-2）。

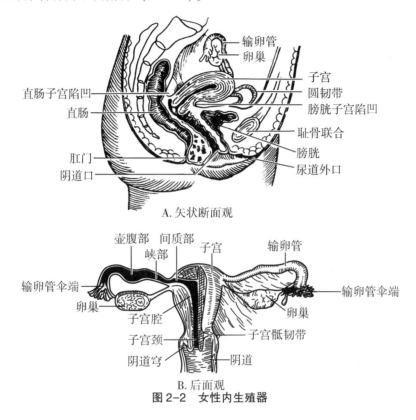

A. 矢状断面观

B. 后面观

图 2-2　女性内生殖器

（一）阴道（vagina）

1. 功能　阴道为性交器官，也是经血排出及胎儿娩出的通道。

2. 解剖及组织结构　阴道位于真骨盆下部中央，阴道腔上宽下窄，下端开口于阴道前庭后部，上端环绕子宫颈形成前、后、左、右穹。阴道后壁长 10~12 cm，前壁长 7~9 cm，后穹较前穹深，后穹顶部与直肠子宫陷凹紧贴。阴道壁有许多横行皱襞，伸展性大，阴道黏膜呈淡红色，由复层鳞状上皮覆盖，无腺体，受性激素影响有周期性变化。

（二）子宫（uterus）

1. 功能　子宫产生月经；为精子到达输卵管的通道；孕育胎儿的场所；分娩时子宫收缩将胎儿及其附属物排出。

2. 解剖结构　子宫位于真骨盆腔中央，坐骨棘水平之上，膀胱与直肠之间，呈前倾前屈位。成年女性子宫呈倒置的梨形，长 7~8 cm，宽 4~5 cm，厚 2~3 cm，重 50~70 g，容量约 5 mL。子宫上部较宽称子宫体，下部较窄呈柱状为子宫颈。子宫体上端称子宫底，子宫底两侧为子宫角。子宫体与子宫颈的比例因年龄而异，儿童期早期为 1:2，成年妇女为 2:1，老年期为 1:1。

子宫体腔呈上宽下窄的三角形，上端两侧与输卵管相通，下端通连子宫颈管。子宫颈

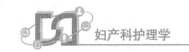

与子宫体相连接处的狭窄部分称子宫峡部，非妊娠期长约1 cm，峡部上端因在解剖形态上较狭窄，称子宫颈解剖学内口，峡部的下端处子宫内膜转变为子宫颈黏膜称为子宫颈组织学内口。子宫颈管内腔呈梭形，长2.5~3 cm，其下端为子宫口，与阴道相通。子宫颈以阴道顶端为界分为子宫颈阴道上部和子宫颈阴道部（图2-3）。未产妇子宫口呈圆形，经产妇呈横裂状。

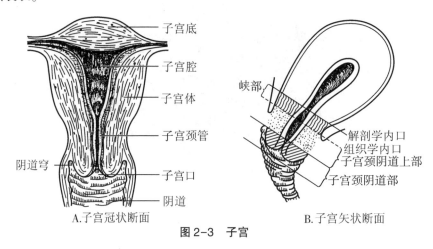

图2-3　子宫

3. 组织结构

（1）子宫体：由内向外依次为内膜层、肌层、浆膜层。内膜层表面2/3为致密层和海绵层，合称为功能层，从青春期开始受卵巢激素影响发生周期性变化。月经期功能层脱落。下1/3为基底层，紧贴子宫肌层，无周期性变化。肌层较厚，非孕时约0.8 cm，由内环、外纵、中交叉排列的平滑肌束和少量弹力纤维组成，内有血管贯穿。浆膜层即覆盖子宫底及子宫前、后壁的腹膜。子宫前面浆膜在子宫前下方向前返折覆盖膀胱，形成膀胱子宫陷凹；子宫后面浆膜沿子宫壁向下至子宫颈后方，覆盖阴道后穹再折向直肠，形成直肠子宫陷凹。

（2）子宫颈：主要由结缔组织构成，含少量平滑肌和弹力纤维。黏膜内腺体能分泌碱性黏液，形成黏液栓，堵塞子宫颈管，其腺体分泌量、性状受性激素影响发生周期性变化。子宫颈管黏膜为单层高柱状上皮，子宫颈阴道部表面为复层鳞状上皮，子宫颈外口鳞-柱状上皮交界处是子宫颈癌好发部位。

4. 子宫韧带　共有4对，维持子宫正常位置（图2-4）。

（1）子宫圆韧带（round ligament of uterus）：圆索状，起于子宫角的前面，向前外侧走行，穿过腹股沟管止于大阴唇前端，维持子宫前倾位置。

（2）子宫阔韧带（broad ligament of uterus）：子宫前后壁的浆膜向两侧延伸达骨盆壁而形成，为双层腹膜皱襞，呈翼状，维持子宫于盆腔正中位。子宫动静脉和输尿管从子宫阔韧带基底部穿过。子宫阔韧带上缘游离，内2/3包裹输卵管，形成输卵管浆膜层；外1/3部移行为骨盆漏斗韧带或称卵巢悬韧带，卵巢动静脉由此穿过。卵巢内侧与子宫角之间的子宫阔韧带增厚，称为卵巢韧带或卵巢固有韧带。在子宫体两侧的子宫阔韧带中有丰富的血管、神经、淋巴管及疏松结缔组织，称为宫旁组织。

（3）子宫主韧带（cardinal ligament of uterus）：又称子宫颈横韧带。在子宫阔韧带的下部，横行于子宫颈侧方和骨盆壁之间，是固定子宫颈位置的主要韧带。

（4）子宫骶韧带（uterosacral ligament）：起于子宫颈侧后方，绕过直肠止于第2、3骶椎前面的筋膜。将子宫颈向后上方牵引，间接维持子宫前倾位置。

扫码看知识链接

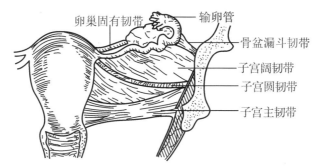

图2-4　子宫各韧带

（三）输卵管（fallopian tube）

输卵管为一对细长而弯曲的管道，长8~14 cm，内侧与子宫角相连通，外端游离与卵巢接近。输卵管从内向外依次为：①间质部：为潜行于子宫角内的部分，管腔最狭窄，长约1 cm。②狭部：长2~3 cm，是临床上输卵管结扎的部位。③壶腹部：其内膜皱襞丰富，长5~8 cm，为精子与卵子相遇受精的部位。④伞部（漏斗部）：其表面无腹膜覆盖，长1~1.5 cm，有"拾卵"作用。

输卵管壁由三层构成，外层为浆膜层，中间为肌层，内层为黏膜层。黏膜层表面覆盖单层高柱状上皮，上皮纤毛细胞的纤毛摆动能协助运送卵子及受精卵。肌层蠕动及黏膜层均受性激素影响而发生周期性变化。

（四）卵巢（ovary）

为一对扁椭圆形的性腺，是产生卵子及性激素的器官。卵巢位于输卵管的下方，借卵巢系膜连接于子宫阔韧带后叶，该处有供应卵巢的血管和神经出入称卵巢门。卵巢外侧由骨盆漏斗韧带连于骨盆壁，卵巢内侧以卵巢固有韧带连于子宫侧方。成年女性的卵巢约为4 cm×3 cm×1 cm，重5~6 g，灰白色，青春期前表面光滑，青春期后由于排卵而表面凹凸不平，绝经后卵巢萎缩变硬。

卵巢表面无腹膜，由外向内依次为：①生发上皮：为单层立方形上皮。②卵巢白膜：为一层致密纤维组织。③卵巢皮质：有数以万计的始基卵泡和各级发育卵泡及致密结缔组织组成。④卵巢髓质：在中央，为疏松结缔组织，内含丰富的血管、神经、淋巴管及少量平滑肌纤维（图2-5）。

三、女性生殖系统的血管、淋巴和神经

女性生殖器官的血管与淋巴管伴行，各器官之间静脉、淋巴管以丛、网状吻合。

（一）血管

女性内外生殖器官的血液供应主要来自卵巢动脉、子宫动脉、阴道动脉和阴部内动脉。卵巢动脉自腹主动脉发出，左侧卵巢动脉也可来自左肾动脉。子宫动脉、阴道动脉及阴部内动脉均来自髂内动脉。子宫动脉经骨盆侧壁向下向前行，经子宫阔韧带下缘折向

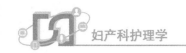
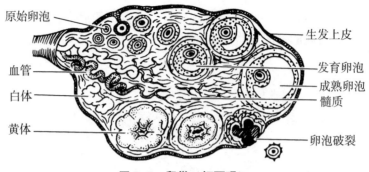

原始卵泡 —— 生发上皮

血管 —— 发育卵泡
白体 —— 成熟卵泡
　　　　髓质
黄体 ——

卵泡破裂

图 2-5　卵巢（切面观）

内，在距子宫颈约 2 cm 处相当于子宫颈内口水平横跨输尿管至子宫侧缘，由此分上下两支，上支称为子宫体支，较粗，沿宫体侧缘迂曲上行，至子宫角分为子宫底支、输卵管支、卵巢支，卵巢支与卵巢动脉末梢吻合；下支称为子宫颈-阴道支，较细，分布于子宫颈及阴道上段。

　　盆腔静脉均与同名动脉伴行，在相应器官周围形成静脉丛，并相互吻合。右侧卵巢静脉汇入下腔静脉，左侧卵巢静脉汇入左肾静脉，因回流阻力较大，故盆腔左侧易发生静脉曲张，若发生盆腔血栓性静脉炎，以左侧盆腔多见。

（二）淋巴

　　女性生殖器官具有丰富的淋巴管和淋巴结，与相应血管伴行，分外生殖器淋巴与盆腔淋巴两大组。外生殖器淋巴分腹股沟浅淋巴结和腹股沟深淋巴结。盆腔淋巴分三组，即髂淋巴组（髂内、外及髂总淋巴结）、骶前淋巴组、腰淋巴组。外生殖器淋巴主要汇入盆腔淋巴组的髂外淋巴结，内生殖器官淋巴主要汇入盆腔淋巴组的腰淋巴结，但子宫体两侧淋巴沿圆韧带汇入腹股沟浅淋巴结。生殖器官淋巴液最后汇入第 2 腰椎前方的乳糜池。当内外生殖器官发生感染或癌瘤时，可沿各部位回流的淋巴管扩散，导致相应的淋巴结肿大。如外阴癌、子宫体癌可引起腹股沟浅淋巴结肿大。

（三）神经

　　女性内、外生殖器官由躯体神经和自主神经共同支配。外阴部主要由阴部神经支配，与阴部内动脉伴行，在坐骨结节内侧下方分成会阴神经、阴蒂背神经及肛门神经，分布于会阴、阴唇、阴蒂、肛门周围。内生殖器由交感神经和副交感神经支配。子宫平滑肌有自律活动，完全切断其神经后仍有节律性收缩，并能完成分娩活动。外阴部的手术以及分娩过程中行会阴切开术时，常采取阴部神经阻滞麻醉。

四、生殖器官的邻近器官

女性生殖器官与尿道、膀胱、输尿管、直肠、阑尾相邻，发生疾病时可相互影响。

（一）尿道（urethra）

尿道位于阴道前方，起自膀胱三角尖端，开口于阴道前庭部前方，长 4~5 cm，直径约 0.6 cm，因女性尿道短而直，且邻近阴道口和肛门，较易引起泌尿系统感染。

（二）膀胱（urinary bladder）

膀胱为囊状空腔器官，位于耻骨联合与子宫之间，膀胱空虚和充盈时易影响子宫位置，在手术时容易受损伤，故妇科检查及术前应排空膀胱；膀胱底部与子宫颈及阴道前壁相邻，盆底组织损伤时，膀胱、尿道可随子宫颈及阴道前壁一并脱出。

（三）输尿管（ureter）

输尿管为一对肌性圆索状管道，起自肾盂，长约 30 cm，在腹膜后沿腰大肌前面偏中线下行（腰段），在骶髂关节处跨过髂外动脉起点前方进入盆腔（盆段），沿髂内动脉下行达子宫阔韧带基底部向前内行，在子宫颈旁约 2 cm 处经子宫动脉后方与之交叉（图 2-6），向内下斜穿膀胱壁（壁内段），开口于膀胱。在施行附件切除或结扎子宫动脉时，应高度警惕输尿管损伤。

（四）直肠（rectum）

直肠上接乙状结肠，下连肛管，全长 15~20 cm。直肠前壁与阴道后壁贴近，阴道后壁损伤可累及直肠。盆底组织损伤时，直肠前壁可与阴道后壁一并脱出。肛管长 2~3 cm，周围有肛门内、外括约肌。肛门外括约肌为盆底浅层肌的一部分，在妇科手术及分娩时应注意避免损伤直肠和肛管。

（五）阑尾（vermiform appendix）

阑尾上接盲肠，通常位于右髂窝内，长 7~9 cm，与右侧输卵管及卵巢邻近，妇女患阑尾炎时易累及右侧输卵管及卵巢，两者可相互影响。妊娠期阑尾的位置随增大的子宫向外上方移位，给妊娠期阑尾炎的诊断增加了难度，应注意鉴别。

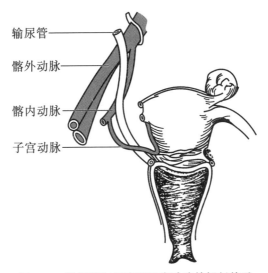

输尿管

髂外动脉

髂内动脉

子宫动脉

图 2-6　输尿管与子宫及子宫动脉的解剖关系

第二节　女性骨盆与骨盆底组织

一、骨盆

骨盆（pelvis）为生殖器官所在处，是胎儿自然娩出的通道。女性骨盆具有承托上部躯体的重量、支持和保护盆腔内器官的作用。其大小、形态对分娩有直接影响。

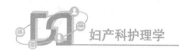
（一）骨盆的组成

1. 骨盆的骨骼　由骶骨、尾骨及左右两块髋骨组成。骶骨由5块骶椎融合成，其上缘明显向前突出，称为骶骨岬；尾骨由4~5块尾椎融合成；每块髋骨又由髂骨、坐骨、耻骨融合而成（图2-7）。

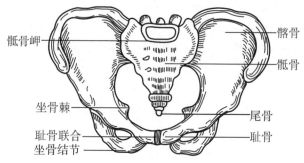

骶骨岬　　　　　　　　　　　　　髂骨

　　　　　　　　　　　　　　　　骶骨

坐骨棘　　　　　　　　　　　　　尾骨

耻骨联合　　　　　　　　　　　　耻骨
坐骨结节

图 2-7　正常女性骨盆（前上观）

2. 骨盆的关节与韧带　骨盆的关节包括耻骨联合、骶髂关节和骶尾关节。骨盆的韧带主要有骶结节韧带、骶棘韧带。

（二）骨盆的分界

以耻骨联合上缘，两侧髂耻缘及骶骨岬上缘的连线为分界，将骨盆分为上方的假（大）骨盆和下方的真（小）骨盆。真骨盆即骨产道，位于骨盆分界线以下，有上、下两口，上口即骨盆入口，下口即骨盆出口，骨盆入口和出口之间为骨盆腔。骨盆腔呈前浅后深的形态，其前壁为耻骨联合，两侧壁为坐骨、坐骨棘、骶棘韧带，后壁为骶骨与尾骨。

扫码看知识链接

（三）骨盆的类型

根据骨盆上口形态，骨盆可分为4种基本类型。

1. 女型（gynecoid type）　为女性正常骨盆，较常见。上口呈横椭圆形，髂骨翼宽而浅，骶骨岬不过分突出，侧壁直，坐骨切迹宽，坐骨棘不突出，耻骨弓角度较宽，约90°。该型占我国妇女的52%~58.9%。

2. 扁平型（platypelloid type）　骨盆上口呈扁椭圆形，上口前后径短而横径长，骶骨短、骨盆浅。该型占我国妇女的23.2%~29%。

3. 类人猿型（anthropoid type）　骨盆上口呈纵椭圆形，骨盆各平面的横径均较短而前后径较长，骨盆腔较深，骨盆前部较宽后部较窄。该型占我国妇女的14.2%~18%。

4. 男型（android type）　又称漏斗型。骨盆上口略呈三角形，两侧壁内聚，坐骨棘突出，耻骨弓角度较小，坐骨切迹窄，下口横径及后矢状径较短，少见。该型占我国妇女的1%~3.7%。

上述4种类型是理论上的归类，临床上以混合型骨盆最多见。骨盆的形态、大小受种族、遗传、营养、性激素的影响。

扫码看微课

二、骨盆底结构

骨盆底（pelvic floor）封闭骨盆下口，具有承载、支托盆腔脏器并保持其正常位置的功能，由三层肌肉和筋膜构成（图2-8）。

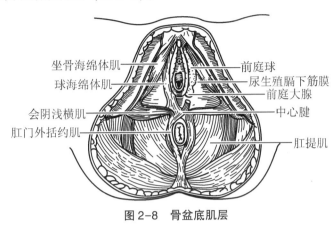

图2-8 骨盆底肌层

（一）外层

骨盆外层位于外生殖器、会阴皮肤及皮下组织的下面，由会阴浅筋膜、会阴浅横肌、球海绵体肌、坐骨海绵体肌及肛门外括约肌组成。此层肌肉的肌腱汇合于阴道口与肛门之间，形成会阴中心腱。

1. 球海绵体肌　覆盖前庭球和前庭大腺，由会阴中心腱向前走行，经阴道两侧，附着于阴蒂体部。

2. 坐骨海绵体肌　起始于坐骨结节内侧，沿坐骨升支及耻骨降支走行，止于阴蒂脚处。

3. 会阴浅横肌　起于两侧坐骨结节内侧面向中线走行，止于会阴中心腱。

4. 肛门外括约肌　为围绕肛门的环形肌束，前端汇合于会阴中心腱。

（二）中层

骨盆中层即尿生殖膈（urogenital diaphragm），位于骨盆下口前三角平面，由上、下两层坚韧的筋膜及尿道括约肌、会阴深横肌组成，其间有尿道和阴道穿过。尿道括约肌围绕尿道周围，会阴深横肌位于会阴浅横肌的内面，起于坐骨结节内面止于会阴中心腱。

（三）内层

骨盆内层即盆膈（pelvic diaphragm），由肛提肌及其内、外两层筋膜组成。为骨盆底最坚韧的一层，封闭骨盆下口，有尿道、阴道、直肠穿过。外层为盆膈下筋膜；内层为盆筋膜，与盆腔内脏器的肌纤维汇合，分别形成相应的韧带，如子宫骶韧带、子宫主韧带。肛提肌向内下合成漏斗状，每侧肛提肌自前内向后外由三部分组成，即耻尾肌、髂尾肌、坐尾肌。①耻尾肌：起于耻骨降支内面，绕过阴道、直肠，向后止于尾骨。其中小部分肌纤维终止于阴道和直肠周围，分娩时耻尾肌受损可导致产后膀胱和直肠脱垂。②髂尾肌：起于闭孔内肌的腱弓后部，与耻尾肌汇合，绕肛门两侧，止于尾骨。③坐尾肌：起于两侧坐骨棘，止于尾骨和骶骨。

扫码观看动画

扫码观看动画

会阴（perineum）是指阴道口与肛门之间的软组织，属于骨盆底的一部分。会阴体由外向内逐渐变窄呈楔形，厚3~4 cm，包括皮肤、皮下脂肪、会阴浅筋膜和会阴中心腱。妊娠后会阴组织变软，伸展性大，有利于

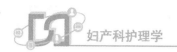
分娩。分娩时会阴易裂伤，应注意保护。

小结

　　女性外生殖器（又称外阴）包括阴阜、大阴唇、小阴唇、阴蒂、阴道前庭。阴道前庭内有尿道口、阴道口，侧方有前庭大腺、前庭球。外阴受伤最易发生血肿的部位是大阴唇。女性内生殖器包括阴道、子宫、输卵管和卵巢。子宫呈前倾前屈位，长7~8 cm，宽4~5 cm，厚2~3 cm，容积约5 mL，重50~70 g，子宫分为子宫体和子宫颈两部分，子宫体与子宫颈的比例因年龄而异。峡部位于子宫体和子宫颈相连处，非孕期长1 cm，峡部上端为子宫颈解剖学内口，峡部下端为子宫颈组织学内口；子宫体壁由内向外依次为内膜层、肌层和浆膜层，内膜层分功能层和基底层，功能层月经期脱落，之后由基底层再生出功能层。直肠子宫陷凹是盆腔最低部位，临床上可经阴道后穹穿刺或引流。子宫颈外口柱状上皮与鳞状上皮交界处，是子宫颈癌的好发部位。输卵管全长8~14 cm，由内向外依次分为间质部、峡部、壶腹部和伞部，峡部是输卵管结扎的部位，壶腹部是受精的部位。卵巢是女性的性腺，卵巢皮质内有数以万计发育程度不同的卵泡，是卵巢的功能部位。女性生殖器官的邻近器官有尿道、膀胱、输尿管、直肠和阑尾。骨盆由骶骨、尾骨及左右两块髋骨组成。骨盆的基本类型有4种，即女型、扁平型、类人猿型、男型，临床上以混合型最多见。女性骨盆的骨性标记有坐骨棘、骶骨岬、耻骨弓、坐骨结节、髂前上棘、髂嵴，是产前检查时骨盆测量的重要据点。骨盆底分外层、中层、内层，均由肌肉和筋膜组成，内层又叫盆膈，为骨盆底最坚韧的一层，由肛提肌及上下筋膜组成。会阴指阴道口与肛门之间的软组织，会阴体呈楔形，厚3~4 cm，包括皮肤、皮下脂肪、会阴浅筋膜和会阴中心腱，分娩时会阴易裂伤，应注意保护。

讨论与思考

　　1. 请介绍女性内、外生殖器各部分的解剖特点。

　　2. 请解释女性内生殖器与邻近器官的解剖关系。

　　3. 对于临床疑似"输卵管妊娠破裂"的病例，应选择哪个部位进行穿刺协助诊断？为什么？

　　4. 请介绍女性骨盆的特点和骨性标志。

　　5. 临床上做会阴侧–斜切开时，能切断哪几块肌肉？

（韩清晓）

扫码看本章 PPT　　　　扫码做本章练习题

第三章

女性生殖系统生理

学习要点

掌握：卵巢分泌的激素及雌孕激素的生理功能；子宫内膜的周期性变化及月经。
熟悉：女性一生各阶段的生理特点；卵巢的周期性变化及月经周期的调节机制。

情景导入

李女士，25岁，已婚，平素月经规律，每29 d来一次月经，末次月经时间是4月1日。

请思考：（1）李女士处于女性一生的哪个阶段？该阶段有何特点？

（2）李女士排卵时间发生在哪一日？诱发排卵主要是哪种激素？

（3）4月20日李女士的子宫内膜的周期性变化应处于哪一期？该期子宫内膜主要是哪种激素的作用？

第一节　女性一生各阶段的生理特点

女性从胎儿形成到衰老是一个渐进的生理过程，根据生理特点可将其划分为7个阶段，正确认识各阶段特点，对做好妇女保健及健康教育具有重要意义。

一、胎儿期

胎儿期（fetal stage）是从受精卵形成至胎儿娩出，共266 d。受精卵的染色体是由父系和母系来源的23对（46条）染色体组成的新个体，性染色体决定着胎儿的性别，即XY合子发育为男性，XX合子发育为女性。胚胎6周后原始性腺开始分化，若胚胎细胞不含Y染色体，至胚胎8~10周出现卵巢结构。

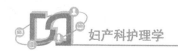

二、新生儿期

胎儿出生后4周内称新生儿期（neonatal period）。女性胎儿受母体卵巢和胎盘产生的性激素影响，出生时外阴较丰满、乳房略隆起甚至少许泌乳。出生后3～5 d，因血中雌、孕激素水平下降，阴道可有少量血性分泌物排出，即假月经。以上均属生理现象，数日内自然消失。

三、儿童期

从出生后4周至12岁左右称儿童期（childhood）。儿童早期（8岁以前），体格发育快，下丘脑-垂体-卵巢轴处于抑制状态，卵巢中无雌激素分泌，生殖器为幼稚型。儿童后期（约8岁起），下丘脑促性腺激素释放激素（GnRH）抑制状态解除，GnRH促使垂体开始分泌促性腺激素，卵巢内卵泡有一定程度发育并分泌少量雌激素，使内、外生殖器官及乳房开始发育，逐渐出现女性特征。

四、青春期

青春期（adolescence 或 puberty）是从月经初潮至生殖器官逐渐发育成熟的阶段。世界卫生组织（WHO）规定青春期为10～19岁。此期生理特点为：

1. 第一性征发育　即生殖器官的发育。卵巢增大，卵泡发育并分泌雌激素，使内外生殖器官从幼稚型变为成人型，卵泡可发育成熟，不规律排卵，已初具生育能力。

2. 第二性征逐渐明显　第二性征即生殖器官之外的女性特征，包括音调变高，乳房发育，出现阴毛和腋毛，骨盆横径发育大于前后径，胸、肩、髋部皮下脂肪增多，呈现女性特有的体态。乳房发育是女性第二性征的最初特征，一般接近10岁时乳房开始发育。

3. 生长加速　11～12岁体格生长呈直线加速，平均每年生长9 cm，月经初潮后生长减缓。

4. 月经初潮　月经初潮是进入青春期的标志。月经初潮平均晚于乳房发育2.5年时间。初潮后的前两年内，由于月经的反馈调节机制尚未成熟，月经周期多不规律，常无排卵。

此期心理变化大，对异性有好奇心，关注自我形象，思想、情绪常不稳定，容易出现行为偏差，家庭和学校应关注其身心健康。

五、性成熟期

性成熟期（sexual maturity period）是指卵巢生殖与内分泌功能最旺盛的时期，又称生育期。从18岁左右开始历时约30年。此期性功能旺盛，卵巢分泌周期性的性激素及排卵。

六、绝经过渡期

绝经过渡期（menopausal transition period）是指从卵巢功能开始衰退直至最后一次月经的时期。一般从40岁开始，历时短者1～2年、长者十余年。卵巢功能衰竭所致的永久性无月经状态，称为绝经（menopause），月经完全停止1年方可判定绝经。妇女一生中最后一次月经来潮时的年龄，称为绝经年龄。我国城市妇女的平均绝经年龄为49.5岁，农村妇女为 47.5 岁。世界卫生组织将卵巢功能开始衰退至绝经后 1 年内的时期称为围绝经期。因卵巢功能衰退，雌激素水平降低，出现潮热、出汗、情绪不稳定、抑郁或烦躁失眠等症状，称绝经综合征。

七、绝经后期

绝经后期（postmenopausal period）是指绝经后的生命时期。妇女 60 岁以后为老年期（senility）。此期卵巢内卵泡耗竭，分泌雌激素的功能停止，第二性征退化，生殖器官萎缩老化。老年性阴道炎、骨质疏松、骨折发生率增加。

第二节 卵巢功能及其周期性变化

一、卵巢功能

卵巢为女性性腺，其主要功能为产生卵子并排卵和分泌女性激素，分别为卵巢的生殖功能和内分泌功能。

二、卵巢周期性变化

从青春期至绝经前，卵巢在形态和功能上发生周期性变化称卵巢周期（ovarian cycle）。

1. 卵泡发育及成熟　卵泡自胚胎形成即进入自主发育和闭锁的轨道。胚胎 20 周时，原始卵泡数量最多约 700 万个，新生儿卵泡约 200 万个，近青春期仅剩下 30 万~50 万个卵泡。进入青春期后，卵泡发育成熟的过程依赖于垂体促性腺激素的刺激。生育期每月一般有 3~11 个卵泡发育，经过募集、选择，一般只有一个优势卵泡完全成熟，称成熟卵泡（格拉夫卵泡）（图 3-1）。成熟卵泡直径达 18~23 mm 并突出于卵巢表面，最后破裂排卵。其余卵泡发育到一定程度即通过细胞凋亡机制自行退化，称卵泡闭锁。妇女一生中仅有 400~500 个卵泡发育成熟并排卵。

2. 排卵　卵细胞及其周围的透明带、放射冠及卵丘颗粒细胞随卵泡液一起排出的过程称排卵（ovulation）。成熟卵泡分泌的雌激素达到高峰，对下丘脑产生正反馈，使腺垂体分泌的黄体生成素（LH）/卵泡刺激素（FSH）达到峰值，诱发排卵。在 LH 峰作用下，排卵前卵泡黄素化产生少量孕酮。LH 和 FSH 排卵峰与孕酮的协同作用，使卵泡液中蛋白溶酶及前

扫码看知识链接

列腺素显著增多，蛋白溶酶溶解卵泡壁出现排卵孔，加之前列腺素使卵巢内平滑肌收缩，均有助于排卵。排卵发生于下次月经来潮前 14 d 左右。两侧卵巢可轮流排卵，也可由一侧卵巢连续排卵。排卵时，卵泡内的初级卵母细胞在 LH 峰作用下，发生第一次减数分裂，成熟为次级卵母细胞。

3. 黄体形成与退化　排卵后卵泡壁塌陷，在 LH 的作用下，卵泡内膜细胞和卵泡颗粒细胞迅速黄素化分别形成卵泡膜黄体细胞和颗粒黄体细胞，周围有卵泡外膜包围，共同形成黄体（图 3-2）。黄体发育过程中，分泌雌激素和孕激素，排卵后 7~8 d（为月经周期第 22 天左右）黄体体积和功能均达到高峰，外观色黄，直径 1~2 cm。

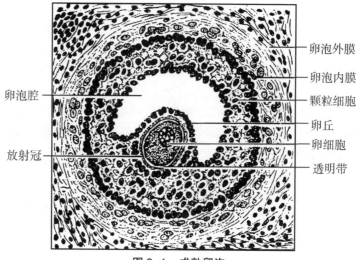

图 3-1　成熟卵泡

图中标注：卵泡外膜、卵泡内膜、颗粒细胞、卵丘、卵细胞、透明带、卵泡腔、放射冠

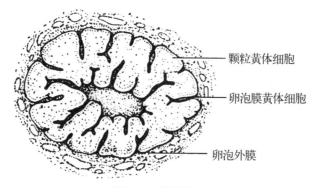

图 3-2　卵巢黄体

图中标注：颗粒黄体细胞、卵泡膜黄体细胞、卵泡外膜

若卵子未受精，在排卵后 9~10 d，黄体开始退化，黄体功能持续时间仅 14 d 左右。黄体退化后月经来潮，卵巢中又有新的卵泡发育，开始新的周期。退化的黄体逐渐被结缔组织取代，外观白色，称为白体。

三、卵巢分泌激素的周期性变化及生理作用

卵巢合成和分泌的激素均为甾体类激素（又称类固醇激素），主要为雌激素（estrogen，E）、孕激素（progestogen，P）和少量雄激素（androgen，A）。甾体类激素的降解主要在肝脏，降解产物由肾脏排出。

（一）卵巢激素的周期性变化

1. 雌激素　卵巢分泌的雌激素主要为雌二醇（E_2）及少量雌酮（E_1），雌三醇（E_3）是前两者的代谢产物。其生物活性为 $E_2 > E_1 > E_3$。排卵前，雌激素由卵泡颗粒细胞和卵泡膜细胞协同合成并分泌。卵泡开始发育时，分泌量很少；月经来潮第 7 天迅速增加，于排卵前出现第一高峰；排卵后雌激素暂时下降，排卵后 1~2 d，黄体细胞开始分泌雌激素，排卵后 7~8 d 黄体成熟时，分泌的雌激素出现第二高峰，低于排卵前的高峰。黄体萎缩，雌激素急剧下降，月经期达最低水平。

2. 孕激素　卵巢分泌的孕激素为孕酮，其代谢产物为孕烷二醇，由肾脏排出。卵泡

早期不合成孕酮，LH 排卵峰促使卵泡颗粒细胞黄素化，开始分泌少量孕酮，因颗粒细胞层无血管，排卵前孕酮不能释放到血液循环中。排卵后由黄体细胞分泌，量由少渐多，至排卵后 7~8 d 分泌量达高峰，以后逐渐降低，月经来潮时降至卵泡期水平。

3. 雄激素　女性雄激素主要为睾酮和雄烯二酮，大部分来源于肾上腺皮质，少量来源于卵巢。来源于卵巢的雄激素由卵泡膜和卵巢间质合成。排卵前 LH 峰值使卵巢合成雄激素增多，促使非优势卵泡闭锁并提高性欲。

（二）卵巢性激素的生理作用

1. 雌激素的生理作用

（1）子宫肌：促使子宫肌细胞增生肥大，使肌层增厚；提高子宫平滑肌对缩宫素的敏感性。

（2）子宫内膜：使子宫内膜腺体和间质增殖、修复。

（3）子宫颈：使子宫口松弛；子宫颈管黏液分泌量增多，稀薄、透明、易拉成丝状，利于精子通过；子宫颈黏液涂片镜检可见羊齿植物叶状结晶。

（4）阴道上皮：使上皮细胞增生、角化，细胞内糖原增多，保持阴道呈弱酸环境（pH 3.8~4.4）。

（5）输卵管：促进肌层发育及内膜上皮细胞分泌，加强肌层的节律性收缩。

（6）卵巢：能协同 FSH 促进卵泡发育。

（7）外生殖器：使阴唇发育丰满，色素加深。

（8）乳房：促进乳腺管增生，乳头乳晕着色。

（9）下丘脑、垂体：通过正、负反馈调节促性腺激素的分泌。

（10）代谢：促使水钠潴留；促进肝脏高密度脂蛋白合成，抑制低密度脂蛋白合成，降低循环血液中胆固醇水平；促进骨质中钙的沉积。

2. 孕激素的生理作用

（1）子宫肌：降低子宫平滑肌兴奋性，使子宫肌松弛；降低妊娠子宫对缩宫素的敏感性，有利于胚胎及胎儿在子宫内生长发育。

（2）子宫内膜：使子宫内膜由增殖期转为分泌期，为受精卵着床做准备。

（3）子宫颈：使子宫口闭合，子宫颈管黏液分泌量减少、黏稠、混浊，拉丝度差且易断；宫颈黏液涂片镜检结晶消失而见排列成行的椭圆体。

（4）阴道上皮：促进阴道上皮细胞脱落。

（5）输卵管：抑制输卵管节律性收缩。

（6）乳房：促进乳腺泡发育。

（7）下丘脑、垂体：通过负反馈调节垂体促性腺激素的分泌。

（8）体温：兴奋下丘脑体温调节中枢，使基础体温在排卵后升高 0.3~0.5 ℃。

（9）代谢：促进水钠的排泄。

3. 雄激素的生理作用

（1）对生殖器官及第二性征的影响：可促使阴阜、阴蒂及阴唇发育，促使腋毛、阴毛生长。过多时对雌激素产生拮抗，如延缓子宫发育、抑制子宫内膜增殖、抑制阴道上皮增生角化。

（2）对机体代谢功能的影响：促进蛋白质合成，促进肌肉生长；刺激骨髓中红细胞增生；性成熟前促进长骨骨基质生长，性成熟后可使骨骺闭合、生长停止。

第三节 子宫内膜周期性变化及月经

一、子宫内膜周期性变化

卵巢的周期性变化，引起生殖器官发生相应的变化，其中子宫内膜的变化最为显著（图3-3）。以一个正常月经周期28 d 为例，子宫内膜组织形态的周期性改变分为三期。

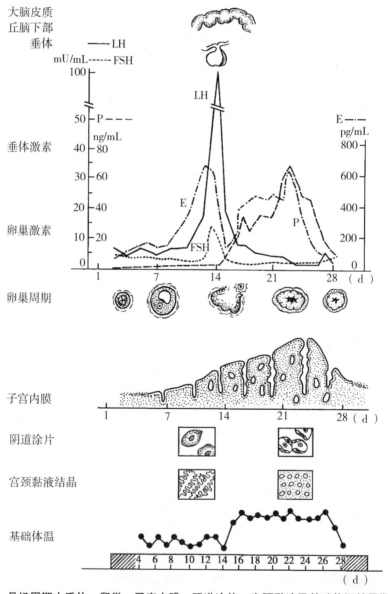

图3-3 月经周期中垂体、卵巢、子宫内膜、阴道涂片、宫颈黏液及基础体温的周期性变化

1. 增殖期 月经周期的第 5~14 天，相当于卵泡发育及成熟阶段。在雌激素作用下，子宫内膜腺体、间质及血管增殖，内膜腺体数目逐渐增多、伸长并弯曲，间质水肿，间质中小动脉延长、壁增厚、呈轻度螺旋状，子宫内膜由 0.5 mm 逐渐增厚达 3~5 mm，此期末卵泡成熟并排卵。增殖期又分早、中、晚三期：①增殖早期：月经周期的第 5~7 天，子宫内膜仅 1~2 mm。②增殖中期：月经周期第 8~10 天，此期间质水肿明显。③增殖晚期：月经周期第 11~14 天，内膜增厚达 3~5 mm。

2. 分泌期 月经周期第 15~28 天，相当于卵巢周期中的黄体期。黄体分泌的雌、孕激素使内膜继续增厚；腺体进一步增长弯曲，腺上皮分泌功能旺盛；间质高度水肿、疏松；螺旋小动脉增长、更加弯曲。该期分三期：①分泌早期：月经周期的第 15~19 天，组织特征为腺上皮细胞出现含糖原核下空泡。②分泌中期：月经周期的第 20~23 天，此期子宫内膜允许囊胚植入，这一时期也称为"种植窗"。③分泌晚期：月经周期第 24~28 天，子宫内膜厚度达 10 mm，呈海绵状，内膜腺体开口面向宫腔，有糖原等分泌物溢出。

3. 月经期 月经周期第 1~4 天。卵子未受精，黄体功能衰退，体内雌激素和孕酮水平降低，子宫内膜螺旋小动脉收缩、痉挛，导致血管远端的管壁及其所供应的组织缺血、缺氧、坏死，功能层崩解出血从基底层剥脱，内膜和血液相混排出即月经。

二、月经

子宫内膜随卵巢周期性变化而出现的周期性脱落及出血称月经（menstruation）。月经规律来潮是生殖功能成熟的标志。

1. 月经初潮 第一次月经来潮称初潮。初潮年龄多为 13~14 岁，可早在 11~12 岁或迟至 15~16 岁，有个体差异，初潮早晚主要受遗传、营养、环境等影响。

2. 月经周期 出血第 1 天为月经周期的开始，相邻两次月经第 1 天的间隔时间称月经周期。一般为 21~35 d，平均 28 d。周期长短因人而异，每个妇女的月经周期有自己的规律性。

3. 经期 月经持续时间，一般为 2~8 d，多为 4~6 d。

4. 经量 一次月经的总失血量，正常为 20~60 mL，超过 80 mL 为经量过多。

5. 月经血性状 经血为暗红色、弱碱性，内含血液、脱落的子宫内膜碎屑、子宫颈黏液和脱落的阴道上皮细胞。因含有大量来自子宫内膜的纤溶酶，经血不凝固，若出血速度快、量多，可形成血块。

扫码看知识链接

6. 经期症状 一般无特殊症状，某些妇女出现腰骶部及下腹坠胀不适、腹泻、尿频及轻度神经系统不稳定症状（如失眠、头痛、忧郁、易激动），不影响正常工作和学习。

第四节 月经周期的调节

月经周期的调节有赖于下丘脑－垂体－卵巢轴（hypothalamus–pituitary–ovary axis，HPOA）三者之间相互调控（图3-4），其属于神经内分泌调节，下丘脑又接受大脑皮质的调控。

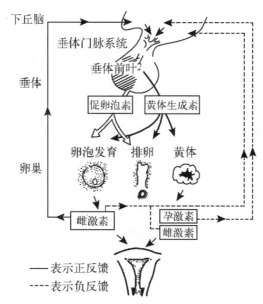

图 3-4　下丘脑-垂体-卵巢轴之间的反馈调节

一、下丘脑对腺垂体的调节作用

下丘脑弓状核神经细胞分泌促性腺激素释放激素（GnRH），GnRH 呈脉冲式分泌，通过垂体门脉系统运送到腺垂体，调节垂体促性腺激素的合成和分泌。GnRH 受垂体促性腺激素和卵巢性激素的反馈调节，分为正反馈和负反馈，正反馈起促进作用，负反馈起抑制作用。

二、腺垂体对卵巢功能的调节作用

在 GnRH 的刺激下，腺垂体促性腺激素细胞脉冲式分泌 FSH 和 LH。在卵泡期，FSH 和 LH 共同作用于卵泡，使之分泌雌激素。LH 在 FSH 的协同作用下，促使卵母细胞进一步成熟及排卵，促进黄体的形成，维持黄体功能，使黄体分泌雌激素和孕激素。

三、卵巢性激素的反馈调节作用

卵巢性激素对下丘脑 GnRH 和垂体 FSH/LH 的合成与分泌具有反馈作用。在卵泡期，雌激素使子宫内膜发生增殖期变化。循环中雌激素浓度 <200 pg/mL 时，雌激素对下丘脑和腺垂体产生负反馈作用，GnRH、FSH、LH 均处于低水平。随卵泡的发育，雌激素水平逐渐升高，负反馈作用逐渐加强，FSH 浓度下降，非优势卵泡闭锁。当卵泡发育成熟时，其分泌的

扫码观看动画

雌激素达高峰，循环中雌激素浓度 ≥200 pg/mL，并持续 48 h 以上时，对下丘脑和腺垂体产生正反馈作用，使 FSH、LH 分泌增多并达到排卵前高峰，促使成熟卵泡排卵。排卵后，LH 和 FSH 迅速下降，在少量 LH 作用下，塌陷的卵泡壁形成黄体，黄体在发育过程中分泌孕激素和雌激素，孕激素使增殖期子宫内膜转变为分泌期。排卵后7~8 d 黄体成熟，雌、孕激素水平达峰值，对下丘脑产生负反馈，使 LH 和 FSH 分泌量急剧下降，黄体萎缩，雌、孕激素分泌减少，子宫内膜因失去雌、孕激素的支持而坏死、剥脱、出血，月经

来潮。因血液中雌、孕激素水平均低，对下丘脑和腺垂体的负反馈自动解除，开始下一个月经周期，如此反复循环，直至卵巢功能衰退。

小结

女性一生分为胎儿期、新生儿期、儿童期、青春期、性成熟期、绝经过渡期、绝经后期七个阶段。卵巢是女性的性腺，其功能是排出卵子和分泌性激素。卵巢分泌的性激素有雌激素、孕激素和少量雄激素，注意比较雌孕激素的生理作用。排卵多发生在下次月经来潮前 14 d 左右，通常卵子排出后 1 d 内具有受精能力。黄体功能和体积达高峰的时间是排卵后 7~8 d；若卵子未受精，黄体开始退化的时间是排卵后 9~10 d，黄体的功能持续时间约 14 d。在卵巢周期性变化的作用下，子宫内膜、子宫颈黏液、输卵管及阴道黏膜等器官均可发生周期性变化，尤以子宫内膜的周期性变化最显著。子宫内膜的周期性变化分三期，增殖期（月经周期第 5~14 天）、分泌期（月经周期第 15~28 天）、月经期（月经周期第 1~4 天）。卵泡在发育过程中分泌雌激素，雌激素使子宫内膜呈现增殖期变化，黄体在发育过程中分泌雌激素和孕激素，孕激素使子宫内膜由增殖期转化为分泌期。黄体萎缩，雌孕激素下降，子宫内膜剥脱、出血即为月经期。注意识记正常的初潮年龄、月经周期、经期、经量和经血性状。

下丘脑-垂体-卵巢轴对月经周期的调节发挥着重要作用。在卵巢周期中雌激素有两个高峰，第一个高峰发生在卵泡成熟时，第二个高峰发生在黄体成熟时。第一个峰值高于第二个。孕激素只有一个高峰，发生在黄体成熟时。雌激素对下丘脑和腺垂体有正、负两种反馈，卵泡成熟时雌激素正反馈使 FSH、LH 分泌增多并达到排卵前高峰，促使成熟卵泡排卵；雌激素负反馈主要使 FSH 下降。孕激素对下丘脑只有负反馈，主要使 LH 下降，发生在黄体成熟时。

讨论与思考

1. 简述女性一生各阶段的生理特点。
2. 请比较雌、孕激素的生理作用。
3. 简述卵巢激素的周期性变化是如何引起子宫内膜周期性变化的。
4. 作为护士，如何指导女性做好月经期保健？
5. 李女士，27 岁，结婚 2 年未孕，平素月经周期 26~35 d，丈夫精液及性功能正常。李女士前来咨询："哪些方法能判定自己有无排卵？"请你对李女士进行解释。
6. 简述月经周期的调节机制。

（韩清晓）

扫码看本章 PPT　　　扫码做本章练习题

第四章 妇产科护理评估与护理计划制订

学习要点

掌握：妇科病史的特点及妇科检查方法、注意事项与护理配合。
熟悉：妇产科常用特殊检查的方法、目的与护理配合。
了解：护理评估的程序、内容及护理计划包括的项目。

情景导入

李女士，35岁，平素月经规律。末次分娩距今3年余，近1年来出现月经量多，经期延长，无痛经等症状。2 d前到医院就诊，临床诊断为子宫肌瘤。

请思考：(1) 护士应对李女士进行哪几方面的护理评估？其中身体评估具体内容包括哪些？

　　　　(2) 通过评估李女士出现的哪些方面的问题来确定护理诊断？

　　　　(3) 为什么要制订护理目标？护理措施分哪几类？

第一节　护理评估

护理评估是护理程序的基础，是指全面收集有关护理对象的资料，并加以整理、综合、判断的过程。可以通过观察、会谈、身体检查、心理测试等方法获得妇女生理、病理、心理、社会、精神、文化等资料。护理评估包括健康史、身心状况、相关检查等方面。

一、健康史

1. 健康史采集方法　由于女性生殖系统疾病常涉及与性生活有关的内容或个人隐私，收集资料时患者因害羞而不愿说出实情，因此在护理评估过程中，要态度和蔼、语言亲切，体贴尊重患者，耐心细致地询问，轻柔地进行体格检查，并给予保护隐私的承诺，让患者有安全感。收集资料的准确性与全面性，对正确制订护理计划有直接影响。

2. 健康史采集内容　包括一般项目、主诉、现病史、月经史、婚育史、既往史、个人史、家族史共 8 项。

（1）一般项目：询问患者姓名、年龄、籍贯、职业、民族、婚姻状况、教育程度、宗教信仰、家庭住址、入院日期、观察患者的入院方式。护理对象的年龄、婚姻、职业、信仰等均可影响疾病的发生与发展。

（2）主诉：了解患者入院的主要问题、主要症状出现的时间、持续时间和患者的应对方式。产科常见症状有停经、停经后阴道流血、停经后腹痛、见红、产后发热伴下腹痛等。妇科常见症状有阴道流血、外阴瘙痒、白带异常、下腹痛、下腹部包块、闭经、不孕等。也有患者本人无任何不适，妇科普查或健康体检时发现疾病。主诉一般不超过 20 个字，若非本人陈述，应注明陈述者与患者的关系。

（3）现病史：是指开始发病至就医时病情演变及诊治的全部经过。围绕主诉了解发病的时间、原因及诱因、病情发展经过、就医经过、采取的护理措施及效果。按照主要症状出现的时间顺序进行询问，注意询问患者发病性质、部位、严重程度、持续时间等。还需了解患者有无伴随症状及其出现的时间、特点和演变过程，尤其是与主要症状的关系。此外，询问患者的饮食、大小便、体重变化、活动能力、睡眠、心理反应等。

（4）月经史：询问初潮年龄、月经周期及经期持续时间、经量多少、有无痛经等伴随症状。常规询问末次月经日期（LMP）或绝经年龄。可记录为：初潮末次月经日期或绝经年龄。例如，初潮 13 岁，月经周期 28~30 d，经期持续 3~5 d，末次月经 2020 年 8 月 20 日，可记录为：$13\dfrac{3\sim5}{28\sim30}2020.8.20$。

（5）婚育史：包括结婚或再婚年龄，配偶健康状况，是否近亲结婚等。生育史包括足月产、早产、流产次数以及现存子女数。可简写为足月产–早产–流产–现存子女。如足月产 2 次，无早产，流产 1 次，现有子女 2 人，用 2-0-1-2 表示，或用孕$_3$产$_2$（G_3P_2）表示。询问分娩方式，有无难产史，新生儿出生情况，有无产后大出血或产褥感染史，末次分娩或流产时间，采用何种节育措施及其效果。

（6）既往史：既往健康和疾病情况。包括一般健康状况、疾病史（尤其是妇产科疾病及与妇产科疾病密切相关的疾病）、传染病史、预防接种史、手术外伤史、输血史、食物及药物过敏史。若曾患有某种疾病，应记录疾病名称、患病时间及诊疗效果。

（7）个人史：出生地、生活及曾居留地区，有无特殊嗜好、生活方式、卫生习惯、与他人及家人的关系等。

（8）家族史：了解患者的家庭成员包括父母、兄弟姐妹、子女的健康状况。询问家族中有无遗传病史，如血友病、白化病等；可能与遗传有关的疾病，如糖尿病、高血压、癌瘤等，以及传染病史，如结核等。

二、身体评估

身体评估常在采集病史后进行，包括全身检查、腹部检查和盆腔检查。其中盆腔检查又称妇科检查，是了解内生殖器情况和诊断妇科疾病特有的检查。在病情不危急的情况

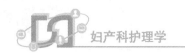

下，应按照下列先后顺序进行检查。注意记录与疾病有关的阳性体征，还要记录有鉴别意义的阴性体征。

1. 全身检查　测量身高、体重、体温、脉搏、呼吸、血压；观察精神状态、全身发育情况、毛发分布、皮肤黏膜、表浅淋巴结、头颈部器官、乳房、心、肺、脊柱、四肢。

2. 腹部检查　是妇科体格检查的重要组成部分，应在盆腔检查前进行。观察腹部有无隆起、瘢痕、妊娠纹、静脉曲张等；触诊腹部有无压痛、反跳痛和肌紧张，肝、脾、肾有无增大和压痛，腹部能否触到包块及其部位、大小、形状、质地、活动度、表面是否光滑、有无压痛；叩诊有无移动性浊音；如合并妊娠，应检查子宫底高度，胎方位并听胎心音。孕妇的身体评估详见第七章妊娠期妇女的护理。

3. 盆腔检查　为妇科特有检查，又称妇科检查，包括外阴、阴道、子宫颈、子宫体、双侧附件及邻近器官检查。

（1）护理配合与注意事项：

1）热情接待患者，做到态度和蔼，语言亲切，关心体贴，耐心向患者解释检查方法和目的，消除患者的紧张羞怯心理；用屏风遮挡，注意保护患者的隐私，取得信任和配合。

2）检查室的温度适宜，准备好光源、一次性垫单、无菌手套、阴道窥器、刮片、玻片、液状石蜡、碘伏棉球、长棉签等无菌器械及用物。

3）检查前嘱咐患者排空膀胱，必要时先导尿。大便充盈者应在排便或灌肠后进行。协助患者脱去一条裤腿，取膀胱截石位躺在检查床上，危重患者不能上检查床者，可协助医生在病床上检查。检查者应认真仔细，动作轻柔。

4）正常月经期应避免阴道检查，异常阴道流血者必须行阴道检查时，配合医生做好外阴、阴道严格消毒。

5）每检查1人，更换1次臀下的垫单、无菌手套和检查器械，以防交叉感染。对于检查使用过的物品及时消毒处理。

6）无性生活妇女禁做阴道检查，如确有检查必要，向家属及本人讲明情况，征得同意后只用示指伸入阴道扪诊，必要时行阴道窥器检查或双合诊检查。

7）男医生对妇女进行妇科检查时，应有女性医护人员在场，以减轻患者紧张心理，并可避免发生误会。

（2）检查方法：

1）外阴检查：观察外阴发育、阴毛多少及分布，有无畸形、炎症、赘生物或肿块、萎缩、增生、色泽改变等异常病变。然后分开小阴唇，观察阴道前庭部，注意尿道口、前庭大腺开口有无异常，处女膜完整性。最后让患者向下屏气，观察有无阴道前后壁膨出、子宫脱垂及尿失禁等。

2）阴道窥器检查：将阴道窥器两叶合拢，用润滑剂润滑两叶前端，左手示指和拇指轻轻分开小阴唇，右手持窥器，避开敏感的尿道外口周围，将窥器斜行插入阴道口，沿阴道后壁缓慢插入阴道内，边旋转边向上向后推进，并将两叶转平，张开，直至完全暴露子宫颈（图4-1）。①观察子宫颈：注意子宫颈大小、颜色、外口形状，有无糜烂、息肉、出血、裂伤、赘生物等，可于此时采集颈管分泌物和宫颈刮片检查（对于拟做此

扫码看视频

项检查者，用生理盐水润滑窥器）。②观察阴道：注意阴道黏膜色泽，有无充血水肿、溃疡、赘生物和囊肿等，并注意阴道分泌物的量、性状、色泽、气味，白带异常者应进行白带悬滴法检查寻找病原体。

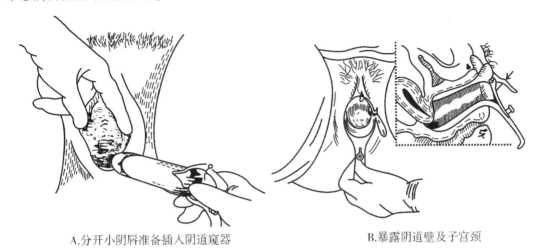

A.分开小阴唇准备插入阴道窥器　　　　　　B.暴露阴道壁及子宫颈

图4-1　阴道窥器检查

　　3）双合诊：是盆腔检查中最重要的项目。检查者一手示指和中指伸入阴道内，另一手放在腹部配合的检查方法。目的是扪清阴道、子宫颈、子宫体、输卵管、卵巢、宫旁结缔组织、子宫韧带以及盆腔内壁情况。检查方法：检查者戴无菌手套，将一手示指和中指蘸润滑剂，轻轻沿阴道后壁插入，先了解阴道情况，然后将阴道内手指置于子宫颈后方，另一手平放在患者腹部平脐处，当阴道内手指向上向前抬举子宫颈时，腹部手指向下向后按压腹壁，使子宫位于两手之间，扪清子宫体位置、大小、形状、硬度、活动度及有无压痛。然后将阴道内手指移至一侧阴道穹部，与腹部手指相互对合，以触摸该侧子宫附件，若扪及包块，应查清其位置、形状、大小、软硬度、活动度、有无压痛及与子宫的关系。正常卵巢偶可扪及，触之稍有酸胀感。正常输卵管不能扪及（图4-2）。

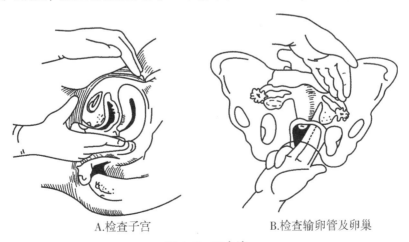

A.检查子宫　　　　　　　　　　　　B.检查输卵管及卵巢

图4-2　双合诊

　　4）三合诊：检查者一手示指在阴道内，中指在直肠内，另一手在腹部配合的检查方法。可弥补双合诊的不足，能扪清后倾或后屈子宫的大小，发现子宫后壁、直肠子宫陷凹、直肠阴道隔、直肠内、子宫骶韧带和双侧盆腔后部的病变，估计盆腔内病变范围，尤其是癌瘤与骨盆壁的关系（图4-3）。三合诊在生殖器官肿瘤、子宫内膜异位症、结核、炎症检查时尤为重要。

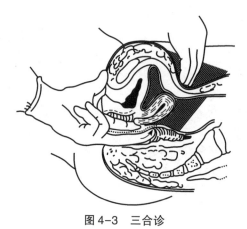

图4-3　三合诊

5）直肠-腹部诊：检查者一手示指伸入直肠，另一手在腹部配合的检查方法（图4-4）。适用于无性生活史、阴道闭锁或经期不宜阴道检查者。

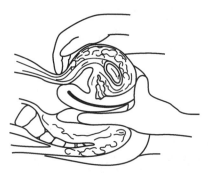

图4-4　直肠-腹部诊

（3）记录：盆腔检查结束后按照顺序记录检查结果。

1）外阴：发育情况、阴毛分布形态、婚产类型，有无异常。

2）阴道：是否通畅，黏膜情况，分泌物的量、色、性状，有无臭味。

3）子宫颈：大小、硬度，有无糜烂、息肉、腺囊肿，有无接触性出血、举痛等。

扫码看视频

4）子宫：位置、大小、形状、硬度、活动度及有无压痛。

5）附件：有无肿块、增厚、压痛，以及肿块的位置、大小、形状、硬度、表面光滑与否、活动度、有无压痛、与子宫的关系。左右两侧分别记录。

三、辅助检查

辅助检查包括血、尿、粪三大常规检查，相关的实验室检查及相应的物理学检查如超声检查、内镜检查等（详见本章第三节妇科常用特殊检查与护理配合）。

四、心理-社会状况评估

妇科疾病是以女性生殖器官病变为主的疾病，因传统习惯和妇女特有的生理、心理特点，出现症状后往往有羞怯、焦虑情绪。因此应注意：①评估患者对健康问题及医院环境的感知。了解患者对健康问题的感受，对自己所患疾病的认识和态度，对住院、治疗和护理的期望及感受。②评估患者对疾病的反应。可借用量化评估表评估患病前及患病后的反应，面对压力时的解决方式，处理问题过程中遇到的困难。③观察患者的精神心理状态。注意患者的定向力、注意力、认知水平、情绪、仪表、言谈举止、沟通交流能力等有无变化。

第二节　护理计划制订

护理计划是系统地制订护理活动的过程，包括护理诊断/问题的排序、护理目标的确定和护理措施的制订及对护理措施的评价。

一、护理诊断/问题

护理诊断/问题是对患者生命过程中出现的生理、心理、精神、文化、社会等方面问题的阐述，这些问题可通过护理措施解决。妇产科护士全面收集患者的有关资料后加以综合整理分析，然后根据患者的问题做出护理诊断。我国目前使用的是北美护理诊断协会（NANDA）认可的护理诊断。护士确定相应的护理诊断后，按照其重要性和紧迫性排列先后顺序，并根据病情的轻重缓急采取相应的护理措施。

二、护理目标

护理目标是指通过护理干预，护士期望护理对象达到的健康状态或在行为上的改变，也是护理效果的标准。制订护理目标可以明确护理工作的方向，指导护士为达到目标中期望的结果去制订护理措施。根据达到目标所需时间的长短，将护理目标分为长期目标和短期目标。

1. 长期目标　长期目标又称远期目标，是指在数周或数月能够达到的目标。长期目标有利于护士对护理对象长期存在的问题采取连续护理行动。常用于妇科出院患者、慢性炎症患者和术后康复患者。

2. 短期目标　短期目标又称近期目标，是指在1周或数日甚至更短时间能够达到的目标。常用于病情变化较快或短期住院的妇科患者。

三、护理措施

护理措施是指护士为帮助护理对象达到预定目标所实施的具体护理活动。包括缓解症状、执行医嘱及促进舒适的护理措施，预防、减轻和消除病变反应的措施，用药指导和健康教育等。护理措施的内容可分为三类：①依赖性护理措施。即护士执行医嘱完成的护理活动。②协作性护理措施。是指护士与其他医务人员协同完成的护理活动。③独立性护理

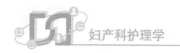

措施。是指护士运用自己的专业知识和技能独立进行或授权其他护士进行的护理活动。

四、护理评价

护理评价是对整个护理效果的评定。将患者目前的健康状况与护理计划中的护理目标进行比较，判断执行护理措施后患者的反应，评价预期目的是否达到，以调整护理诊断和护理计划。有以下情况：①停止。如目标完全实现，相应的护理目标可以同时停止。②修订。对护理目标部分实现和未实现的情形进行分析，然后对护理诊断、护理目标、护理措施中不恰当的地方进行修改。③排除。经过分析和实践，排除已经不存在的护理诊断。④增加。对于评价过程中新发现的护理诊断，应将这些护理诊断、目标和措施加入护理计划中。

在评价过程中应注意总结经验教训，不断提高护理质量，争取使患者早日康复。

第三节 妇科常用特殊检查与护理配合

在全面评估患者的身体状况后，根据具体情况选用下列特殊检查方法。在进行特殊检查前，耐心向患者解释检查的目的、意义、方法及注意事项，取得患者的配合。

一、妇科常用特殊检查

1. 阴道分泌物悬滴检查　检查阴道内有无滴虫或假丝酵母菌。在载玻片上滴 1 滴温生理盐水，用棉签自阴道后穹取少许白带与之混匀，立即镜检。检查假丝酵母菌时可用 10%~20% 氢氧化钾替代生理盐水，能溶解假丝酵母菌以外的其他细胞，使涂片视野变得清洁。

2. 生殖道脱落细胞检查

（1）阴道侧壁涂片：用于了解卵巢功能。一般在阴道上 1/3 段侧壁，用无菌棉签轻轻刮取阴道黏膜细胞，薄而均匀地涂在载玻片上，置于 95% 乙醇溶液中固定、染色、镜检。

（2）子宫颈刮片：用于宫颈癌筛查。有两种方法，一种是巴氏 5 级分类法，先将子宫口处黏液拭净，用木质刮板在子宫口鳞-柱状上皮交界处轻轻刮取 1 周，然后均匀地涂在玻片上并固定，送病理检查。结果报告：巴氏 I 级：未见不典型或异常细胞，为正常阴道细胞涂片；巴氏 II 级：发现不典型细胞，但无恶性特征细胞，属良性改变或炎症；巴氏 III 级：发现可疑恶性细胞，为可疑癌；巴氏 IV 级：发现不典型癌细胞，为高度可疑癌；巴氏 V 级：发现大量典型癌细胞。另一种是目前我国正在推广的宫颈液基细胞学检查（Thinprep cytologic test，TCT），用特制的宫颈毛刷，在子宫口鳞-柱状上皮交界处，旋转宫颈毛刷 1 周，然后将小毛刷放入带有固定液的专用小瓶内，上下摆动数次，将细胞漂洗下来，送病理检查。结果报告采取 TBS（the Bethesda system）分类法。

（3）子宫腔及宫颈管涂片：主要用于筛查子宫内膜癌及宫颈管内病变。利用特制的"细胞刷"置于宫腔或宫颈管，宫颈管涂片时，细胞刷应达子宫口上方 10 mm 左右，旋转 1 周刷取上皮后取出，立即放置在细胞保存液内，通过离心或过滤膜分离出上皮细胞并均匀分布在玻片上。

扫码看知识链接

（4）局部印片：主要用于外阴癌。

3. 子宫颈或颈管活体组织检查 可确定子宫颈病变的性质，是确诊子宫颈癌的主要方法。适用于宫颈脱落细胞学检查巴氏Ⅲ级及以上或 TBS 分类低度鳞状上皮内病变者、阴道镜检查反复出现可疑阳性或阳性者、慢性特异性炎症、子宫颈溃疡或赘生物等病变。对可疑子宫颈癌者，在子宫口 3、6、9、12 点处钳取组织，为提高取材准确性，可在阴道镜下见到的可疑病变区取材，或在子宫颈阴道部涂复方碘溶液，选择不着色区域取材。将所取组织分别放置于装有 10% 福尔马林固定液标本瓶内固定，并做好取材部位标记送病理检查。手术结束时用带尾棉球局部压迫止血。

4. 诊断性刮宫 刮取宫腔内容物行病理检查的一种诊断方法，简称诊刮。临床上分为一般诊断性刮宫和分段诊断性刮宫。用于诊断月经失调、不孕症、子宫内膜结核、子宫内膜癌、了解排卵及黄体功能等情况。将刮匙伸入子宫腔，由内向外沿子宫腔前壁、侧壁、后壁、子宫底和两侧角部刮取组织，将刮出组织装入标本瓶中送检。若怀疑子宫内膜癌，应采取分段诊断性刮宫，应先刮子宫颈管，后刮子宫腔。当刮取物高度怀疑子宫内膜癌时，不应继续刮宫，以免穿孔及癌扩散。将刮出组织分装小瓶固定、标记送病理检查。

5. 基础体温测定 用于了解有无排卵、排卵日期、黄体功能和早孕等。在正常月经周期中，孕激素可使基础体温升高 0.3~0.5 ℃，基础体温呈双相型表示有排卵，单相型表示无排卵。方法为妇女每日清晨（至少睡眠 6 h）醒来时，不做任何活动，先在床上用口表测体温 5 min，然后记录，连续 3 个月不间断。

6. 输卵管通畅检查 可测定输卵管是否通畅，并兼有一定的治疗作用。适用于不孕症妇女有排卵证据、输卵管复通术后、输卵管轻度粘连者的检查和治疗。通过宫颈导管向子宫腔推注 0.9% 氯化钠液 20 mL（内加庆大霉素 8 万 U，地塞米松 5 mg），注意防止液体从子宫口溢出。在推注过程中观察有无阻力及有无液体反流、患者有无腹痛等。

7. 阴道后穹穿刺 用穿刺针经阴道后穹刺入直肠子宫陷凹处，吸取积液、积血、积脓，进行肉眼观察、生物化学、微生物学和病理检查的方法。主要用于明确盆腔积液及直肠子宫陷凹处肿块的性质。也可用于 B 超引导下卵巢子宫内膜囊肿或输卵管妊娠部位注药；B 超引导下经阴道后穹穿刺取卵，用于辅助生育技术。

8. 超声波检查 是利用向人体内部发射超声波，并接收其回声信号所显示的波形、图像及信号音来诊断疾病。目前临床最常用的是 B 型超声，可探测子宫及附件、盆腔有无异常，如肿瘤、炎症等；监测卵泡发育，探查宫腔内节育器位置等；检查是否妊娠，测定妊娠时胎儿发育情况、有无畸形、胎盘位置及成熟度、羊水量等，阴道 B 型超声较腹部 B 型超声可提前 1 周诊断早孕。

9. 内窥镜检查 是利用连接于摄像系统和冷光源的内窥镜，窥探人体体腔和脏器的一种诊疗技术。

（1）阴道镜检查：阴道镜能将子宫颈阴道部上皮放大 10~40 倍，观察肉眼看不到的微小病变（异型上皮、异型血管和早期癌前病变）。在可疑部位进行活组织检查，可提高确诊率。

（2）宫腔镜检查：采用5% 葡萄糖液 1 000 mL（糖尿病患者用 5% 甘露醇）作为膨宫介质扩张子宫腔，通过插入子宫腔的光导玻璃纤维窥镜，直视下观察子宫颈管、子宫颈内

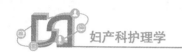

口、子宫内膜及输卵管开口，对子宫腔内的生理及病理情况进行检查和诊断，并可直视下取活组织病理检查或在宫腔镜下直接手术治疗。

（3）腹腔镜检查：将接有冷光源照明的腹腔镜自腹壁插入腹腔，连接摄像系统，观察盆、腹腔脏器的形态及病变情况，必要时可取组织行病理检查以明确诊断，还可在腹腔镜下进行手术治疗。

扫码看知识链接

二、护理配合

1. 指导患者检查前注意事项

（1）阴道镜检查及生殖道细胞学检查，要求受检者于检查前 2 d 内禁止性交、阴道检查及阴道内放药；输卵管通畅检查要求术前 3 d 禁止性交；诊断性刮宫要求受检者刮宫前 5 d 禁止性交。了解卵巢功能时，术前至少 1 个月停用激素，以免得出错误结果。

（2）按检查要求根据月经周期选择检查时间，如判断患者有无排卵及黄体功能是否健全，应选择月经来潮前或来潮后 12 h 内刮宫；判断黄体萎缩不全应在月经来潮第 5 天刮宫；输卵管通畅检查宜在月经干净后 3~7 d 进行；宫腔镜检查在月经干净后 1 周内为宜。

（3）用腹部 B 型超声检查盆腔生殖器官时，需要提前憋尿使膀胱充盈，便于对比观察；用其他方法行盆腔器官检查或盆腔手术操作时，均要先排空膀胱。

（4）基础体温检查时应指导患者每天均要测量，不能中断；学会在体温单上正确标记，并将性生活、月经期、失眠、感冒及药物治疗等影响体温的因素随时记录，以便病情分析时参考。

2. 检查过程中的护理配合

（1）充分做好检查前用物准备。

（2）术中陪伴患者，给予心理支持。为医生提供检查用品，确保检查顺利进行。密切观察患者生命体征，发现异常及时告知医生并协助处理。

（3）将吸取物、钳取或刮取组织分别放进标本瓶内固定，贴上写有患者姓名、取材部位和日期的标签，及时送验并注意收集结果。

（4）生殖道细胞涂片时必须均匀，向一个方向涂抹，以免破坏细胞。

（5）采用阴道分泌物悬滴法检查滴虫时，宜用不低于 35 ℃的温生理盐水，以免影响滴虫活动。

3. 检查后观察与指导

（1）检查后安置患者休息，观察有无脏器损伤及内出血等异常，了解阴道流血情况，如有异常立即报告医生并及时处理。

（2）宫颈活组织检查者，嘱患者 12 h 后自行取出压迫创面用的带尾线棉球。

（3）子宫腔内操作或刮宫术后 2 周内、宫颈活组织检查后 1 个月内禁性生活及盆浴，保持外阴清洁，按医嘱服用抗生素等药物预防感染。

（4）告知患者及时领取病理报告单，并及时反馈给医生。

（5）提醒患者有腹痛或出血多时及时就诊，并按时复诊。

小结

在临床护理实践中，针对就诊的妇产科患者，首先采用护理程序对其进行护理评估，根据评估情况制订护理计划，包括护理诊断、护理目标、护理措施和结果评价。护理评估包括健康史、身体状况、辅助检查、心理-社会状况评估。妇科患者健康史内容包括八大项，采集健康史应全面、真实、客观、准确、完整而系统。妇科常见症状有外阴瘙痒、白带增多、阴道流血、闭经、不孕、下腹痛、下腹部包块。注意月经史的简写方式，生育史的简写方式。身体状况评估包括一般检查、腹部检查、盆腔检查。盆腔检查包括外阴检查、阴道窥器检查、双合诊、三合诊及直肠-腹部诊，其中双合诊是最重要的妇科检查方法。双合诊检查的目的是了解阴道、子宫颈、子宫体、输卵管、子宫旁结缔组织及骨盆腔内壁情况。三合诊即腹壁、阴道及直肠的联合检查，用于弥补双合诊的不足，主要检查盆腔后部的情况。有性生活史的妇女常规进行的妇科检查项目为外阴检查、阴道窥器检查、双合诊检查。无性生活史妇女采取直肠-腹部诊。

护理措施包括：①依赖性护理措施；②协作性护理措施；③独立性护理措施。护理评价是对整个护理效果的评定，以调整护理诊断和护理计划。调整包括：①停止；②修订；③排除；④增加。在评价过程中应注意总结经验教训，不断提高护理质量，争取使患者早日康复。

妇科常用特殊检查及护理配合，重点是指导患者检查前注意事项、检查过程中做好护理配合及检查后的观察与指导。

讨论与思考

1. 简述妇科患者健康史的采集方法与主要内容。

2. 简述盆腔检查的方法。

3. 王女士，35岁，来医院进行妇科疾病普查，因近几天出现下腹坠胀，想检查子宫腔内的节育器位置是否正常。既往月经规律，生育史1-0-2-1。

请思考：（1）对该妇女进行盆腔检查时，护士需提供哪些护理配合？

　　　　（2）对该妇女采取哪些盆腔检查方法？

　　　　（3）如何记录盆腔检查结果？

　　　　（4）检查节育器位置是否正常可采取哪些辅助检查方法？

4. 妇科常用的特殊检查方法有哪些？

5. 作为护士，在实施妇科特殊检查时应做好哪些护理配合？

（韩清晓）

扫码看本章PPT　　　扫码做本章练习题

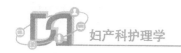

实训课 盆腔检查及护理配合

【实训目的】

（1）能够独立进行盆腔检查的物品准备工作。

（2）利用妇科检查模型初步掌握妇科检查的方法、步骤以及注意事项。

（3）在检查操作的过程中体现出对受检妇女的人文关怀。

【实训学时】 1学时。

【实训准备】

1. 检查者准备

（1）穿工作衣，洗手，戴口罩及无菌手套。

（2）向受检妇女解释妇科检查的目的和注意事项。

2. 操作准备

（1）盆腔检查物品准备：一次性阴道窥器、无菌手套、一次性臀垫、长镊子、无菌持物钳、污物桶、照明灯、妇科检查模型、长棉签、小试管、0.9%氯化钠液、液状石蜡或肥皂水、0.5%碘伏大棉球、手消毒液1瓶。

（2）环境准备：温度适宜，环境安静，有遮挡保护患者隐私。

（3）检查床准备：每检查一人应更换置于臀下的垫单。

3. 受检妇女准备（志愿者与妇科检查模型配合）

（1）清楚本人妇科检查的目的及配合方法，有安全感。

（2）排空膀胱，检查者协助受检妇女上妇科检查床，取膀胱截石位，臀下垫一次性垫单，脱掉一侧裤腿，双手平放于身体两侧以放松腹部。

【实训过程】

1. 实训内容 可根据情况观看盆腔检查电教片或教师利用妇科检查模型示教（具体方法参照本章第一节护理评估相应内容），包括以下内容。

（1）外阴视诊检查。

（2）阴道窥器检查（若需要取阴道分泌物检查者，可在此时进行）。

（3）双合诊。

（4）三合诊。

（5）直肠–腹部诊。

（6）记录检查结果。

2. 实训方法 学生分组练习，教师巡回指导。

【注意事项】

（1）学生能与受检者进行有效沟通，被检者能较好配合。

（2）学生操作法正确，动作规范，能体现出对受检妇女的人文关怀。

（3）爱护实训物品，实训结束后学生将所有物品归位，养成良好的工作习惯。

【总结及作业】

1. 实训结果监测 抽取一个小组的学生代表模拟操作，其他学生评价，将学生成绩计入小组平时实训成绩，最后教师总结。

2. 作业 完成实训报告。

（韩清晓）

实训课 妇科常用特殊检查物品准备及护理配合

【实训目的】

（1）通过观看视频或教师现场示教，学生能够进行常用妇科特殊检查操作的护理配合。

（2）能辨认常用妇科特殊检查的器械；能够根据检查项目进行相应检查物品准备，并打包。

【实训学时】 1学时。

【实训准备】

1. 检查者准备

（1）评估受检妇女的心理状况，向其解释所采取的妇科特殊检查项目的目的、方法、注意事项及检查过程中可能出现的不适，取得配合。

（2）穿工作衣，洗手，戴口罩。

（3）戴无菌手套（必要时穿手术衣）

2. 操作准备

（1）常规物品准备：一次性臀垫、无菌持物筒及无菌持物钳、照明灯、污物桶、妇科检查模型、无菌长棉签若干（或无菌棉球）、0.9%氯化钠液、0.5%碘伏液、手消毒液、无菌手套。

（2）几种常用妇科特殊检查所需物品：

1）宫颈刮片及宫颈管涂片细胞学检查。阴道窥器、宫颈木质刮板或宫颈细胞刷、载玻片若干张、装有固定液（95%乙醇）的标本瓶1个或新柏氏液（细胞保存液）1瓶。

2）宫颈活组织检查。手术包（阴道窥器1个、宫颈钳1把、宫颈活检钳1把、长镊子2把、纱布卷1个、洞巾1块、棉球或棉签若干）、装有固定液的标本瓶4~6个。

3）诊断性刮宫。刮宫包（阴道窥器1个、宫颈钳1把、宫颈扩张器4~7号各1个、子宫探针1个、大小刮匙各1个、长镊子2把、弯盘1个、洞巾1块、棉球、棉签、纱布等）、装有固定液的标本瓶2~3个。

4）阴道后穹穿刺术。手术包（阴道窥器1个、宫颈钳1把、长镊子2把、腰椎穿刺针或22号长针头1个、无菌试管数个、洞巾1块、棉球若干、纱布块若干）、20 mL注射器1支。

（3）环境准备：温度适宜，环境安静，屏风遮挡。

（4）检查床准备：每检查一人应更换置于臀下的垫单。

3. 受检妇女准备（志愿者与妇科检查模型配合）

（1）了解所需检查项目的目的及配合方法，有安全感。

（2）排空膀胱，检查者协助受检妇女上妇科检查床，采取膀胱截石位，臀下垫一次性垫单，脱掉一侧裤腿，双手放于身体两侧以放松腹部。

【实训过程】

1. 实训内容　可根据情况让学生观看常用妇科特殊检查电教片或者教师利用妇科检查模型及相关器械进行妇科常用特殊检查示教（具体方法参照本章第三节妇科常用特殊检查与护理配合相应内容），主要为以下检查项目：

（1）宫颈刮片及宫颈管涂片细胞学检查。

（2）宫颈活组织检查。

（3）诊断性刮宫。

（4）阴道后穹穿刺。

2. 实训方法　学生在熟悉上述四种妇科特殊检查方法的基础上，分组进行上述检查项目的物品归类、打包（护理学基础已学习过打包）。

扫码看视频

扫码看视频

扫码看视频

扫码看视频

【注意事项】

（1）在教师示教过程中，学生注意观察检查过程中的护理配合及检查后的观察与指导。

（2）爱护实训物品，实训结束后学生将所有物品归位，养成良好的工作习惯。

【总结及作业】

1. 实训结果监测　抽取一个小组打理好的器械包，检查是否符合要求，其中的器械及物品是否齐全。其他学生评价，将学生成绩计入小组平时实训成绩，最后教师总结。

2. 作业

案例：刘女士，40 岁，G_2P_2，末次产 2 年前，宫内节育器避孕，平素月经规律，经量及经期正常。1 个月前到医院进行子宫颈癌筛查，医生对其行妇科检查时发现子宫颈有轻度肥大，未见明显病变。对其进行了宫颈液基细胞学检查（TCT），1 周后结果显示：低度鳞状上皮内病变。请回答下列问题：

（1）你作为妇科护士，应告诉刘女士进一步采取什么检查方法确诊？如何向其解释检查的方法与意义？

（2）做该项检查前需要准备哪些物品？

（3）检查过程中应配合医生做哪些护理工作？

（4）检查后应指导刘女士注意哪些事项？

（韩清晓）

第五章

妊娠生理

掌握：妊娠、受精、植入的概念；胎盘的形成及功能；妊娠期母体生殖系统及乳房的生理变化。

熟悉：胎膜、羊水、脐带的功能；妊娠期母体血液循环系统的生理变化，心理社会变化。

了解：胎儿发育特征；妊娠期母体呼吸、消化、泌尿系统的生理变化。

第一节 受精、受精卵的发育、输送与着床

妊娠（pregnancy）是胚胎和胎儿在母体内发育成长的过程。妊娠开始于卵子受精，终止于胎儿及其附属物自母体排出。妊娠是一个非常复杂而又极其协调的生理过程，全过程平均约为38周（266 d），因受精日期不易确定，临床上常以末次月经第1日的日期作为妊娠的开始，全过程平均约为40周（280 d）。

一、受精

成熟卵子和精子结合的过程称为受精（fertilization）。受精地点多在输卵管壶腹部与峡部连接处，通常发生于排卵后12 h内，整个受精过程约需24 h。受精后的卵子称为受精卵或孕卵，标志着新生命的诞生。

1. 卵细胞的输送 卵泡发育成熟时，卵子由卵巢排出，经输卵管伞端的"拾卵"作用进入输卵管内，停留在输卵管壶腹部与峡部连接处等待受精。当排出的卵子未能与精子结合，则在24 h内退化。

2. 精子的运行及获能 精子射入阴道内，依靠自身活动和尾部摆动，经子宫颈管进入子宫腔，最后到达输卵管。在子宫腔和输卵管腔，精子顶体表面的糖蛋白被生殖道分泌物中的 α 与 β 淀粉酶分解，同时顶体膜稳定性降低，使精子具有受精的能力，称精子获能，约需7 h。

3. 精卵的结合　当精子与卵子相遇，精子顶体外膜破裂释放出顶体酶，溶解卵子外围的放射冠和透明带，称顶体反应。借助酶的作用，精子穿过放射冠和透明带。已获能的精子穿过透明带为受精的开始；卵原核与精原核融合标志着受精的完成。已受精的卵子称受精卵或孕卵，标志着新生命的诞生。

扫码看动画

二、受精卵的发育与输送

受精卵在进行有丝分裂的同时，依靠输卵管肌肉的蠕动和其黏膜层纤毛推动，向子宫腔方向移动，约在受精后第 3 天，分裂成由 16 个细胞组成的实心细胞团，称桑葚胚。约在受精后第 4 天形成早期囊胚进入子宫腔，继续分裂。受精后第 5 或 6 天，透明带消失，总体积迅速增大，继续分裂发育，形成晚期囊胚。

三、着床

晚期囊胚逐渐埋入并被子宫内膜覆盖的过程称为受精卵着床，也称受精卵植入（图 5-1）。受精卵着床约在受精后第 6 或 7 天开始，第 11 或 12 天结束。着床须经过定位、黏附和穿透三个过程。定位是指着床前透明带消失，晚期囊胚以其内细胞团一端接触子宫内膜，着床部位多在子宫后壁上部；黏附是指晚期囊胚黏附于子宫内膜后，滋养细胞分化为两层，外层为合体滋养细胞，内层为细胞滋养细胞；穿透是指合体滋养细胞分泌蛋白溶解酶，溶解子宫内膜细胞、间质及血管，完全埋入子宫内膜中并且被内膜覆盖。受精卵着床必须具备的条件是：①透明带消失。②囊胚滋养细胞分化出合体滋养细胞。③囊胚和子宫内膜同步发育并相互配合。④孕妇体内有足够的孕酮，子宫有一个极短的敏感期允许受精卵着床。

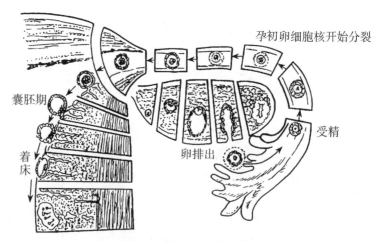

图 5-1　卵子受精与孕卵植入

四、蜕膜的形成

囊胚着床后的子宫内膜称为蜕膜（decidua）。蜕膜具有供给囊胚营养和保护子宫内膜免受滋养层过度侵蚀的功能，蜕膜于分娩时脱落。依其与受精卵着床部位的关系分为三部分（图5-2）。

1. 底蜕膜 与囊胚极滋养层接触的蜕膜，将来发育成胎盘的母体部分。

2. 包蜕膜 覆盖在囊胚表面的蜕膜，随着囊胚的发育成长逐渐凸向子宫腔。由于包蜕膜高度伸展，缺乏营养而逐渐退化，约在妊娠12周因羊膜腔明显增大，使包蜕膜和真蜕膜相贴近，子宫腔消失，包蜕膜与真蜕膜逐渐融合，于分娩时这两层已无法分开。

3. 真蜕膜 是指除底蜕膜、包蜕膜以外，覆盖于子宫腔表面的蜕膜。

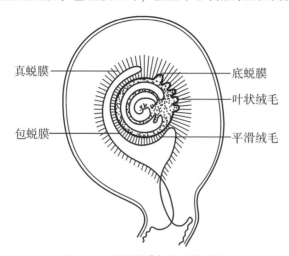

图5-2 妊娠蜕膜与绒毛的关系

第二节 胎儿附属物的形成及其功能

胎儿附属物是指胎儿以外的组织，包括胎盘、胎膜、脐带和羊水。

一、胎盘

1. 胎盘（placenta）的形成 胎盘由羊膜、叶状绒毛膜和底蜕膜构成。妊娠6~7周时开始形成，12周末时完全形成（图5-3）。

（1）羊膜（amnion）：构成胎盘的胎儿部分，位于胎盘最内层。羊膜是附着在绒毛膜板表面的半透明薄膜，光滑，无血管、神经及淋巴，具有一定的弹性，参与羊水的交换。

（2）叶状绒毛膜（chorion frondosum）：占胎盘主要部分。晚期囊胚植入后，滋养层细胞迅速增殖，滋养层增厚并形成许多不规则突起，称为绒毛。滋养层的内面有一层细胞称为胚外中胚层，与滋养层共同组成绒毛膜。胚胎发育至13~21 d时，绒毛膜分化发育最为旺盛，绒毛结构逐渐形成。在胚胎早期，整个绒毛膜表面的绒毛发育均匀，后来与底蜕膜接触的绒毛因营养丰富而高度发展，称为叶状绒毛膜，构成胎盘的胎儿部分。胚胎表面其余部分绒毛因缺乏血液供应而萎缩退化，称为平滑绒毛膜，与羊膜共同组成胎膜。绒毛干分出许多分支，一部分绒毛末端悬浮于充满母血的绒毛间隙中，称为游离绒毛，长入底蜕膜中的称为固定绒毛。

（3）底蜕膜（basal decidua）：构成胎盘的母体部分。占妊娠足月胎盘很小部分。底

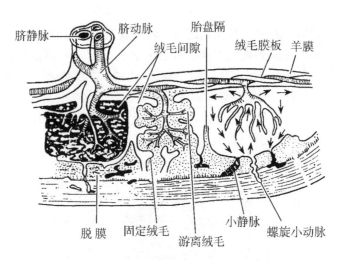

图 5-3　胎盘的结构与血液循环模式图

蜕膜表面覆盖一层来自固定绒毛的滋养层细胞与底蜕膜共同形成绒毛间隙的底，称蜕膜板。从蜕膜板向绒毛膜方向伸出一些蜕膜间隔，将胎盘母体面分成肉眼可见18~20个胎盘小叶，胎盘隔不超过胎盘厚度的2/3，故绒毛间隙是相通的。

2. 胎盘的血液循环　约在受精后3周末，绒毛内血管形成，与胚胎血管连接，胎儿-胎盘循环建立。胎盘有母体和胎儿两套血液循环。在滋养细胞侵蚀过程中，子宫螺旋小动脉和子宫静脉破裂，直接开口于绒毛间隙；动脉因压力高把血液喷入绒毛间隙，经蜕膜小静脉回流入母体血液循环。胎儿血自脐动脉入绒毛动脉，经绒毛毛细血管网回流到绒毛静脉，再经脐静脉入胎儿体内。两者的血液循环互不相通，通过绒毛毛细血管壁、绒毛间质及绒毛表面细胞层进行各种物质交换。

3. 胎盘的大体结构　妊娠足月时，胎盘呈圆形或椭圆形盘状，重450~650 g，直径16~20 cm，厚1~3 cm，中间厚，边缘薄。胎盘分为胎儿面和母体面，胎儿面光滑，呈灰白色，表面为羊膜，脐带附着在胎儿面中央或稍偏处，脐带动静脉从附着处分支向四周呈放射状分布直达胎盘边缘。母体面粗糙，呈暗红色，由18~20个胎盘小叶组成。

4. 胎盘的功能　胎盘是维持胎儿在子宫内生长发育的重要器官，功能复杂，包括气体交换、营养物质供应、排出胎儿代谢产物、防御功能及合成功能等。

（1）气体交换：O_2是维持胎儿生命最重要的物质。在母体和胎儿之间，O_2和CO_2在胎盘中以简单扩散方式进行交换，替代胎儿呼吸系统的功能。如母亲有心功能不全、贫血、肺功能不良等，均不利于胎儿的氧气供应，胎儿缺氧易发生胎儿窘迫。

（2）供应营养物质：胎儿生长发育所需的各种营养物质通过胎盘由母体供给胎儿，替代胎儿消化系统的功能。如葡萄糖以易化扩散方式通过胎盘；脂肪酸以简单扩散方式较快通过胎盘；氨基酸、维生素及电解质多数以主动转运方式通过胎盘。

（3）排出胎儿代谢产物：胎儿体内的代谢产物如尿酸、尿素、肌酐、肌酸等经胎盘循环进入母血，由母体肾脏排出体外，替代胎儿的泌尿系统功能。

（4）防御功能：胎盘虽能阻止母体血液中某些有害物质进入胎儿血液中，但胎盘的屏障功能极有限。各种病毒（如风疹病毒、流感病毒、巨细胞病毒等）可通过胎盘侵袭胎儿，部分细菌、弓形虫、衣原体、支原体和结核杆菌等可通过破坏绒毛结构进入胎体，感染胚胎或胎儿。分子量小、对胎儿有害的药物，可通过胎盘致胎儿畸形甚至死亡。母体血液中的免疫物质如 IgG 可以通过胎盘，使胎儿在生后短时间内获得被动免疫力，对胎儿起保护作用。

（5）合成功能：胎盘具有合成物质能力，主要合成多种激素和酶。激素有蛋白激素（如人绒毛膜促性腺激素和人胎盘催乳素等）和甾体激素（如雌激秦和孕激素等），酶有缩宫素酶和耐热性碱性磷酸酶等，还能合成前列腺素、多种神经递质、多种细胞因子和生长因子。

1）人绒毛膜促性腺激素（human chorionic gonadotropin，hCG）：由合体滋养细胞合成的糖蛋白激素，于受精后 6 d 滋养细胞开始分泌 hCG，10 d 左右即可用放射免疫法自母体血清中测出，为诊断早孕的最敏感方法。至妊娠第 8~10 周时 hCG 血清浓度达最高峰，持续约 10 d 迅速下降，产后 2 周内消失。主要生理作用是延长黄体寿命，使月经黄体发育成为妊娠黄体，增加甾体激素的分泌以维持妊娠。

2）人胎盘催乳素（human placental lactogen，HPL）：由合体滋养细胞合成，于妊娠 5 周时用放射免疫法可在母血中测出；至妊娠 39~40 周达高峰，并维持至分娩；产后迅速下降，产后 7h 即测不到。主要作用是促进母体乳腺腺泡发育，为产后泌乳做准备，促进蛋白质和糖原的合成，利于胎儿生长。HPL 是通过母体促进胎儿发育的"代谢调节因子"。

3）雌激素和孕激素：雌激素在妊娠期间明显增多，主要来自胎盘和卵巢。妊娠早期由妊娠黄体产生，在妊娠 10 周后主要由胎儿-胎盘单位合成，至妊娠末期，雌三醇为非孕妇女的 1 000 倍，雌二醇及雌酮为非孕妇女的 100 倍；孕激素在妊娠 8~10 周后主要由胎盘合体滋养细胞合成，并随妊娠进展分泌量逐渐提高。雌激素的分泌量达峰值后一直维持到分娩，孕激素于分娩前突然下降，这样可增加妊娠末期子宫的兴奋性，为分娩发动创造条件。雌、孕激素协同作用共同参与妊娠期母体各系统的生理变化。

4）缩宫素酶：由合体滋养细胞产生的一种糖蛋白。随妊娠进展逐渐增多，其生物学意义尚不十分明了，主要使缩宫素分子灭活，起到维持妊娠的作用。胎盘功能不良时，血中缩宫素酶活性降低，见于死胎、妊娠期高血压疾病、胎儿宫内发育迟缓等。

二、胎膜

胎膜（fetal membrane）主要由平滑绒毛膜和羊膜组成。外层为绒毛膜，内层为羊膜，妊娠晚期两层紧贴，但可分开。羊膜与覆盖胎盘、脐带的羊膜层相连接。胎膜具有防止细菌进入子宫腔及进行物质转运以维持羊水平衡的作用。胎膜中含有大量花生四烯酸（前列腺素前身物质）的磷脂和催化磷脂生成游离花生四烯酸的溶酶体，对分娩的发动有一定作用。

三、脐带

脐带（umbilical cord）是由胚胎发育过程中的体蒂发展而来，胚胎及胎儿借助脐带悬浮于羊水中。脐带一端连于胎儿腹壁的脐轮，另一端附着于胎盘中央或偏一侧，妊娠足月胎儿的脐带长 30~100 cm，平均 55 cm，直径 0.8~2.0 cm，表面由羊膜覆盖，呈灰白色。脐带内有两条脐动脉和一条脐静脉，血管周围有保护脐血管的胚胎结缔组织，称华通胶。

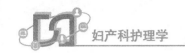
因脐带内血管较长，常呈螺旋状迂曲。若脐带受压或缠绕打结，则会阻断血流，缺氧导致胎儿窘迫，甚至危及胎儿的生命。

四、羊水

羊水（amniotic fluid）为充满于羊膜腔内的液体。

1. 羊水的来源及吸收　妊娠早期羊水主要来源于母体血清经胎膜进入羊膜腔的透析液，再由胎膜所吸收；妊娠中期以后主要来源于胎儿的尿液，又不断地被胎膜吸收和被胎儿吞咽入消化道；妊娠晚期胎儿肺也参与羊水生成，每日大约 350 mL 液体从肺泡分泌至羊膜腔，故羊水是不断更新的。羊水的吸收约 50% 由胎膜完成。胎膜在羊水的产生和吸收方面起重要作用，尤其是与子宫蜕膜接近的部分，其吸收功能远超过覆盖胎盘的羊膜。妊娠足月胎儿每日吞咽羊水约 500 mL，经消化道进入胎儿血液循环，形成尿液再排至羊膜腔中，故消化道也是吸收羊水的重要途径。

2. 羊水量及性状　羊水量随妊娠周数逐渐增加，妊娠 10 周时约 30 mL，妊娠 20 周时约 400 mL，妊娠 38 周时约 1 000 mL，此后羊水量逐渐减少。妊娠 40 周时羊水量约 800 mL。妊娠早期羊水为无色澄清液体，足月羊水略显混浊、不透明、含有片状悬浮物（如脱落的毳毛、胎脂、毛发、上皮细胞等），并含有大量激素和酶，相对密度 1.007 ~ 1.025，pH 值约 7.20。

3. 羊水的功能

（1）保护胎儿：胎儿可在羊水中自由活动，不受挤压，防止胎体粘连；羊水保持羊膜腔内恒温；临产宫缩时，羊水能缓解宫缩压力，避免胎儿局部受压。

扫码看动画

（2）保护母体：羊水能减少胎动所致的不适感；临产后前羊水囊可扩张子宫口；破膜后羊水可以冲洗和润滑产道，减少感染的机会。

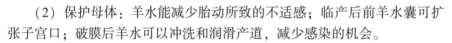

第三节　胚胎、胎儿发育特征

一、胎儿发育

受精后 8 周内的人胚称胚胎，为主要器官结构分化的时期；从受精第 9 周起称胎儿，为各器官进一步发育成熟的时期。胎儿发育的特征如下。

（1）8 周末：胚胎初具人形，可以分辨出眼、耳、口、鼻，四肢已具雏形，B 超可见早期心脏搏动。

（2）12 周末：胎儿身长约 9 cm，外生殖器已发育，部分可辨男女，四肢可活动。

（3）16 周末：胎儿身长约 16 cm，体重约 110 g。从外生殖器可确定胎儿性别，头皮已长毛发，开始有呼吸运动，部分孕妇自觉有胎动。

（4）20 周末：胎儿身长约 25 cm，体重约 320 g。全身覆盖毳毛，出生后已有心跳、呼吸、排尿及吞咽运动；腹部检查可听到胎心音。20 周至满 28 周娩出的胎儿，称为有生机儿。

（5）24周末：胎儿身长约30 cm，体重约630 g。各脏器均已发育，皮下脂肪开始沉积，但皮肤仍呈皱缩状。

（6）28周末：胎儿身长约35 cm，体重约1 000 g。皮下脂肪不多，皮肤粉红，可有呼吸运动，但肺泡Ⅱ型细胞中表面活性物质含量低，此期出生者易患特发性呼吸窘迫综合征，若加强护理，可以存活。

（7）32周末：胎儿身长约40 cm，体重约1 700 g。面部毳毛已脱落。生活力尚可，出生后注意护理可以存活。

（8）36周末：胎儿身长约45 cm，体重约2 500 g。皮下脂肪沉积多，面部皱纹消失，指（趾）甲已达指（趾）端，出生后能啼哭及吸吮，生活力良好，基本可以存活。

（9）40周末：胎儿已成熟，身长约50 cm，体重约3 400 g或以上。体形外观丰满，皮肤粉红，男胎睾丸已下降至阴囊内，女胎外生殖器发育良好。出生后哭声响亮，吸吮力强，能很好地存活。

临床上常根据妊娠月份估算胎儿身长和体重。

妊娠20周前：

胎儿身长（cm）＝妊娠月数的平方；体重（g）＝妊娠月数的立方×2

妊娠20周后：

胎儿身长（cm）＝妊娠月数×5；体重（g）＝妊娠月数的立方×3

二、胎儿的生理特点

（一）循环系统

1. 解剖学特点

（1）脐静脉1条：来自胎盘部位的血液经脐静脉进入胎体，脐静脉的末支为静脉导管。胎儿出生后胎盘循环停止，脐静脉闭锁成肝圆韧带，静脉导管闭锁成静脉韧带。

（2）脐动脉2条：来自胎儿的血液经脐动脉注入胎盘与母血进行物质交换，胎儿出生后脐动脉及与其相连的腹下动脉闭锁形成腹下韧带。

（3）动脉导管：位于肺动脉与主动脉弓之间，胎儿出生后肺循环建立，动脉导管闭锁成动脉韧带。

（4）卵圆孔：位于左、右心房之间，多在生后6~8周完全闭锁，极少终生不闭锁，但很少有临床症状。

2. 血液循环特点　脐静脉沿胎儿腹前壁进入体内分为3支：一支直接入肝，一支与肝门静脉汇合入肝，此两支的血液经肝静脉入下腔静脉；另一支经静脉导管直接入下腔静脉。可见进入右心房的下腔静脉血是混合血，既有来自脐静脉含氧量较高、营养较丰富的血液，也有来自胎儿身体下半身含氧量较低的血液。

卵圆孔位于左、右心房之间，由于卵圆孔开口处正对着下腔静脉入口，从下腔静脉进入右心房的血液，绝大部分经卵圆孔进入左心房。而上腔静脉进入右心房的血液绝大部分流入右心室，随后进入肺动脉，很少通过甚至不通过卵圆孔流向左心房。由于肺循环阻力较大，肺动脉血液大部分经动脉导管流入主动脉，首先供应心、头部及上肢，仅约1/3血液经肺静脉入左心房。左心房的血液进入左心室，继而进入升主动脉、降主动脉直至全身，经腹

扫码看微课

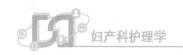

下动脉再经脐动脉进入胎盘，与母血进行交换。可见胎儿体内无纯动脉血，而是动静脉混合血，各部位血氧含量只有程度上的差异。进入肝、心、头部及上肢的血液含氧量较高及营养较丰富以适应发育需要。注入肺及身体下半部的血液含氧量及营养较少。

（二）血液

1. 红细胞　胎儿血液循环约于受精后 3 周末建立，其红细胞主要来自卵黄囊。妊娠 10 周时肝是红细胞生成的主要器官，以后骨髓、脾逐渐具有造血功能。妊娠足月时骨髓产生 90% 的红细胞。妊娠 32 周红细胞生成素大量产生，故妊娠 32 周以后的早产儿及妊娠足月儿的红细胞数增多，约为 $6.0 \times 10^{12}/L$。胎儿红细胞的生命周期短，仅为成人的 2/3，需不断生成红细胞。

2. 血红蛋白　血红蛋白在原红细胞、幼红细胞和网织红细胞内合成，包括原始血红蛋白、胎儿血红蛋白和成人血红蛋白。随妊娠进展，血红蛋白不仅数量增多，且其类型也从原始型向成人型过渡。在妊娠前半期，均为胎儿血红蛋白，至妊娠最后 4~6 周，成人血红蛋白增多，至临产时胎儿血红蛋白仅占 25%。含胎儿血红蛋白的红细胞，对氧有较高亲和力，这与红细胞膜通透性增加有关。

3. 白细胞　妊娠 8 周以后，胎儿血液循环出现粒细胞。于妊娠 12 周胸腺、脾产生淋巴细胞，成为体内抗体的主要来源。构成防止病原体感染及对抗外来抗原的又一道防线。妊娠足月时白细胞计数可高达 $(15~20) \times 10^9/L$。

（三）呼吸系统

胎儿呼吸功能是由母儿血液在胎盘进行气体交换完成的。胎儿出生前需具备呼吸道（包括气管直至肺泡）、肺循环及呼吸肌的发育，在中枢神经系统支配下能活动协调方能生存。B 型超声于妊娠 11 周可见胎儿胸壁运动，妊娠 16 周时出现能使羊水进出呼吸道的呼吸运动，具有使肺泡扩张及生长的作用。若出现胎儿窘迫时，正常呼吸运动暂时停止，出现大喘息样呼吸运动。

（四）消化系统

妊娠 11 周时小肠有蠕动，至妊娠 16 周胃肠功能基本建立，胎儿吞咽羊水，吸收水分，同时能排出尿液控制羊水量。胎儿肝功能尚不健全，因肝内缺乏许多酶，如葡萄糖醛酸转移酶、尿苷二磷酸葡萄糖脱氢酶等，因而不能结合因红细胞破坏产生的大量游离胆红素。胆红素主要经胎盘排出，并由母体肝代谢后排出体外。仅有小部分在肝内结合，经胆道排入小肠氧化成胆绿素。胆绿素的降解产物导致胎粪呈黑绿色。此外，胎肝还参与妊娠期雌激素的代谢。

（五）泌尿系统

妊娠 11~14 周时胎儿肾已有排尿功能，妊娠 14 周的胎儿膀胱内已有尿液，B 型超声可测出膀胱内尿量。妊娠后半期胎儿尿液成为羊水的重要来源。胎儿肾对抗利尿激素无反应，不能浓缩尿液。

（六）内分泌系统

胎儿甲状腺于妊娠第 6 周开始发育，是胎儿发育的第一个内分泌腺。一般在妊娠 10~12 周已能合成甲状腺激素。胎儿肾上腺发育良好，其重量与胎儿体重之比远超过成年人，胎儿肾上腺皮质主要由胎儿带组成，占肾上腺的 85% 以上，能产生大量甾体激素，尤其是产生硫酸脱氢表雄酮，与胎儿肝、胎盘、母体共同完成雌三醇的合成。因此，测定孕妇血或尿液雌三醇值，已成为了解胎儿胎盘功能最常用的方法。研究资料表明，胎儿肾上腺与胎儿自身发育、分娩发动、分娩时的应激可能有关，如无脑儿的肾上腺萎缩，若不伴有羊水过多，容易发生过期妊娠。

第四节 妊娠期母体的变化

妊娠期在胎盘产生的激素作用下，母体各系统发生了一系列适应性生理改变，以满足胎儿生长发育和分娩的需要，同时为产后哺乳做准备。了解妊娠期母体的变化，有助于做好孕期保健工作，有利于母儿安全度过妊娠期。

一、生理变化

（一）生殖系统

1. 子宫 是妊娠期变化最显著的器官。

（1）子宫体：早期子宫增大变软，呈球形且不对称，妊娠12周时，增大的子宫超出盆腔。妊娠晚期子宫多呈不同程度的右旋，与盆腔左侧有乙状结肠占据有关。子宫重量由非妊娠时50 g增加至妊娠足月时约1 100 g，子宫腔容积由非妊娠时5 mL增加至妊娠足月时约5 000 mL，子宫大小由非妊娠时的7 cm×5 cm×3 cm增大至妊娠足月时的35 cm×25 cm×22 cm。子宫增大主要与肌细胞的肥大、延长有关。子宫各部的增长速度不一，子宫底部于妊娠后期增长最快，子宫体部含肌纤维最多，子宫下段次之，子宫颈最少，以适应临产后子宫阵缩由子宫底部向下递减，促使胎儿娩出。子宫的血流量增加，妊娠早期主要供应子宫肌层和蜕膜，子宫血流量约为50 mL/min，妊娠中晚期主要供应胎盘，足月时血流量可达450~650 mL/min。

自妊娠12~14周起，子宫出现不规则、无痛性收缩，可由腹部检查时触知，孕妇有时自己也能感觉到。尽管其强度及频率随妊娠进展而逐渐增加，但宫缩时宫腔内压力通常为5~25 mmHg，故无疼痛感觉，称Braxton Hicks收缩。

（2）子宫峡部：非妊娠期长约1 cm，随着妊娠的进展，峡部逐渐被拉长变薄，成为子宫腔的一部分，称为子宫下段，临产时长达7~10 cm。

（3）子宫颈：妊娠早期因充血、水肿，子宫颈外观肥大、呈紫蓝色，质地软。子宫颈管内腺体肥大，子宫颈黏液分泌增多，形成黏液栓，阻止外来病原体的侵袭，保护子宫腔不受感染。

2. 卵巢 卵巢略增大，排卵侧卵巢可见妊娠黄体，黄体功能于孕10周后由胎盘取代。妊娠期卵巢的卵泡不再发育而停止排卵。

3. 输卵管 妊娠期输卵管伸长、管壁充血，但肌层无明显肥厚，有时黏膜可呈蜕膜样变。

4. 阴道 阴道壁变软，黏膜呈紫蓝色，皱襞增多，伸展性增加。阴道脱落细胞及分泌物增多，呈白色糊状。阴道上皮细胞糖原含量增加，乳酸含量增多，使得阴道pH值降低，酸度增高，不利于致病菌生长，有利于防止感染。

5. 外阴 妊娠期外阴部充血，色素沉着，组织松软，有利于分娩。

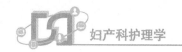

（二）乳房

妊娠早期乳房开始增大，充血明显。孕妇自觉乳房发胀是早孕的常见表现。乳头、乳晕着色，乳晕处皮脂腺肥大隆起，称蒙氏结节。妊娠末期，乳头可挤出少许稀薄淡黄色乳汁，称初乳。产后新生儿吸吮乳头，乳汁开始分泌。

（三）循环及血液系统

1. 心脏　由于血容量及新陈代谢增加，心搏出量增加，使心率加快，每分钟可增加 10~15 次。随着子宫的增大，膈肌升高，心脏向左、上、前移位，大血管扭曲，故部分孕妇可闻及心尖区 Ⅰ~Ⅱ 级柔和吹风样收缩期杂音，产后自然消失。

2. 血容量　自妊娠 6 周起开始增加，至妊娠 32~34 周时达高峰，通常增加 40%~45%，平均增加约 1 450 mL，维持此水平至分娩。其中血浆增加多于红细胞，血液被稀释，因此呈现生理性贫血。

3. 血液成分

（1）红细胞：由于血液稀释，红细胞计数约为 $3.6 \times 10^{12}/L$（非孕期妇女约为 $4.2 \times 10^{12}/L$），血红蛋白值约为 110 g/L（非孕期妇女约为 130 g/L）。为适应胎儿生长及孕妇各器官生理变化的需要，当血红蛋白进行性下降或<100 g/L，应适当补充铁剂。

（2）白细胞：白细胞计数轻度增加，一般为（5~12）$\times 10^9/L$，有时可达 $15 \times 10^9/L$。主要为中性粒细胞增多。

（3）凝血因子：妊娠期血液处于高凝状态。凝血因子 Ⅱ、Ⅴ、Ⅶ、Ⅷ、Ⅸ、Ⅹ 增加，有利于减少产后出血。血小板数无明显改变。妊娠晚期凝血酶原时间及部分孕妇凝血活酶时间轻度缩短，凝血时间无明显改变。

（4）血浆蛋白：由于血液稀释，妊娠早期开始降低，至妊娠中期时血浆蛋白值降至 60~65 g/L，主要是清蛋白减少。

4. 血压　妊娠早期及中期血压偏低，妊娠晚期血压轻度升高。一般收缩压无变化。舒张压因外周血管扩张、血液稀释及胎盘形成动静脉短路而轻度降低，使脉压稍增大。孕妇体位影响血压，坐位高于仰卧位。妊娠晚期如孕妇长时间仰卧位，增大的子宫压迫下腔静脉，可引起回心血量减少，心搏出量降低，血压下降，称仰卧位低血压综合征。

5. 静脉压　随妊娠进展，盆腔血液回流至下腔静脉的血量增加，加之右旋增大的子宫压迫下腔静脉使血液回流受阻，导致孕妇下肢、外阴及直肠静脉压增高，易发生痔、外阴及下肢静脉曲张。

（四）泌尿系统

由于孕妇和胎儿代谢产物增多，肾脏负担加重，肾血流量及肾小球滤过率均增加，肾小管对葡萄糖的再吸收能力不能相应增加，故约 15% 孕妇饭后可出现糖尿，应注意与真性糖尿病相鉴别。肾血流量及肾小球滤过率均受体位影响，孕妇仰卧位时尿量增加，故夜尿量多于日尿量。在孕激素作用下，输尿管张力减低，轻度扩张，蠕动减弱，尿流缓慢，尿液滞留，加之增大子宫的压迫，易发生肾盂肾炎，以右侧多见。妊娠早期增大的子宫及妊娠晚期胎头入盆压迫膀胱可引起尿频。

（五）呼吸系统

妊娠期间胸廓改变主要表现为肋膈角增宽、肋骨向外扩展，胸廓横径及前后径加宽使周径加大，膈肌上升使胸腔纵径缩短，但胸腔总体积不变，肺活量不受影响。妊娠中期耗氧量增加 10%～20%，而肺通气量约增加 40%，有过度通气现象，有利于供给孕妇本身及胎儿所需的氧。妊娠晚期因子宫增大，膈肌活动幅度减少，胸廓活动加大，以胸式呼吸为主，气体交换保持不减。呼吸次数于妊娠期变化不大，每分钟不超过 20 次，但呼吸较深。呼吸道黏膜充血、水肿、增厚，局部抵抗力下降，易发生呼吸道感染。

（六）消化系统

受大量雌激素影响，牙龈肥厚，易患牙龈炎致牙龈出血。牙齿易松动及出现龋齿。妊娠期胃肠平滑肌张力降低，贲门括约肌松弛，胃内酸性内容物可反流至食管下部产生"烧心"感。胃酸及胃蛋白酶分泌量减少。胃排空时间延长，容易出现上腹部饱满感，故孕妇应防止饱餐。肠蠕动减弱，粪便在大肠停留时间延长出现便秘，常引起痔或使原有痔加重。

（七）内分泌系统

妊娠黄体和胎盘分泌大量雌、孕激素，对下丘脑及腺垂体产生负反馈作用，使促性腺激素分泌减少，故孕期无卵泡发育成熟，也无排卵。妊娠期腺垂体增大 1～2 倍，嗜酸细胞增多肥大，形成"妊娠细胞"。于产后 10 d 左右恢复。产后有出血休克者，可使增生肥大的腺垂体缺血、坏死，导致希恩综合征。

（八）皮肤

妊娠期垂体分泌促黑素细胞激素增加，使黑色素增加，加之雌激素明显增多，导致孕妇面颊、乳头、乳晕、腹白线、外阴等处出现色素沉着。面颊部出现蝴蝶状褐色斑，习惯称妊娠斑，于产后逐渐消退。随着妊娠子宫增大，孕妇腹壁、大腿的皮肤弹力纤维过度伸展而断裂，形成紫色或淡红色不规则平行裂纹，称妊娠纹。产后变为银白色，持久不退。

（九）新陈代谢

1. 基础代谢率　妊娠早期稍下降，于妊娠中期逐渐增高，至妊娠晚期可增高 15%～20%。

2. 体重　妊娠早期体重无明显变化。妊娠晚期平均每周增加 0.35 kg，正常不应超过 0.5 kg，至妊娠足月时，体重平均增加 12.5 kg。

3. 碳水化合物代谢　妊娠期胰岛功能旺盛，分泌胰岛素增多，使血液循环中的胰岛素增加，故孕妇空腹血糖值稍低于非孕妇女，做糖耐量试验时血糖增高幅度大且恢复延迟。

4. 脂肪代谢　妊娠期肠道吸收脂肪能力增强，脂肪能较多积存。妊娠期能量消耗多，糖原储备减少。若遇能量消耗过多时，体内动用大量脂肪使血中酮体增加，发生酮血症。孕妇尿中出现酮体，多见于妊娠剧吐时，或产妇因产程过长、能量过度消耗使糖原储备量相对减少时。

5. 蛋白质代谢　孕妇对蛋白质的需要量增加，呈正氮平衡状态。孕妇体内储备的氮，除供给胎儿生长发育及子宫、乳房增大的需要外，还为分娩期消耗做准备。

6. 矿物质　胎儿生长发育需要大量的矿物质，如钙、磷、铁等。近足月胎儿体内含的钙和磷，绝大部分是在妊娠末期 2 个月内积累的，应于妊娠后 3 个月补充维生素及钙，以提高血钙含量。

（十）骨骼、关节及韧带

骨质在妊娠期间一般无改变，仅在妊娠次数过多、过密又不注意补充维生素 D 及钙

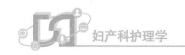
时，能引起骨质疏松症。部分孕妇自觉腰骶部及肢体疼痛不适，可能与松弛素使骨盆韧带及椎骨间的关节、韧带松弛有关。妊娠晚期孕妇重心向前移，为保持身体平衡，孕妇头部与肩部向后仰，腰部向前挺，形成典型孕妇姿势。

二、心理-社会变化

妊娠是一种自然的生理现象，对孕妇而言它还是女性一生中的重要事件，妊娠期孕妇及家庭成员的心理会随着妊娠的进展而有不同的变化，是家庭生活的转折点，因此会产生不同程度的压力和焦虑。孕妇常见的心理反应有：

1. 惊讶和震惊　未计划怀孕的妇女，在妊娠初期对不期而至的妊娠会产生惊讶和震惊反应。

2. 矛盾心理　在惊讶和震惊的同时，孕妇又享受到怀孕所带来的喜悦，但可能因种种原因感到目前怀孕不是时候，出现矛盾心理，若持续存在会导致孕妇情绪低落。

3. 接受　随着妊娠进展，尤其是胎动的出现，让孕妇真正感受到胎儿存在的事实，甚至感到前所未有的兴奋与骄傲。孕妇开始接受怀孕的事实，并计划为孩子购买衣服、睡床，给未出生的孩子起名等。

4. 情绪波动　妊娠期由于体内激素的作用，多数孕妇的心理反应都不稳定，情绪波动较大。往往表现为易于激动或抑郁，这种情况常使其丈夫和家人不知所措，严重者会影响夫妻间感情。妊娠晚期，因子宫明显增大，孕妇感觉身体越来越沉重，行动不便，甚至出现睡眠障碍、腰背痛等症状，大多数孕妇渴望怀孕赶快结束。随着预产期的临近，孕妇常因胎儿将要出生而感到愉快，又因可能产生的分娩痛苦而焦虑，担心能否顺利分娩、分娩过程中母儿安危、胎儿有无畸形，也有的孕妇担心婴儿的性别能否为家人接受等。

扫码看知识链接

5. 内省　妊娠期孕妇表现出以自我为中心，可能会对以前所喜欢的活动失去兴趣，喜欢独处或变得专注于自己及身体。这种专注使孕妇更快地进入角色，面对新生命的诞生做好心理准备。

◎ 小结

精子与卵子相结合的过程称为受精，通常发生在输卵管壶腹部与峡部连接处。晚期囊胚侵入子宫内膜的过程称为受精卵植入。依其与受精卵着床部位的关系将子宫蜕膜分为三部分：底蜕膜、包蜕膜、壁蜕膜。

胎儿附属物包括胎盘、胎膜、脐带、羊水。胎盘由羊膜、叶状绒毛膜和底蜕膜构成。胎盘是维持胎儿在子宫内营养发育的重要器官，功能极为复杂，包括气体交换、营养物质供应、排出胎儿代谢产物、防御功能及合成功能等。脐带是由胚胎发育过程中的体蒂发展而来，妊娠足月胎儿的脐带长 30～100 cm，平均 55 cm。脐带内有两条脐动脉和一条脐静脉。妊娠 38 周时羊水量约 1 000 mL，妊娠 40 周时羊水量约 800 mL，之后逐渐减少。妊娠早期羊水为无色澄清液体，为母体血清通过胎膜的透析液；妊娠中期以后羊水主要来源于胎儿尿液，足月羊水略显混浊、不透明，pH 值约 7.20。

受精后 8 周内的人胚称胚胎，从受精第 9 周起称胎儿。

妊娠期为适应胎儿生长发育的需要，孕妇全身各系统均发生一系列适应性变化，以生殖系统、乳房及血液循环系统的变化最为显著。子宫是妊娠期变化最大的器官，宫体逐渐增大变软，12 周超出盆腔，妊娠晚期子宫右旋。子宫峡部临产后伸展变薄形成子宫下段。子宫颈外观肥大、呈紫蓝色，质地软。子宫颈黏液形成黏液栓堵塞子宫颈管，保护子宫腔不受感染。阴道壁变软，呈紫蓝色，皱襞增多，伸展性增加。外阴部充血，色素沉着，组织松软，有利于分娩。乳房逐渐增大，乳头、乳晕着色，乳晕处皮脂腺肥大隆起，称蒙氏结节。妊娠末期，乳头可挤出少许稀薄黄色乳汁，称初乳。由于子宫的增大，膈肌升高，心脏向左、上、前移位，大血管扭曲，部分孕妇可闻及心尖区Ⅰ~Ⅱ级柔和吹风样收缩期杂音，产后自然消失。血容量自妊娠 6 周起开始增加，至妊娠 32~34 周时达高峰，血浆增加多于红细胞，血液被稀释，呈现生理性贫血。妊娠期血液处于高凝状态。孕妇体位影响血压，坐位高于仰卧位。妊娠晚期如孕妇长时间仰卧位，增大的子宫压迫下腔静脉，可引起回心血量减少，心搏出量降低，血压下降，称仰卧位低血压综合征。输尿管在孕激素作用下，张力减低，轻度扩张，加之增大子宫的压迫，蠕动减弱，尿液流动缓慢，易发生肾盂肾炎，以右侧多见。妊娠晚期体重平均每周增加 350 g，正常不应超过 500 g，至妊娠足月时，体重平均增加 12.5 kg。

讨论与思考

1. 请解释受精与着床过程。

2. 请描述胎盘的结构及功能。

3. 请描述妊娠期母体生殖系统的变化。

4. 李女士，26 岁，初孕妇，妊娠 34 周，日常体力劳动自觉疲劳、气短来院就诊。检查血压 120/80 mmHg，脉搏 90 次/min，呼吸 18 次/min。叩诊心浊音界稍向左扩大，心尖部可闻及Ⅱ级柔和吹风样收缩期杂音，右肺部可闻及少量湿啰音，咳嗽后消失，踝部轻度水肿。孕妇咨询原因，护士应如何正确地向孕妇解释？

5. 张女士，24 岁，初孕妇，宫内孕 30 周，在长时间仰卧后，出现头晕，眼前发黑，血压下降表现，咨询发生的原因，护士应如何向孕妇正确解释？

（庞 攀）

扫码看本章 PPT

扫码做本章练习题

第六章

妊娠诊断

学习要点

掌握：妊娠早、中、晚期的诊断。

熟悉：胎产式、胎先露、胎方位的概念及判断。

第一节 早期妊娠诊断

情景导入

李女士，28岁，已婚未产妇，自述平素月经规律，周期30 d，现停经56 d，5 d前晨起出现恶心、呕吐，伴有食欲下降，用早早孕试纸检测阳性，现来医院就诊。

请思考：（1）如何评估李女士目前的状况？

（2）需协助李女士进行哪些相关检查？

根据妊娠不同时期的特点，临床上将妊娠全过程分为3个时期：妊娠未达14周称为早期妊娠；第14~27^{+6}周称为中期妊娠；第28周及其后称为晚期妊娠。

一、症状与体征

（一）症状

1. 停经　月经周期规律的育龄期有正常性生活的妇女，一旦月经过期10 d或以上应首先考虑妊娠的可能。如停经已达8周，则妊娠的可能性更大。停经是妊娠最早也是最重要的症状，但停经不一定就是妊娠，应予鉴别。哺乳期妇女月经虽未恢复，但可能再次受孕。

2. 早孕反应　有半数左右的妇女，在停经6周左右出现晨起恶心、呕吐、食欲减退和偏食、头晕、乏力、嗜睡等一系列症状，称为早孕反应（morning sickness）。可能与体内hCG 增多、胃酸分泌减少及胃排空时间延长有关，一般至妊娠 12 周左右自然消失。

3. 尿频　妊娠早期因增大的子宫压迫膀胱引起，至妊娠 12 周以后，增大的子宫超出盆腔后，尿频症状自然消失。

（二）体征

1. 乳房　自妊娠 8 周起，在雌、孕激素作用下，乳房逐渐增大。孕妇自觉乳房胀痛，检查见乳头及乳晕着色变黑，乳头周围有深褐色蒙氏结节出现。

2. 妇科检查　阴道黏膜及宫颈充血呈紫蓝色。妊娠 6~8 周时行双合诊检查，子宫峡部极软，子宫体与子宫颈似不相连，称为黑加征（Hegar sign）。子宫随停经月份增加逐渐增大，妊娠 5~6 周呈球形，8 周时约为非妊娠子宫的 2 倍，12 周时约为非妊娠子宫的 3倍，在耻骨联合上方可触及。

二、辅助检查

（一）妊娠试验

滋养细胞分泌 hCG，在受精卵着床后不久即可用免疫法测出孕妇血中 β-hCG 增高，对妊娠诊断有极高的特异性。临床上常用早早孕诊断试纸法检测孕妇尿液，结果阳性结合临床表现可确诊；阴性者可在 1 周后复测。

（二）超声检查

1. B 型超声检查　是诊断早期妊娠快速、准确的方法。阴道超声较腹部诊断早孕可提前 1 周。阴道超声最早可在妊娠 4~5 周时在宫腔内见圆形或椭圆形妊娠囊；8 周时可见到有节律的胎心搏动；12 周时测量胎儿头臀长度能较准确地估计孕周。

扫码看知识链接

2. 超声多普勒法　最早在妊娠 7 周，于增大的子宫区可听到有节律的单一高调胎心音，胎心率多在 110~160 次/min，可确诊早期妊娠、活胎。

根据症状和体征怀疑早孕者，应做相关辅助检查以明确诊断。避免将妊娠试验阳性作为唯一的诊断依据，因可出现假阳性，导致误诊。停经 6~7 周行 B 型超声检查可确诊妊娠，并排除异位妊娠，了解胚胎发育情况，确定孕周。

第二节　中、晚期妊娠诊断

情景导入

张女士，25 岁，G_1P_0，末次月经时间不详，今到产科检查，子宫底在脐下 1 横指处，胎心音正常。

请思考：（1）如何核实张女士的孕周？

（2）需协助张女士进行哪些相关检查？

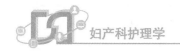

一、症状与体征

（一）症状
有早期妊娠的经过，孕妇自感腹部渐隆起，可自觉胎动，触及胎体，容易确诊。

（二）体征
1. 子宫增大　子宫随妊娠进展逐渐增大。根据腹部检查时手测子宫底高度和尺测耻骨上子宫长度，可大体判断妊娠周数（表6-1），增长过速或过缓均可能为异常。

表6-1　不同妊娠周数的子宫底高度及子宫长度

妊娠周数（妊娠月份）	手测子宫底高度	尺测耻骨上子宫底长度（cm）
12 周末（3 个月末）	耻骨联合上 2~3 横指	
16 周末（4 个月末）	脐耻之间	
20 周末（5 个月末）	脐下 1 横指	18（15.3~21.4）
24 周末（6 个月末）	脐上 1 横指	24（22.0~25.1）
28 周末（7 个月末）	脐上 3 横指	26（22.4~29.0）
32 周末（8 个月末）	脐与剑突之间	29（25.3~32.0）
36 周末（9 个月末）	剑突下 2 横指	32（29.8~34.5）
40 周末（10 个月末）	脐与剑突之间或略高	33（30.0~35.3）

2. 胎动　胎儿在子宫内的活动称为胎动（fetal movement，FM），正常为 3~5 次/h，是胎儿情况良好的表现。妊娠 18~20 周孕妇可自觉胎动，腹部检查时可扪及或看到胎动。

3. 胎心音　妊娠 18~20 周用胎心听筒经孕妇腹壁可听到胎心音。胎心音似钟表的"嘀嗒"声，正常为 110~160 次/min。胎心音多在胎背所在侧听诊最清楚。

4. 胎体　妊娠 20 周后经腹壁可触到胎体，24 周后触诊可区分胎体的不同部分。

二、辅助检查

1. 超声检查　B 型超声检查可显示胎儿数目、胎方位、胎心搏动和胎动、胎盘位置、羊水量、胎儿有无畸形，并可测量胎头双顶径、股骨长度等，了解胎儿发育情况。超声多普勒仪可探测胎心音、胎动音、脐带血流音及胎盘血流音等。

2. 胎儿心电图　妊娠 12 周后即能显示较规律的图形，于妊娠 20 周后的成功率更高。对诊断胎心异常有一定价值。

第三节　胎产式、胎先露、胎方位

胎儿在子宫腔内的姿势称胎势。正常胎势为：胎头俯屈，下颌部贴近胸壁，脊柱略前屈，四肢屈曲交叉于胸腹前，整个胎体呈头端小臀端大的椭圆形。妊娠 28 周前，因羊水较多、胎体较小，胎势及胎儿位置易变，妊娠 32 周后胎儿发育迅速，羊水相对较少，胎势和位置逐渐固定。胎儿在子宫腔内的位置和胎势不同，就有了不同的胎产式、胎先露、胎方位。

一、胎产式

胎体纵轴与母体纵轴的关系称胎产式（fetal lie）。两轴平行者为纵产式，占妊娠足月分娩总数的99.75%。两轴垂直者为横产式，占妊娠足月分娩总数的0.25%。两轴交叉者为斜产式，属暂时的，在分娩过程中多转为纵产式，偶尔转为横产式。（图6-1）。

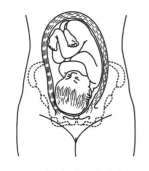
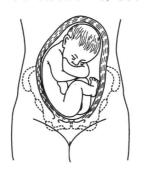
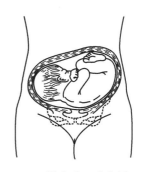

A.纵产式：头先露　　　　B.纵产式：臀先露　　　　C.横产式：肩先露

图6-1　胎产式

二、胎先露

最先进入骨盆入口的胎儿部分称胎先露（fetal presentation），纵产式有头先露和臀先露，横产式为肩先露。头先露根据胎头屈伸程度又分为枕先露、前囟先露、额先露及面先露（图6-2）；臀先露又分为混合臀先露、单臀先露、不完全臀先露（单足先露、双足先露）（图6-3）。临床偶见胎儿头先露或臀先露与胎手或胎足同时入盆，称复合先露。

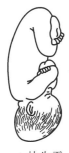
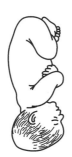
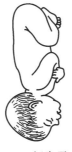
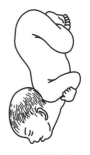

A.枕先露　　　　B.前囟先露　　　　C.额先露　　　　D.面先露

图6-2　头先露的种类

三、胎方位

胎儿先露部的指示点与母体骨盆的关系称胎方位（fetal position），简称胎位。枕先露以枕骨、面先露以颏骨、臀先露以骶骨、肩先露以肩胛骨为指示点。根据指示点与母体骨盆前、后、左、右的关系，每种胎先露可有不同的胎位（表6-2）。枕左前和枕右前为正常胎方位。

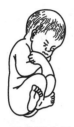
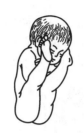
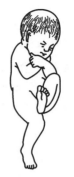
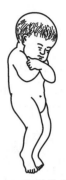

| A.混合臀先露 | B.单臀先露 | C.单足先露 | D.双足先露 |

图 6-3　臀先露的种类

表 6-2　胎产式、胎先露和胎方位的关系及种类

纵产式 （99.75%）	头先露 （95.75%～ 97.75%）	枕先露 （95.55%～ 97.55%）	枕左前（LOA） 枕右前（ROA）	枕左横（LOT） 枕右横（ROT）	枕左后（LOP） 枕右后（ROP）
		面先露 （0.2%）	颏左前（LMA） 颏右前（RMA）	颏左横（LMT） 颏右横（RMT）	颏左后（LMP） 颏右后（RMP）
	臀先露 （2%～4%）		骶左前（LSA） 骶右前（RSA）	骶左横（LST） 骶右横（RST）	骶左后（LSP） 骶右后（RSP）
横产式 （0.25%）	肩先露 （0.25%）		肩左前（LScA） 肩右前（RScA）	肩左后（LScP） 肩右后（RScP）	

小结

妊娠分为 3 个时期：妊娠未达 14 周称为早期妊娠；第 14～27⁺⁶ 周称为中期妊娠；第 28 周及其后称为晚期妊娠。

停经是妊娠最早、最重要的症状；妇科检查子宫颈及阴道黏膜呈紫蓝色，子宫增大变软，出现黑加征，妊娠 12 周子宫超出盆腔；B 超检查最早在妊娠 5 周时可见子宫内有妊娠环，妊娠 6 周可见胎芽，并有原始心管搏动。

中晚期妊娠诊断主要依据体征，子宫逐渐增大，根据手测子宫底高度和尺测子宫长度可大致判断妊娠周数；B 超检查可确定胎儿、胎盘、羊水情况。

胎产式、胎先露、胎方位是重要概念；最常见的胎先露为枕先露，最常见的胎方位为枕左前位，在所有胎方位中，只有枕左前位和枕右前位属正常胎位。

讨论与思考

1. 陈女士，25 岁，结婚半年。平时月经周期规律，周期为 30 d，现停经 50 d，最近常出现恶心，晨起呕吐，乏力，食欲不振。

讨论：（1）对陈女士初步的诊断是什么？

（2）需要协助陈女士做哪些检查？

（3）应给予的健康教育是什么？

2. 王女士，27 岁，平素月经不规律，末次月经时间不详，自觉胎动 1 周，腹部检查子宫底位于脐下 1 横指。

讨论：（1）王女士目前处于妊娠的哪个时期？

（2）了解胎儿发育状况首先需采用哪种检查？

（庞 攀）

扫码看微课　　　扫码看微课　　　扫码看本章 PPT　扫码做本章练习题

第七章

妊娠期妇女的护理

学习要点

掌握：预产期的推算，产科腹部检查，骨盆测量，妊娠期的护理措施；胎儿宫内情况的监护方法及临床意义。

熟悉：围生期的概念，产前检查的时间；胎儿成熟度检查的方法及临床意义。

了解：分娩的准备；胎盘功能检查的方法及临床意义。

第一节 孕期监护及护理

情景导入

王女士，25 岁，初孕妇，妊娠 12 周，现来医院进行产前检查，咨询相关孕期保健知识。

请思考：（1）如何指导王女士进行相关检查？

（2）如何指导王女士做好孕期保健？

妊娠期管理主要是通过定期产前检查监护孕妇和胎儿的健康，其目的是及早发现并防治妊娠期病理现象，同时对孕妇进行保健护理和母乳喂养的宣教与指导。

产前检查时间一般情况下从确诊早孕开始。根据我国《孕前和孕期保健指南（2018）》推荐的产前检查孕周分别为：6~13^{+6}周，14~19^{+6}周，20~24 周，25~28 周，29~32 周，33~36 周，37~41 周（每周 1 次）。共 7~11 次。有危险因素者，酌情增加次数。

扫码看微课　　　　　扫码看微课　　　　　扫码看微课

围生医学又称围产医学，是研究在围生期内加强围生儿及孕产妇卫生保健的科学，围生期指产前、产时和产后的一段时间。国际上对围生期的规定有 4 种，我国现阶段采用的是围生期Ⅰ，即妊娠满 28 周（胎儿或新生儿出生体重≥1 000 g 或身长≥35 cm）至出生后 7 d。围生期死亡率是衡量产科和新生儿科质量的重要指标。

【护理评估】

孕妇首次进行产前检查时，应注意收集全面资料。

（一）健康史

1. 一般资料　询问孕妇的姓名、年龄、职业、学历、籍贯、民族、宗教信仰、经济状况、住址及电话号码等资料，应特别注意年龄和职业。

（1）年龄：年龄<18 岁，容易发生难产；年龄过大，尤其是 35 岁以上的高龄初产妇，容易并发妊娠高血压疾病、产力异常和产道异常等。

（2）职业：工作接触放射线及有毒物质的孕妇，孕前应调离岗位并行血常规及肝功能等相关检查。早期接触者易引起胎儿畸形。

2. 月经史　主要了解孕妇月经初潮的年龄、月经周期、经期、经量、末次月经日期等。了解月经史有助于推算预产期。

3. 孕产史　了解既往有无孕产史及其分娩方式，有无流产、早产、难产、死胎、死产、剖宫产、产后出血等，末次流产及分娩时间。

4. 本次妊娠经过　了解本次妊娠有无早孕反应，反应出现的时间和严重程度；病毒感染史及用药情况；胎动开始的时间；妊娠过程是否有头痛、心悸、气短、下肢水肿及阴道流血等症状；妊娠期的饮食、睡眠、大小便等情况。

5. 预产期（expected date of confinement，EDC）的推算　一般根据末次月经的日期，推算预产期。计算方法为：①月经周期规则，确定末次月经日期，从末次月经第 1 天起，月份减 3 或加 9，日期加 7（农历加 15）。实际分娩日期与推算的预产期可能相差 1~2 周。②末次月经的日期不清或哺乳期月经未复潮而受孕的，可根据早孕反应出现时间、胎动开始时间及子宫高度等推算。

（二）身体评估

1. 全身检查　观察发育、营养、精神状态、身高及步态。检查心、肝、肺、肾、脑有无异常，乳房发育情况，脊柱及下肢有无畸形，下肢有无水肿，测量血压和体重。正常血压不应超过 140/90 mmHg，妊娠晚期体重每周增加不应超过 500 g，超过者应注意有无水肿。

2. 产科检查　包括腹部检查、骨盆测量、阴道检查、肛诊和绘制妊娠图。首先向孕妇做好解释，以取得合作。检查动作应轻柔，注意保护被检查者隐私。如检查者为男医生或男护士，应有女护理人员陪同。

（1）腹部检查：孕妇排尿后，仰卧于检查床上，头部稍垫高，双腿略屈曲分开，腹肌放松，露出腹部。检查者站在孕妇右侧进行检查。

1）视诊：观察腹形及大小，有无妊娠纹、手术瘢痕及水肿等。腹部过大、子宫底过高者，有双胎妊娠、巨大胎儿、羊水过多的可能；腹部过小、子宫底过低者，注意有无胎儿生长受限、孕周推算错误等；腹部两侧向外膨出、子宫底位置较低者，肩先露的可能性大；腹部向前突出（尖腹，多见于初产妇）或腹部向下悬垂（悬垂腹，多见于经产妇），应考虑有骨盆狭窄的可能。

2）触诊：注意腹壁肌的紧张度、子宫敏感度。先用软尺测量子宫长度和腹围。子宫长度是从耻骨联合上缘中点至子宫底的距离，腹围是平脐绕腹一周（即腹部最膨隆处）的数值。然后进行四步触诊（图 7-1），检查子宫大小，胎产式、胎先露、胎方位以及胎先露部是否衔接。检查前三步时，检查者面向孕妇头端，检查第四步时检查者面向孕妇足端。

第一步：检查者双手置于子宫底部，了解子宫外形，摸清子宫底高度，并估计子宫底高度与孕周是否相符，再以双手指腹交替轻推，分辨子宫底处的胎儿部分，圆而硬有浮球感的为胎头，宽而软且形状不规则的为胎臀。

第二步：检查者两手掌分别置于腹部左右两侧，一手固定，另一手轻轻深按检查，两手交替，分辨胎背及胎儿四肢的位置。平坦饱满者为胎背，可变形、高低不平部分为胎儿肢体。

第三步：检查者右手拇指与其余四指分开，置于耻骨联合上方，握住胎先露部，辨别是胎头或胎臀，并左右推动以确定是否衔接。能推动者表示尚未衔接，不能推动者表示已衔接。

第四步：检查者两手分别置于胎先露部的两侧，向骨盆入口方向向下深压，复核先露部的诊断是否正确，并确定先露部入盆的程度。

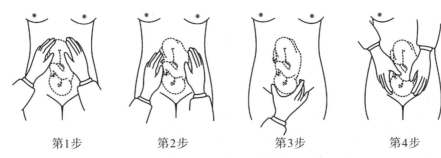

| 第1步 | 第2步 | 第3步 | 第4步 |

图 7-1　产科四步触诊法

3）听诊：胎心音多在靠近胎背上方的腹壁听得最清楚。妊娠 24 周前，胎心音多在脐下正中或偏左、偏右听到；妊娠 24 周后，根据胎位选择听诊部位，枕先露时，胎心在脐右（左）下方；臀先露时，胎心在脐右（左）上方；肩先露时，胎心在靠近脐部下方听得最清楚。

扫码看视频

（2）骨盆测量：包括骨盆外测量和骨盆内测量两种方法，有助于判断骨盆大小和形状对分娩的影响。

骨盆外测量：以往认为骨盆外测量能间接判断骨盆大小及其形状，操作简便，其中髂棘间径（正常值为23~26 cm）和髂嵴间径（正常值为25~28 cm），可间接推测骨盆入口横径的长度。骶耻外径（正常值18~20 cm），可间接推测骨盆入口前后径长度，是骨盆外测量中最重要的径线。目前已有证据表明测量髂棘间径、髂嵴间径、骶耻外径并不能预测产时头盆不称，无须常规测量。若怀疑骨盆出口狭窄时可测量坐骨结节间径和耻骨弓角度。①坐骨结节间径（IT）：又称出口横径（TO），取

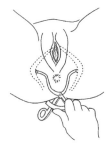

测量坐骨结节间径

图7-2 测量坐骨结节间径

仰卧位，两腿屈曲，双手抱膝，测量两坐骨结节内侧缘间的距离，正常值为8.5~9.5 cm（图7-2）。也可用检查者的拳头测量，若其间能容纳成人手拳，则大于8.5 cm，属正常。②耻骨弓角度：左右手拇指指尖斜着对拢，放置在耻骨联合下缘，左右两拇指平放在耻骨降支上，测量两拇指间角度即为耻骨弓角度（图7-3），正常为90°，小于80°为不正常，此角度反映骨盆出口横径的宽度。

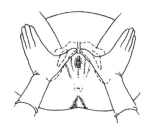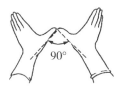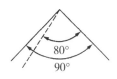

图7-3 测量耻骨弓角度

骨盆内测量：阴道分娩前或产时，为确定骨产道情况，可进行以下骨盆内测量。测量时，孕妇取仰卧截石位，外阴消毒，检查者戴消毒手套并涂以润滑油，动作轻柔。常用径线有：①对角径（DC），为耻骨联合下缘至骶骨岬上缘中点的距离，也称骶耻内径。检查者一手示指、中指伸入阴道，用中指尖触到骶骨岬上缘中点，示指上缘紧贴耻骨联合下缘。另一手标记此接触点，然后抽出阴道内手指，测量中指尖至此接触点的距离，即为对角径（图7-4）。正常值为12.5~13 cm，此值减去1.5~2 cm，即为骨盆入口前后径长度，又称真结合径值（正常值为11 cm）。测量时如中指尖触不到骶骨岬，说明此径线>12.5 cm。②坐骨棘间径，测量两坐骨棘间的距离，正常值约为10 cm。测量方法是一手示指、中指放入阴道内，分别触及两侧坐骨棘，左右横扫估计其间的距离（图7-5）。也可用中骨盆测量器，以手指引导测量，若放置恰当，所得数值较准确。③坐骨切迹宽度：代表中骨盆后矢状径，其宽度为坐骨棘与骶骨下部间的距离，即骶棘韧带宽度，将阴道内的示指置于韧带上移动，能容纳三横指（5.5~6 cm）为正常（图7-6），否则属中骨盆狭窄。④出口后矢状径：为坐骨结节间径中点至骶骨尖端的长度。一般在出口横径值<8 cm时测出口后矢状径。检查者戴手套的右手示指伸入孕妇肛门向骶骨方向，拇指置于孕妇体外骶尾部，两指共同找到骶骨尖端，用骨盆出口测量器一端放在坐骨结节间径中点，另一端放在骶骨尖端处，即可测量（图7-7），正常值为8.0~9.0 cm。出口后矢状径与坐骨结节间径值之和>15 cm，表示骨盆出口狭窄不明显。

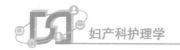
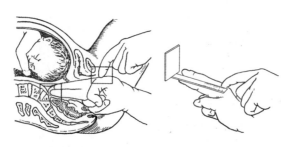

图 7-4　对角径测量

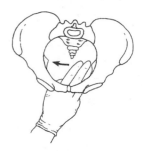

图 7-5　坐骨棘间径测量

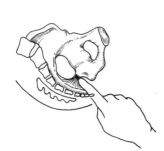

图 7-6　坐骨切迹宽度测量

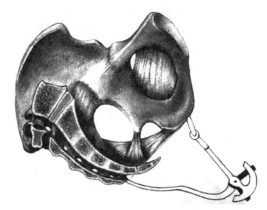

图 7-7　测量出口后矢状径

（3）阴道检查：妊娠期可行阴道检查，了解有无阴道及子宫颈病变，特别是有异常阴道流血和分泌物时；分娩前阴道检查可协助确定骨盆大小，进行子宫颈成熟度评分。

（三）辅助检查

1. 常规化验　血常规、尿常规、血型（ABO 和 Rh）、肝功能、肾功能、血糖、阴道分泌物、HBsAg、梅毒螺旋体、HIV 筛查等。

2. B 型超声　B 型超声最早于妊娠 5 周可见到妊娠囊。妊娠 11～14 周检查胎儿颈部透明层厚度，筛查胎儿染色体异常；妊娠 18～24 周时进行胎儿系统超声检查可以筛查胎儿严重先天畸形，了解胎儿生长发育情况、羊水量、胎位、胎盘位置及胎盘成熟度等。

3. 其他检查　有妊娠期合并症或并发症时酌情进行电解质测定、糖耐量、甲状腺功能、凝血时间、宫颈细胞学检查、胸透、心电图、眼底检查等；对高龄、有死胎死产史、胎儿畸形史和有遗传性疾病患者，应做产前诊断，检测孕妇血甲胎蛋白值，羊水细胞培养行染色体核型分析等。

（四）心理-社会评估

心理-社会评估主要评估孕妇对妊娠的态度及影响因素，能否接受妊娠过程中与家人和丈夫的关系；孕妇的家庭经济情况；居住环境；宗教信仰；孕妇在家庭中的角色；孕妇寻求健康指导的态度、动力及能力；目前实际得到的健康知识情况；孕妇的家庭支持系统对妊娠的态度等。

（五）高危因素评估

通过产前检查，筛查高危妊娠并加强监护。注意孕妇年龄、异常孕产史，有无妊娠并发症、合并症及遗传性疾病等高危因素。

（六）复诊评估

孕妇应完成系统产前检查，再次护理评估是为了了解上次产前检查后有无不适，以便及时发现异常，判断孕妇和胎儿的健康状况。复诊评估内容包括：

（1）询问前次检查后孕妇有无异常情况出现，如头痛、眼花、水肿、阴道流血及胎动变化等。

（2）测量孕妇血压、体重，检查有无水肿等异常情况。

（3）复查胎位，听胎心音，测量宫底高度、腹围，判定与孕周是否符合，了解胎儿生长速度，必要时行 B 型超声检查。

（4）定期复查血常规、尿蛋白、尿糖和 B 型超声等，如无特殊情况，整个孕期可检查2~3 次，有异常情况可酌情增加次数。

（5）进行孕期健康指导，预约下次复诊日期。

【护理诊断/问题】

1. 知识缺乏　缺乏妊娠期保健知识。

2. 舒适改变　与妊娠引起早孕反应、胃部饱胀、腰背痛有关。

3. 便秘　与妊娠引起肠蠕动减弱有关。

4. 焦虑　与担心自己或胎儿健康，害怕分娩有关。

5. 有胎儿受伤的危险　与遗传、感染、中毒、胎盘功能障碍有关。

【护理目标】

（1）孕妇熟知妊娠各期保健知识，维持母婴于健康状态。

（2）孕妇焦虑及不适缓解，肠蠕动功能改善。

（3）胎儿异常情况能得到及时发现与处理。

【护理措施】

1. 一般护理　告知孕妇产前检查的意义和重要性，根据孕妇具体情况预约下次产前检查的时间和内容。

2. 症状护理

（1）恶心、呕吐：妊娠早期多因早孕反应所致，应避免空腹，饮食清淡、少食、多餐，忌油腻的食物，避免诱发因素，给予精神鼓励和支持，必要时药物治疗，妊娠剧吐如引起电解质紊乱需住院治疗。妊娠晚期子宫使胃上移，胃内容物反流至食管下段，加之食管下段括约肌松弛，会引起胃灼热，避免饭后弯腰、平躺可缓解症状，或服用抑酸剂或氢氧化铝。

（2）贫血：孕妇于妊娠后半期对铁需求量增多，仅靠饮食补充明显不足，应于妊娠4~5 个月开始补充铁剂，常见是缺铁性贫血。服用铁剂可引起大便发黑，或便秘、腹泻，应向孕妇说明情况。

（3）腰背痛：妊娠期间由于关节韧带松弛，增大的子宫向前突使躯体重心后移，腰椎向前突使背伸肌处于持续紧张状态，常出现轻微腰背痛。指导孕妇穿低跟鞋，在俯拾或抬举物品时，保持上身直立，弯曲膝部，用两下肢的力量抬举。必要时卧床休息、局部热

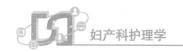

敷，适当增加钙的摄入量及服止痛片。若腰背痛明显者，应及时查找原因，按病因治疗。

（4）下肢及外阴静脉曲张：静脉曲张因妊娠次数增多逐渐加重。于妊娠末期应尽量避免长时间站立，可在下肢绑弹性绷带，晚间睡眠时应适当垫高下肢以利于静脉回流。分娩时应防止外阴部曲张的静脉破裂。

（5）下肢肌肉痉挛：是孕妇缺钙表现，常发生于妊娠后期的夜间，表现为小腿腓肠肌痉挛。此时应将痉挛下肢伸直使腓肠肌紧张，并行局部按摩，痉挛常能迅速缓解。避免腿部疲劳、受凉，已出现下肢肌肉痉挛的孕妇应补充钙剂。

（6）下肢水肿：孕妇于妊娠后期因增大子宫压迫下腔静脉，使下肢静脉回流不畅，常有踝部及小腿下半部轻度水肿，经休息后消退，属正常现象。若下肢水肿明显，经休息后不消退，应想到妊娠高血压疾病或合并肾脏疾病，查明病因后给予及时治疗。此外，睡眠取左侧卧位，下肢垫高15°，改善下肢血液回流，水肿多可减轻。

（7）痔：于妊娠晚期多见或明显加重，系因增大的妊娠子宫压迫和腹压增高，使静脉回流受阻导致痔。应多食蔬菜，少食辛辣食物，必要时缓泻剂软化大便，纠正便秘。若痔已脱出，可用手法还纳。痔疮症状于分娩后可明显减轻或自行消失。

（8）便秘：妊娠期间肠蠕动及肠张力减弱，加之孕妇运动量减少，容易发生便秘。由于增大子宫及胎先露部的压迫，常会感到排便困难。每日清晨饮温开水一杯，养成每日按时排便的习惯，多饮水、多食含纤维素多的新鲜蔬菜和水果，适量活动。必要时口服缓泻剂，使大便滑润容易排出，但禁用导泻剂如硫酸镁，也不应灌肠，以免引起流产或早产。

（9）白带增多：为妊娠期正常的生理变化，但应排除假丝酵母菌、滴虫、淋菌、衣原体等感染。孕妇应保持外阴清洁，每日清洗外阴并更换内裤，穿透气性好的棉质内裤，严禁阴道冲洗。

（10）仰卧位低血压综合征：妊娠末期，孕妇若较长时间取仰卧姿势，增大的妊娠子宫压迫下腔静脉，使回心血量及心输出量减少，出现低血压。此时若改为左侧卧姿势，使下腔静脉血流通畅，血压迅即恢复正常。

3. 心理护理　鼓励孕妇说出内心感受和想法，了解孕妇对妊娠的心理适应程度，判断其是否有现存或潜在的心理问题，给孕妇提供心理支持，告知孕妇保持心情愉快、轻松的重要性，以免发生妊娠期、分娩期并发症或影响胎儿发育。严重焦虑的孕妇常伴有恶心、呕吐，易导致早产、流产、产程延长或难产，也可能导致胎儿大脑发育畸形。

4. 健康教育

（1）个人卫生与衣着：保持口腔卫生，进食后使用软毛牙刷刷牙。孕妇排汗量增多，应勤淋浴勤更换内衣。衣服应宽松、柔软、舒适，冷暖适宜，不宜穿紧身衣裤或袜子，以免影响血液循环和胎儿发育、活动。胸罩以舒适、合身为标准，以减轻不适感。妊娠期宜穿舒适轻便的鞋子，以能够支撑体重而且感到舒适为宜；避免穿高跟鞋，以防腰背痛及身体失衡。

（2）活动与休息：孕妇可坚持日常工作，28周后宜适当减轻工作量，避免长时间站立或重体力劳动；工作中接触放射线或有毒物质的妇女，妊娠期应予以调岗；每日应有充足的休息，晚上保证8~9 h的睡眠，午休1~2 h，宜左侧卧位，以增加胎盘血供；坐位时可抬高下肢，减轻下肢水肿；休息时居室内保持安静、空气流通；孕期保证适量的运动可促进血液循环，增进食欲和睡眠，加强肌肉力量利于分娩。散步是孕妇最适宜的运动，但要注意不要到人群拥挤、空气不佳的公共场所。

（3）营养指导：孕妇须增加营养的摄入来满足自身和胎儿发育的需要，但是过多或过少的营养都会影响胎儿发育，导致并发症的发生。因此应做好妊娠期的营养指导，使孕妇增强营养意识，掌握营养知识，制订合理的饮食计划，科学补充营养，以保证母子健康。安排食谱时，应适当考虑三大营养素所占比例，碳水化合物占 50%～60%，脂肪占 25%～30%，蛋白质占 15%～20%。

扫码看微课

（4）孕期自我监护：胎动计数是孕妇自我监护胎儿宫内情况简便有效的方法。应指导孕妇自妊娠 28 周开始，自数胎动，胎动计数≥6 次/2 h 为正常；<6 次/2 h 或减少 50%者均应考虑子宫胎盘功能不足，胎儿有宫内缺氧，需及时就医。

扫码看微课

教会家庭成员听胎心并进行胎心计数，如胎心音在 110～160 次/min，提示胎儿情况良好；如胎心率<110 次/min 或>160 次/min，提示胎儿可能缺氧，需立即左侧卧位、吸氧，并及时就医。

（5）异常症状的判断：孕妇出现阴道流血，妊娠 3 个月后仍持续呕吐，寒战发热，腹部疼痛，头痛、眼花、胸闷、气短、心悸，液体突然自阴道流出，胎动计数突然减少等异常情况应立即就诊。

（6）药物的使用：有些药物可通过胎盘影响胚胎及胎儿发育或致胎儿畸形等，因此孕期用药要慎重。尤其是在妊娠最初 2 个月，是胚胎组织器官分化、发育的关键时期，此时用药更应注意。必须用药时，应在医生指导下选择对胚胎、胎儿无害的药物。

（7）性生活指导：妊娠的前 3 个月及末 3 个月，应避免性生活，以防流产、早产、胎膜早破及感染。

（8）乳房护理：妊娠 24 周后用温水清洗乳头，除去污垢，并在乳头上涂以油脂，以防产后哺乳时发生乳头皲裂。乳头内陷者，应尽早经常提起乳头向外牵拉，以期纠正，避免发生吸吮困难。

（9）胎教：胎教是有目的、有计划地为胎儿实施早期教育。现代科学技术证明，胎儿的眼睛能随送入的光亮而活动，触其手足可产生收缩反应；外界音响可传入胎儿听觉器官，并能引起心率的改变。因此，有人提出两种胎教方法：①对胎儿进行抚摸训练，触发胎儿的活动积极性。②对胎儿进行音乐训练。

（10）识别先兆临产：孕妇临近预产期，如阴道出现少量血性分泌物或有上腹轻松感、尿频等症状，提示不久要临产。如出现规律宫缩（间歇 5～6 min，持续 30 s 以上）则为临产。如阴道突然出现大量液体流出则为破膜，应嘱孕妇平卧，垫高臀部，尽快到医院就诊，以防脐带脱垂而危及胎儿生命。

扫码看知识链接

【护理评价】

（1）母婴是否健康，有无并发症发生。

（2）孕妇焦虑是否减轻，不适感是否缓解，能否适应妊娠各期并对正常分娩充满信心。

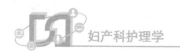

第二节 评估胎儿健康的技术

情景导入

赵女士，29 岁，G_1P_0，妊娠 38^{+5} 周，依约来院进行产前检查。主诉无特殊不适，自我监测胎动 > 6 次/2 h。体格检查：T 36.8 ℃，P 68 次/min，R 20 次/min，BP 115/82 mmHg，心肺听诊无异常。产科检查：子宫底高 32 cm，腹围 92 cm，胎方位 LOA，胎心率 135 次/min。

请思考：(1) 赵女士需要进一步做哪些检查评估？

(2) 如何预测胎儿宫内储备能力？

一、胎儿宫内状况的监护

(一) 妊娠早期

行妇科检查确定子宫大小及是否与妊娠周数相符；B 型超声检查最早在妊娠第 5 周即可见到妊娠囊；超声多普勒法最早在妊娠第 7 周能探测到胎心音。

(二) 妊娠中期

手测子宫底高度或尺测耻上子宫长度以及腹围，协助判断胎儿大小是否与妊娠周数相符；进行胎心率的监测；筛查胎儿畸形；B 超测量胎头双顶径值估计胎儿大小，核对孕周。

(三) 妊娠晚期

1. 定期产前检查　手测子宫底高度或尺测耻上子宫长度，测量腹围值，胎动计数，胎心监测。B 超判定胎位、胎盘位置及胎盘成熟度。

2. 胎动监测　胎动监测是孕妇自我评价胎儿宫内状况的简便经济、有效的方法。妊娠 28 周以后，胎动计数<6 次/2 h 或减少 50%，提示胎儿缺氧可能。

3. 电子胎心监护　胎心监护仪已在临床上广泛应用，其优点是不受宫缩影响。能连续观察并记录胎心率（fetal heart rate，FHR）的动态变化、子宫收缩描记、胎动记录，故能反映三者间的关系，以评估胎儿宫内安危情况。

（1）胎心率的监测：用胎儿监护仪记录的胎心率有两种基本变化：胎心率基线（FHR-baseline，BFHR）及胎心率一过性变化。

1）胎心率基线：是指在无胎动、无宫缩或宫缩间歇期记录的 FHR。可从每分钟心搏次数（次/min）及 FHR 变异两方面对胎心率基线加以估计。

FHR>160 次/min 或<110 次/min，历时 10 min 称为心动过速或心动过缓。FHR 变异是指 FHR 有小的周期性波动。胎心率基线有变异即基线摆动，包括胎心率的变异振幅和变异频率。变异振幅指正常胎心率有一定的波动，波动范围正常为 10~25 次/min，变异频率指计算 1 min 内波动的次数，正常为 ≥6 次。基线波动活跃则频率增高，基线平直则频

率降低或消失，基线摆动表示胎儿有一定的储备能力，是胎儿健康的表现。FHR 基线变平即变异消失或静止型，提示胎儿储备能力的丧失。

2）胎心率一过性变化：受胎动、宫缩、触诊及声响等刺激，胎心率发生暂时性加快或减慢，持续十余秒或数十秒后又恢复到基线水平，称为胎心率一过性变化。是判断胎儿宫内安危的重要指标。①加速（acceleration）：是指子宫收缩后胎心率基线暂时增加 15 次/min 以上，持续时间>15 s，这是胎儿良好的表现。加速原因可能是胎儿躯干局部或脐静脉暂时受压。散发的、短暂的胎心率加速是无害的。但若脐静脉持续受压，则进一步发展为减速。②减速（deceleration）：是指随宫缩出现的短暂性胎心率减慢，可分为 3 种类型。a. 早期减速（early deceleration，ED）：胎心减速几乎与宫缩同时开始，减速的最低点发生在宫缩的高峰，从开始减慢到胎心率降到最低点的时间≥30 s，减速的开始、最低值、恢复与宫缩的开始、峰值及结束相一致（图 7-8）。早期减速是宫缩时胎头受压，脑血流量一过性减少（无伤害性）的表现。b. 晚期减速（late deceleration，LD）：是子宫收缩开始后一段时间（多在高峰后）出现胎心率减慢。胎心率渐进性减慢，从开始减慢到胎心率降到最低点的时间≥30 s，减速的开始、最低值、恢复延后于宫缩的开始、峰值及结束（图 7-9）。晚期减速提示胎盘功能不良，胎儿宫内缺氧。c. 变异减速（variable deceleration，VD）：特点是胎心率减速与宫缩无特定关系，胎心率突然显著减慢（图 7-10）。从开始减慢到胎心率降到最低点的时间<30 s，变异减速程度≥15 次/min，持续时间≥15 s，但不超过 2 min。因宫缩时脐带受压兴奋迷走神经所致。变异减速时间越长，振幅变化越大，对胎儿造成危害就越大。

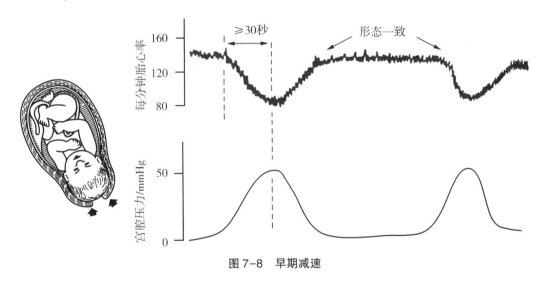

图 7-8　早期减速

若胎心率显著减慢，胎心下降幅度≥15 次/min，持续时间≥2 min，但不超过 10 min 称为延长减速。胎心减速≥10 min，考虑胎心率基线变化。

（2）预测胎儿宫内储备能力：

1）无应激试验（non-stress test，NST）：本试验是以胎动时伴有一过性胎心率加快为基础，又称胎心率加速试验（fetal acceleration test，FAT）。一般从妊娠 34 周进行。试验时，孕妇取半卧位，腹部胎心音区放置涂有耦合剂的多普勒探头，在描记胎心率的同时，孕妇自觉有胎动时，手按机钮在描记胎心率的纸上做出记号，至少连续记录

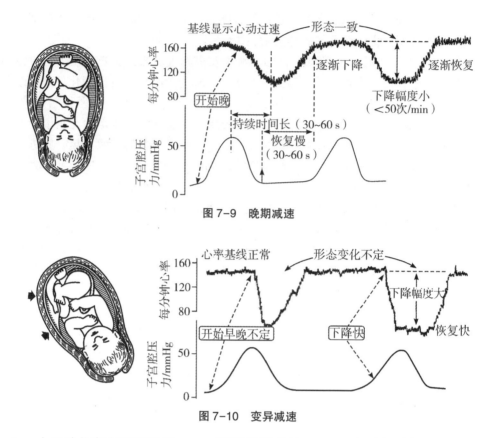

图 7-9　晚期减速

图 7-10　变异减速

20 min。由于胎儿存在睡眠周期，NST 可能需要监护 40 min 或更长时间。NST 反应型：在监护时间内出现两次或两次以上胎动后胎心加速，超过胎心基线 15 次/min，持续 15 s。NST 无反应型：指超过 40 min 没有足够的胎心加速。NST 的判读目前比较推崇 2007 年加拿大妇产科医师学会（SOGC）指南中的 NST 的结果判读及处理。

2）催产素激惹试验（oxytocin challenge test，OCT）：又称宫缩应激试验（contraction stress test，CST），其原理为用缩宫素诱导宫缩并用胎儿监护仪记录胎心率的变化。OCT 可用于产前监护及引产时胎盘功能的评价。OCT 图形的判读主要基于是否出现晚期减速和变异减速。①阴性：没有晚期减速或重度变异减速。②可疑（有下述任一种表现）：间断出现晚期减速或重度变异减速；宫缩过频（>5 次/10 min）；宫缩伴胎心减速，时间>90 s；出现无法解释的监护图形。③阳性：≥50% 的宫缩伴随晚期减速。

扫码看知识链接

（3）产时胎心监护图形的判读：产程过程中，为了避免不必要的产时剖宫产，推荐采用产时胎心监护图形判读系统。该判读系统参照 2009 年美国妇产科医师学会（ACOG）指南及 2015 年中华医学会围产医学分会制定的《电子胎心监护应用专家共识》（表 7-1）。

（4）胎儿生物物理评分：20 世纪 80 年代 Manning 利用电子胎儿监护和 B 型超声联合检测胎儿宫内缺氧和酸中毒情况。包括胎动（FM）、胎儿呼吸运动（FBM）、非激惹试验（NST）、胎儿肌张力（FT）、羊水量（AFV）共 5 项。Manning 评分法，满分为 10

分，8~10分提示胎儿健康，5~7分提示可能存在胎儿窘迫，4分及以下应及时终止妊娠。

表7-1　电子胎心监护判读标准

Ⅰ类	满足条件	①胎心率基线110~160次/min ②基线变异为中度变异 ③无晚期减速及变异减速 ④存在或者缺乏早期减速 ⑤存在或者缺乏加速
	结果	提示胎儿酸碱平衡正常，可常规监护，不需采取特殊措施
Ⅱ类	满足条件	除了第Ⅰ类和第Ⅲ类电子胎心监护图形外的其他情况均归为Ⅱ类
	结果	尚不能说明存在胎儿酸碱平衡紊乱，但是应该综合考虑临床情况、持续胎心监护、采取其他评估方法来判定胎儿有无缺氧，可能需要宫内复苏来改善胎儿状况
Ⅲ类	满足条件	胎心率基线无变异并且存在下面任何一种情况：①复发性晚期减速；②复发性变异减速；③胎心过缓（胎心率基线<110次/min） 正弦波型
	结果	提示胎儿存在酸碱平衡失调即胎儿缺氧，应该立即采取相应措施纠正胎儿缺氧，包括改变孕妇体位、吸氧、停止缩宫素使用、抑制宫缩、纠正孕妇低血压等措施，如果这些措施均不奏效，应该紧急终止妊娠

（5）彩色多普勒超声胎儿血流监测：监测胎儿血流动力学，对有高危因素的胎儿状况做出客观判断，为临床选择终止妊娠的适宜时机提供依据。常用指标包括脐动脉和胎儿大脑中动脉的血流，S/D（收缩期与舒张末期的血流速度之比）、RI值（阻力指数）、PI（搏动指数）等。尤其要重视舒张末期脐动脉无血流。

扫码看知识链接

二、胎盘功能检查

1. 雌三醇（E_3）测定　妊娠期间雌三醇主要由孕妇体内的胆固醇经胎儿肾上腺、肝以及胎盘共同合成。正常>15 mg/24 h，10~15 mg/24 h为警戒值，<10 mg/24 h为危险值。于妊娠晚期多次测得值<10 mg/24 h，表示胎盘功能低下。也可用孕妇随意尿测得雌激素/肌酐（E/C）比值，以估计胎儿胎盘单位功能。E/C比值>15为正常值，10~15为警戒值，<10为危险值。

2. 孕妇血清游离雌三醇测定　采用放射免疫法。妊娠足月该值的下限（临界值）为40 nmol/L，若低于此值，表示胎儿胎盘单位功能低下。

3. 孕妇血清人胎盘催乳素（HPL）测定　采用放射免疫法。妊娠足月该值为4~11 mg/L，若该值于妊娠足月<4 mg/L或突然降低50%，提示胎盘功能低下。

4. 孕妇血清妊娠特异性β1糖蛋白测定　若该值于妊娠足月<100 mg/L，提示胎盘功能障碍。

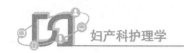

三、胎儿成熟度检查

1. 正确推算妊娠周数　问清末次月经第一日的确切日期，并问清楚月经周期是否正常，有无延长或缩短。

2. 尺测耻上子宫长度及腹围　根据宫高和腹围可以估算胎儿大小。简单易记的胎儿体重（g）估算方法为子宫长度（cm）×腹围（cm）+200 g。一般认为胎儿体重>2 500 g，提示胎儿成熟。

3. B 型超声检查　测胎头双顶径值>8.5 cm，提示胎儿已成熟；观察胎盘成熟度，根据绒毛膜板、基底板、胎盘光点加以判定。若见三级胎盘（绒毛膜板与基底板相连，形成明显胎盘小叶），提示胎儿已成熟。

4. 羊水检测　主要用于检查肺成熟度，羊水卵磷脂与鞘磷脂比值（L/S）>2，提示胎儿肺成熟。磷脂酰甘油>3%，提示胎儿肺成熟，此值更可靠。也可进行能快速得出结果的羊水泡沫试验，若两管液面均有完整泡沫环，意味着 L/S 比值≥2，提示胎儿肺已成熟。

第三节　分娩的准备

多数孕妇，尤其是初孕妇，会主动进行分娩的准备。然而她们因缺乏分娩相关知识，会错误理解分娩时的疼痛和不适，会担心分娩过程中自身和胎儿的安危等，从而会引起焦虑和恐惧心理，这些心理问题会影响产程的进展和母婴的安全，并加重分娩时的疼痛和不适，因此，帮助孕妇做好分娩的准备是非常必要的。分娩的准备包括：识别先兆临产、分娩物品的准备、产前运动等。

一、先兆临产

分娩发动前，出现预示孕妇即将临产的症状，称之为先兆临产（threatened labor）。

1. 假临产（false labor）　孕妇在分娩发动前，常会出现假临产。其特点为：宫缩持续时间短且不恒定，间歇时间不规则；宫缩的强度不加强；不伴随出现子宫颈管消失和子宫口扩张；常在夜间出现，白天消失；给予镇静剂可以抑制假临产。

2. 胎儿下降感　随着胎先露下降入骨盆，宫底随之下降，多数孕妇会感觉上腹部较前舒适，进食量增加，呼吸轻快。由于胎先露入盆压迫膀胱，孕妇常出现尿频症状。

3. 见红（show）　在分娩发动前 24~48 h，因子宫颈内口附近的胎膜与该处的子宫壁分离，毛细血管破裂，少量血液与子宫颈管内的黏液相混排出，称之为见红，是分娩即将开始的比较可靠的征象。但若出血量超过月经量，则不应认为是见红，可能为妊娠晚期出血性疾病。

二、分娩的物品准备

产前指导孕妇及其家属准备好产妇和新生儿用物。母亲的用物准备包括：消毒卫生巾、内裤，大小合适的胸罩，足量的内衣，以及吸奶器（以备吸引乳汁用）等。

新生儿衣物宜柔软、舒适、宽大、利于穿脱，衣缝宜在正面，不摩擦新生儿皮肤，衣服、尿布宜选用质地柔软、吸水、透气性好的纯棉织品，因新生儿皮肤柔嫩，易受损伤而引起感染。婴儿衣物宜用柔和、无刺激性的肥皂和清洁剂洗涤。此外还要准备婴儿包被、毛巾、爽身粉、温度计等。通过上课、看录像等形式讲解新生儿喂养及护理知识，宣传母乳喂养的好处，示教怎样给新生儿洗澡、换尿布等。

三、产前运动

妊娠期做运动的目的是减轻身体的不适，伸展会阴部肌肉，使分娩得以顺利进行；同时可加强肌肉力量，以助产后身体迅速、有效地恢复。产前运动主要包括以下几种：

1. 腿部运动　以手扶椅背，左腿固定，右腿360°地转动，做毕后还原。换腿继续做。目的是增进骨盆肌肉的强韧度，增加会阴部肌肉的伸展性。

2. 腰部运动　手扶椅背，慢慢吸气，同时手背用力，使身体重心集中于椅背上，脚尖立起使身体抬高，腰部伸直后使下腹部紧靠椅背，然后慢慢呼气的同时，手背放松，脚还原。目的在于减轻腰背部疼痛，并可在分娩时增加腹压及会阴部肌肉的伸展性。以上两种运动在妊娠早期即可开始。

3. 盘腿坐式　平坐于床上，两小腿平行交接，一前一后，两膝远远分开，注意两小腿不可重叠。可在看电视或聊天时采取此姿势（图7-11）。目的是加强腹股沟肌肉力量及关节处韧带之张力，预防妊娠末期膨大子宫的压力所产生的痉挛，伸展会阴部肌肉。

4. 盘坐运动　平坐于床上，将两距骨并拢，两膝分开，两手轻放于两膝上，再用手臂力量，将膝关节慢慢压下，配合深呼吸运动，再把手放开，持续2~3 min。目的是增加小腿肌肉张力，避免腓肠肌痉挛。

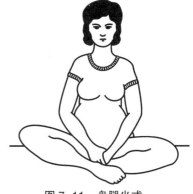

图7-11　盘腿坐式

5. 脊柱伸展运动　平躺仰卧，双手抱住双膝关节下缘使双膝弯曲，头部与上肢向前伸展，使脊柱、背部至臀部肌肉弯曲成弓字形，将头与下巴贴近胸部，然后放松，恢复平躺姿势。

6. 骨盆与背摇摆运动　平躺仰卧，双腿屈曲，两腿分开与肩同宽，用足部和肩部的力量，将背部与臀部轻轻抬起，然后并拢双膝，收缩臀部肌肉，再分开双膝，将背部与臀部慢慢放下（图7-12）。目的是锻炼骨盆底及腰背部肌肉，增加其韧性和张力。

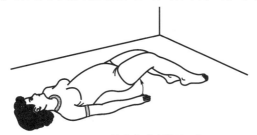

图7-12　骨盆与背摇摆运动

5、6项运动可以减轻腰背酸痛，通常在妊娠6个月以后开始进行。

产前运动注意事项：①运动前先排空膀胱。②衣着以宽松为原则。③运动以不疲倦为原则。④必须在硬的床上或地板上做运动，才能达到效果。⑤环境以保持温暖舒适为原

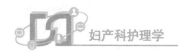
则。⑥如有早产、流产现象应停止锻炼，并执行相应的医嘱。

扫码看视频　　　　　扫码看视频　　　　扫码看知识链接

【护理问题】

1. 知识缺乏　缺乏有关分娩方面的知识。

2. 焦虑　与担心分娩不适有关。

【护理目标】

(1) 孕妇能掌握与分娩相关的知识。

(2) 孕妇能掌握减轻分娩疼痛的技巧，焦虑减轻或缓解。

【护理措施】

1. 指导孕妇学习分娩相关知识　利用图书、上课、看录像等，根据孕妇需求，讲解分娩过程、分娩前母婴物品准备、如何识别先兆临产等方面的知识。

2. 向孕妇介绍产前运动　可利用示教、反示教、角色扮演等形式，告知孕妇产前运动的好处，并鼓励孕妇在妊娠期进行适量的运动。

3. 提供支持　鼓励孕妇说出自身对分娩疼痛的看法和感受，并对错误概念加以澄清，并取得其家庭成员的支持，尤其是其丈夫的支持，以缓解孕妇的焦虑，增强其对分娩的信心，以便有效地应对分娩。

【护理评价】

(1) 孕妇能否叙述分娩先兆的具体表现，能否掌握产前运动。

(2) 孕妇焦虑是否减轻，能否用呼吸控制技巧应对分娩的不适。

⊙ 小结

产前检查应从确诊早孕开始。我国推荐的产前检查孕周分别为：$6 \sim 13^{+6}$ 周，$14 \sim 19^{+6}$ 周，$20 \sim 24$ 周，$25 \sim 28$ 周，$29 \sim 32$ 周，$33 \sim 36$ 周，$37 \sim 41$ 周（每周 1 次）。凡属高危妊娠者，应酌情增加产前检查次数。我国采用围生期Ⅰ（指从妊娠满 28 周至产后 1 周）统计围生期死亡率，以此评估产科质量。推算预产期最常用的方法是根据末次月经推算，从末次月经第 1 天起，月份减 3 或加 9，日期加 7（农历加 15）。产科检查包括腹部检查、骨盆测量、阴道检查。胎儿宫内情况的监护方法包括测量宫高和腹围，判断胎儿大小与孕周是否相符，监测胎动，筛查胎儿畸形，通过 B 超检查核对孕周、了解胎儿发育情况、胎盘定位及胎盘成熟度评估、估计羊水量、确定胎方位；羊膜镜检查、胎儿电子监护等。胎儿电子监护包括胎心率（FHR）监测和预测胎儿宫内储备能力两方面。

妊娠期常见四大系统症状：消化系统症状有恶心呕吐、便秘和痔；泌尿生殖系统症状有尿频和阴道分泌物增多；循环及血液系统症状有贫血、下肢及外阴静脉曲张、仰卧位低血压综合征；运动系统症状有下肢肌肉痉挛、腰背痛、下肢水肿。在进行系统产前检查的同时，对孕妇进行健康指导及常见症状的处理，教会孕妇注意识别生理症状及病理性症状，教会孕妇数胎动自我监护。让孕妇学会识别先兆临产，其中见红是最可靠的临产先兆，出现在分娩发动前 24~48 h。准备分娩物品并进行产前运动，为分娩做好准备。

讨论与思考

1. 简述 NST 试验及 OCT 试验的临床意义。

2. 李女士，初孕妇，26 岁，宫内孕 32 周，近 2 天出现小腿轻度水肿，今天来医院进行产科复诊检查：子宫底在耻骨联合上 30 cm（脐与剑突之间），腹围 84 cm，胎心 125 次/min，骨盆测量正常。孕妇向护士咨询有关妊娠期保健知识。

讨论：（1）预约复诊产前检查的时间。

（2）有哪些方面的妊娠晚期保健知识需要护士指导？

（3）对孕妇小腿出现水肿正确的护理措施是什么？

（庞　攀）

扫码看本章 PPT　　扫码做本章练习题

实训课　产科腹部检查

【实训目的】

（1）学会产科腹部检查方法（视诊、测宫高及腹围、四步触诊、听胎心音）。

（2）能够通过四步触诊法判断胎产式、胎先露、胎方位及胎先露是否衔接，并能估计胎儿大小与孕周是否相符，确定胎心音位置。

（3）在操作的过程中体现出对孕妇的关心和爱护，体现人文关怀意识。

【实训时间】 1 学时。

【实训准备】

1. 护士准备

（1）仪表符合要求，洗手，戴口罩。

（2）向孕妇解释产前检查的重要性、目的和注意事项。

2. 用物准备　孕妇模型、治疗车、软尺、胎心听诊器、孕妇保健手册等。

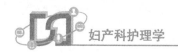

3. 孕妇准备

（1）孕妇了解产科腹部检查的目的及配合方法，有安全感。

（2）排空膀胱，由护士协助采取仰卧位，头部垫小枕头，充分裸露腹部，两腿略屈曲稍分开，放松腹部。

【实训过程】

1. 实训内容　可根据情况让学生观看多媒体教学视频或由教师现场示教，内容如下。

（1）视诊：观察腹部形态、大小，有无水肿、手术瘢痕、妊娠纹等。

（2）触诊：先用软尺测量孕妇宫高和腹围；然后进行四步触诊法（具体方法参照本章第一节孕期监护及护理相关内容）。

（3）听诊：听胎心音。

2. 实训方法　学生分组练习，教师巡回指导。

【注意事项】

（1）态度认真，要关心体贴孕妇。

（2）操作规范，程序正确。

（3）子宫底高度是指子宫底最高点距耻骨联合上缘中点的距离。如果子宫底最高处偏向腹部一侧而不是居中，要注意测量时不要试图让子宫回到腹部中央。

（4）爱护实验物品，实训结束后将所有物品归位，养成良好的工作习惯。

【总结及作业】

1. 实训结果检测　以小组为单位抽学生代表模拟操作，其他学生评价，将学生成绩计入小组平时实训成绩，最后教师总结。

2. 作业　完成实训报告。

（韩清晓　庞　攀）

实训课　电子胎心监护技术

【实训目的】

（1）学会电子胎心监护仪的使用。

（2）能够初步判断电子胎心监护仪的监测结果（胎心率基线、基线变异、加速、减速、宫缩、正弦波形），预测胎儿在宫内储备能力，了解宫缩变化。

（3）在操作的过程中体现出对孕妇的关心和爱护，体现人文关怀意识。

【实训时间】 1 学时。

【实训准备】

1. 护士准备

（1）仪表符合要求，洗手，戴口罩。

（2）向孕妇解释电子胎心监护的目的和注意事项。

2. 用物准备　孕妇模型、治疗车、胎儿电子监护仪、耦合剂、卫生纸、免洗手消毒液、孕妇保健手册、病历本等。

3. 孕妇准备

（1）孕妇了解电子胎心监护的目的及配合方法，有安全感。

（2）排空膀胱，由护士协助采取仰卧位，头部垫小枕头，充分袒露腹部，两腿略屈曲稍分开，放松腹部。

【实施过程】

1. 实训内容　可根据情况让学生观看多媒体教学视频或教师现场示教，内容如下。

（1）操作准备：穿戴整齐，洗手，备齐用物，检查电子胎心监护仪的性能是否完好。屏风遮挡，注意保暖，检查者站在孕妇右侧。

（2）核对解释：核对床号、姓名，解释检查的目的和过程，嘱孕妇随身带的手机关机。

（3）操作步骤：

1）协助孕妇仰卧于检查床上，抬高床头 15°～30°，将固定探头用的腹带穿过孕妇腰背部。

2）将电子胎心监护仪接上电源，打开监护仪开关。

3）适当袒露孕妇腹部，腹肌放松，确定宫底及明确胎位。

4）涂耦合剂，用胎心探头找到胎心最强处，用腹带固定。

5）若为无应激试验（NST），将胎动计数按钮交予孕妇，嘱其自觉胎动时按动按钮，切勿连续按动。

6）若为宫缩应激试验或分娩期进行胎心监护，将宫缩压力探头放置子宫底处，用腹带固定，松紧适宜。

7）打开描记开关，打印走纸。

8）观察胎心基线及其随宫缩、胎动的变化。胎儿反应正常时至少监护 20 min，必要时可根据情况酌情延长监护时间。

9）取下监测记录纸，关闭监护仪开关，断开电源。

10）解开腹带，取下监护探头，用卫生纸擦净腹部的耦合剂。

11）协助孕妇左侧卧位后再坐起，整理衣物、穿鞋。

12）乙醇擦拭监护仪探头，归位放置。

13）整理用物及检查床，洗手，分析记录检查结果。

14）向孕妇说明检查情况，交代注意事项。

2. 胎心监护结果分析（提供 10 份临床监护图纸）

（1）首先判断监护图是属于 NST 结果还是 OCT 结果。

（2）NST 需判断胎心基线，基线变异，胎心基线随胎动的变化情况。

（3）OCT 需要判断胎心基线，基线变异，宫缩的强度、频率，有无加速、减速、正弦波。

3. 实训方法　学生分组练习，教师巡回指导。

【注意事项】

（1）要求在孕妇情绪稳定，血压平稳的状态下进行。

（2）监护室应安静，孕妇取斜坡卧位；避免坡度不够或仅有头部抬高。

（3）操作规范，程序正确。

（4）操作中注意观察孕妇的反应，与孕妇交流，了解孕妇的感受；固定带松紧适度，注意探头是否有滑脱现象，及时调整部位。

【总结及作业】

1. 实训结果检测　以小组为单位抽学生代表模拟操作，其他学生评价，将学生成绩计入小组平时实训成绩，最后教师总结。

2. 作业　完成实训报告。

（韩清晓　庞　攀）

第八章

正常分娩妇女的护理

掌握：决定分娩的因素，分娩期妇女各产程的护理评估、护理措施，新生儿 Apgar 评分标准及方法。

熟悉：临产诊断、产程的分期及各产程的临床表现。

了解：分娩机制。

情景导入

王女士，26 岁，妊娠 39 周，阵发性腹痛 3 h 入院待产。体格检查：生命体征正常，心肺听诊未见异常。产科检查：宫高 35 cm，腹围 100 cm，枕左前位，胎心 142 次/min，宫缩 40 s/4~6 min，宫口开大 2 cm，胎膜未破，骨盆测量各径线正常。产妇因疼痛较紧张。

请思考：(1) 决定分娩的因素有哪些？
(2) 主要的护理问题有哪些？
(3) 该产妇目前属于第几产程？如何护理？

妊娠满 28 周及以后，胎儿及其附属物从母体娩出的过程，称为分娩（delivery）。妊娠满 28 周至不满 37 周期间分娩，称为早产；妊娠满 37 周至不满 42 周期间分娩，称为足月产；妊娠满 42 周及以后分娩，称为过期产。

第一节 决定分娩的因素

决定分娩的因素包括产力、产道、胎儿及产妇的精神心理状态。分娩四因素正常，并能相互协调和适应，胎儿顺利经阴道自然娩出，为正常分娩。

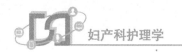

一、产力

产力是指将胎儿及其附属物从子宫腔逼出的力量，包括子宫收缩力、腹肌与膈肌收缩力和肛提肌收缩力。

（一）子宫收缩力

子宫收缩力（简称宫缩）是分娩最主要的产力，贯穿于分娩全过程。临产后的子宫收缩力，能使子宫颈管缩短及消失、子宫口扩张、胎先露下降和胎儿胎盘娩出。正常宫缩具有以下特点：

1. 节律性　临产后的子宫收缩是子宫体部不随意、有规律的阵发性收缩并伴有疼痛，亦称阵缩或阵痛。每次阵缩总是由弱渐强（进行期），维持一定时间（极期），再由强渐弱（退行期），直至完全消失进入间歇期（图8-1）。如此反复出现，直到分娩结束。临产开始时，宫缩持续时间约30 s，宫腔压力增高，间歇期5~6 min；当子宫口开全（10 cm）后，宫缩持续可达60 s，宫腔压力进一步增高，间歇期短至1~2 min。

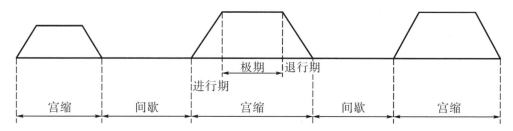

图8-1　正常宫缩节律性

2. 对称性和极性　子宫收缩自两侧子宫角部同时发起，向子宫底中央集中，然后向子宫下段扩散，称为对称性。极性是指子宫收缩力以子宫底部最强、最持久，向下逐渐减弱，子宫底部收缩力的强度几乎是子宫下段的2倍（图8-2）。

3. 缩复作用　子宫收缩时宫体部肌纤维缩短、变宽，间歇时肌纤维放松，但不能恢复到原来的长度，经反复收缩，肌纤维越来越粗短，这种现象称为缩复作用。随着产程的进展，子宫上段越来越厚，下段被牵拉扩张而变长变薄，缩复作用使子宫腔内容积逐渐缩小，迫使胎先露下降和子宫颈管逐渐缩短直至消失。

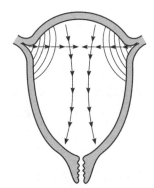

图8-2　子宫收缩的对称性和极性

（二）腹肌和膈肌收缩力

腹肌及膈肌收缩力，是胎儿娩出的重要辅助力量。子宫口开全后，胎先露已下降至阴道。宫缩时胎先露部或前羊水囊压迫盆底组织和直肠，反射性引起排便感，产妇表现为主动屏气用力，使腹肌与膈肌收缩，腹压增加，协同宫缩迫使胎儿、胎盘娩出。

（三）肛提肌收缩力

肛提肌收缩力，协助胎先露在骨盆腔内完成内旋转，还能协助胎头仰伸及娩出。当胎盘降至阴道时，肛提肌收缩能协助胎盘娩出。

二、产道

产道是胎儿娩出的通道，分为骨产道和软产道两部分。

（一）骨产道

骨产道又称为真骨盆。因其大小、形态恒定，与分娩顺利与否关系密切。

1. 骨盆各平面及其径线　为了便于理解分娩时胎儿通过产道的全过程，将骨盆分为 3 个假想平面。

（1）骨盆入口平面（pelvic inlet plane）：即真假骨盆的分界面，骨盆腔的上口，呈横椭圆形。其前方为耻骨联合上缘，两侧为髂耻缘，后方是骶骨岬上缘。入口平面共有 4 条径线（图 8-3）。

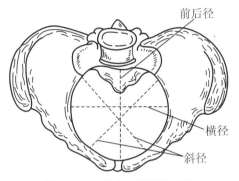

图 8-3　骨盆入口平面各径线

1）入口前后径：又称真结合径，从耻骨联合上缘中点至骶骨岬上缘正中间的距离，平均值约为 11 cm，其长短与分娩关系密切。

2）入口横径：指左、右髂耻缘间的最宽距离，平均值约为 13 cm。

3）入口斜径：分左、右斜径。左斜径指左骶髂关节至右髂耻隆起间的距离；右斜径指右骶髂关节至左髂耻隆起间的距离，平均值约为 12.75 cm。

（2）中骨盆平面（pelvic midplane）：是骨盆最小平面，呈纵椭圆形。前方为耻骨联合下缘，两侧为坐骨棘，后方为骶骨下端，有 2 条径线（图 8-4）。

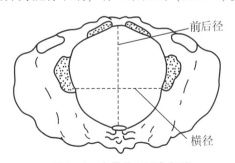

图 8-4　中骨盆平面各径线

1）中骨盆前后径：耻骨联合下缘中点通过两侧坐骨棘连线中点至骶骨下端间的距离，平均值约为 11.5 cm。

2）中骨盆横径：即坐骨棘间径。指两侧坐骨棘间的距离，平均值约为 10 cm。坐骨棘是分娩时判断胎先露下降程度的重要标志。

（3）骨盆出口平面（pelvic outlet plane）：为骨盆腔的下口，由两个不在同一平面的三角形组成，共同的底边为坐骨结节间径。前三角平面由耻骨联合下缘、两侧耻骨降支组成；后三角平面顶端为骶尾关节，两侧为骶结节韧带。骨盆出口平面有 4 条径线（图 8-5）。

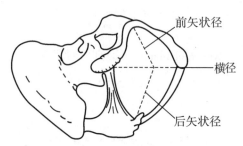

图 8-5　骨盆出口平面各径线（斜面观）

1）出口前后径：指耻骨联合下缘至骶尾关节间的距离，平均值约为 11.5 cm。

2）出口横径：也称坐骨结节间径。指两坐骨结节内侧缘间的距离，平均值约为 9 cm，其长短与分娩关系密切。

3）出口前矢状径：指耻骨联合下缘中点至坐骨结节间径中点间的距离，平均值约为 6 cm。

4）出口后矢状径：指骶尾关节至坐骨结节间径中点间的距离，平均值约为 8.5 cm。如果出口横径稍短，但出口横径与出口后矢状径之和>15 cm，则正常大小的足月胎头可以通过后三角区经阴道娩出。

2. 骨盆轴与骨盆倾斜度

（1）骨盆轴（pelvic axis）：连接骨盆各假想平面中点的曲线，称为骨盆轴（图 8-6）。骨盆轴上段向下向后，中段向下，下段向下向前。分娩时，胎儿沿此轴完成分娩动作，助产时也应该按骨盆轴方向协助胎儿娩出。

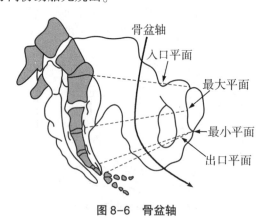

图 8-6　骨盆轴

（2）骨盆倾斜度（inclination of pelvis）：指妇女直立时，骨盆入口平面与地平面所形成的角度，称骨盆倾斜度，一般为 60°（图 8-7）。如骨盆倾斜度过大，会影响胎头衔接和胎儿娩出。

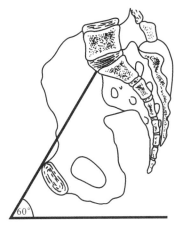

图 8-7　骨盆倾斜度

（二）软产道

软产道是由子宫下段、子宫颈、阴道及骨盆底软组织构成的弯曲通道。

1. 子宫下段的形成　由非孕时长约 1 cm 的子宫峡部形成。妊娠 12 周后子宫峡部逐渐扩展成子宫腔的一部分，至妊娠末期逐渐拉长形成子宫下段。临产后随着规律宫缩，子宫下段进一步拉长达 7~10 cm，成为软产道的一部分。由于子宫肌纤维的缩复作用，子宫上段肌壁越来越厚，子宫下段肌壁越来越薄，在两者之间的子宫内面形成一个环状隆起，称为生理性缩复环（physiologic retraction ring）（图 8-8），正常情况下在腹部不易见到此环，异常分娩时即由生理性缩复环转化为病理性缩复环。

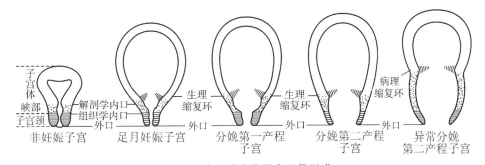

图 8-8　宫口扩张及子宫下段形成

2. 子宫颈的变化

（1）子宫颈管消失（effacement of cervix）：临产前子宫颈管长 2~3 cm。临产后由于宫缩牵拉子宫颈内口的肌纤维，子宫腔压力升高，胎先露下降使前羊水囊呈楔状，致使子宫颈内口向上向外扩张，子宫颈管形成漏斗状，继而子宫颈管逐渐变短直至消失。初产妇与经产妇子宫颈管的消失有所不同，初产妇多是子宫颈管先消失，子宫口再扩张，而经产妇多是子宫颈管消失与子宫口扩张同时进行。

（2）子宫口扩张（dilatation of cervix）：临产前，初产妇子宫口仅容纳一指尖，经产妇能容一指。临产后，子宫收缩及缩复向上牵拉使子宫口扩张，当子宫口开全（10 cm）时，妊娠足月胎头方能顺利通过。

3. 骨盆底、阴道及会阴的变化　子宫口开全后，子宫腔、子宫下段、子宫颈及阴道

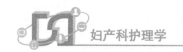
形成一前壁短后壁长的弯曲状通道。胎先露部由宫腔下降至阴道,直接压迫骨盆底,使阴道黏膜皱襞展平变宽,肛提肌向下及向两侧扩展,肌纤维拉长,会阴体由原来的4~5 cm伸展变薄至2~4 mm,有利于胎儿通过。如果分娩时保护会阴不当,易造成会阴裂伤。

三、胎儿

胎儿能否顺利通过产道,还取决于胎儿大小、胎位及有无造成分娩困难的胎儿畸形。

(一)胎儿大小

1. 胎头颅骨　由两块顶骨、额骨、颞骨和一块枕骨组成。颅骨间缝隙为颅缝,两顶骨之间为矢状缝,顶骨与额骨之间为冠状缝,顶骨与枕骨之间为人字缝,颞骨与顶骨之间为颞缝,两额骨之间为额缝。颅缝交界处较大空隙为囟门,位于胎头前方呈菱形的为前(大)囟门,位于胎头后方呈三角形的为后(小)囟门。正常情况下,胎头有一定的可塑性,分娩时颅骨轻度移位重叠使头颅变形,头颅体积缩小,有利于胎头娩出。

2. 胎头的主要径线

(1)双顶径(BPD):为两顶结节间的距离,是胎头的最大横径,足月时平均约为9.3 cm。

(2)枕额径:指鼻根上方至枕外隆凸之间的距离,足月时平均约为11.3 cm,胎头常以此径线衔接。

(3)枕下前囟径:又称小斜径,为前囟中央至枕外隆凸下方的距离,足月时平均约为9.5 cm,胎头俯屈后以此径通过产道。

(4)枕颏径:又称大斜径,指颏骨下方中央至后囟顶部间的距离,足月时平均约为13.3 cm(图8-9)。

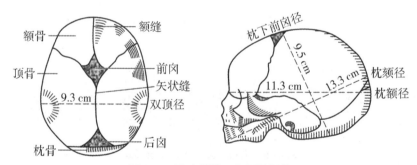

图8-9　胎头颅缝、囟门及径线

胎头是胎儿的最大部分,也是胎儿通过产道最困难的部分。在分娩过程中,胎头径线过大、胎儿过熟致颅骨变硬,胎头不易变形,即使骨盆大小正常,也可引起相对性头盆不称而造成难产。

(二)胎位

胎方位中只有枕左前、枕右前且胎儿正常者能顺利通过正常大小的骨盆,而其他胎方位都有可能发生难产情况。

(三)胎儿畸形

胎儿畸形使胎儿体积增大,如脑积水、连体儿等,通过产道常发生困难。

四、产妇精神心理状态

分娩虽然是一种生理现象，对产妇来说也是一种压力源。分娩阵痛对产妇刺激，以及对母婴安全的担忧，加之分娩室的紧张气氛，因而产妇常常处于焦虑不安与恐惧的心理状态。产妇的这种紧张情绪会导致产妇血压升高、心率加快、呼吸急促、肺内气体交换不足，致使子宫缺氧收缩乏力、子宫口扩张缓慢、胎先露下降受阻、产程延长，同时胎儿因缺血缺氧，出现宫内窘迫等。这些又加重产妇的焦虑不安情绪，造成恶性循环。

第二节　枕先露的分娩机制

分娩机制（mechanism of labor）是指胎儿先露部在通过产道时，为适应骨盆各平面的不同形态，被动地进行一系列适应性转动，以其最小径线通过产道的过程（图8-10）。临床上以枕左前位最多见，故以枕左前位为例说明分娩机制。

（一）衔接

胎头双顶径进入骨盆入口平面，颅骨最低点接近或达到坐骨棘水平，称为衔接（或入盆）。胎头取半俯屈状态进入骨盆入口，以枕额径衔接于右斜径上。初产妇多于预产期前1~2周胎头衔接，经产妇多在分娩开始后衔接。若初产妇已临产而胎头尚未衔接应注意有无头盆不称。

（二）下降

胎头沿骨盆轴前进的动作称为下降。下降动作贯穿于分娩全过程，与其他动作相伴随。下降呈间歇性，宫缩时胎头下降，间歇时又稍回缩。临床上将胎头下降程度作为判断产程进展的重要标志之一。

（三）俯屈

当胎头降至骨盆底时，处于半俯屈状态的胎头枕部遇肛提肌阻力，借杠杆作用进一步俯屈，使下颏贴近胸部，此时由原来衔接时的枕额径（11.3 cm）变为枕下前囟径（9.5 cm），以最小径线适应产道，利于继续下降。

（四）内旋转

胎头降至中骨盆时，为适应中骨盆及骨盆出口前后径大于横径的特点，肛提肌收缩力将胎头枕部推向阻力小、部位宽的前方，使矢状缝与中骨盆和骨盆出口前后径相一致的动作称为内旋转。枕左前位时，胎头枕骨向母体前方旋转45°，使胎头小囟门转至耻骨弓下。一般胎头内旋转动作在第一产程末完成。

（五）仰伸

完成内旋转后，俯屈的胎头下降至阴道口，双顶径已过骨盆出口。宫缩和腹压继续迫使胎头下降，肛提肌收缩力又将胎头向前推进，两者的共同作用使胎头沿骨盆轴下段继续向前，当胎头枕骨下部达耻骨联合下缘时，以耻骨弓为支点，胎头逐渐仰伸，使胎头的顶、额、鼻、口、颏相继由会阴前缘娩出。

（六）复位及外旋转

胎头娩出时，胎儿双肩径沿骨盆入口左斜径下降。胎头娩出后，为恢复胎头与胎肩的

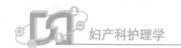

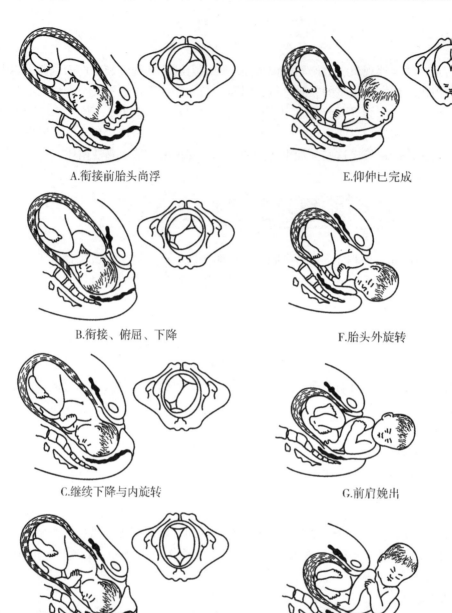

A.衔接前胎头尚浮

E.仰伸已完成

B.衔接、俯屈、下降

F.胎头外旋转

C.继续下降与内旋转

G.前肩娩出

D.内旋转已完成，开始仰伸

H.后肩娩出

图 8-10 枕左前位分娩机制

正常关系，胎头枕部向母体左侧旋转45°称为复位。随着胎肩在盆腔内继续下降，前肩向母体前方中线旋转45°，使胎儿双肩径与骨盆出口前后径一致。胎头随胎肩的转动在外继续向左转45°，保持胎头与胎肩的垂直关系，称为外旋转。

（七）胎肩及胎体娩出

胎头完成外旋转后，胎儿前（右）肩在耻骨弓下先娩出，后（左）肩从会阴前缘娩出。胎儿双肩娩出后，胎体及胎儿下肢随之取侧身娩出。至此胎儿娩出过程全部完成。

上述的分娩机制是一个连续的过程，各动作间没有截然的界限。

第三节 临产诊断、产程分期及其临床表现

一、临产诊断

临产（in labor）的主要标志是有规律且逐渐增强的子宫收缩，持续 30 s 或以上，间歇 5~6 min，伴进行性子宫颈管消失、子宫口扩张和胎先露下降。

确定是否临产需严密观察宫缩的频率、持续时间及宫缩强度。外阴消毒后行阴道检查，了解子宫颈的长度、位置、质地、扩张情况及胎先露高低。临床上常用 Bishop 评分法（表 8-1）了解子宫颈的成熟度，估计试产的成功率，满分为 13 分，>9 分均成功，7~9 分的成功率为 80%，4~6 分的成功率为 50%，≤3 分均失败。

表 8-1 Bishop 评分法

指标	分数			
	0	1	2	3
子宫口开大（cm）	0	1~2	3~4	≥5
子宫颈管消退（%）（未消退为 2~3 cm）	0~30	40~50	60~70	80~100
先露位置（坐骨棘水平＝0）	-3	-2	-1~0	+1~+2
子宫颈硬度	硬	中	软	
子宫口位置	后	中	前	

二、产程分期

总产程即分娩全过程。从出现规律宫缩开始至胎儿胎盘完全娩出。临床上分为三个产程。

1. 第一产程（宫颈扩张期）　从出现规律宫缩开始至宫口开全。第一产程又分两期。①潜伏期：是指从出现规律宫缩开始至子宫口扩张 5~6 cm。此期子宫口扩张速度较慢，初产妇不超过 20 h，经产妇不超过 14 h。②活跃期：是指子宫口扩张 5~6 cm 至 10 cm。此期子宫口扩张速度≥0.5 cm/h，约需 1.5~2 h。

2. 第二产程（胎儿娩出期）　从子宫口开全至胎儿娩出。初产妇最长不超过 3 h；经产妇不应超过 2 h。实施硬外麻醉镇痛者，在此基础上延长 1 h。要注意观察产程时不能盲目等待，应密切观察产程进展和母胎情况，发现异常及时处理。

3. 第三产程（胎盘娩出期）　从胎儿娩出至胎盘胎膜娩出。一般需 5~15 min，不应超过 30 min。

三、各产程的临床表现

（一）第一产程的临床表现

1. 规律宫缩　产程开始时，宫缩持续时间较短（约 30 s）且弱，间歇时间较长（5~6

min）。随着产程的进展，宫缩的持续时间渐长（50~60 s），间歇期渐短（2~3 min），且强度增加。当宫颈口近开全时，宫缩持续时间可长达 1 min 或以上，间歇期仅 1~2 min。

2. 子宫颈口扩张　由于宫缩和缩复作用，宫颈管逐渐缩短直至展平，子宫口逐渐扩张。当子宫口开全（10 cm）时，子宫口边缘消失，子宫下段及阴道形成宽阔的管腔。

3. 胎头下降　伴随着宫缩和子宫口扩张，胎儿先露部逐渐下降。胎头下降的程度以颅骨最低点与坐骨棘平面的关系为标志。胎头颅骨最低点平坐骨棘平面时，以"0"表示；在坐骨棘平面上 1 cm 时，以"-1"表示；在坐骨棘平面下 1 cm 时，以"+1"表示，依此类推（图 8-11）。潜伏期胎头下降缓慢，活跃期下降加快。一般子宫口开大至 4~5 cm 时，胎头达坐骨棘水平。

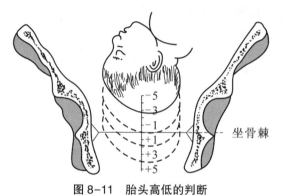

图 8-11　胎头高低的判断

4. 胎膜破裂　简称破膜。宫缩时，子宫羊膜腔内压力增高，当羊膜腔内压力增加到一定程度时胎膜自然破裂。破膜多发生在第一产程末子宫口近开全时。

5. 疼痛　分娩阵痛主要与宫缩时对子宫下段及宫颈扩张牵扯等有关，因对疼痛的敏感性和耐受性不同，产妇可以有呻吟、呼叫等不同的表现。

（二）第二产程的临床表现

1. 子宫收缩增强　进入第二产程后，宫缩强度达顶峰。子宫口开全后，胎膜多已自然破裂，破膜后，宫缩常暂时停止，产妇略感舒适，随后宫缩重新出现且较前增强。

2. 产妇屏气　胎头降至骨盆出口时，压迫骨盆底组织，产妇有排便感，不由自主向下屏气，增加腹压，协同宫缩使胎儿进一步下降。

3. 胎头拨露　随着产程进展，会阴逐渐膨隆和变薄，肛门括约肌松弛。胎头于宫缩时露出阴道口，在宫缩间歇期又缩回阴道内，称为胎头拨露。

4. 胎头着冠　经几次拨露后，胎头双顶径越过骨盆出口，宫缩间歇时胎头不再回缩，称为胎头着冠。

5. 胎儿娩出　胎头着冠后会阴极度扩张，产程继续进展，胎头枕骨于耻骨弓下露出，出现仰伸动作，使胎头娩出，随即复位和外旋转，胎儿前肩、后肩和胎体相继娩出，羊水流尽。

（三）第三产程的临床表现

1. 子宫收缩　胎儿娩出后，子宫迅速缩小，产妇感到轻松，宫缩于暂停数分钟后再次出现。

2. 胎盘娩出及阴道流血　由于子宫腔容积突然明显缩小，胎盘不能相应缩小，与子宫壁发生错位而剥离。剥离面出血形成胎盘后血肿。子宫继续收缩，剥离的面积扩大，直至胎盘完全剥离而排出。

（1）胎盘剥离征象有：①子宫体收缩变硬呈球形，子宫底升高达脐上。②阴道少量流血。③剥离的胎盘降至子宫下段，阴道口外露的脐带自行延长。④用手掌尺侧在产妇耻骨联合上方轻压子宫下段时，宫体上升而外露的脐带不再回缩。

（2）胎盘剥离及排出方式有两种：①胎儿面娩出式：特点是胎盘以胎儿面先排出，随后见少量阴道流血。②母体面娩出式：特点是先有较多阴道流血，然后胎盘以母体面排出，此方式少见。

第四节　各产程产妇的护理

一、第一产程产妇的护理

【护理评估】

1. 健康史　评估孕期情况，查阅检查记录，了解产妇的个人资料，此次妊娠经过及临产情况，规律宫缩开始的时间、有无阴道流血或液体流出等。了解既往史，如既往健康状况等。

2. 身体评估

（1）一般情况：评估产妇生命体征、体重、腹围、子宫底高度、骨盆大小、胎产式、胎方位等。

（2）产科情况：评估子宫收缩的持续时间、间歇时间、强度；定时阴道检查，以了解宫颈扩张和胎头下降情况；同时了解破膜情况，并注意羊水的颜色、性状和量；于宫缩间歇期监测胎心。

3. 辅助检查　血常规、尿常规、肝肾功能及电子胎心监护，必要时取胎儿头皮血进行血气分析检查。

4. 心理-社会评估　注意评估产妇的心理状态，第一产程的产妇，特别是初产妇，由于产程较长、生活环境的改变，产妇精力和体力消耗较大，不能很好进食和休息，容易产生焦虑、紧张和急躁情绪，可能影响宫缩和产程进展。

【护理诊断/问题】

1. 焦虑　与缺乏相关知识、担心分娩过程安危有关。

2. 疼痛　与宫缩、产妇的痛阈值及心理状况有关。

3. 舒适改变　与子宫收缩、膀胱充盈、胎膜破裂有关。

【护理目标】

（1）产妇能掌握减轻焦虑的技能，能正确对待宫缩痛。

（2）产妇能主动参与和控制分娩过程。

【护理措施】

1. 入院护理　护士热情接待，协助产妇及其家人办理住院手续，介绍待产室及产房

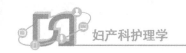

的环境。若是急诊的产妇，先入院，后办入院手续。准确采集病史，测量生命体征，耐心回答产妇提出的有关问题，缓解其焦虑情绪。

2. 一般护理

（1）提供良好环境：尽量为产妇创造一个安静温馨及舒适的休息环境。

（2）补充热量和水分：鼓励产妇在宫缩间歇期少量多次进食高热量、易消化、清淡食物及足够的水分，以保证足够的体力，适应产程中的体力消耗。

（3）注意活动与休息：临产后宫缩不强、胎膜未破者，产妇可在室内活动，以促进产程进展。有下列情况之一者不适合自由活动：①胎膜已破，胎头尚未入盆或臀先露应卧床并抬高臀部，防止脐带脱垂。②并发重度妊娠期高血压疾病者。③有异常出血者。④妊娠合并心脏病者。⑤臀位、横位已出现先兆临产征象者。

（4）排尿：临产后，鼓励产妇每 2～4 h 排尿 1 次，避免膀胱充盈影响宫缩及胎头下降。

（5）保持皮肤清洁卫生：因频繁宫缩产妇出汗较多，加之阴道分泌物、羊水的流出等，产妇常有不适感，应协助产妇擦汗、更衣、更换床单等。

扫码看微课

（6）人文关怀：第一产程时间长，再加上疼痛等刺激，提倡陪伴分娩和心理支持；没有特殊情况尽量让产妇自由体位；医护人员或指导家属帮助产妇进食饮水，进行腹部及腰骶部按摩缓解疼痛。

3. 观察产程进展与胎儿情况

（1）观察宫缩：最简单的方法是触诊法，定时连续观察子宫收缩持续时间、间歇期时间、强度及频率，并及时记录。胎心监护仪描记的宫缩曲线，可以连续了解每次宫缩持续时间、强度和频率，是较全面反映宫缩的客观指标。

（2）宫颈扩张与先露下降：外阴消毒后，戴无菌手套，通过阴道检查来确定宫颈扩张程度与先露下降程度，了解产程进展情况，每 4 h 阴道检查 1 次。若母儿状态良好，可适当延长检查间隔时间和减少检查次数。

（3）胎心监测：宫缩间歇用胎心听诊器听诊，每次听诊 1 min 并做好记录，正常胎心音为 110～160 次/min。临床上多用多普勒仪或胎心监护仪，动态观察胎心率的变异及其与宫缩、胎动的关系。

（4）破膜及羊水观察：胎膜多在子宫口近开全时自然破裂，前羊水流出。一旦胎膜破裂，应立即听胎心，观察羊水颜色、性状和流出量，记录破膜时间，并测量体温。破膜超过 12 h 尚未分娩者，应遵医嘱给予抗生素预防感染。

（5）观察血压：第一产程期间，每隔 4～6 h 测量血压 1 次。若发现血压升高，或妊娠期高血压疾病及子痫患者，应酌情增加测量次数，并给予相应处理。

4. 心理护理　加强与产妇的沟通，增强产妇对自然分娩的信心；耐心讲解分娩是正常的生理过程，及时提供产程中的相关信息，帮助其采取相应的应对措施，以便能顺利分娩。

【护理评价】

（1）产妇焦虑是否缓解，宫缩痛和不适是否减轻。

（2）产妇在分娩过程中能否主动配合。

二、第二产程产妇的护理

【护理评估】

1. 健康史 评估产妇第一产程的经过及其处理，有无妊娠并发症及合并症。

2. 身体评估 监测生命体征，评估产妇膀胱充盈情况。评估母体和胎儿情况，子宫收缩的持续时间、间歇时间、强度，询问产妇有无排便感，了解胎心率，观察胎头拨露和着冠情况，评估会阴局部情况，估计胎儿大小。若子宫口开全 2 h 仍未分娩，寻找原因，进行处理。

3. 辅助检查 用胎儿监护仪监测胎心率及其基线变化情况，及时发现异常并处理。

4. 心理-社会评估 评估产妇有无焦虑、急躁、恐惧情绪，对分娩的信心等。

【护理诊断/问题】

1. 焦虑 与分娩疼痛、缺乏顺利分娩的信心有关。

2. 疼痛 与宫缩及会阴部伤口有关。

3. 有产妇受伤的危险 与分娩时会阴保护不当、接生手法不当或胎儿较大有关。

4. 有胎儿受伤的危险 与子宫收缩过强引起胎儿缺氧有关。

【护理目标】

（1）产妇能正确掌握使用腹压的技巧，顺利完成分娩。

（2）产妇能掌握减轻焦虑的技能，情绪稳定。

（3）产妇未发生严重的软产道裂伤，新生儿未发生产伤。

扫码看知识链接

【护理措施】

1. 心理护理 第二产程宫缩痛频繁，护士应陪伴产妇，同时协助产妇生活护理如喂水、擦汗等，提供产程进展信息，给予产妇安慰、支持和鼓励，以缓解其紧张和恐惧心理。

2. 监测胎心音 第二产程宫缩频而强，应勤听胎心音，通常每 5~10 min 听一次，目前常用胎心监护仪监测胎心率及其基线变异。

3. 指导产妇屏气 子宫口开全后，当产妇出现向下屏气用力的感觉后，再指导产妇正确运用腹压。方法是：产妇两腿屈曲分开，双足蹬在产床上，两手握住产床上的把手，宫缩时深吸气屏住，然后如解大便样向下屏气用力以增加腹压。宫缩间歇时，产妇全身肌肉放松休息。至胎头着冠后，指导产妇张口哈气，宫缩间歇时稍向下屏气用力使胎头缓慢娩出。

4. 接产

（1）接产准备：初产妇子宫口开全，出现自发性用力，宫缩时会阴膨隆、肛门哆开时，经产妇子宫口开 6 cm、宫缩规律有力时，协助上产床，做好接产准备工作。

用无菌钳夹取浸湿温水的无菌纱布擦洗外阴部，顺序是小阴唇、大阴唇、阴阜、腹股沟及大腿内上 1/2、会阴及肛门周围，必要时重复擦洗一遍或多遍，确保外阴清洁。再以碘伏进行消毒两遍，顺序为尿道外口、阴道口、小阴唇、大阴唇、阴阜、腹股沟及大腿内上 1/3、会阴及肛门周围（图 8-12）。接产者按无菌操作常规洗刷消毒双手、打开产包（由助手打开）、穿手术衣、戴手套，产妇臀下铺无菌大产单，摆放接生器械及辅料，准备接产。

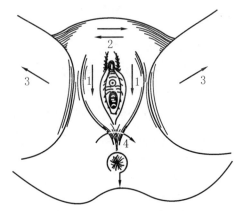

图 8-12　外阴部消毒顺序

（2）接产方法：

1）评估会阴情况：会阴水肿、会阴过紧缺乏弹性、会阴体过长、耻骨弓过低、胎儿过大等，均易造成会阴撕裂，在接产前应做出正确的判断，必要时行会阴切开术。

2）接产要领：在适度保护会阴的同时协助胎头俯屈，让胎头以最小径线在宫缩间歇时缓慢地通过阴道口，胎肩娩出时仍然需要注意保护好会阴，这是预防会阴撕裂的关键。

3）接产体位：目前国内多采用屈膝半卧位，床头抬高约50°。在母婴情况良好的情况下，鼓励产妇采取自由体位分娩，如侧卧位、手膝位、坐位、站立位等，要考虑到有利于胎头下降、产妇的舒适度以及方便助产人员观察。

4）接产步骤：接产者站在产妇右侧，当胎头拨露、阴唇后联合紧张时开始保护会阴。传统的保护会阴方法是：接产者右肘支在产床上，右手拇指与其余四指分开，掌心放置保护会阴巾，利用手掌鱼际肌顶住会阴部。①协助胎头娩出：每当宫缩时，接产者右手向内上方托压，左手轻轻下压胎头枕部，协助胎头俯屈的同时使胎头缓慢下降。宫缩间歇时，稍放松保护会阴的右手，以免压迫过久引起会阴水肿。当胎头着冠、胎儿枕部在耻骨弓下方露出时，右手抵住会阴，左手协助胎头仰伸。此时若有宫缩，应嘱产妇张口哈气消除腹压，让产妇在宫缩间歇时稍向下屏气，使胎头缓慢娩出。②脐绕颈的处理：若胎头娩出见有脐带绕颈一周且较松时，可用手将脐带顺胎肩推上或从胎头滑下。若脐带绕颈过紧或绕颈2周或以上，可用两把血管钳夹住一段后从中间剪断脐带，注意勿损伤胎儿。③协助胎肩及胎体娩出：胎头娩出后，左手或右手自胎儿鼻根向下颏挤压，挤出口鼻内的黏液和羊水，不要急于娩出胎肩，耐心等待下一次宫缩，待胎头自然复位后，在胎儿下降的过程中适度协助胎头外旋转，使胎儿双肩径与骨盆出口前后径相一致。再次宫缩时，接生者右手向内向上托住会阴部，左手向下轻压胎儿颈部，使前肩从耻骨弓下先娩出，再上托胎颈使后肩从会阴前缘缓慢娩出。双肩娩出后，然后双手协助胎体及下肢以侧位娩出。

近几年临床一些医院较推崇单手控制胎头娩出速度保护会阴法，又称为无保护会阴接生法。即接产者用右手的掌心接触胎头，在宫缩时适当控制，使胎头娩出速度控制在 1 cm 以内，使会阴缓慢扩张，在宫缩期使胎头缓慢娩出。

注意：胎儿娩出后立即记录娩出时间，报告新生儿性别；在产妇臀下放一聚血器接血，以测量出血量；指导助手给产妇肌内注射缩宫素 10 U，预防产后出血。

【护理评价】

（1）产妇能否正确使用腹压技巧，顺利分娩。

（2）产妇在分娩过程中是否情绪稳定。

（3）产妇是否发生严重的软产道裂伤，新生儿是否发生产伤。

三、第三产程产妇及新生儿的护理

【护理评估】

1. 健康史　评估第一、第二产程的经过及其处理情况。

2. 身体评估

（1）胎盘、胎膜娩出情况：胎盘娩出前，评估子宫收缩的强度、频率，胎盘剥离的征象，阴道出血的颜色和量。胎盘娩出后，评估胎盘娩出方式，胎盘、胎膜是否完整，有无胎盘小叶或胎膜残留，胎盘胎儿面边缘有无断裂的血管，判断是否有副胎盘。

（2）新生儿的健康状况：新生儿出生后立即评估新生儿是否足月、羊水是否清、有无呼吸或哭声、肌张力好不好，新生儿出生后 1 min 内进行新生儿 Apgar 评分，判断有无新生儿窒息及窒息的程度。评估新生儿身长、体重，体表有无畸形等。

（3）产后情况：产后产妇在产房留观 2 h，重点评估血压和脉搏、子宫收缩情况、宫底高度、膀胱是否充盈、阴道出血量、会阴伤口及阴道有无血肿等。

3. 辅助检查　根据产妇情况选择必要的检查，如血常规、凝血功能检查等。

4. 心理-社会评估　评估产妇对新生儿性别、健康及外形等的接受情况。

【护理诊断/问题】

1. 清理新生儿呼吸道无效　与新生儿呼吸道内存在黏液或羊水有关。

2. 潜在并发症　产后出血、新生儿窒息。

3. 有亲子依恋改变的危险　与产后疲惫、会阴伤口疼痛、新生儿性别不符合期望有关。

【护理目标】

（1）产妇能顺利接受新生儿，并能开始亲子互动。

（2）产妇住院期间未发生产后出血，未发生新生儿窒息。

【护理措施】

1. 新生儿护理

（1）擦干与保暖：新生儿出生后，快速评估 4 项指标（足月吗？羊水清吗？有呼吸或哭声吗？肌张力好吗？），均正常者，立即将新生儿放在产妇腹部，用提前预热的干毛巾快速、全面擦干新生儿全身（要求出生后 5 s 内启动擦干，30 s 内完成），移去湿毛巾，以温暖的大毛巾覆盖新生儿身体并戴上帽子保暖，行母婴肌肤接触。若有 1 项为否，应立即将新生儿放在预热的辐射台上进行保暖及复苏处理。

（2）清理呼吸道：胎儿娩出后，哭声洪亮，肌张力好，且羊水清，不必清理呼吸道。若新生儿咽部及鼻腔分泌物较多，可用吸球或新生儿吸痰管轻轻吸除新生儿咽部、鼻腔的黏液和羊水，以免发生新生儿吸入性肺炎。不必过度吸引，过度刺激可导致喉痉挛，并可刺激迷走神经引起心动过缓。确认呼吸道黏液和羊水已吸净而仍无啼哭时，可用手摩擦新生儿背部或轻拍新生儿足底，新生儿大声啼哭表示呼吸道已通畅。

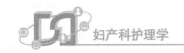

（3）阿普加（Apgar）评分及其意义：新生儿出生后 1 min 时进行 Apgar 评分，根据每分钟心率、呼吸、肌张力、对刺激反应（弹足底或导管插鼻）、皮肤颜色五项进行评分（表 8-2）。满分为 10 分，8~10 分属正常新生儿；4~7 分为轻度窒息，须清理呼吸道、人工呼吸、吸氧等处理；0~3 分为重度窒息，缺氧严重，须紧急抢救。

表 8-2　新生儿 Apgar 评分法

体征	0 分	1 分	2 分
每分钟心率	0	<100 次	≥100 次
呼吸	0	浅慢，且不规则	佳，哭声好
肌张力	松弛	四肢稍屈曲	四肢屈曲，活动好
对刺激反应（弹足底或导管插鼻）	无反应	有些动作，如皱眉	哭、咳嗽、打喷嚏
皮肤颜色	全身苍白	躯干红，四肢青紫	全身红润

（4）脐带处理：新生儿情况良好者，应在出生后 1~3 min，触摸脐带搏动停止后进行断脐。常用气门芯套扎法，也可采取双重棉线、脐带夹等方法。目前主张在产妇的腹部对新生儿进行断脐（在母婴接触的情况下），在距脐带根部 5 cm，夹一把血管钳，在距脐带根部 2 cm 的位置用套有气门芯的血管钳钳夹，在钳上 0.5 cm 处一次断脐，牵拉丝线将气门芯拉长套住脐带，取下止血钳，挤出残余血，断端无须消毒无须包扎（新观念主张不消毒，但要确保处理脐带的手套和器械是无菌的）。目前临床上仍有医院对新生儿断脐后用 5%聚维酮碘溶液消毒脐带断面，最后用无菌纱布覆盖包扎。

（5）持续母婴接触，进行早吸吮：托起新生儿让产妇确认新生儿性别后，将新生儿向上移动，使其头部靠近产妇前胸部，保持新生儿与母亲皮肤直接接触，接触时长尽量达到 90 min，最好让新生儿自行寻找乳头，完成初次吸吮。

（6）眼部护理：尽早对新生儿进行眼部护理，预防新生儿眼结膜炎。一般在断脐后于母婴接触的早期，由巡回助产士或助手挤出长约 0.5 cm 红霉素眼膏从下眼睑鼻侧一端开始，涂抹至眼睑另一端，对侧同法处理。

（7）新生儿后续处理：母婴接触 90 min 后，测新生儿体重、身长并进行全身体格检查；穿衣、垫尿布（不要遮盖脐部），注意保温；填写手腕带及脚腕带信息（标明新生儿性别、体重、出生时间、母亲姓名和床号）；再次核对母亲及病历信息后，系手腕带和脚腕带；擦净新生儿足底胎脂，印足印及产妇手指印于新生儿病历上，包裹新生儿。

2. 产妇护理

（1）心理护理：帮助产妇进入母亲角色，协助哺乳早接触，尽快建立母子感情。

（2）协助胎盘娩出：确认胎盘已完全剥离，于宫缩时以左手握住宫底并按压，同时右手轻拉脐带，协助胎盘娩出。当胎盘娩出至阴道口时，接产者用双手接住胎盘，向一个方向旋转的同时缓慢向外牵拉，协助胎盘胎膜完整娩出。若在胎膜娩出过程中，发现胎膜有部分断裂，可用血管钳夹住断裂上端的胎膜，再继续顺原方向旋转，直至胎膜完全娩出。胎盘胎膜娩出后，按摩子宫以刺激子宫收缩、减少出血。

（3）检查胎盘、胎膜及脐带：先检查胎盘母体面，将胎盘铺平，擦干胎盘母体面血液，检查胎盘小叶有无缺损；再提起脐带检查胎膜是否完整，胎膜破裂口与胎盘边缘的距离；然后检查胎盘胎儿面边缘有无血管断裂，及时发现副胎盘残留；测量脐带长度、检查脐血管数目等。

（4）检查软产道：胎盘娩出后，应仔细检查外阴、小阴唇内侧、尿道外口周围、阴道壁、阴道后穹部及宫颈有无裂伤，若有裂伤，应及时缝合。

（5）产后2 h的护理：80%的产后出血发生在产后2 h内，产妇应在产房观察2 h，正常分娩出血量多数不超过300 mL。注意观察并测量出血量，严密监测生命体征，重点观察子宫收缩情况、宫底高度、阴道流血量、膀胱有无充盈、会阴及阴道有无血肿等，发现异常及时处理。

（6）健康教育：

1）告诉产妇分娩后在产房观察2 h的重要性，可及时发现有无产后出血并及时处理。并告诉产妇，若感觉有会阴部及肛门坠胀时及时告知，以便及早发现会阴部及阴道壁血肿。

2）向产妇宣传母婴早接触、早吸吮对促进母子感情和预防产后出血的作用，宣传母乳喂养的优点，产后坚持母婴接触90 min以上，让产妇熟悉新生儿出现的觅乳征象，如流口水、张大嘴巴、舔舌、寻找等动作，最好让新生儿自己寻乳，并完成第一次吸吮。

3）告知产妇根据需要饮水或进食流质或半流质清淡易消化食物；并鼓励产后2~4 h排尿一次，防止膀胱充盈影响子宫收缩。

【护理评价】

（1）产妇能否接受新生儿，并开始亲子互动。

（2）产妇住院期间是否发生产后出血及新生儿窒息。

小结

分娩是指妊娠28周及以后，胎儿及附属物由母体娩出的过程。分娩过程是否顺利，取决于产力、产道、胎儿、产妇精神心理因素是否正常或能否相互协调。产力最重要的是子宫收缩力，其特点必须保持节律性、对称性和极性、缩复作用。

枕左前位的分娩机制包括：衔接、下降、俯屈、内旋转、仰伸、复位及外旋转等一连串的动作，使胎儿以最小径线通过产道。其中，下降贯穿分娩整个过程。

临产的主要标志是规律宫缩、宫口逐渐开大、胎先露逐渐下降。分娩全过程划分为三个产程：从出现规律宫缩开始至子宫口开全，为第一产程；从子宫口开全至胎儿娩出，为第二产程；从胎儿娩出至胎盘娩出，为第三产程。

三产程的护理要点：第一产程需要严密观察产程进展，监护胎儿宫内情况，及时判断产程有无异常；第二产程要正确指导产妇运用腹压，常规消毒外阴部，正确保护会阴及接产；第三产程会用Apgar评分标准对新生儿进行评分。密切观察胎盘剥离的四个征象，会识别胎盘剥离，即二看（阴道流出暗红色血液、外露脐带自行向下延长）、二触（子宫变硬呈球形、子宫底升高达脐上、按压耻骨上区外露脐带不回缩）；确认剥离后协助胎盘娩出，常规检查胎盘胎膜及软产道。分娩结束后产妇留在产房观察2 h，注意生命体征、阴道流血及宫缩情况。

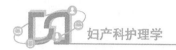

讨论与思考

1. 阐述决定分娩的四个因素。

2. 简述新生儿 Apgar 评分的标准。

3. 简述胎盘剥离的征象。

4. 周女士，25 岁，G_1P_0，孕 39^{+2} 周，晨 5 时起开始有宫缩，30~40 s/4~5 min，上午 8 时入院。入院时检查：LOA，胎心率 142 次/min，宫缩 30~40 s/4~5 min，宫口开大 1 cm，先露 S^{-1}。

请回答：(1) 该产妇是正常临产吗？该如何护理？

(2) 该产妇于晚 8 时，宫缩 50~60 s/2~3 min，胎心率 155 次/min，阴道检查：子宫口开大 10 cm，并出现自发性用力。该产妇产程进展是否正常？护士下一步该怎么做？

(3) 写出产后 2 h 的护理措施。

（吴彩琴）

扫码看本章 PPT　　　　扫码做本章练习题

实训课　产时外阴消毒

【实训目的】

(1) 能按照正确的方法及顺序进行外阴消毒。

(2) 能与产妇进行有效沟通，关心产妇。

【实训学时】 1 学时。

【实训准备】

1. 护士准备

(1) 仪表符合要求，洗手，戴口罩。

(2) 向产妇解释产时外阴消毒目的和注意事项，取得产妇配合。

2. 用物准备

(1) 模拟产房内固有物品：产床、分娩训练模型 1 台、外阴消毒模型 1 台、新生儿红外线辐射台、软尺、新生儿台秤、新生儿简易呼吸囊、新生儿面罩、低负压吸引器、吸氧装置等。

(2) 需要操作者准备的物品：治疗车 1 辆，消毒包（内装弯盘 2 个、卵圆钳 2 把）1 个，冲洗壶 1 个（内装温开水），无菌干纱布缸 1 个，0.5%碘伏纱布缸 1 个，无菌持物钳

1 把，无菌持物筒 1 个，一次性垫单 1 块，无菌治疗巾 1 块，手消毒液 1 瓶，病历夹 1 个（内有记录单），产妇腕带 1 条。

3. 产妇准备

（1）了解产时外阴消毒目的及配合方法，有安全感。

（2）协助产妇排空膀胱，采取膀胱截石位，臀下放置一次性垫单。

【实训过程】

1. 实训内容　可根据情况观看产时外阴消毒操作视频或教师利用模型示教，包括以下内容。

（1）清水纱布块或棉球擦洗外阴：用无菌钳夹取浸湿温水的无菌纱布擦洗外阴部，顺序是小阴唇、大阴唇、阴阜、腹股沟及大腿内上 1/2、会阴及肛门周围，必要时重复擦洗一遍或多遍，确保外阴清洁。

（2）0.5% 碘伏消毒外阴：顺序为尿道外口、阴道口、小阴唇、大阴唇、阴阜、腹股沟及大腿内上 1/3、会阴及肛门周围。

（3）撤除一次性垫单，臀下铺一块消毒巾。

（4）整理用物、洗手、记录。

2. 实训方法　学生分组练习，教师巡回指导。

【注意事项】

（1）学生能与产妇进行有效沟通，产妇能较好配合。

（2）学生操作法正确，动作规范，能体现出对产妇的人文关怀。

（3）爱护实训物品，实训结束后学生将所有物品归位，养成良好的工作习惯。

【总结及作业】

1. 实训结果监测　抽取一个小组的学生代表模拟操作，其他学生评价，将学生成绩计入小组平时实训成绩，最后教师总结。

2. 作业　完成实训报告。

扫码看视频

扫码看视频

（韩清晓　吴彩琴）

实训课　正常分娩第二产程处理

【实训目的】

（1）掌握正常分娩第二产程接生的用物准备。

（2）理解自然分娩助产的步骤及方法。

（3）能与产妇进行有效的沟通并取得配合，关心产妇。

【实训学时】1~2 学时。

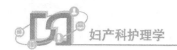
【实训准备】

1. 护士准备

（1）仪表符合要求，洗手，戴口罩。

（2）向产妇说明分娩过程中应用腹压时的配合和注意事项。

2. 用物准备

（1）模拟产房内固有物品：产床、分娩训练模型（已完成外阴消毒）、新生儿红外线辐射台、新生儿简易呼吸囊、新生儿面罩、吸氧装置、低负压吸引器、吸痰管、软尺、新生儿台秤等。

（2）需要接生者准备的物品：

1）敷料产包1个。从上至下依次为：手术衣1件、大产单1个、保护会阴巾1块、吸水性强的大毛巾2条。

2）接生器械包1个。包括弯盘1个、聚血器1个、血管钳4把、卵圆钳1把、脐带剪1把、组织剪1把、洗耳球1个、纱布块适量、气门芯2个。

3）其他物品和药品。包括治疗车、免洗手消毒液，病历夹（内有记录单）、无菌手套、碘伏消毒液、无菌棉签、无菌纱布块、缩宫素、0.9%氯化钠液等。

3. 产妇准备　了解分娩过程中的配合方法和注意事项，有安全感。

【实训过程】

1. 实训内容　可根据情况观看正常分娩第二产程接生训练操作视频或教师利用模型示教，包括以下内容。

（1）接产前准备：

1）接生者刷手，消毒手及手臂，由助手协助打开产包，穿手术衣，戴手套。

2）铺大产单，核对接生器械，摆放器械与敷料位置恰当。

（2）适时保护会阴，正确协助胎儿娩出：详见第二产程产妇的护理中保护会阴方法。

1）协助胎头娩出。

2）协助胎肩及胎体娩出。

（3）记录娩出时间，报告新生儿性别。

（4）聚血器放在产妇臀下收集血液，指导助手给产妇注射缩宫素10 U。

2. 实训方法　学生利用模型分组练习助娩胎儿的手法，教师巡回指导。

【注意事项】

（1）学生能与产妇进行有效沟通，体现出人文关怀。

（2）助娩胎儿手法正确。

（3）爱护实训物品，实训结束后学生将所有物品归位，养成良好的工作习惯。

【总结及作业】

1. 实训结果监测　抽取一个小组的学生代表模拟操作，其他学生评价，将学生成绩计入小组平时实训成绩，最后教师总结。

2. 作业　完成实训报告。

扫码看视频　　　　扫码看视频

（韩清晓　吴彩琴）

实训课　正常分娩第三产程对产妇的处理

【实训目的】

（1）初步学会协助娩出胎盘的方法。

（2）初步学会检查胎盘、胎膜的方法。

（3）能与产妇进行有效的沟通，关爱产妇。

【实训学时】 1 学时。

【实训准备】

1. 护士准备

（1）同第二产程助产（戴帽子和口罩、穿手术衣、戴手套）。

（2）向产妇解释助娩胎盘时的配合事项。

2. 用物准备

同正常分娩第二产程处理。

场景：模拟产妇（分娩训练模型）仰卧在产床上（产床头部抬高50°），胎儿已娩出，处于第三产程。已完成对新生儿的初步处理，新生儿俯卧在母亲胸腹部进行母婴接触，已覆盖温热大毛巾并戴小帽保暖（新生儿初步处理详见本章第三产程新生儿护理）。

3. 产妇准备　了解第三产程如何配合。

【实训过程】

1. 实训内容　可根据情况观看正常分娩第三产程对产妇处理的操作视频或教师利用模型示教，包括以下内容。

（1）检查胎盘剥离征象。

（2）协助胎盘胎膜娩出。

（3）检查胎盘、胎膜、脐带。

（4）检查软产道有无裂伤。

（5）产后产房观察 2 h，预防产后出血。

（6）整理用物，洗手，记录。

2. 实训方法　学生分组练习，教师巡回指导。

扫码看视频

【注意事项】

（1）态度认真，关心体贴产妇。

（2）操作规范，程序正确，注意无菌操作。

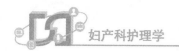

（3）实训结束后，重新打好产包，将所有物品归位，养成良好的工作习惯。

【总结及作业】

1. 实训结果监测　抽取一个小组的学生代表模拟操作，其他学生评价，将学生成绩计入小组平时实训成绩，最后教师总结。

2. 作业　完成实训报告。

（韩清晓　吴彩琴）

实训课　正常分娩第三产程对新生儿的处理

【实训目的】

（1）学会对新生儿初步处理的方法。

（2）学会新生儿后续处理的方法。

（3）对新生儿的处理应轻柔、充满爱心。

【实训学时】 1学时。

【实训准备】

1. 护士准备

（1）仪表符合要求，戴帽子、口罩、无菌手套。

（2）适当向产妇解释对新生儿处理的项目，取得配合。

2. 用物准备

（1）模拟产房内固有物品：同正常分娩第二产程处理。

（2）需要操作者准备的物品：

1）新生儿脐带处理用品：第二产程时，已由助产者摆放在产床尾部，注意核对。

2）新生儿用物：包被、包被带、衣物，帽子、尿布、新生儿手腕带、新生儿脚腕带、红霉素眼膏。

3）其他物品：同正常分娩第二产程的处理。

3. 产妇准备　了解对新生儿的处理项目，能积极配合。

【实训过程】

1. 实训内容　可根据情况观看正常分娩对新生儿处理的操作视频或教师利用模型示教，包括以下内容。

（1）新生儿初步处理：（一般由接生者操作），具体方法详见本章第三产程新生儿护理。

1）擦干新生儿及保暖。

2）清理新生儿呼吸道（呼吸良好者无须清理）。

3）新生儿 Apgar 评分。

4）脐带处理。

5）母婴接触，进行早吸吮。

6）眼部护理。

（2）新生儿后续处理：（由助产者或巡回护士操作）详见本章第三产程新生儿护理。

1）持续母婴接触 90 min，做好母乳喂养宣教。

2）测新生儿体重、身长并进行全身体格检查。

3）穿上衣、垫尿布。

4）核对产妇和病历信息后，填写新生儿手腕带及脚腕带信息，并系于新生儿手腕和脚腕部。

5）印新生儿足印及产妇拇指印于新生儿病历上。

6）包裹新生儿，放在婴儿车内。

（3）整理用物，洗手，记录。

（4）产妇在产房观察 2 h 后，将产妇连同新生儿与产科休养室护士交接。

2. 实训方法　学生分组练习，教师巡回指导。

【注意事项】

（1）态度认真，爱护新生儿。

（2）操作规范，程序正确，处理脐带时严格无菌操作。

（3）实训结束后，将所有物品归位，养成良好的工作习惯。

【总结及作业】

1. 实训结果监测　抽取一个小组的学生代表模拟操作，其他学生评价，将学生成绩计入小组平时实训成绩，最后教师总结。

2. 作业　完成实训报告。

扫码看视频

扫码看视频

（韩清晓　吴彩琴）

第九章

正常产褥期妇女的护理

学习要点

掌握：产褥期、恶露的概念；产褥期母体生殖系统、循环及血液系统、乳房的生理变化；产褥期妇女的护理措施。

熟悉：产褥期妇女的临床表现、护理评估、常见护理问题。

运用所学知识对产褥期妇女进行护理及健康教育。

情景导入

王女士，25岁，初产妇，足月顺产，产后第3天，体温37.7℃，出汗多，下腹阵痛，检查宫底于脐下1横指，无压痛，收缩好，会阴伤口正常，恶露淡红色无臭味，双乳稍胀，无硬结。

请思考：（1）王女士子宫复旧的情况如何？

（2）如何解释王女士体温升高的情况？

（3）如何指导王女士进行乳房护理？

第一节 产褥期妇女的身心变化

从胎盘娩出至产妇全身各器官（除乳腺外）恢复或接近正常非孕状态所需的时间，称产褥期（puerperium），一般为6周。在产褥期，产妇要经历生理与心理的双重适应过程，产妇身体的各系统尤其是生殖系统的变化最明显。伴随着新生儿的出生，产妇及其家庭成员需要经历角色转变、责任与义务增加的过程。了解这些过程对做好产褥期的保健、保障母婴身心健康具有重要意义。

一、产褥期妇女的生理特点

（一）生殖系统

1. 子宫 子宫是产褥期变化最大的器官。妊娠子宫自胎盘娩出后逐渐恢复至未孕状态的过程称为子宫复旧。子宫复旧包括子宫体肌纤维的缩复、子宫内膜再生、子宫颈复原和血管的变化。

（1）子宫体肌纤维的缩复：胎盘与胎膜娩出后，子宫立即收缩成硬实略扁的球状实体，上段厚而下段薄。子宫肌层血管受压狭窄，最后闭锁。宫体的缩复过程不是肌纤维的减少，而是肌细胞长度和体积的缩小，因肌细胞胞浆蛋白被分解排出、胞浆减少所致。随着肌纤维的不断缩复子宫体逐渐缩小。产后 6 周子宫体恢复至妊娠前状态。分娩结束时子宫约重 1 000 g，产后 1 周约为 500 g，产后 2 周约为 300 g，产后 6~8 周逐渐恢复到未孕时的 50 g。

（2）子宫内膜的修复：胎盘排出后，胎盘附着面立即缩小，开放的螺旋动脉及静脉窦压缩变窄，伴随着血管的栓塞，出血逐渐减少至停止。产后 2~3 d，残留的蜕膜变性、坏死、脱落，随恶露排出。子宫内膜基底层逐渐再生出新的功能层，约需 3 周。胎盘附着处全部修复约需 6 周。

（3）子宫颈的复原：分娩后的宫颈松软、紫红色、壁薄皱起，子宫口如袖口样。产后 1 周宫颈外形和内口即恢复至非妊娠状态。产后 4 周左右，宫颈完全恢复至非孕形态。由于分娩不可避免地会轻微损伤宫颈两侧，即子宫口 3 点、9 点处，使初产妇宫颈外口由产前的圆形（未产型）变为产后的"一"字形横裂（已产型）。

2. 阴道及外阴 分娩后阴道壁松弛，肌张力低，黏膜皱襞减少或消失。产褥期阴道腔逐渐缩小，肌张力逐渐恢复，黏膜皱襞约产后 3 周重现。产后的阴道不能完全恢复至未孕状态。分娩时会阴因受压而充血、水肿，可于数天后消失或愈合。会阴部若有轻度撕裂或会阴切口缝合，可在 3~4 d 内愈合。处女膜在分娩时撕裂仅留残痕，称处女膜痕。

3. 盆底组织 盆底肌肉及其筋膜在分娩时过度扩张而致弹性减弱，于产后 1 周盆底组织水肿消失，肌张力逐渐恢复。若分娩时有严重裂伤造成骨盆底肌肉松弛或过早参加重体力劳动，易致阴道壁膨出，甚至子宫脱垂。

（二）乳房的变化

乳房的主要变化为泌乳。妊娠期，雌激素刺激乳腺管发育，孕激素刺激乳腺泡发育。同时，促乳素、人胎盘催乳素、甲状腺素、皮质醇和胰岛素参与乳腺生长发育，促使乳汁产生与泌乳。随着分娩时胎盘的排出，体内雌、孕激素及人胎盘催乳素水平急剧下降，解除了雌激素对促乳素分泌功能的抑制，体内呈低雌激素、高泌乳素水平，乳汁开始分泌。乳汁分泌量与婴儿的吸吮刺激、乳房发育、产妇营养、健康状况、情绪及睡眠等因素密切相关。当婴儿吸吮乳头时，由乳头传来的感觉信号经传入神经抵达下丘脑，通过抑制下丘脑多巴胺及其他催乳激素抑制因子（PIF），使垂体泌乳激素呈脉冲式释放，促进乳汁分泌。同时，吸吮动作反射性地引起神经垂体释放缩宫素，使乳腺腺泡周围的肌上皮细胞收缩，喷出乳汁。因此，吸吮是保持乳腺不断泌乳的关键。产后 7 d 内，有少量淡黄色、黏稠乳汁分泌，称为初乳。初乳含较多的蛋白质及分泌型 IgA，含脂肪、乳糖较少，易消化，是新生儿理想的早期天然食物。产后 7~14 d 乳汁中蛋白含量逐渐减少，脂肪、乳糖含量逐渐增多，称为过渡乳。产后 14 d 分泌白色的成熟乳。初乳及成熟乳均有大量免疫抗体。

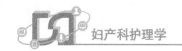

（三）循环及血液系统

妊娠期增加的血容量，于产后 2~3 周恢复至未孕状态。但在产后最初 3 d 内，由于子宫缩复及胎盘循环的终止，大量血液从子宫涌入体循环，加之过多的组织液回吸收，使血容量增加 15%~25%，尤其产后 24 h 内，心脏负担明显加重。产褥早期血液仍处于高凝状态，有利于胎盘剥离面的止血，纤维蛋白原、凝血酶、凝血酶原于产后 2~3 周内降至正常水平。红细胞计数及血红蛋白值逐渐增多。白细胞总数在产褥早期仍较高，甚至可达 $20\times10^9/L$，中性粒细胞和血小板数也增多，淋巴细胞的比例下降，一般于产后 1~2 周恢复至正常水平。红细胞沉降率于产后 3~4 周降至正常。

（四）消化系统

妊娠期胃液分泌减少，尤其是胃液中的盐酸分泌减少，胃肠肌张力及蠕动减弱；加之产褥期卧床时间多，腹肌及盆底肌松弛，肠蠕动会更弱一些，易发生便秘。

（五）泌尿系统

妊娠期潴留在体内的水分于产后迅速排出，故产后数日尿量明显增多。妊娠期发生生理性扩张的肾盂及输尿管，一般于产后 2~8 周恢复。分娩时膀胱受压造成的黏膜水肿充血、肌张力降低，以及会阴伤口疼痛、区域阻滞麻醉、不习惯床上排尿等原因，易发生排尿不畅或尿潴留。

（六）内分泌系统

妊娠期腺垂体、甲状腺及肾上腺增大，功能增强，在产褥期逐渐恢复正常。分娩后雌、孕激素急剧下降，1 周后恢复至未孕水平。人胎盘催乳素于产后 7 h 已不能测出，促乳素则因哺乳而在数日降至 60 μg/L，不哺乳者降至 20 μg/L。卵巢功能恢复时间不一，不哺乳产妇平均产后 6~8 周月经复潮，在产后 10 周左右恢复排卵。哺乳产妇多在产后 4~6 个月恢复排卵和月经，部分妇女在哺乳期间闭经。产后较晚恢复月经者，首次月经来潮前多有排卵，故哺乳产妇未见月经来潮却有受孕的可能。

（七）腹壁的变化

妊娠期受膨胀子宫的影响，腹壁弹力纤维断裂，腹直肌呈不同程度分离，使产后腹壁明显松弛。腹壁紧张度在产后 6~8 周恢复。妊娠期出现的下腹正中线色素沉着在产褥期会逐渐消退。初产妇腹壁紫红色妊娠纹逐渐变成银白色。

二、产褥期妇女的心理变化与心理调适

（一）产褥期妇女的心理变化

产褥期产妇的心理处于脆弱、敏感和不稳定状态，并与妊娠期心理状态、对分娩经过的承受能力、环境与社会因素有关。产妇的性格、生活经历、夫妻间及家庭成员间的关系是其产后心理变化的影响因素。经过分娩期的母亲，特别是初产妇将要经历不同的感受：高涨的热情、希望、快乐、满足感、幸福感、乐观、压抑及焦虑。有的产妇可能因为理想中的母亲角色与现实中的母亲角色发生冲突而感到焦虑；有的产妇可能因为胎儿娩出的生理性排空而感到心理上的空虚；有的产妇可能因为婴儿的外貌及性别不能与理想中的孩子相吻合而感到失望；有的产妇可能因为要承担母亲的太多责任而感到恐惧；有的产妇可能因为丈夫注意力转移到新生儿而感到失落。因此，一个新的家庭需要在多个方面进行调节，逐渐完成心理、社会的调适。

（二）产褥期妇女的心理调适

产妇需要从妊娠期及分娩期的不适、疼痛、焦虑中恢复，需要接纳家庭新成员及家庭的新状况，这一过程称为心理调适。产褥期妇女的心理调适主要表现在两方面：确立家长与孩子的关系和承担母亲角色的责任。①确立家长与孩子的关系是指母亲接纳新生儿，视其为家庭的一员，认识及重视其作为家庭中一员的特殊需要；与此同时，接纳一个新的家庭，调节好从夫妇二人的生活方式到夫妇与孩子三人的生活方式。②承担母亲角色的责任是指母亲逐渐表现出情感性的和动作性的护理孩子的技能，情感性的技能包括用积极的态度去认识、考虑孩子的需求和要求。动作性的技能包括具体护理孩子的动作行为。

扫码看知识链接

第二节　产褥期妇女的护理

【产褥期的临床表现】

1. 生命体征　产后体温多数正常。若产程延长致过度疲劳时，体温可在产后最初 24 h 内略升高，一般不超过 38 ℃。产后 3～4 d 因乳房充盈可出现泌乳热，可达 37.8～39 ℃，一般持续 4～16 h 下降，不属于病态。产后脉搏略缓慢，为 60～70 次/min。产后腹压降低，膈肌下降，由妊娠期的胸式呼吸变为胸腹式呼吸，14～16 次/min。正常产妇血压无明显变化。妊娠期高血压疾病产妇，产后血压明显下降。

2. 子宫复旧　产后当日盆底组织松弛，子宫底在脐下一横指。之后因盆底组织张力有一定恢复，子宫颈外口升至坐骨棘水平，因此产后第 1 天子宫底平脐，以后每天降 1～2 cm，产后 1 周缩小至约妊娠 12 周大小；产后 10 d，子宫降至骨盆腔内。

3. 产后宫缩痛　产褥早期因宫缩引起下腹部阵发性疼痛。产后 1～2 d 出现，持续 2～3 d 自然消失。由于哺乳时反射性缩宫素分泌增加，使疼痛明显，经产妇多见。

4. 恶露　产后随子宫蜕膜的脱落，血液、坏死蜕膜组织经阴道排出称为恶露。恶露分为以下三种。

（1）血性恶露：色鲜红，含多量红细胞、大量坏死蜕膜及少量胎膜，持续 3～4 d。

（2）浆液恶露：色淡红，含少量血液，较多的坏死蜕膜组织、白细胞，子宫腔渗出液、宫颈黏液等，持续 10 d 左右。

（3）白色恶露：黏稠，色泽较白，含大量白细胞、坏死蜕膜组织、表皮细胞及细菌等，持续 2～3 周。

正常恶露有血腥味，但无臭味，持续 4～6 周，总量 250～500 mL。若子宫复旧不全或宫腔内残留胎盘、胎膜或合并感染时，血性恶露持续时间延长、量多并有臭味。

5. 体重　分娩后因妊娠物排出，加之排汗、排尿、子宫复旧等，体重可减轻 11～14 kg。

扫码看动画

6. 褥汗　产后皮肤汗腺排泄功能旺盛，排出大量汗液，以夜晚和初醒时明显，1 周后渐好转。

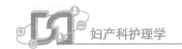

【护理评估】

1. 健康史　认真阅读产前记录、分娩记录、用药史等相关资料，特别注意异常情况及其处理经过，如产时出血多、会阴撕裂、新生儿窒息等。

2. 身体状况评估

（1）生命体征：产后 24 h 内体温略升高，一般不超过 38 ℃；脉搏略缓慢，60～70次/min；呼吸深慢，14～16 次/min；血压平稳。如体温超过 38 ℃，要考虑是否有产褥感染的可能；脉搏过快时要考虑是否有发热、产后出血引起休克的早期症状。

（2）子宫复旧：在评估前，嘱产妇排空膀胱，平卧，双膝稍屈曲，腹部放松，解开会阴垫。评估者先按摩子宫使其收缩后，再测子宫高度。正常产后子宫圆而硬，位于腹部的中央。如子宫质地软，要考虑是否有产后宫缩乏力；如子宫偏向一侧，要考虑是否膀胱充盈。产后每天测量子宫底高度，如发现子宫不能如期复原，提示异常。

（3）恶露：评估恶露时，要注意色、量、味。一般在了解子宫复旧情况的同时观察恶露情况。产后第 1～2 天可有小血块，血性恶露约持续 3～4 d 后转为浆液恶露，持续 10 d左右变为白色恶露，再持续 2～3 周后干净。如红色恶露量多、持续时间延长，提示子宫复旧不良，要考虑宫缩乏力或胎盘胎膜残留；鲜红色恶露量多，提示有软产道裂伤；如恶露有臭味，则提示有宫腔感染的可能。

（4）会阴：产后会阴有轻度水肿，多于产后 2～3 d 自行消退。如有会阴切口或撕裂修补者，会阴部有疼痛，若疼痛严重，局部有肿胀、发红、皮肤温度高，要考虑切口是否有感染。

（5）排泄：产后应重视评估膀胱充盈程度及第一次排尿情况，膀胱充盈妨碍有效的子宫收缩，是导致产后出血的原因。第一次排尿后需评估尿量，如尿量少应再次评估膀胱充盈情况，预防尿潴留。产后 1～2 d 多不排大便，与产后卧床时间长、肠蠕动较弱、进食较少有关，注意预防便秘。

（6）乳房：

1）评估乳头的类型：注意有无过长、平坦、内陷、皲裂等。

2）评估乳汁的质和量：初乳呈淡黄色，质稠，产后 3 d，每次哺乳可吸出初乳 2～20mL。其中含有 β 胡萝卜素等有形物质，蛋白质及 IgA 含量较高，脂肪和乳糖相对较少。过渡乳呈白色，蛋白质量逐渐减少，脂肪、乳糖含量逐渐增加。成熟乳呈白色，含蛋白质 2%～3%、脂肪 4%、糖类 8%～9%、无机盐 0.4%～0.5%，还有维生素等。

3）评估有无乳房胀痛及乳头皲裂：产后 1～3 d 如未及时哺乳或排空乳房，产妇可有乳房胀痛。哺乳时疼痛，乳头红、裂开、有时有出血是乳头皲裂的主要表现。

3. 辅助检查　必要时进行血、尿常规检查，药物敏感试验等。如产后留置导尿者要做尿常规检查，以监测有无尿路感染。

4. 心理-社会评估

（1）评估产妇对分娩的感受：是舒适的或是痛苦的，这对产妇的产后心理适应关系重大。

（2）评估产妇的自我形象：了解产妇对自己及孩子的感受，如对体形变化的看法等，这将关系到产妇能否接纳孩子。

（3）评估产妇的行为：是属于适应性的，还是不适应性的。作为母亲能满足孩子的需要并表现出喜悦，积极有效地锻炼身体，学习护理孩子的知识和技能，为适应性行为。相反，母亲不愿接触孩子、喂养孩子、护理孩子或表现出不悦、不愿交流、食欲差等，为不适应性行为。

（4）评估产妇对孩子行为的看法：产妇是否觉得孩子吃得好、睡得好、又少哭，就是好孩子，因而自己也是一个好母亲；而常哭、哺乳困难、常常需要换尿布的孩子是坏孩子，因而自己是一个坏母亲。不能正确解释孩子行为的母亲将有碍于日后建立良好的母子关系。

（5）影响因素的评估：产妇的年龄、健康状况、社会支持系统、经济状况、性格特征、文化背景等能够影响产妇的产后心理适应。年龄过大（>35岁）或年龄过小（<18岁）都将影响产妇的心理适应。年龄过大往往有疲劳感及需要更多的休息；年龄过小又因为其心理欠成熟而影响其心理适应。良好的支持系统如丈夫及家人的理解和帮助，有助于产妇的心理适应。

5. 影响母乳喂养因素的评估

（1）身体状况：评估产妇的营养、发育状况、生命体征，有无急性传染病等。有无严重疾病，如心脏病、子痫、肝炎发病期；有无营养不良、失眠或睡眠欠佳；有无乳头疼痛及损伤、乳头凹陷、乳胀及乳腺炎；是否使用某些药物如麦角新碱、可待因、安乃近、地西泮、巴比妥类。

（2）心理因素：评估产妇妊娠、分娩过程是否存在异常，有无焦虑、抑郁的表现，如易哭、对周围事物不感兴趣、不愿意接触孩子等。影响母乳喂养的心理因素包括：①不良的分娩体验；②分娩及产后疲劳；③会阴或腹部伤口的疼痛；④自尊紊乱；⑤缺乏信心；⑥焦虑；⑦抑郁。

（3）社会因素：评估产妇的支持系统，如医院的护士、丈夫、家人等的关心、帮助。了解产妇对母乳喂养的看法，评估产妇的喂养知识和技能，判断产妇是否掌握了喂养的方法、自己及婴儿的营养需求知识，观察其喂养动作，判断是否喂养得当。影响母乳喂养的社会因素包括：①得不到支持；②工作负担过重；③婚姻问题；④十几岁的青少年母亲；⑤单身父母；⑥多胎；⑦母婴分离；⑧知识缺乏（营养知识、喂养知识）；⑨离家工作。

【护理诊断/问题】

1. 便秘　与分娩时损伤及活动减少有关。

2. 尿潴留　与产时损伤及活动减少有关。

3. 舒适改变　与产后宫缩、会阴部切口疼痛、褥汗、多尿等有关。

4. 母乳喂养无效　与母亲焦虑、知识缺乏、乳头凹陷及技能不熟有关。

【护理目标】

（1）产妇住院期间未出现便秘。

（2）产妇产后24 h内未出现尿潴留。

（3）产妇住院期间母乳喂养成功。

【护理措施】

1. 一般护理

（1）生命体征：每日测体温、脉搏、呼吸及血压，如体温超过38 ℃，应加强观察，查找原因，并向医生汇报。

（2）饮食指导：产后1 h可让产妇进流食或清淡半流食，以后可进普通饮食。食物应富有营养，应多进高蛋白、高热量、高纤维素食物，多饮汤汁。应适当补充维生素及铁剂。

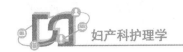

（3）大小便护理：产后 4 h 内鼓励产妇排尿。若有排尿困难，可热敷、按摩膀胱，或用热水熏洗外阴、温开水冲洗尿道口周围诱导排尿，也可针刺关元、三阴交、气海、中极等穴位。无效时应在无菌操作下导尿，必要时留置尿管 1~2 d 并给予抗生素预防感染。鼓励产妇多食蔬菜、水果，早日下床活动促进肠蠕动，预防便秘。

2. 观察子宫复旧及恶露情况　每日应在同一时间手测宫底高度，以了解子宫复旧情况。测量前应嘱孕妇排尿。每日观察恶露的量、颜色及气味。若有子宫复旧不全征象，恶露量多且有臭味或子宫有压痛，应给予宫缩剂和抗感染药物。

3. 会阴护理　仔细评估会阴伤口，有无渗血、血肿、水肿等，如有异常应及时报告医生。指导产妇保持会阴部清洁及干燥，勤换会阴垫，大便后用水清洗，保持会阴部清洁。嘱产妇取会阴伤口对侧卧位，如伤口疼痛剧烈或产妇有肛门坠胀感，应及时报告医生。每日 2 次冲洗或擦洗会阴，擦洗原则为由上至下、由内向外，会阴切口单独擦洗，擦过肛门的棉球和镊子应更换。会阴部有水肿者可用 50% 硫酸镁溶液湿热敷，产后 24 h 后可用红外线照射。会阴部有血肿者，小的可用湿敷或远红外灯照射缝线处，大的须配合医生切开处理。若伤口感染应提前拆线引流并定时换药。

4. 乳房护理　推荐母乳喂养，尽早喂奶，按需哺乳。最初哺乳时间为 3~5 min，以后逐渐增加到 15~20 min。吸空一侧乳房后再吸吮另一侧乳房。产后 30 min 内开始哺乳，通过新生儿吸吮可刺激泌乳。哺乳前洗净双手，再擦洗乳晕及乳头。产妇应穿大小合适且有支托作用的胸罩，以支托增大的乳房，改善乳房血液循环，并减轻不适感。对产妇进行母乳喂养知识及母乳喂养技能指导（详见后面的健康教育）。遇以下情况应分别处理：

（1）乳胀：多因乳腺管不通所致，可形成硬结。可先热敷及按摩乳房，或用吸乳器吸引促使乳腺管通畅，或服用散结通乳中药。

（2）乳汁分泌不足：应保证产妇精神愉快，睡眠充足，调节饮食，补充足够营养和水分，指导哺乳方法，采用针刺合谷、少泽等穴位或中药催乳。常用方剂为柴胡、当归、王不留行、木通、漏芦各 15 g，水煎服。

（3）乳头皲裂：轻者可继续哺乳，于哺乳后在皲裂处涂敷 10% 复方安息香酊或鱼肝油铋剂，于下次哺乳前洗净。严重者应停止哺乳，并涂以上述药物。

（4）退乳：产妇因病不能哺乳应尽早退乳。常用退乳方法有：①停止哺乳，不排空乳房，少进汤汁食物。若乳房胀痛，可口服镇痛药物，2~3 d 后疼痛减轻。②生麦芽 60~90 g 水煎当茶饮，每日 1 剂，连服 3~5 d。③芒硝 250 g 分装入两纱布袋内，敷于双侧乳房并包扎，湿硬时更换。④维生素 B_6 200 mg，每日 3 次，连服 3~5 d。

5. 心理护理　产褥期容易出现情绪低落、抑郁，护理人员应充分认识到心理护理的重要性，注意评估产妇的心理变化，明确产妇的心理健康问题，对产妇进行针对性的指导，帮助产妇缩短依赖期，形成积极健康的情绪，促进自我心理调适。如鼓励产妇积极学习育儿方法，树立育儿信心，但要舍弃完美主义，不要过于追求育儿书籍中所述的理想育儿方法，当达不到目标时容易增加焦虑情绪；请丈夫及家人协助照顾婴儿，使产妇感到轻松愉快；要加强人际交往，经常和朋友、父母、姐妹等聊天，注意调节情绪。

6. 健康教育

（1）生活环境：休息室应安静清洁，室内空气流通，保持一定的温度和湿度，尤其在夏季不应关闭门窗，避免产褥中暑。冬天要注意保暖，避免产妇感冒和新生儿硬肿病。

（2）活动与休息：经阴道自然分娩者产后6~12 h下床轻微活动，第2天在室内随意走动，按时做产后健身操。会阴侧切者休息时采取健侧卧位，对于会阴切开或剖宫产产妇，适当推迟活动时间，鼓励产妇在床上适当活动，预防下肢静脉血栓形成。伤口不痛时再做产后健身操。产褥期应避免腹压高、过久下蹲及重体力劳动，以防子宫脱垂。

扫码看知识链接　　　　　扫码看视频

（3）母乳喂养指导：

1）提供母乳喂养知识，宣传母乳喂养优点：①母乳所含蛋白质、脂肪、乳糖、无机盐、维生素和液体等主要成分的比例最适合婴儿机体的特征和需要，有利于消化吸收，无过敏反应。②母乳中含有大量免疫活性细胞，有多种免疫蛋白如IgA、乳铁蛋白、溶菌酶等，有吞噬、抑制、对抗病毒和细菌的作用，预防呼吸道和肠道疾病。③母乳温度适宜，无污染、喂哺方便、经济。④母亲通过哺乳，婴儿吸吮乳头刺激促乳素的分泌和缩宫素的释放，促进泌乳和子宫收缩，可避孕和预防产后出血。⑤可增进母子感情。

2）指导喂养方法：用模拟示范或直接指导方法，协助早吸吮，一般于产后30 min内开始哺乳。此时乳房内的乳量虽少，但通过新生儿吸吮动作可刺激泌乳。生后1周，哺乳次数应频繁些，原则是按需哺乳。每次哺乳时，母亲及新生儿均应选择舒适位置，采取正确的姿势，母婴紧密相贴，乳头应放在新生儿舌头上方，用一手扶托并挤压乳房，协助乳汁外溢。哺乳中注意使婴儿将大部分乳晕吸吮住，并防止婴儿鼻部被乳房压迫，以及头部与颈部过度伸展造成吞咽困难。哺乳结束时，用示指轻轻向下按压婴儿下颌，避免在口腔负压情况下拉出乳头而引起局部疼痛或皮肤损伤。每次哺乳后，应将新生儿抱起，轻拍背部1~2 min，排出胃内空气，以防吐奶。不随便给婴儿吃其他食物或饮料，以免影响有效吸吮。

3）出院后喂养指导：继续保持合理的饮食和休息，保持精神愉快及乳房卫生。强调母乳喂养的重要性，并对产妇进行母乳喂养知识和技能的评估，告知上班的母亲可于上班前将乳汁挤出存放于冰箱内，婴儿需要时由他人哺喂，下班后及节假日仍坚持母乳喂养。哺乳母亲于上班期间要特别注意摄取足够的水分和营养，合理安排休息和睡眠。鼓励上班母亲在家属协助下坚持实施母乳喂养计划。告知产妇及其家属遇到喂养问题时进行咨询的方法（如医院的热线电话，门诊、保健人员、社区支持组织的具体联系方法和人员）。哺乳期以10~12个月为宜，也可根据个体情况适当延长。

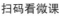

扫码看微课　　　　　扫码看微课

（4）计划生育指导：产褥期禁忌性生活。于产后6周起应采取避孕措施，未哺乳者可口服避孕药，哺乳者以工具避孕为宜。

（5）产后检查：包括产后访视和健康检查。产后访视至少3次，即出院后3 d内、产后 14 d 与产后 28 d，及时了解产妇及新生儿健康状况和哺乳情况。产妇于产后 6 周带婴儿去医院进行产后健康检查，了解产妇全身及生殖器官的恢复情况、乳房泌乳及新生儿喂养情况，及早发现异常，给予指导和及时处理。

【护理评价】

（1）产妇产后能否及时排尿、排便，是否有便秘、尿潴留发生。

（2）产妇喂奶时动作是否娴熟，新生儿体重增长是否正常。

小结

产褥期是指从胎盘娩出至产妇全身各器官（除乳腺外）恢复或接近正常非孕状态的一段时期，一般为 6 周。胎盘娩出后的子宫逐渐恢复至正常非孕状态的过程，称为子宫复旧。胎盘娩出后，子宫圆而硬，宫底在脐下一指，产后第 1 天略升高至脐平，以后每日下降 1~2 cm，产后 10 d 子宫降至盆腔，腹部检查于耻骨联合上扪不到宫底。产后 6 周子宫大小及子宫内膜完全恢复至未孕状态。产褥早期因子宫强直性收缩引起下腹阵发性疼痛，称为产后宫缩痛。产后随子宫蜕膜脱落，含有血液、坏死蜕膜组织的黏液经阴道排出，称为恶露。恶露分为血性恶露、浆液性恶露、白色恶露 3 个阶段。产褥期妇女的护理评估侧重于对产后子宫复旧、恶露、会阴情况、排泄、乳房胀痛等及心理的评估；护理措施侧重于使产妇增加营养、促进产后排尿、加强心理护理、乳房护理、会阴护理及预防感染等。产后提倡早吸吮，一般于 30 min 内开始哺乳，护理健康教育中要加强对母乳喂养的指导。

讨论与思考

1. 王女士，初产妇，26 岁，足月顺产，会阴侧切产后 3 d，自诉下腹部阵发性坠痛 2 d，哺乳时加剧。检查：T 37.8 ℃，P 68 次/min，出汗多，阴道流血少，子宫底脐下一指，收缩好，恶露红色，无腥臭味，会阴切口红肿，乳房无硬结。

讨论：（1）如何向王女士解释下腹疼痛的原因？

（2）应对王女士采取哪些护理措施？

2. 李女士，25 岁，正常分娩一男婴，产后 3 d 出现乳房胀痛，乳头轻度皲裂。恐惧哺乳，婴儿哭闹不安。

讨论：（1）李女士目前出现的主要护理问题是什么？

（2）请制订行之有效的护理措施及健康教育方法。

（庞　攀）

扫码看本章 PPT　　　扫码做本章练习题

妊娠并发症妇女的护理

学习要点

掌握：流产、异位妊娠、妊娠期高血压疾病、前置胎盘、胎盘早剥、胎膜早破、羊水量异常的概念、临床表现、护理评估及护理措施。

熟悉：妊娠期并发症患者的治疗要点及辅助检查方法。

了解：异常妊娠病因、病理生理与影响。

第一节　流产

情景导入

张女士，已婚，29岁，停经50 d，阴道少量出血1 d，色暗红，伴有下腹部轻微疼痛。妇科检查：宫口未开，子宫如孕7周大小。

请思考：(1) 该患者主要的护理问题是什么？

(2) 对该患者怎样护理？

妊娠不足28周、胎儿体重不足1 000 g而终止者，称为流产（abortion）。发生在妊娠13周末前者，称为早期流产；而发生在妊娠14周至不足28周者称为晚期流产。胚胎着床后自然流产发生率占31%，其中早期流产占80%以上。本节仅阐述自然流产的内容。

【病因】

1. 胚胎因素　染色体异常是引起早期流产的最常见原因，占50%~60%。染色体异常包括数目异常和结构异常。

2. 母体因素　①全身性疾病：严重感染、高热等刺激子宫强烈收缩导致流产；妊娠期严重贫血或心力衰竭可导致胎儿缺氧而引发流产。②生殖器官疾病（子宫畸形、盆腔肿瘤等）可影响胚胎着床、发育而导致流产。③内分泌功能失调（黄体功能不全、多囊卵巢综合征、甲状腺功能减退等）。④强烈应激（手术、精神创伤等）与不良习惯（过量吸烟、酗酒、饮咖啡或吸毒等）。⑤免疫功能异常：妊娠后母儿双方免疫不适应可导致母体排斥胎儿以致发生流产。

3. 环境因素　过多接触有毒的化学物质（砷、铅、甲醛、苯、有机汞等）和物理因素（放射线、高温、噪声等），均可直接或间接对胚胎或胎儿造成危害进而引发流产。

扫码看微课

【病理】

妊娠 8 周前，发育中的胎盘绒毛与子宫蜕膜联系不牢固，流产时妊娠产物多数可以完整地从子宫壁剥离排出，故出血不多；妊娠 8~12 周时，胎盘绒毛与子宫蜕膜联系较为牢固，流产时妊娠产物往往不易完整地从子宫壁剥离排出，部分妊娠物滞留于宫腔内而影响子宫收缩，导致出血较多；妊娠 12 周以后，胎盘已完全形成，流产过程与足月分娩相似，先出现腹痛，然后排出胎儿、胎盘，出血较少。但如果胎儿在宫腔内死亡过久，被血块包围，形成血样胎块滞留宫腔，也可导致出血不止。

【临床表现】

流产的主要表现是停经、阴道流血和下腹疼痛。根据发生的时间、程度不同，临床表现不同，相应的处理原则亦不同。自然流产的临床过程，如图 10-1 所示。

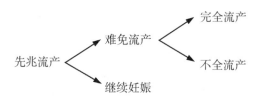

图 10-1　自然流产的临床过程

1. 先兆流产（threatened abortion）　表现为停经后先出现少量阴道流血，比月经量少，常为暗红色或血性白带，有时伴有轻微下腹疼痛、腹坠。妇科检查：子宫口未开，子宫大小与停经周数相符。尿妊娠试验阳性。先兆流产经休息或治疗后，如出血停止或腹痛消失，则妊娠可继续进行；如阴道流血及腹痛均加剧，则可能发展为难免流产。

2. 难免流产（inevitable abortion）　是指流产已不可避免，多由先兆流产发展而来，阴道流血增多，腹痛加剧或出现阴道流液（胎膜破裂）。妇科检查：子宫口已扩张，有时可见胚胎组织或胎囊堵塞于子宫口内；子宫大小与妊娠月份相符或略小。

3. 不全流产（incomplete abortion）　由难免流产继续发展而来，是指部分妊娠物排出体外，尚有部分残留在宫腔内，从而影响子宫收缩，致使阴道流血持续不止，严重时引起大出血而导致休克。妇科检查：子宫口扩张，有时可见胎盘组织堵于子宫口或部分妊娠产物由阴道排出，子宫小于妊娠月份。

4. 完全流产（complete abortion）　是指妊娠物已全部排出，阴道流血逐渐停止，腹痛消失。妇科检查：宫颈口关闭，子宫接近正常大小。

5. 稽留流产（missed abortion）　又称过期流产，是指胚胎或胎儿已经死亡，滞留宫腔内未能及时自然排出者。此时，子宫不再增大反而缩小，早孕反应消失；若已至妊娠中期，患者未感腹部增大，胎动消失。妇科检查：子宫口未开，子宫小于停经周数，听不到胎心。

6. 复发性流产（recurrent spontaneous abortion，RSA）　旧称习惯性流产，是指同一性伴侣自然流产连续发生三次或三次以上者。每次流产往往发生在同一妊娠月份，早期流产的原因常为染色体异常、黄体功能不全、甲状腺功能减退等；晚期流产最常见的原因是子宫颈内口松弛、子宫畸形、自身免疫异常等。

7. 流产合并感染　在流产过程中，若阴道流血时间过长、有组织残留于子宫腔内或非法堕胎等，均有可能引起宫内感染。严重时感染可扩展至盆腔、腹腔甚至全身，并发盆腔炎、腹膜炎、败血症及感染性休克等，称为流产合并感染。

【治疗要点】

1. 先兆流产　卧床休息，禁止性生活，减少刺激；必要时给予对胎儿危害小的镇静剂，如苯巴比妥；对于黄体功能不全者，给予黄体酮 20 mg 肌内注射，每日 1 次，也可口服维生素 E 保胎治疗。严密观察病情，必要时考虑终止妊娠。重视心理支持，告知若配合治疗妊娠有可能继续，增强信心、减轻焦虑。

2. 难免流产　难免流产一经确诊，应尽早使宫内妊娠物排出，以防出血和感染。如为早期流产，应及早刮宫，并将刮出物送病检；如为晚期流产，因子宫较大，应建立静脉通道，滴注缩宫素促使子宫收缩和胎儿排出，必要时行刮宫术。

3. 不全流产　不全流产一旦确诊，应行吸宫术或钳刮术清除宫腔内残留的组织。若子宫大量出血，应在输血、输液抗休克同时行刮宫术。

4. 完全流产　B 型超声检查证实宫腔内无残留物，若无感染征象，不须特殊处理。

5. 稽留流产　及时排空宫腔内容物。若死胎稽留在子宫内时间长，胎盘释放组织凝血活酶入母血液循环，孕妇易发生凝血功能障碍，导致弥散性血管内凝血（DIC）。因此，在术前应先做凝血功能检查，并做好输血准备。若凝血功能正常，可先口服雌激素 3 ~ 5 d，提高子宫对激素的敏感性。如有凝血功能异常，应给予治疗，待凝血功能恢复后再行刮宫。

6. 复发性流产　复发性流产以预防为主，男女双方在孕前均应进行详细检查及遗传咨询，以确定是否可以妊娠。根据病因予以个性化的治疗：对于黄体功能不全者，可给予黄体酮、维生素 E 治疗，也可肌内注射人绒毛膜促性腺激素，用药直至妊娠 10 周，或超过以往发生流产的周数；如为宫颈内口松弛，则可于妊娠前或孕 14 ~ 16 周行子宫颈内口环扎术，正常者待分娩发动前拆除缝线。

7. 流产合并感染　应在控制感染的同时尽早清除宫腔内容物。如出血不多，应首先控制感染，待感染控制后再行刮宫。如出血多，应在输血和抗感染的同时，将残留在宫腔内的组织夹出，使出血减少，切不可刮宫，以免造成感染扩散。术后继续应用抗生素，待感染控制后再彻底刮宫。感染严重者必要时切除子宫。

【护理评估】

1. 健康史　护士应详细询问患者的停经史、妊娠经过；阴道流血持续的时间与出血量；有无腹痛，腹痛的部位、性质及程度；阴道有无异常排液，以及有无妊娠产物的排出等。另外，还应了解妊娠期间有无全身性疾病、内分泌疾病、生殖器官疾病及有无接触有害物质等，以识别发生流产的诱因。

2. 身体评估　停经、阴道流血和腹痛是流产患者的主要症状。护士应全面评估患者的生命体征、症状和体征，注意识别患者有无贫血、感染甚至休克的征象。通过妇科检

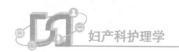

查，了解患者子宫颈扩张情况、子宫大小，以及有无妊娠物堵塞子宫口等，以正确判断流产类型。

3. 辅助检查　做血常规、尿妊娠试验检查；B 型超声检查确定有无胎心或胎动，协助诊断流产的类型及预后；测定血中孕酮水平等。

4. 心理-社会评估　流产患者面对阴道流血往往不知所措，同时也担心胎儿的安危，因此往往表现出焦虑、恐惧、烦躁不安等心理反应。

【护理诊断/问题】

1. 有组织灌注量改变的危险　与阴道流血有关。

2. 有感染的危险　与阴道流血时间过长、子宫腔内有残留组织等因素有关。

3. 焦虑　与担心胎儿健康等因素有关。

【护理目标】

（1）患者情绪稳定、焦虑减轻，能积极配合治疗。

（2）患者感染得到预防或及时控制，体温、血常规正常。

（3）患者出血得到有效控制，生命体征稳定在正常范围。

【护理措施】

1. 先兆流产患者的护理

（1）绝对卧床休息，避免刺激：禁止性生活、禁灌肠等。协助患者完成日常生活护理，并遵医嘱进行保胎治疗。

（2）合理饮食，加强营养：防止发生贫血，增强机体抵抗力。

（3）密切观察病情：随时评估患者阴道流血及腹痛情况，并教会患者掌握病情发展的情况（腹痛加重、阴道流血量增多等），一旦病情有进展，应告知医生及时处理。

（4）心理护理：注意观察患者的情绪反应，鼓励患者表达其内心感受。向患者及其家属讲解流产相关知识，稳定其情绪，取得患者及其家属的理解和配合。

2. 预防感染

（1）监测体温，定期检查血常规、阴道流血和腹痛情况：如体温异常或白细胞总数及分类异常升高，阴道分泌物有臭味或严重腹痛，则提示有感染的可能。

（2）严格无菌操作，加强会阴护理：行刮宫等手术应严格执行无菌操作流程，指导患者加强个人卫生，会阴擦洗 2 次/d，保持外阴部清洁。

（3）必要时遵医嘱给予抗生素治疗。

3. 妊娠不能继续者的护理

（1）密切观察病情，防治休克：监测患者体温、脉搏及血压变化，同时注意观察其面色、腹痛、阴道流血情况，及时发现休克征象。建立静脉通道，做好输液、输血准备，同时肌内注射缩宫素，促进子宫收缩，减少出血。

（2）手术配合：术前应做好患者准备及手术器械等用物的准备；术中应密切观察患者生命体征及其反应；术后注意观察阴道流血量及子宫收缩情况，排出物均应送病理检查。有凝血功能障碍者应先予以纠正，然后再行手术。

（3）心理护理：对已流产者加强心理疏导和支持，帮助其接受事实，尽早恢复正常心态。

4. 健康教育　向患者及其家属讲解流产的相关知识，使对此次流产有正确的认识，并帮助他们为再次妊娠做好准备。流产后如需再次妊娠最好间隔6个月，同时应加强产前检查。早期妊娠、出血期间和清宫术后1个月内，应禁止性生活，注意个人卫生。清宫术后若阴道流血淋漓不断，或阴道分泌物混浊、有异味，或伴有腹痛、发热，应及时到医院就诊。对有习惯性流产史的孕妇，应嘱其查明原因，积极接受病因治疗，再次妊娠后应卧床休息，加强营养，禁止性生活，保胎时间应超过以往发生流产的妊娠周数。

【护理评价】

（1）患者焦虑是否减轻，是否积极配合治疗。

（2）患者感染是否得到预防和控制，体温、血常规是否正常。

（3）患者阴道流血是否得到有效控制，生命体征是否恢复正常。

第二节 早产

早产（premature delivery，PTD）是指妊娠满28周至不满37足周（196~258 d）间分娩者。此时娩出的新生儿称为早产儿，出生体重为1 000~2 499 g。随着早产儿的治疗及监护手段的提高，其生存率明显提高，伤残率下降。

【病因】

1. 孕妇方面的因素　下生殖道及泌尿道感染；妊娠合并症与并发症，如妊娠高血压疾病，妊娠合并心脏病、慢性肾炎、病毒性肝炎、严重贫血等；子宫畸形等。此外，孕妇若有吸烟、酗酒等不良行为或重大精神创伤也可发生早产。

2. 胎儿胎盘方面的因素　胎膜早破、绒毛膜羊膜炎为最常见原因，30%~40%早产与此有关。

【临床表现】

（1）早产的临床表现主要是子宫收缩，最初为不规则宫缩，常伴有少许阴道血性分泌物或阴道流血，胎膜早破的发生较足月妊娠临产多见，继而可发展为规律性有效宫缩，与足月妊娠临产相似。

（2）早产可以分为先兆早产和早产临产两个阶段。先兆早产指有规则或不规则宫缩，伴子宫颈管进行性缩短。当出现规律宫缩（20 min≥4次，持续≥30 s），伴以子宫颈管消退≥80%及子宫口扩张1 cm以上时，可诊断为早产临产。

【治疗要点】　若胎儿存活、无胎儿窘迫、胎膜未破、子宫口开大2 cm以下，通过休息和药物治疗控制宫缩，尽量维持妊娠至34周以上，密切监测胎儿情况；若胎膜已破、发生宫内感染或早产已不可避免时，则应尽可能地预防新生儿合并症以提高早产儿的存活率。

【护理评估】

1. 健康史　护士应详细询问导致早产的因素，如评估有无胎膜早破、感染、妊娠合并症、妊娠并发症，有无外伤、精神创作等。

2. 身体评估　根据宫缩情况、子宫颈管消退情况及子宫口开大程度评估是先兆早产或是早产临产（见本节临床表现）。

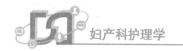

3. 辅助检查

（1）阴道 B 型超声。用于预测早产发生的可能性。经阴道 B 型超声测量子宫颈的长度，如子宫颈长度<25 mm，或子宫颈内口漏斗形成伴有子宫颈缩短，提示早产可能性大。

（2）阴道后穹分泌物胎儿纤维连接蛋白（fetal fibronectin，fFN）　妊娠 24 周后，宫颈、阴道分泌物中 fFN>50 ng/mL 为阳性，提示胎膜与蜕膜分离，早产风险增加。

（3）血、尿常规检查　排除感染与贫血情况。

4. 心理-社会评估　早产患者面对提前出现宫缩往往不知所措，同时也担心胎儿的安危，因此往往表现出焦虑、恐惧、烦躁不安等心理反应。

【护理诊断/问题】

1. 有窒息的危险　与早产儿发育不成熟有关。

2. 焦虑　与担心早产儿预后有关。

【护理目标】

（1）早产儿未出现因护理不当而发生窒息等并发症。

（2）患者焦虑减轻，能积极配合早产的治疗与护理。

【护理措施】

1. 预防早产　做好孕期保健工作，指导孕妇加强营养，减少精神刺激、保持平静的心情。避免诱发宫缩的活动，如抬举重物、性生活等。嘱患者卧床休息，以左侧卧位为宜，慎做肛查和阴道检查等。定期产前检查，积极治疗泌尿、生殖道感染和妊娠期合并症，子宫颈内口松弛者应于孕 14~16 周行子宫颈内口环扎术。

2. 药物治疗的护理　先兆早产的主要治疗为抑制宫缩，尽量延长孕周。护理人员应能明确具体药物的作用和用法，并能识别药物的不良反应，避免毒性作用的发生。常用抑制宫缩的药物有以下几类。

（1）β_2 肾上腺素受体激动剂：其作用为兴奋子宫平滑肌细胞膜上的 β_2 受体，从而抑制宫缩。常用药物有：利托君、沙丁胺醇等，其中利托君为国内首选药物。此类药物的不良反应主要为患者心率加快、血压下降、血糖升高、血钾降低、恶心、出汗、头痛等，对合并重度高血压、心脏病、未控制的糖尿病患者慎用或不用。用药期间应密切观察患者的心率、血压、宫缩变化。

（2）硫酸镁：镁离子直接作用于子宫平滑肌细胞，拮抗钙离子对子宫收缩的作用，从而抑制宫缩。一般采用25%硫酸镁 20 mL 加于 5% 葡萄糖液 100~250 mL 中，缓慢静脉滴注，然后以 1~2 g/h 的剂量维持，每日总量不超过 25 g。关于硫酸镁的使用注意事项请参看本章第五节妊娠期高血压疾病。

（3）钙通道阻滞剂：通过降低子宫肌细胞钙离子浓度，抑制子宫收缩。常用硝苯地平10 mg 舌下含服，每6~8 h 一次。用药时必须密切注意患者心率及血压的变化，已用硫酸镁者慎用，以防血压急剧下降。

（4）前列腺素合成酶抑制剂：通过减少前列腺素合成，从而抑制宫缩。常用药物有吲哚美辛及阿司匹林等。但此类药物可通过胎盘，大剂量长期使用可使胎儿动脉导管过早关闭而导致胎儿血液循环障碍，亦会抑制胎尿形成，使羊水减少。因此，目前临床已较少用，必要时仅在孕 34 周前短期（1 周内）选用。

3. 控制感染　感染是早产的重要原因之一，应对未足月胎膜早破、先兆早产和早产临产患者做阴道分泌物细菌学检查。根据药敏试验选用对胎儿安全的抗生素治疗,对未足月胎膜早破者,预防性使用抗生素。

4. 预防新生儿合并症的发生　在保胎过程中,应每日行胎心监护,教会患者自数胎动,一旦出现异常情况及时采取应对措施。对于妊娠<35周者,在分娩前遵医嘱使用糖皮质激素如地塞米松、倍他米松等促胎肺成熟,避免新生儿呼吸窘迫综合征的发生。

5. 做好分娩准备　如早产已不可避免,应尽早决定合理的分娩方式,并做好早产儿保暖和复苏的准备,临产后慎用镇静剂,避免发生新生儿呼吸抑制的情况;产程中应给产妇吸氧,密切观察胎心变化。经阴道分娩者,应考虑使用会阴切开术以缩短产程,从而减少分娩过程中对胎头的压迫,避免早产儿颅内出血的发生;对于胎位异常者,可选用剖宫产术结束分娩。

6. 心理护理　早产产妇往往会产生自责、焦虑心理,担心婴儿的安危,因此,丈夫等家人和护士的心理支持更显重要。护士应安定患者及其家属的情绪,讲解早产治疗和早产儿出生后治疗、护理的相关知识,缓解其焦虑情绪,积极配合治疗和护理。

7. 健康教育　加强孕期保健,增加营养,保证休息,积极防治妊娠期合并症和并发症,预防早产的发生。告知患者早产的征兆,一旦出现先兆早产症状应及时就诊。向产妇及其家属传授早产儿的喂养知识及护理方法。

【护理评价】
(1) 早产儿是否出现因护理不当导致窒息等并发症。
(2) 患者住院期间焦虑是否减轻,子宫收缩是否得到抑制,早产是否发生。

第三节　过期妊娠

平时月经周期规则,妊娠达到或超过42周(≥294 d)尚未分娩者,称为过期妊娠(postterm pregnancy),占妊娠总数的3%~15%。

【病理】
1. 胎盘　过期妊娠的胎盘病理有两种类型。一种是外观和镜检结构均和足月胎盘无异,其功能正常,仅重量略有增加。另一种胎盘呈现"老化"改变,此时胎盘物质交换和转运能力下降,出现胎盘功能减退。

2. 羊水　羊水量迅速减少,可减少至300 mL以下;羊水粪染率明显增高,是足月妊娠的2~3倍。

3. 胎儿　过期妊娠的胎儿发育模式与胎盘功能有关,可分为以下3种。

(1) 正常生长及巨大儿:胎盘功能正常者,可维持胎儿继续生长,体重增加,约25%成为巨大儿。因颅骨钙化不易变形,常致难产,使新生儿患病率升高。

(2) 胎儿过熟综合征:与胎盘功能减退、胎盘血流灌注不足、胎儿缺氧及营养缺乏有关。典型表现为:皮肤干燥、松弛多皱,头发浓密,指(趾)甲长,身体瘦长、胎脂减少、皮下脂肪减少,形如"小老人"。由于羊水减少和较长时间的粪染,胎儿皮肤、指(趾)甲呈鲜黄色,脐带和胎膜呈黄绿色。

(3) 胎儿生长受限:少数过期妊娠的新生儿体重<2 500 g,这些围生儿患病率及死亡

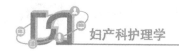

率更高。

【对母儿的影响】

1. 对围生儿的影响　胎儿窘迫、胎粪吸入综合征、新生儿窒息及巨大儿等围生儿发病率及死亡率明显增高。

2. 对母体的影响　产程延长和难产率增高，使手术产率及母体产伤明显增加。

【治疗要点】　妊娠41周后，即应考虑终止妊娠。根据胎盘功能、胎儿大小、子宫颈成熟度等进行综合分析，选择恰当的分娩方式。对于胎盘功能减退或有产科指征者，采取剖宫产终止妊娠。对于子宫颈成熟、胎盘功能正常者、无胎儿窘迫、无头盆不称者，采取静脉滴注缩宫素等方法进行引产。

【护理评估】

1. 健康史　询问孕妇平时月经是否规律，核实末次月经日期，了解早孕反应及胎动出现的时间，有助于准确推算妊娠周数，还要了解家族史及本人以往有无过期妊娠史。

2. 身体评估　测量孕妇的体重、宫高和腹围，评估与孕周是否相符；检查胎方位及是否衔接，听胎心，了解胎儿宫内情况。

3. 辅助检查

（1）胎盘功能及胎儿安危状况监测：①胎儿电子监护：如无应激试验（NST）为无反应型，须进一步行缩宫素激惹试验（OCT），若多次反复出现胎心晚期减速，提示胎盘功能减退，胎儿宫内缺氧。②B型超声：观察胎儿、羊水量与胎盘成熟度分级，若胎盘成熟度分级为3级，测定羊水最大暗区垂直深度<2 cm（羊水过少），考虑过期妊娠。了解胎儿双顶径、腹围、股骨长度，判断是否为巨大儿。

（2）子宫颈成熟度检查：通过 Bishop 评分法，可选择分娩方式，为判断引产成功与否提供依据。

4. 心理-社会评估　孕妇可能因为超过预产期没有宫缩，担心胎儿的安全，往往表现出焦虑、烦躁不安等心理反应。部分孕妇对过期妊娠的危害性认识不足，错误地认为妊娠时间越长越好，未出现分娩征兆是因为胎儿还不成熟，因而对过期妊娠不积极就诊，甚至对终止妊娠持拒绝态度。

【护理诊断/问题】

1. 有新生儿受伤的危险　与宫内缺氧及手术有关。

2. 焦虑　与担心胎儿、婴儿安危有关。

3. 知识缺乏　缺乏过期妊娠危害性的相关知识。

4. 潜在并发症　胎儿窘迫、新生儿产伤。

【护理目标】

（1）孕妇了解过期妊娠的危害性，积极配合终止妊娠。

（2）孕妇焦虑缓解，顺利终止妊娠。

（3）胎儿未发生宫内窘迫，新生儿未发生产伤等并发症。

【护理措施】

1. 加强围生期保健　加强宣传教育，提高患者定期产前检查的主动性，注意核实孕周，嘱患者达预产期后及时到医院检查，必要时住院处理，杜绝过期妊娠发生。

2. 产前护理

（1）一般护理：注意卧床休息，取左侧卧位为宜，吸氧，以改善胎儿缺氧状态。

（2）加强胎儿监护：定时听胎心音，注意频率及节律是否正常；嘱患者每日监测胎动，出现胎动异常及时到医院就诊。

（3）尽快终止妊娠：过期妊娠一经确定，就应尽早终止妊娠，终止妊娠的方式酌情而定。护理人员做好引产或剖宫产术术前准备工作。缩宫素引产者，在分娩过程中严密观察宫缩、胎心及产程进展情况，必要时进行电子胎心监护，及时发现胎儿窘迫。

3. 产时护理　进入产程后，应鼓励产妇左侧卧位、吸氧。产程中连续监测胎心，注意羊水性状，必要时取胎儿头皮血测 pH 值，及早发现胎儿窘迫，并及时处理。

4. 心理护理　护士应向孕妇及其家属说明过期妊娠对母儿的危害，告知目前胎儿宫内情况，解释终止妊娠的必要性和终止妊娠的方法，并及时了解孕妇及其家属的心理状态，缓解其焦虑情绪，使他们能积极配合各项治疗和护理工作。

5. 健康教育　加强孕期保健，定期产前检查，准确核实预产期，避免过期妊娠。教会孕妇胎动计数的方法，有异常及时就诊。过期儿按照高危儿加强护理，指导产妇及其家属正确护理新生儿。

【护理评价】

（1）孕妇是否了解过期妊娠的危害、能否积极配合终止妊娠。

（2）孕妇焦虑是否缓解，是否顺利终止妊娠。

（3）胎儿是否健康，是否出现并发症等。

第四节　异位妊娠

情景导入

孙某，女，35 岁，已婚，停经 50 d，阴道少量出血 2 d，突感左下腹疼痛 3 h 急诊入院。查体：T 36.5 ℃，P 100 次/min，R 22 次/min，BP 74/40 mmHg，心肺听诊未见异常。妇科检查：子宫颈举痛明显，子宫稍大而软，左侧附件有明显压痛。

请思考：（1）该患者的主要护理问题是什么？

（2）对该患者的护理措施有哪些？

受精卵在子宫体腔以外着床、发育，称为异位妊娠（ectopic pregnancy），习称宫外孕。异位妊娠是妇产科常见的急腹症，也是孕产妇的主要死亡原因之一。其中以输卵管妊娠最常见，占 95% 以上，而卵巢妊娠、腹腔妊娠、宫颈妊娠等较为少见（图 10-2）。本节主要阐述输卵管妊娠。输卵管妊娠按发生部位不同，分为间质部、峡部、壶腹部和伞部妊娠，以壶腹部妊娠多见。

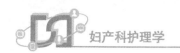

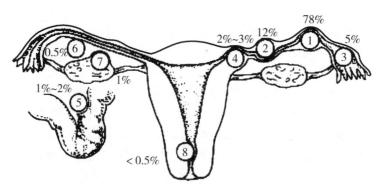

①输卵管壶腹部妊娠
②输卵管峡部妊娠
③输卵管伞部妊娠
④输卵管间质部妊娠
⑤腹腔妊娠
⑥子宫阔韧带妊娠
⑦卵巢妊娠
⑧子宫颈妊娠

图 10-2　异位妊娠的发病部位

【病因】

1. 输卵管炎症　是输卵管妊娠的主要原因，包括输卵管黏膜炎症或输卵管周围炎症。慢性炎症可使管腔变窄、扭曲、蠕动减慢，或纤毛受损，影响受精卵在输卵管内的运行。

2. 输卵管发育不良或功能异常　输卵管过长、肌层发育不良、黏膜纤毛缺如，输卵管逆蠕动或功能异常，甚至精神因素引起的输卵管痉挛和蠕动异常，均可干扰受精卵的正常运送。

3. 其他　输卵管周围肿瘤如子宫肌瘤或卵巢肿瘤的压迫，使输卵管移位、管腔狭窄，影响受精卵的正常运行；输卵管手术及内分泌失调、子宫内膜异位症、辅助生殖技术等，都可增加输卵管妊娠的可能性。

【病理】

1. 输卵管妊娠的病理和结局　因输卵管管腔狭窄、管壁薄，缺乏黏膜下组织，不利于胚胎的生长发育，当输卵管妊娠发展到一定程度时，可引起下列结局。

（1）输卵管妊娠流产：多见于输卵管壶腹部妊娠，常发生在妊娠 8~12 周。如整个胚泡与管壁分离，随输卵管逆蠕动排出落入腹腔，即形成输卵管完全流产，出血不多。如胚泡剥离不完整，仍有部分附着于管壁，即形成输卵管不全流产，导致反复出血（图 10-3），形成输卵管周围血肿或盆腔积血。

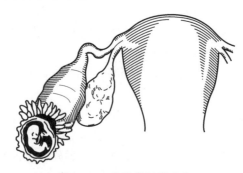

图 10-3　输卵管妊娠流产

（2）输卵管妊娠破裂：多见于输卵管峡部妊娠，发病多在妊娠 6 周左右。胚泡绒毛侵蚀管壁肌层及浆膜层，直至穿破管壁全层，导致输卵管妊娠破裂。因输卵管肌层血管丰富，可迅速发生大量的腹腔内出血导致休克。间质部妊娠时，由于输卵管间质部肌层较厚，破裂常发生于妊娠12~16周，一旦发生后果严重，往往短期内出现低血容量性休克甚至死亡（图10-4）。

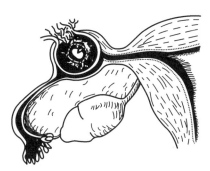

图10-4 输卵管妊娠破裂

（3）陈旧性宫外孕：输卵管妊娠流产或破裂后，内出血量少，病情稳定，未及时治疗，胚泡被吸收或机化，如长期反复出血所形成的盆腔血肿机化变硬，与周围组织粘连成包块，称为陈旧性宫外孕。

（4）继发性腹腔妊娠：输卵管妊娠破裂或流产后，偶有胚泡从输卵管排出后仍存活，绒毛组织附着于原位或排至腹腔后重新种植，获得营养，可继续生长发育形成继发性腹腔妊娠。

（5）持续性异位妊娠：近年来，输卵管保守手术增多，术中若未完全清除妊娠物，残留有存活的滋养细胞继续生长，导致术后β-hCG不下降或反而上升，称为持续性异位妊娠。

2. 子宫的变化 输卵管妊娠后，由于受内分泌影响，月经停止来潮，子宫略增大、变软，内膜呈蜕膜样变化。胚胎一旦死亡，蜕膜自宫壁剥离而发生阴道流血，蜕膜管型随阴道流血排出。若排出的组织物中无绒毛结构，可协助诊断异位妊娠。

【临床表现】

1. 症状

（1）停经：多数患者有6~8周停经史。也有少数患者无停经史，可能是将不规则阴道流血误认为月经来潮。

（2）腹痛：是输卵管妊娠患者就诊的最主要症状。常表现为一侧下腹部隐痛或酸胀痛。当输卵管妊娠发生流产或破裂时，患者突感一侧下腹撕裂样疼痛，常伴恶心、呕吐。若血液积聚于病变区，则表现为一侧下腹痛；若血液积聚于直肠子宫陷凹，可出现肛门坠胀感；如血液流向全腹，疼痛可向全腹扩散，血液刺激膈肌时可引起肩胛部放射性疼痛及胸痛。

（3）阴道流血：常有不规则阴道流血，色暗红或深褐，量少呈点滴状。

（4）晕厥与休克：腹腔内急性大出血及剧烈腹痛，可引起晕厥甚至休克，其严重程度与腹腔内出血速度和出血量成正比，但与阴道流血量不成正比。

（5）腹部包块：当输卵管妊娠流产或破裂时间过久，所形成的盆腔血肿机化变硬，与周围组织粘连而形成包块。

2. 体征

（1）一般情况：患者可呈贫血貌。大量出血者，可出现面色苍白、脉搏细速、血压下

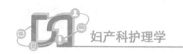

降等休克体征。体温一般正常，休克时略低，腹腔内出血被吸收时可略高，但一般不超过38 ℃。

（2）腹部检查：腹部有明显压痛、反跳痛，但腹肌紧张较轻，出血多时，叩诊有移动性浊音。有些患者下腹部可扪及包块，如反复出血并集聚，包块可不断增大。

（3）盆腔检查：阴道后穹饱满，有触痛，子宫颈举痛明显。内出血多时，子宫有漂浮感。子宫的一侧或后方可触及边界不清、大小不一、压痛明显的包块。

【治疗要点】

1. 期待疗法　少数输卵管妊娠可能被吸收。适用于病情稳定，血清 hCG<1 500 U/L 且呈下降趋势者。期待治疗必须征得患者知情同意。期待过程中应严密观察生命体征和腹痛变化，并进行血清 hCG 测定和 B 型超声监测，如有异常，应及时改用药物或手术治疗。

2. 药物治疗　首选药物为甲氨蝶呤（MTX）。适用于输卵管妊娠未发生流产或破裂，或保守性手术后发生持续性异位妊娠者；妊娠囊直径<4 cm；血清 hCG<2000 U/L；无明显内出血；无药物治疗禁忌证。也可以采用活血化瘀、杀胚的中药治疗。

3. 手术治疗　包括患侧输卵管切除术和保守性手术，手术可以选择经腹进行或在腹腔镜下进行。对于输卵管妊娠者常采取患侧输卵管切除术；对于输卵管妊娠早期且有生育要求的年轻妇女，可采取保留患侧输卵管的保守性手术；对于腹腔大量出血伴休克的患者，应在抗休克的同时，行患侧输卵管切除术。

扫码看微课

【护理评估】

1. 健康史　详细询问月经史，推断停经时间，注意辨别不规则阴道流血，重视评估有无发生异位妊娠的高危因素。

2. 身体评估　评估阴道出血量，询问患者出血时是否伴有下腹部疼痛，有无头晕、脉搏细数、四肢厥冷等休克征象。注意腹部有无压痛、反跳痛、包块，叩诊有无移动性浊音。妇科检查注意观察阴道流血，阴道后穹是否饱满，子宫颈有无举痛等。

3. 辅助检查

（1）阴道后穹穿刺：是一种简单而可靠的诊断方法，适用于疑有腹腔内出血的患者。如抽出暗红色、不凝固血液，提示腹腔内有内出血，穿刺阴性亦不能排除输卵管妊娠的存在。

（2）hCG 测定：异位妊娠时患者体内 hCG 水平较正常妊娠时低。临床上常采用放射免疫法测定血清 hCG，对于诊断早期异位妊娠及评价保守治疗的疗效具有重要意义。

（3）超声检查：B 型超声可见宫腔内无妊娠产物，宫旁可见轮廓不清的液性或实性包块，如包块内见有胚囊或胎心搏动则可确诊。阴道超声较腹部超声检查的准确性更高。

（4）腹腔镜检查：尤其适用于输卵管妊娠尚未破裂或流产的早期患者，可在确诊的同时进行治疗，但大量腹腔内出血或伴休克者禁做腹腔镜。

（5）子宫内膜病理检查：目前很少用。仅适用于阴道流血量较多，怀疑同时合并宫内妊娠流产的患者。

4. 心理-社会评估　患者及其家属存在焦虑、恐惧心理，往往因妊娠终止而产生自责、自尊低下、抑郁等情绪反应。

【护理诊断/问题】

1. 潜在并发症 出血性休克。

2. 疼痛 与输卵管妊娠流产或破裂有关。

3. 恐惧 与担心生命安全有关。

【护理目标】

（1）患者恐惧感缓解，并能以正常心态面对疾病。

（2）患者未发生失血性休克或休克得到及时纠正。

（3）患者疼痛减轻。

【护理措施】

1. 接受手术治疗患者的护理

（1）严密观察生命体征：每 10~15 min 测量一次血压、脉搏、呼吸并记录。注意患者的尿量。

（2）做好输血准备和检查配合：积极准备交叉配血试验，以配合输血治疗。对于尚未确诊的患者，应配合做好阴道后穹穿刺检查、尿妊娠试验及 B 型超声检查以协助诊断。

（3）吸氧、保暖，保持静脉通畅：按医嘱输液、输血、补充血容量，准确及时给药。

（4）术前及术后护理：在配合医生积极纠正休克的同时，尽快完成腹部急诊手术的常规术前准备工作，如备皮、皮试、配血、留置尿管、更换病员服等。术后严密监测生命体征，尤其应注意阴道流血、腹腔内出血。

2. 接受非手术治疗患者的护理

（1）一般护理：嘱患者绝对卧床休息，减少活动，加强巡视，协助患者完成日常生活护理。保持大便通畅，避免用力咳嗽或突然变换体位，以免增加腹压而诱发出血。

（2）饮食指导：给予高营养、富含维生素的半流质饮食，尤其注意铁的补充，增强患者的抵抗力。

（3）严密监测病情：密切观察患者的生命体征和腹痛情况，如腹痛的部位、性质及有无伴随症状。观察阴道流血的量、颜色、性状。及时发现病情变化如阴道流血增多、腹痛加剧、肛门坠胀感等，一旦出现立即通知医生，协助医生做相关辅助检查，并做好抢救准备。

（4）加强化疗药物治疗的护理：在用药期间，用 B 型超声和 hCG 进行严密监护，注意患者病情变化和药物的毒副作用。做好外阴护理，如有阴道排出物，应送病理检查。

3. 心理护理 护理人员应向患者及其家属讲解异位妊娠的相关知识，协助患者接受必要的治疗方案，同时允许家属陪伴。提供心理支持，帮助患者及其家属接受妊娠失败的现实，平稳度过哀伤期。

4. 健康教育 术后应注意休息，加强营养，纠正贫血，提高机体抵抗力。养成良好的卫生习惯，注意外阴清洁，禁止性生活 1 个月，如有盆腔感染应及时彻底治疗。告知患者下次妊娠要及时就诊，不宜轻易终止妊娠，并帮助其制订适宜的家庭生育计划。

【护理评价】

（1）患者恐惧感是否缓解，能否以正常心态接受治疗和护理。

（2）患者是否发生失血性休克或休克症状得到及时发现并纠正。

（3）患者的疼痛是否减轻。

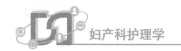

第五节　妊娠期高血压疾病

妊娠期高血压疾病（hypertensive disorder in pregnancy）是妊娠期特有的疾病，在我国发病率为5%~12%。该组疾病严重影响母婴健康，是孕产妇和围生儿死亡的主要原因之一，临床表现以高血压、蛋白尿、水肿为特征。

【病因】　至今病因尚未阐明，主要病因学说包括子宫螺旋小动脉重铸不足、炎症免疫过度激活、血管内皮细胞受损、遗传因素、营养缺乏。其高危因素包括：①年轻初产妇（<18岁）或高龄初产妇（≥35岁）。②有慢性高血压或高血压家族史、慢性肾炎、糖尿病等病史的患者。③营养不良，如贫血、低蛋白血症者。④体形矮胖者。⑤子宫张力过高者（如羊水过多、双胎妊娠、糖尿病巨大儿等）。⑥精神过分紧张或受刺激、寒冷及气温变化过大时。

【病理生理变化】　本病的基本病理变化是全身小血管痉挛和血管内皮损伤。因为小动脉痉挛，使周围血管阻力增大，表现为血压上升；肾小动脉痉挛使肾血流量减少，组织缺氧，内皮细胞损伤，通透性增加，体液和蛋白质渗漏，出现蛋白尿；同时肾小球滤过率也降低，钠的排出减少，引起水钠潴留，出现水肿。全身各组织器官因缺血、缺氧而受到不同程度的损害，严重时可出现抽搐、昏迷、脑水肿、脑出血、心肾功能衰竭、肝功能异常，以及胎盘早期剥离、凝血功能障碍而导致的DIC等，严重威胁母儿的生命安全。主要病理、生理变化如图10-5所示。

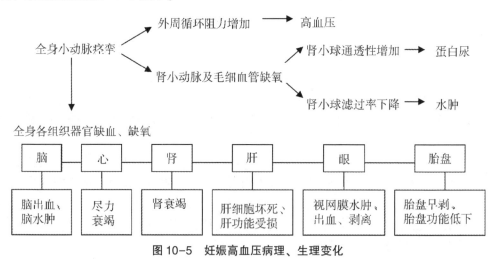

图10-5　妊娠高血压病理、生理变化

【分类及临床表现】

1. 妊娠期高血压　血压≥140/90 mmHg，妊娠期首次出现，并于产后12周内恢复正常；尿蛋白（-）；少数患者伴有上腹不适或血小板减少，产后方可确诊。

2. 子痫前期　妊娠20周后出现血压≥140/90 mmHg；尿蛋白≥0.3 g/24 h，或随机尿蛋白（+）。

子痫前期出现以下任何一项表现可诊断为重度子痫前期：①血压≥160/110 mmHg和

（或）舒张压≥110 mmHg（卧床休息，两次测量间隔至少4 h）。②肝功能损害：血清转氨酶水平为正常值2倍以上。③肾功能损害：血肌酐>1.1 mg/d 或在正常值2倍以上。④血小板<100×10^9/L。⑤肺水肿。⑥新发生的中枢神经系统异常或视觉障碍。妊娠34周以前发病者为早发型子痫前期。

3. 子痫　在子痫前期基础上出现不能用其他原因解释的抽搐，或伴昏迷，称为子痫。分为产前子痫、产时子痫和产后子痫。

典型发作表现为：突然意识丧失，眼球固定、瞳孔放大、头扭向一侧，牙关紧闭，继而口角与面部肌肉颤动，数秒后全身肌肉强直，双手紧握，双臂伸直，迅速发生强烈抽动，持续约1 min左右，其间患者呼吸暂停、面色紫绀。此后全身肌肉松弛，随即深长吸气而恢复呼吸，意识恢复。在抽搐过程中易发生唇舌咬伤、坠地，甚至骨折等创伤，昏迷时呕吐可造成窒息或吸入性肺炎。

4. 慢性高血压并发子痫前期　高血压患者妊娠20周以前无蛋白尿，若妊娠20周后出现蛋白尿≥0.3 g/24 h；或妊娠20周后突然出现尿蛋白增加、血压进一步升高或血小板减少（<100×10^9/L）。

5. 妊娠合并慢性高血压　孕前或妊娠20周以前血压≥140/90 mmHg，妊娠期无明显加重；或妊娠20周后首次诊断高血压并持续到产后12周以后。

【治疗要点】

1. 妊娠期高血压　可根据病情门诊或住院治疗。加强孕期监测、休息、调节饮食，间断吸氧，密切监护母儿状况。

2. 子痫前期　应住院治疗，以防止子痫及并发症的发生。治疗原则为休息、镇静、解痉、降压、合理扩容及必要时利尿，密切监测母儿情况，适时终止妊娠。

（1）常用的治疗药物：①解痉：以硫酸镁为首选药物。硫酸镁有预防和控制子痫发作的作用，适用于子痫前期和子痫患者。②镇静：适用于用硫酸镁有禁忌或疗效不明显时，但分娩时应慎用，以免导致药物通过胎盘对胎儿呼吸中枢的抑制作用。常用药物有地西泮和冬眠合剂。③降压：仅适用于血压过高，收缩压≥160 mmHg 和（或）舒张压≥110 mmHg，妊娠前已用降压药治疗的孕妇应继续降压治疗。目前常用药物有拉贝洛尔、硝苯地平等。④扩容：一般不主张扩容治疗，仅用于低蛋白血症、贫血患者。应严密观察脉搏、呼吸、血压及尿量，防止肺水肿和心力衰竭的发生。常用的扩容剂有：人血白蛋白、全血、平衡液和低分子右旋糖酐等。⑤利尿：仅用于全身性水肿、急性心力衰竭、肺水肿、脑水肿者。用药过程中应严密监测患者体内的水和电解质平衡情况及药物的毒副反应。常用药物有呋塞米、甘露醇等。

（2）适时终止妊娠：是治疗妊娠期高血压疾病的有效措施。终止妊娠的指征：①重度子痫前期患者经积极治疗24~48 h仍无明显好转者。②重度子痫前期患者妊娠已超过34周。③重度子痫前期患者虽妊娠不足34周，但胎盘功能减退，胎儿已成熟者；或胎儿尚未成熟，用地塞米松促胎肺成熟后终止妊娠。④子痫控制后即可考虑终止妊娠。

终止妊娠的方式：应根据母儿的具体情况而决定，可阴道试产，适当放宽剖宫产指征。产时不可使用麦角制剂，并慎用前列腺素制剂，防止血压进一步升高。

3. 子痫　控制抽搐，纠正缺氧和酸中毒，控制血压，适时终止妊娠。

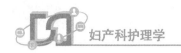

扫码看知识链接

【护理评估】

1. 健康史　详细询问患者的基础血压，评估妊娠后血压的变化情况，以及有无蛋白尿、水肿，有无头痛、视物模糊、上腹不适等自觉症状。注意询问患者是否存在妊娠期高血压疾病的高危因素。

2. 身体评估　高血压、水肿、蛋白尿是妊娠期高血压疾病的三大临床表现。其中血压的高低与病情有直接关系；尿蛋白量的多少也直接反映了肾功能损伤的程度；而妊娠期高血压疾病的水肿无特异性，水肿的轻重不能反映病情的严重程度。需要注意的是，体重异常增加是许多妊娠期高血压疾病患者的首发症状，突然患者体重每周增加≥0.9 kg，或每月增加≥2.7 kg是子痫前期的信号，要重视。

3. 辅助检查

（1）血液检查：测定血红蛋白、血细胞比容、血浆黏度、全血黏度等以了解血液浓缩程度；重症患者应测定血小板计数、凝血时间，必要时测定凝血酶原时间、纤维蛋白原和鱼精蛋白副凝试验（3P试验）等，以了解有无凝血功能障碍。测定血电解质及二氧化碳结合力，以及时了解有无电解质紊乱及酸中毒。

（2）尿常规检查：定期测量尿中蛋白的含量了解病情严重程度。

（3）肝、肾功能测定：如进行ALT、AST、血尿素氮、肌酐及尿酸等测定。

（4）眼底检查：眼底视网膜小动脉变化是反映妊娠期高血压疾病严重程度的一项重要参考指标。重者可见眼底小动脉痉挛，动静脉比例可由正常的2∶3变为1∶2，甚至1∶4，或出现视网膜水肿、渗出、出血，甚至视网膜剥离。

（5）其他：如心电图、超声心动图、胎盘功能和胎儿成熟度等检查。

4. 心理-社会评估　患者常对自身及胎儿的安危担心、恐惧，也有患者产生自责、沮丧、悲观、失望等情绪。护理人员需要及时对患者及其家属进行心理疏导。

【护理诊断/问题】

1. 体液过多　与下腔静脉受增大子宫压迫使血液回流受阻、低蛋白血症、水钠重吸收增多及排出减少等有关。

2. 焦虑　与担心自身和胎儿安全有关。

3. 有母儿受伤的危险　与硫酸镁治疗及子痫发生抽搐有关。

4. 潜在并发症　胎盘早剥、DIC、急性肾衰竭等。

【护理目标】

（1）患者了解妊娠高血压疾病孕期保健的重要性，焦虑减轻，积极配合治疗与护理。

（2）患者病情缓解，未发生并发症，将母儿受伤危险降到最低。

【护理措施】

1. 一般护理

（1）加强产前检查：积极开展围孕期及围生期保健工作，加强健康教育，适当增加产前检查次数，必要时及时住院治疗。

（2）饮食与休息：创造安静、清洁的环境，以保证充分的睡眠，每天不少于10 h。在休息和睡眠时以左侧卧位为宜，目的是解除妊娠子宫对下腔静脉的压迫，改善子宫胎盘的循环。指导患者进食富含蛋白质、维生素、铁、钙和锌等的食品，食盐不必严格限制，否则可引起低钠血症，易引起产后循环衰竭。但全身水肿的患者应限制食盐的摄入。

（3）间断吸氧：可增加血氧含量，改善全身主要脏器和胎盘的氧供。

2. 严密观察病情

（1）每天监测血压尤其是舒张压的变化；定期做尿常规及 24 h 尿蛋白定量和定性检查；每日或隔日测体重。

（2）重视自觉症状，随时观察患者有无头晕、头痛、眼花、恶心、呕吐等自觉症状，一旦出现，表示病情进展，应及时处理以防子痫的发生。

（3）定期做眼底及其他相关检查，注意并发症的发生。

（4）加强胎儿监护，观察胎动、胎心，了解胎儿宫内情况。

3. 用药护理

（1）硫酸镁：是预防和控制子痫发作的首选药。但因其治疗剂量与中毒剂量十分接近，因此用药过程中应严格控制硫酸镁的滴速。静脉给药时，负荷剂量硫酸镁 4~6 g，溶于 25% 葡萄糖液 20 mL 静脉推注（15~20 min），或者溶于 5% 葡萄糖液 100 mL 快速静脉点滴，继而以 1~2 g/h 静脉滴注维持，不超过 2 g/h，24 h 总量不超过 25 g，并严密观察，以免中毒，用药时限一般不超过 5 d。硫酸镁中毒首先表现为膝跳反射减弱或消失，随浓度增加发展为全身肌张力减退及呼吸抑制，严重时心跳可突然停止。

硫酸镁在用药前及用药过程中应注意：①膝跳反射必须存在。②呼吸不少于 16 次/min。③尿量每小时不少于 17 mL 或每 24 h 尿量不少于 400 mL。④备好 10% 的葡萄糖酸钙溶液 10 mL。出现毒性反应时应立即停用硫酸镁并静脉缓慢注射 10% 的葡萄糖酸钙溶液 10 mL，静脉注射时间应在 5~10 min 及以上，必要时可重复使用 1 次。

（2）镇静剂：用药期间严密观察血压变化，应绝对卧床休息，以防体位性低血压而突然跌倒发生意外。

（3）降压药：须严密监测血压，根据血压调整滴速和药量，避免因血压剧降或下降过低而诱发胎盘早剥等并发症。

（4）利尿剂：呋塞米有较强的排钠、排钾作用，使用时应注意有无乏力、腹胀等低钾现象；20% 甘露醇液宜快速静脉滴注；观察电解质及心电图的变化，以防血液浓缩，血容量不足。

4. 分娩期和产褥期护理

（1）分娩期护理：如经阴道分娩，应加强监护。第一产程，严密观察产程进展，及时了解患者有无自觉症状，以及血压、脉搏、尿量、胎心及子宫收缩情况，如有异常及时做好抢救准备并遵医嘱给药。第二产程，尽量缩短产程，避免产妇用力，初产妇可行会阴侧切、低位产钳或胎头吸引助产。第三产程，注意胎盘及胎膜及时娩出，及时静脉或肌内注射缩宫素、按摩子宫底，预防产后出血。胎儿娩出后继续监测血压及阴道流血情况，病情稳定后方可送回病房。接受剖宫产术者，护理人员应做好接生和母儿抢救的准备。

（2）产褥期护理：产后 24 h 至 5 d 内仍有发生子痫的可能，因此仍需要继续监测护理。产后应安静休息，减少各种刺激；密切观察子宫收缩及阴道出血量，严防产后出血；加强会阴护理，防止感染。

5. 子痫患者的护理

（1）控制抽搐：硫酸镁为首选药，必要时加用镇静剂。注意抽搐时切忌采用肌内注射，避免疼痛刺激诱发抽搐。

（2）减少刺激：患者应安置于单人暗室，室内空气新鲜，保持绝对安静，治疗和护理操作尽量轻柔且相对集中，避免干扰患者。

（3）专人护理，防止受伤：子痫发生时，首先保持呼吸道通畅，并立即给氧，有假牙者须取出。患者取头低侧卧位，以防分泌物吸入呼吸道或舌头阻塞呼吸道。必要时，用吸引器吸出喉部分泌物或呕吐物，以免窒息。用开口器或于上、下磨牙间放置一缠好纱布的压舌板，用舌钳固定舌头，以防咬伤唇舌或致舌后坠的发生。使用床挡，以防坠床，在患者昏迷或未完全清醒时，禁止进食和口服用药，以防止误入呼吸道而致吸入性肺炎。

（4）严密监护：密切注意生命体征变化，观察尿量，可留置尿管，记录 24 h 出入量。遵医嘱进行必要的血、尿化验和特殊检查，及早发现脑出血、肺水肿、急性肾衰竭等并发症。

（5）做好终止妊娠的准备：子痫控制后即可考虑终止妊娠。同时，子痫患者多在发作后自然临产，应严密观察，及时发现产兆，并做好抢救母子的准备。

6. 心理护理　为患者提供有关疾病的信息，解释治疗及护理计划，耐心倾听患者的主诉，了解她们的心理反应，教会患者自我放松的方法，减轻其焦虑、紧张情绪，积极配合治疗护理。

7. 健康教育　保持愉快的心情和充分的休息，以左侧卧位为宜。合理饮食，减少过量脂肪和盐的摄入，增加蛋白质（80~100 g/d）、维生素及富含铁、钙、锌的食物，尤其是钙的补充，孕 20 周起补钙 1~2 g/d。酌情增加产前检查次数，督促患者每天数胎动，监测体重、血压、定期复查尿蛋白，有自觉症状及时就诊。加强母乳喂养的指导，产后 6 周复查。下次妊娠时仍属高危人群，应予以重视，定期产前指导。

扫码看知识链接

【护理评价】

（1）患者焦虑是否缓解，能否积极配合治疗与护理，是否发生并发症，病情是否得到控制。

（2）分娩过程是否顺利，母儿是否安全。

第六节　前置胎盘

情景导入

李女士，28 岁，G_4P_0，流产 3 次，现妊娠 34 周。7 d 前发生无痛性阴道流血 1 次，量少，2 d 后自行停止。今晨再次阴道流血，量似月经量，急诊入院。查体：生命体征正常，有不规律宫缩，胎位：骶右前位，胎心 146 次/min。

请思考：（1）该患者需要做什么检查协助诊断？

（2）如何对该患者进行护理？

妊娠 28 周后，胎盘附着于子宫下段甚至胎盘下缘达到或覆盖子宫颈内口处，其位置低于胎儿先露部，称为前置胎盘（placenta praevia）。前置胎盘是妊娠晚期出血最常见的原因，也是威胁母儿生命安全的严重并发症。

【病因】 病因目前尚不清，多次流产史、宫腔操作史、高龄、多孕产次、剖宫产史、吸烟或吸毒妇女、双胎、辅助生育技术受孕等为高危因素。与下列因素有关。

1. 子宫内膜病变或损伤 如多次刮宫、分娩、剖宫产、产褥期感染、子宫内膜炎等因素损伤子宫内膜，当受精卵着床时，子宫蜕膜营养及血管生长不良，导致胎盘供血不足，为摄取足够营养，胎盘扩大面积，延伸至子宫下段，形成前置胎盘。

2. 胎盘异常 多胎妊娠或巨大儿形成过大面积的胎盘，延伸至子宫下段或覆盖子宫颈内口；副胎盘位于子宫下段接近子宫颈内口处；膜状胎盘大而薄，扩展到子宫下段，均可发生前置胎盘。

3. 滋养层发育迟缓 当受精卵已到达子宫腔内，而滋养层尚未发育到着床阶段，故受精卵继续下移，着床于子宫下段而形成前置胎盘。

【分类】 根据胎盘边缘与子宫颈内口的关系，可将前置胎盘分为3种类型（图10-6）。

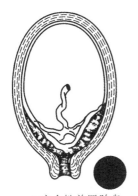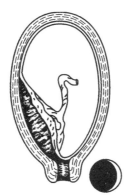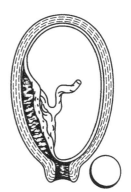

A.完全性前置胎盘　　　　B.部分性前置胎盘　　　　C.边缘性前置胎盘

图10-6 前置胎盘类型

1. 完全性（中央性）前置胎盘 子宫颈内口全部被胎盘组织所覆盖。
2. 部分性前置胎盘 子宫颈内口部分被胎盘组织所覆盖。
3. 边缘性前置胎盘 胎盘附着于子宫下段，边缘达到但未覆盖子宫颈内口。

胎盘下缘与子宫颈内口的关系可因子宫颈管消失、子宫口扩张而改变，目前临床上均依据处理前的最后一次检查结果来决定其分类。

凶险性前置胎盘指前次妊娠有剖宫产史，此次妊娠为前置胎盘，胎盘覆盖在原剖宫产切口，发生胎盘植入的风险增加。

【临床表现】

1. 症状 妊娠晚期或近临产时，发生无诱因、无痛性反复阴道流血是前置胎盘的主要症状。阴道流血发生时间的早晚、反复发生的次数、出血量的多少等与前置胎盘的类型有关。完全性前置胎盘往往出血时间早，多在孕28周左右，发生的次数频繁，量较大，甚至一次出血即可使患者处于休克状态；边缘性前置胎盘往往出血时间较晚，多发生于妊娠37~40周或临产后，出血量较少；部分性前置胎盘初次出血时间、出血量介于两者之间。凶险性前置胎盘出血量大，且迅速，必须做好抢救的充分准备。

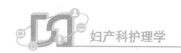

2. 体征　患者可有休克和贫血，与出血量多少有关，如大量出血时，可出现面色苍白、脉搏细数、四肢厥冷、血压下降等休克体征。腹部检查：子宫软，无压痛，大小与孕周相符，因胎盘前置，影响胎先露部入盆，故胎先露高浮，易并发胎位异常。胎盘附着在子宫下段前壁时，耻骨联合上方可闻及胎盘血流杂音。

【对母儿的影响】

1. 对患者的影响　可引起植入性胎盘、产时及产后出血、产褥感染等。

2. 胎儿的影响　可使胎儿宫内窘迫，甚至胎死宫内，早产率及新生儿死亡率也增加。

【治疗要点】

止血、纠正贫血和预防感染，降低早产率与围生儿死亡率。根据阴道流血量、有无休克、妊娠周数、产次、胎位、胎儿是否存活、前置胎盘类型及是否临产等综合分析，制订处理方案。

1. 期待疗法　在保证患者安全的前提下，尽量让胎儿达到或接近足月，以提高围生儿存活率。适用于患者阴道流血不多，全身情况良好，孕周不足 36 周或胎儿体重估计低于 2 000 g 者。

2. 终止妊娠　适用于大出血致休克者、期待疗法过程中又发生大出血者或近预产期反复出血者、出现胎儿窘迫征象者。终止妊娠的方法有两种，即剖宫产和阴道分娩。

【护理评估】

1. 健康史　详细评估孕产史、产次及既往分娩情况，有无多次刮宫、多产、子宫手术史、子宫内膜炎等子宫内膜病变和损伤史。评估出血发生的时间、反复的次数、是否伴随腹痛等。

2. 身体评估　除了详细评估阴道流血的症状外，还应注意观察患者有无面色苍白、出冷汗、脉搏细数、血压下降等休克症状。产科检查注意子宫大小、宫缩情况及有无胎位异常，耻骨联合上方能否听到胎盘血流杂音。

3. 辅助检查　B 型超声检查可以诊断前置胎盘并明确类型，是目前最安全的首选方法。产后检查胎盘、胎膜也可帮助诊断，胎盘前置部分有紫黑色陈旧血块附着，如胎膜破口距胎盘边缘小于 7 cm，则可确诊为前置胎盘。

4. 心理-社会评估　前置胎盘患者及其家属可因阴道流血而感到焦虑、恐慌，担心胎儿宫内安危。应关注其情绪反应，及时给予心理疏导。

【护理诊断/问题】

1. 组织灌注量改变　与前置胎盘所致的出血有关。

2. 有感染的危险　与孕产妇失血致贫血、机体抵抗力下降、胎盘剥离面距子宫口近有关。

3. 焦虑/恐惧　与出血、担心自身和胎儿安危有关。

4. 潜在并发症　失血性休克、胎儿窘迫。

【护理目标】

（1）患者焦虑/恐惧缓解，能积极配合治疗和护理。

（2）患者未发生感染。

（3）患者出血得到控制，未发生失血性休克及胎儿窘迫等并发症。

【护理措施】

1. 一般护理　注意休息，加强营养，多摄入高蛋白、高热量、高维生素、富含铁的饮食，保持大便通畅。注意饮食卫生，避免腹泻诱发宫缩。

2. 病情观察　注意阴道流血量，观察生命体征，严密监测血压、脉搏，尤其是大出血时，观察休克的症状和体征；注意定时测量体温，查血常规，及时发现感染征象；监测胎心率、宫缩情况，如出现异常，报告医生并配合处理。

3. 期待疗法期间的护理

（1）绝对卧床休息，强调左侧卧位，以防活动引起出血，加强生活护理。

（2）指导患者加强营养，纠正贫血；注意会阴护理，防止逆行感染。

（3）定时间断吸氧，3 次/d，每次 30 min，以增加胎儿血氧供应。

（4）遵医嘱用药，如补血药、宫缩抑制剂（硫酸镁、沙丁胺醇等）、镇静剂等。

（5）严密观察出血情况，发现异常及时报告医生并配合处理。及时配血，保持静脉通畅，提供止血、输血、补液治疗，并遵医嘱做好术前准备及新生儿抢救准备。

（6）加强胎儿监护，协助患者做必要的辅助检查，如 B 型超声监测胎儿成熟度；指导患者数胎动，每日 4 次监测胎心音，必要时胎心监护。

4. 终止妊娠的护理　如为剖宫产，应在抢救休克的同时，积极做好术前准备。如为阴道分娩，在输血、输液条件下，协助人工破膜，同时静脉滴注缩宫素以加强宫缩。监护母儿状态，做好抢救及护理。

5. 产后护理　产后应观察子宫收缩、阴道流血情况，酌情使用宫缩剂防止产后出血。产后指导产妇加强营养，补充铁剂，纠正贫血，必要时遵医嘱输血。加强会阴护理，观察恶露性状、气味。遵医嘱应用抗生素，预防感染。

6. 心理护理　应加强与患者及其家属的沟通，介绍前置胎盘的有关知识，评估患者及其家属的心理反应，提供必要的心理支持，允许家属陪伴，以减轻焦虑、紧张情绪。

7. 健康教育　宣传预防保健知识，避免多产、多次刮宫、产褥感染等。加强孕期保健，定期产检，及时发现异常。指导孕产妇出院后注意休息，加强营养，纠正贫血，增强抵抗力；保持外阴清洁，预防感染的发生。

【护理评价】

（1）患者焦虑/恐惧是否缓解，妊娠是否维持至足月。

（2）患者是否因护理不当而发生感染。

（3）患者出血是否得到控制，是否发生失血性休克。

第七节　胎盘早剥

妊娠 20 周后或分娩期，正常位置的胎盘在胎儿娩出前，部分或全部从子宫壁剥离称为胎盘早剥（placental abruption）。胎盘早剥具有起病急、进展快的特点，是妊娠晚期一种严重的并发症，可危及母儿生命。

【病因】　发病机制尚未完全阐明，可能与下列因素有关。

1. 孕妇血管病变　重度子痫前期，妊娠合并慢性高血压、慢性肾脏病及全身血管病变者，胎盘早剥发生率高。以上病变可导致底蜕膜螺旋小动脉痉挛、硬化，引起远端毛细血管缺血、坏死，以致破裂出血，血液流至底蜕膜层形成血肿，从而使胎盘从子宫壁剥离。

2. 机械性因素　患者腹部受到挤压或撞击等外伤；脐带过短（<30 cm）或脐绕颈，分娩过程中胎头下降时过度牵拉脐带；羊膜腔穿刺时刺破前壁胎盘附着处，血管破裂引起胎盘早剥。

3. 宫腔内压力骤降　双胎妊娠的第一个胎儿娩出过快，或羊水过多者破膜时羊水迅速流出，使子宫内压力急剧下降，子宫骤然收缩，均可导致胎盘从子宫壁剥离。

4. 子宫静脉压突然升高　妊娠晚期患者长时间处于仰卧位，增大的子宫压迫下腔静脉，静脉回流受阻，使子宫静脉压升高，引起蜕膜静脉血管床淤血、破裂形成血肿，从而导致胎盘从子宫壁剥离。

5. 其他　高龄患者、剖宫产史、吸烟、吸毒、患者有血栓形成的倾向、胎盘附着部位子宫肌瘤、辅助生殖技术等也是胎盘早剥的高危因素。

【类型及病理生理】　胎盘早剥分为显性剥离、隐性剥离和混合性剥离 3 种类型（图10-7）。

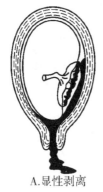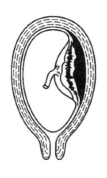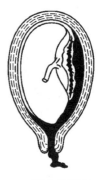

A.显性剥离　　　　　B.隐性剥离　　　　　C.混合性剥离

图 10-7　胎盘早剥病理类型

胎盘早剥主要的病理变化是底蜕膜出血，形成胎盘后血肿，促使胎盘自附着处剥离出血。血液冲开胎盘边缘，沿胎盘及子宫壁之间经子宫口向外流出，称为显性剥离（显性出血或外出血）。如胎盘边缘仍附着于子宫壁上，或胎儿头部已固定于骨盆入口，使血液积聚在胎盘与子宫壁之间，不能流出，称为隐性剥离（隐性出血或内出血）。出血量多时，胎盘后血肿越来越大，子宫底随之上升。当内出血量达到一定程度时，血液终会冲开胎盘边缘，向子宫口外流，形成混合性剥离（混合性出血）。

胎盘早剥发生严重内出血时，血液浸入子宫肌层，导致子宫肌纤维分离、断裂、变性。当血液浸润至子宫浆膜层时，子宫表面出现紫蓝色瘀斑，尤其在胎盘附着处最为明显，称为子宫胎盘卒中（uteroplacental apoplexy）。

胎盘和蜕膜中释放的大量的组织凝血活酶，从胎盘剥离处进入母体血液循环，激活凝血系统，从而导致弥散性血管内凝血（DIC），随着病情继续发展，最终导致严重的凝血功能障碍。此外，肺、肾等重要脏器毛细血管内微血栓形成，造成重要脏器的损害。

【临床表现及分级】　胎盘早剥的典型临床表现是突发的持续性腹痛，有或无阴道流血；宫缩间歇期子宫呈高张状态，严重时子宫呈板状，压痛明显，尤其是胎盘剥离处更甚；胎位触诊不清，胎心音改变或消失；甚至出现恶心、呕吐、出汗、面色苍白、血压下降、脉搏细弱等休克征象；伴发 DIC 时，阴道流血不凝。阴道流血量与疼痛的程度、剥离的程度及贫血程度不相符。

目前临床上推荐按照胎盘早剥的 Page 分级标准评估病情的严重程度，分为四级。

0 级：分娩后回顾性产后诊断。

Ⅰ级：外出血，子宫软，无胎儿窘迫。

Ⅱ级：胎儿宫内窘迫或胎死宫内。

Ⅲ级：产妇出现休克症状，伴或不伴弥散性血管内凝血。

【对母儿影响】

1. 对孕产妇的影响　可发生凝血功能障碍、羊水栓塞、急性肾衰竭、产后出血。

2. 对胎儿/新生儿的影响　胎儿窘迫、早产、新生儿窒息或死亡的发生率高。

【治疗要点】

1. 纠正休克　对处于休克状态者，应吸氧、保暖、迅速补充血容量，改善微循环，使尿量>30 mL/h。最好输新鲜血，以补充凝血因子。

2. 及时终止妊娠　一经确诊，及时终止妊娠。

（1）阴道分娩：适用于Ⅰ级胎盘早剥，一般情况较好，估计短时间内能结束分娩者。严密观察病情变化，一旦病情加重或出现胎儿窘迫，应及时改行剖宫产。

（2）剖宫产：①适用于Ⅲ级胎盘早剥或Ⅱ级胎盘早剥短时间内不能结束分娩者。②Ⅰ级胎盘早剥，出现胎儿窘迫征象，需抢救胎儿者。③有产科剖宫产指征者。④病情急剧加重，危及孕妇生命时，无论胎儿是否存活，均应立即剖宫产。

3. 防治并发症　积极防治凝血功能障碍、急性肾衰竭、产后出血等并发症。

【护理评估】

1. 健康史　评估患者有无妊娠期高血压疾病、慢性高血压或慢性肾病史等，近期有无外伤史，及时发现相关的诱因。

2. 身体评估　评估患者阴道流血情况，是否伴有腹痛，腹痛的性质、持续的时间，有无贫血及休克的体征。腹部检查注意评估子宫的大小、质地，宫缩情况，有无压痛及压痛的部位，注意有无胎心和胎位的异常。通过详细的身体评估，注意鉴别胎盘早剥和前置胎盘。

扫码看知识链接

3. 辅助检查

（1）B 型超声检查：B 型超声检查显示胎盘与子宫之间有液性暗区，同时应观察有无胎动及胎心搏动，以了解胎儿宫内情况。

（2）实验室检查：血常规可以了解贫血程度。测血小板计数、出凝血时间、凝血酶原时间，纤维蛋白原测定和 3P 试验等，以了解患者的凝血功能。

4. 心理-社会评估　详细评估患者及其家属的心理状态，因胎盘早剥起病急、进展快，患者及其家属常表现出高度紧张、恐惧，担忧患者自身及胎儿安危。

【护理诊断/问题】

1. 潜在并发症　失血性休克、凝血功能障碍、肾衰竭、胎儿窘迫等。

2. 疼痛　与胎盘后积血有关。

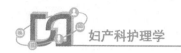

3. 焦虑/恐惧　与大出血、担心胎儿及自身安危有关。

【护理目标】

（1）患者焦虑/恐惧缓解，能积极配合治疗与护理。

（2）患者疼痛减轻，未发生失血性休克、胎儿窘迫、急性肾衰竭等并发症。

【护理措施】

1. 一般护理　应绝对卧床休息，取左侧卧位；保持室内空气流通，协助患者完成日常生活及清洁护理。

2. 严密观察病情，及时发现并发症　密切监测患者生命体征；观察阴道流血量、有无腹痛情况及伴随症状；重点注意子宫底高度、有无子宫压痛，宫缩时子宫壁的紧张度及在宫缩间歇期能否松弛；有无凝血功能障碍（如皮下、黏膜或注射部位出血，子宫出血不凝等）和急性肾衰竭（如少尿、无尿等）的临床表现，及时发现并发症；密切监测胎心、胎动情况，观察产程进展。

3. 纠正休克，及时终止妊娠　迅速开放静脉通路，遵医嘱输注红细胞、血浆等，补充血容量和凝血因子，纠正休克状态，改善全身状况；一旦确诊，应及时终止妊娠。根据患者一般情况、胎盘早剥的类型、出血量的多少等决定分娩方式，应做好相应的配合和新生儿抢救准备工作。

4. 分娩期和产褥期的护理　产程中密切监护母儿状态，分娩后及时给予宫缩剂并子宫按摩，以防止产后出血；产褥期应加强营养，纠正贫血；保持会阴清洁，防止感染；给予产妇及其家属母乳喂养指导，胎儿死亡者指导及时退乳。

5. 心理护理　应及时向患者及其家属讲解有关本病的知识，耐心解释，缓解其焦虑、恐惧情绪，以期配合治疗。耐心倾听孕产妇及其家属心理感受，给予心理支持，帮助他们使用合理的压力应对技巧及方法。

6. 健康教育　加强孕期保健，预防并及时治疗妊娠期高血压疾病、慢性高血压、慢性肾病等。指导患者采取正确体位，避免长时间仰卧位；注意安全，避免腹部外伤。产后应加强营养，注意个人卫生；指导避孕措施，剖宫产术后 2 年后方可再孕。

【护理评价】

（1）患者焦虑/恐惧是否缓解，能否积极配合治疗与护理。

（2）患者是否得到及时治疗，是否发生失血性休克、胎儿窘迫等并发症，母儿是否安全。

第八节　胎膜早破

胎膜早破（premature rupture of membrane，PROM）是指胎膜在临产前自然破裂，是常见的分娩期并发症，可引起早产、脐带脱垂及母儿感染等，分为足月 PROM 和未足月 PROM。

【病因】　胎膜早破一般认为与下列因素有关。

1. 生殖道感染　细菌、病毒等上行感染引起胎膜炎，使胎膜局部张力下降而导致破裂。

2. 羊膜腔内压力增高 常见于双胎及多胎妊娠、羊水过多及妊娠晚期性交等。

3. 胎膜受力不均 头盆不称、胎位异常等使胎先露部分高浮、胎先露与骨盆入口衔接不好、前羊膜囊受力不均。子宫颈内口松弛时前羊膜囊易楔入，致胎膜受压不均匀而破裂。

4. 营养因素 维生素 C、锌及铜缺乏可使胶原酶减少并降低其活性、抑制胶原纤维的成熟，使胎膜抗张能力下降而破裂。

5. 其他 细胞因子 IL-6、IL-1、IL-8、TNF-α 升高，可激活溶酶体酶破坏羊膜组织导致胎膜早破；胎膜发育不良、机械性刺激等也可导致胎膜早破。

【对母儿的影响】

1. 对母体的影响 破膜后，生殖道病原微生物易上行感染，感染程度与破膜时间有关，破膜若超过 24 h，感染率可增加 5~10 倍；突然破膜可引起胎盘早剥，宫内感染易发生产后出血，产褥感染率增加。

2. 对胎儿的影响 胎膜早破时可诱发早产，早产儿易并发呼吸窘迫综合征，并发羊膜腔感染时，易引起新生儿吸入性肺炎，严重者可发生颅内感染、败血症等危及新生儿生命；破膜后脐带受压及脐带脱垂，可导致胎儿窘迫。

【临床表现】

1. 症状 患者突然自觉有较多液体从阴道流出，无法控制。当咳嗽、打喷嚏、负重时，阴道流液增多，有时可见混有胎粪及胎脂，无腹痛。

2. 体征 行阴道检查，触不到羊膜囊，上推抬头，可有羊水流出；阴道窥器检查可见阴道后穹有液体积聚，或见液体从子宫口流出；伴发感染时患者及胎儿心率加快，子宫压痛。

【治疗要点】 依据胎龄、母儿状况、破膜的时间及有无临产先兆等，做出相应处理。

1. 期待疗法 适用于妊娠 28~35 周，胎肺发育不成熟，不伴有感染及胎儿窘迫等并发症，羊水池深度≥3 cm 者。患者住院待产，卧床休息；遵医嘱给予抗生素及糖皮质激素，必要时给予宫缩抑制剂；监测胎儿宫内安危。

2. 终止妊娠 破膜发生在妊娠 35 周以后或胎肺已经成熟。若出现明显羊膜腔感染、胎儿宫内窘迫等应立即终止妊娠，并做好新生儿复苏准备。

【护理评估】

1. 健康史 评估妊娠周数、胎膜破裂时间，了解有无诱发胎膜早破的原因，如双胎或多胎、羊水过多、胎位异常、创伤、妊娠前后生殖道感染及子宫颈内口松弛等；了解有无发热、腹痛病史。

2. 身体评估

（1）一般情况：评估患者有无体温升高、脉搏加快等感染征象；检查阴道流液量、性状、气味，腹压增加时流出液是否增多。

（2）产科检查：注意观察有无子宫收缩、胎心有无增快或减慢。

3. 辅助检查

（1）阴道液 pH 值测定：正常阴道液呈弱酸性，pH 值为 4.5~5.5；羊水呈弱碱性，pH 值为 7.0~7.5。若阴道液 pH 值≥6.5 则为阳性，提示为胎膜早破。

（2）阴道液涂片检查：阴道液置于载玻片上，干燥后镜检见羊齿植物叶状结晶为羊

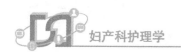

水；或用0.5%硫酸尼罗蓝染色后，镜下见橘黄色胎儿上皮细胞及毳毛，可确定为羊水。

（3）羊膜镜检查：可直视胎先露部，看不到前羊膜囊。

（4）羊膜腔感染监测：可做羊水细菌培养、羊水涂片革兰氏染色检查细菌等。

4. 心理-社会评估　胎膜早破可使患者及其家属感到惊慌失措，尤其对于妊娠不足37周者，担心早产、胎儿安全和产褥感染。

【护理诊断/问题】

1. 有胎儿受伤的危险　与可能诱发脐带脱垂、早产、胎儿宫内感染等有关。

2. 有感染的危险　与胎膜破裂后病原体上行感染有关。

3. 焦虑　与担心母儿安全问题有关。

【护理目标】

（1）患者焦虑减轻，能积极配合治疗与护理。

（2）未发生早产、脐带脱垂等并发症，胎儿安全。

（3）患者未发生感染或感染得到及时控制，体温、血常规正常。

【护理措施】

1. 一般护理　注意休息，胎先露未衔接的患者，发生胎膜早破时，应嘱其绝对卧床休息，取左侧卧位并抬高臀部，可减少羊水继续流出，防止脐带脱垂。

2. 观察病情　监测胎心率变化，指导患者正确计数胎动，观察阴道流液的颜色、气味等，及时发现异常情况，注意观察宫缩的情况。

3. 治疗配合　对于未足月者，根据孕周及胎位情况，和患者及其家属充分沟通，遵医嘱给予静脉或口服宫缩抑制剂（常用沙丁胺醇、硫酸镁等），进行保胎治疗，尽力延长孕周。若已足月妊娠，胎膜早破12 h内积极引产，必要时剖宫产。妊娠不足34周，应遵医嘱给予地塞米松或倍他米松，促进胎儿肺成熟。

4. 预防感染　密切观察产妇有无体温升高，其血常规、C反应蛋白情况等，指导患者保持会阴部清洁，及时更换会阴垫，每日用消毒液擦洗两次外阴；破膜12 h以上者应遵医嘱预防性应用抗生素。

5. 心理护理　向患者及其家属讲解胎膜早破的原因、注意事项及治疗护理要点，引导患者说出心理感受，协助其解决生活需要，并给予安慰，以减轻其紧张、恐惧心理，取得患者的理解和支持并积极配合治疗。

6. 健康教育　加强围生期卫生宣教与指导，嘱患者妊娠后期禁止性交，避免负重和腹部受撞击。指导头盆不称、胎位异常的患者提前住院待产；告知患者一旦破膜应立即平卧并抬高臀部，禁止行走，尽快住院。

【护理评价】

（1）患者焦虑是否缓解，能否积极配合治疗与护理。

（2）患者的体温、白细胞是否正常，是否发生感染。

（3）患者是否发生脐带脱垂、早产等并发症，胎儿是否有危险情况发生。

第九节　双胎妊娠

一次妊娠宫腔内同时有两个胎儿时称为双胎妊娠（twin pregnancy）。

【分类】

1. 双卵双胎 两个卵子分别受精形成的双胎妊娠，称为双卵双胎（dizygotic twins）。双卵双胎约占双胎妊娠的70%，与应用促排卵药物、多胚胎宫腔内移植及遗传因素有关。各自的遗传基因不完全相同，两个胎儿的血型、性别不同或相同。有各自的胎盘和胎囊，胎盘也可融合成一个，但血液循环各自独立。胎盘胎儿面有两个羊膜腔，中间隔有两层羊膜、两层绒毛膜（图10-8）。

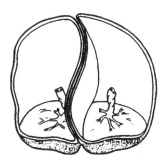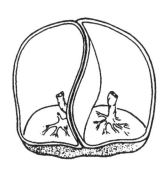

图 10-8 双卵双胎的胎盘及胎膜

2. 单卵双胎 由一个受精卵分裂形成的双胎妊娠，称为单卵双胎（monozygotic twins），约占双胎妊娠的30%。一个受精卵分裂形成两个胎儿，具有相同的遗传基因，故两个胎儿性别、血型及外貌等相同。由于受精卵在早期发育阶段发生分裂的时间不同，可形成4种类型，即双羊膜囊双绒毛膜单卵双胎、双羊膜囊单绒毛膜单卵双胎、单羊膜囊单绒毛膜单卵双胎、联体双胎。

【临床表现】

1. 症状 双胎妊娠的患者通常恶心、呕吐等早孕反应较重；子宫大于妊娠孕周。因子宫增大明显，使横膈抬高，引起呼吸困难；胃部受压、胀满，食欲下降，摄入量减少。患者常感到极度疲劳和腰背部疼痛，自诉多处有胎动。

2. 体征 产科检查发现子宫底高度大于正常孕周；腹部可触及两个胎头、多个肢体，胎动的部位不固定且胎动频繁；在腹部的不同部位可听到两个胎心音，且速率不一致、每分钟相差10次以上。过度增大的子宫压迫下腔静脉，常引起下肢水肿、静脉曲张等。

【对母儿影响】

1. 对母体的影响 妊娠期并发症包括流产、妊娠期高血压疾病、羊水过多、胎膜早破、胎盘早剥等；分娩时宫缩乏力；发生产后出血。

2. 对胎儿的影响 包括双胎输血综合征、胎儿畸形、胎头交锁、胎头碰撞、脐带异常等。

【治疗要点】 按照高危妊娠进行管理，增加产前检查次数，积极防治并发症。提前住院待产，分娩方式应根据患者健康状况、过去分娩史、孕周、胎儿大小、胎位、有无合并症和并发症等综合判断。注意预防产后出血。

【护理评估】

1. 健康史 护士咨询家族中有无多产史，孕妇的年龄、胎次，在孕前有无用过促排卵药。还要了解本次妊娠经过及产前检查情况。

2. 身体评估 要评估孕妇的早孕反应、饮食、呼吸、下肢水肿及静脉曲张程度等。

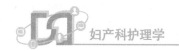

产前检查宫底高度是否大于正常孕周；腹部是否可触及两个胎头、多个胎体；在腹部的不同部位是否可听到两个胎心音，且速度不一致，每分钟相差 10 次以上。

3. 辅助检查　B 型超声检查可以早期诊断双胎、畸胎，对中晚期妊娠的双胎诊断率达 100%，能提高双胎妊娠的孕期监护质量。

4. 心理-社会评估　孕妇及其家属常因怀孕双胎而兴奋，又因担心胎儿和自身健康而出现焦虑；有的孕妇出现担心两个孩子出生后的抚养及经济负担加重等心理反应。应注意评估孕妇及其家属对双胎妊娠的认知情况。

【护理诊断/问题】

1. 营养失调低于机体需要量　与营养摄入不足，不能满足双胎妊娠需要有关。

2. 焦虑　与担心母儿的安危有关。

3. 潜在并发症　早产、脐带脱垂、胎盘早剥、产后出血等。

【护理目标】

（1）孕妇焦虑缓解，能够摄入足够的营养，保证母儿需要。

（2）母儿未发生并发症。

【护理措施】

1. 一般护理

（1）注意休息：双胎孕妇适当增加每日卧床休息时间，尤其是妊娠最后 2~3 个月，防止早产。最好取左侧卧位，增加子宫、胎盘的血供，减少早产的机会及水肿的发生。

（2）加强营养：进食高蛋白、高维生素食物，尤其是注意补充铁、钙、叶酸等，以满足妊娠的需要。鼓励少量多餐以缓解胃部受压所致的不适感。

2. 病情观察　应加强孕期保健，增加产前检查的次数，动态监测宫高、腹围和体重。评估胎儿发育、胎心和胎位，注意病情观察，及时发现异常并处理。

3. 分娩期护理

（1）产时处理：严密观察产程进展和胎心变化，如发现有宫缩乏力或产程延长，及时处理。第一个胎儿娩出后，立即夹紧脐带的胎盘端，防止单卵双胎的第二个胎儿失血；在腹部协助扶正第二个胎儿的胎位，以保持纵产式，一般 15~20 min 后第二个胎儿自然娩出。如等待 15 min 仍无宫缩，可行人工破膜或遵医嘱静脉滴注缩宫素促进宫缩。产程中严密观察胎心、宫缩及阴道流血情况，及时发现脐带脱垂和胎盘早剥等并发症。

（2）预防产后出血：临产时备血，胎儿娩出前应建立静脉通路，第二个胎儿娩出后应立即静脉滴注缩宫素，同时腹部放置沙袋，并以腹带紧裹腹部，防止腹压骤降引起休克；缩宫素作用应维持至产后 2 h；产后严密观察子宫收缩和阴道流血情况，发现异常及时处理。

（3）剖宫产手术护理：对于第一胎儿为肩先露、臀先露、联体双胎孕周>26 周、单绒毛膜单羊膜囊双胎或具有其他剖宫产指征者，做好剖宫产术前准备和术后护理工作。

4. 心理护理　帮助双胎妊娠的患者完成角色转变，使其接受成为两个孩子母亲的事实。告知双胎妊娠相关知识，使其认识到双胎妊娠属于高危妊娠，但不必过度担忧母儿安全，告知孕妇保持心情愉快、积极配合治疗对安全度过妊娠期和分娩期的重要性。指导家属给予孕产妇必要的心理支持和生活照料，加强对新生儿的日常照护。

5. 健康教育　指导患者注意休息，加强营养，重视产前检查。分娩后指导产妇正确进行母乳喂养，注意阴道流血量和子宫复旧情况，会识别异常情况并及时就诊。注意会阴清洁，选择有效的避孕措施。

【护理评价】

（1）孕妇焦虑是否缓解，能否摄入足够的营养以保证母儿需要。

（2）母儿是否发生并发症。

第十节　羊水量异常

一、羊水过多

妊娠期间羊水量超过 2 000 mL 者，称为羊水过多（polyhydramnios）。

【病因】

1. 胎儿畸形和疾病　羊水过多的患者中，约 25% 合并胎儿畸形，其中以中枢神经系统和消化道畸形最常见。食管或小肠闭锁、代谢性疾病、肺发育不全时均可因羊水积聚导致羊水过多。

2. 多胎妊娠　多胎妊娠并发羊水过多是单胎妊娠的 10 倍，尤以单卵双胎居多，这是因为单卵双胎之间血液循环相互沟通，占优势的胎儿，循环血量多，尿量增加，致使羊水过多。

3. 胎盘脐带病变　胎盘绒毛血管瘤、巨大胎盘、脐带帆状附着也可能引起羊水过多。

4. 妊娠合并症　妊娠期糖尿病、母儿 Rh 血型不合、胎盘绒毛水肿、妊娠期高血压疾病、急性病毒性肝炎、患者严重贫血时，均易发生羊水过多。

5. 特发性羊水过多　约 1/3 患者存在原因不明的羊水过多。

【临床表现】

1. 症状

（1）急性羊水过多：多发生于妊娠 20~24 周，较少见。由于羊水量数天内急剧增加，子宫过度膨胀，横膈抬高，引起腹部胀痛、呼吸困难、不能平卧等症状。

（2）慢性羊水过多：较多见，多发生于妊娠晚期。由于羊水量增加缓慢，子宫逐渐膨胀，故症状较缓和，患者多能适应。

2. 体征　腹部检查时，增大的子宫明显大于正常孕周，腹壁皮肤发亮、张力大，触诊时胎位不清，有液体震荡感，胎心遥远或听不清。常伴有下肢及外阴水肿和静脉曲张。

【对母儿的影响】　羊水过多易并发妊娠期高血压疾病，胎膜早破和早产、胎盘早剥、胎位异常、脐带脱垂、产后出血和胎儿窘迫等发生率也增加。羊水过多的程度越重，围产儿死亡率越高。

【治疗要点】　一旦诊断为羊水过多合并胎儿畸形者，应及时终止妊娠，可行引产术。羊水过多且胎儿正常者，则应根据羊水过多的程度与胎龄决定处理方式。此外，应寻找病因并积极治疗。

【护理评估】

1. 健康史　护士询问孕妇的年龄、有无妊娠合并症、有无先天畸形家族史及生育史等。

2. 身体评估　要评估孕妇的生命体征，定期测量宫高、腹围及体重，判断孕妇有无羊水过多引起的症状，及时发现并发症。观察胎动、胎心及宫缩，以便及时发现异常情况。

3. 辅助检查

（1）B 型超声检查：是羊水过多的重要检查方法。B 型超声可显示羊水量、胎儿数目及胎儿有无畸形（如脑积水、无脑儿）。B 型超声测定羊水最大暗区垂直深度（AFV）≥8 cm，羊水指数（AFI）≥25 cm，为羊水过多诊断依据。

（2）甲胎蛋白（AFP）含量测定：当羊水中 AFP 含量显著性增高时往往提示有严重胎儿畸形。

（3）其他：必要时可做胎儿染色体检查、患者葡萄糖耐量检查，以排除妊娠期糖尿病；患者血型检查可以判断是否存在母儿血型不合。

4. 心理-社会评估　孕妇可因腹部过度膨隆出现明显不适或因过度担心胎儿出现畸形而焦虑不安，已确认合并胎儿畸形的孕妇，常出现悲伤、自责情绪，甚至抑郁。注意评估孕妇及其家属对羊水过多的认知情况及心理反应。

【护理诊断/问题】

1. 自主呼吸障碍　与短期内子宫过度膨胀导致呼吸困难有关。

2. 焦虑　与子宫过度膨胀导致呼吸困难、担心胎儿畸形、胎膜早破致早产有关。

3. 有受伤的危险（胎儿）　与突然破膜时易并发胎盘早剥、脐带脱垂和早产有关。

4. 潜在并发症　妊娠高血压疾病、早产、产后出血等。

【护理目标】

（1）患者呼吸困难明显改善，焦虑减轻。

（2）患者及胎儿无并发症发生。

【护理措施】

1. 一般护理

（1）饮食指导：嘱患者低盐饮食，多食蔬菜、水果及富含纤维素的食物，保持大便通畅，避免用力排便时增加腹压引起胎膜早破。

（2）休息：嘱患者卧床休息，可取半卧位，改善呼吸情况，减轻下肢水肿及静脉曲张。如为慢性羊水过多，建议左侧卧位，改善胎盘血液供应，避免胎儿宫内缺氧。给予吸氧，2 次/d，30 min/次。

2. 病情观察　观察生命体征，定期测量宫高、腹围和体重，观察呼吸困难的程度及腹壁紧张度等。注意观察胎心、胎动及宫缩情况，及早发现胎儿宫内窘迫及早产迹象。

3. 治疗配合

（1）经腹羊膜腔穿刺放羊水：术前讲解穿刺过程，取得知情同意并签字；穿刺前，嘱患者排空膀胱，协助做 B 型超声确定穿刺部位，术中严格无菌操作技术，防止感染；B 型超声监测下行羊膜腔穿刺放水时，羊水流出速度要慢，放水速度以 500 mL/h 为宜，一次放羊水量不超过 1 500 mL；放液过程中注意观察患者的生命体征，询问其自觉症状，预防胎盘早剥和早产等的发生。

（2）人工破膜：严格无菌操作技术下行人工破膜，引产时，采用经阴道高位破膜，使羊水缓慢流出，注意羊水的颜色、性状和量，注意胎心和胎位的变化。如羊水呈血性，警惕胎盘早剥的发生。

（3）病因治疗：遵医嘱用药，积极治疗妊娠期高血压疾病、糖尿病等合并症。

（4）分娩期护理：严密观察胎心变化、羊水性状、宫缩情况和产程进展。产后常规应用宫缩剂，预防产后出血，胎儿娩出后，腹部立即压沙袋，产后密切观察子宫收缩及阴道流血情况。

4. 心理护理　加强与患者沟通交流，提供情感支持，鼓励患者积极配合查明原因，说明羊水过多的处理方法和效果，帮助其积极参与治疗和自我保健护理；对于合并胎儿畸形者，患者往往出现自责、哀伤等情绪，耐心解释，使其以良好的心态接受现实。

5. 健康教育　指导孕妇加强产前检查，做好孕期保健。羊水过多者积极配合医生查明原因，进行对因治疗。产妇出院后，应指导其注意休息，加强营养，保持外阴清洁，预防感染。对胎儿畸形引产的孕妇，指导其避孕 6 个月以上方可再次妊娠，妊娠后应进行遗传咨询和产前诊断，孕期应加强监护。

【护理评价】

（1）患者呼吸困难是否得到改善，焦虑是否缓解。

（2）患者及胎儿有无并发症发生。

二、羊水过少

妊娠晚期羊水量小于 300 mL 称为羊水过少（oligohydramnios）。

【病因】　原因不明，主要与羊水产生减少或外漏增加有关。常见于胎儿畸形（泌尿系统）、胎盘功能减退、母体脱水、长时间服用具有抗利尿作用的药物等情况。

【临床表现】　患者在胎动时感觉腹痛，检查见腹围、宫高比妊娠月份小，子宫较敏感。临产后宫缩多不协调，子宫口扩张缓慢，产程延长。胎儿可合并畸形及肺发育不全。

【辅助检查】

1. B 型超声检查　是羊水过少的重要检查方法。B 型超声测定羊水最大暗区垂直深度（AFV）≤2 cm 和羊水指数（AFI）≤5 cm，为羊水过少诊断依据。

2. 羊水直接测量　破膜后进行直接测量，缺点是不能早期诊断。

【治疗要点】　一旦诊断为合并胎儿畸形者，应及时终止妊娠。羊水过少且胎儿正常，如已足月或出生后胎儿能存活者，应及时终止妊娠。未足月者可采取羊膜腔灌注液体法、增加饮水、静脉补液等方法增加羊水量，以延长孕周。

【护理要点】

1. 一般护理　休息时左侧卧位，自数胎动。多饮水，吸氧。

2. 病情观察　观察生命体征，定期测宫高、腹围和体重，协助 B 型超声检查了解羊水情况及胎儿情况。

3. 配合治疗　做羊膜腔灌注时注意无菌操作，同时按医嘱给予抗感染药物。做好终止妊娠的准备工作。

4. 心理护理　向患者解释羊水过少可能的原因，胎儿畸形者给予安慰，加强交流，

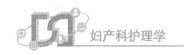

缓解焦虑、恐惧心理。

5. 健康教育　指导孕妇定期产前检查，加强孕期保健，教会孕妇自数胎动的方法，出现异常及时就诊。产后注意休息，保持外阴清洁。对胎儿畸形引产的产妇，指导其避孕6 个月以上方可再次妊娠，孕期进行遗传咨询和产前诊断，应加强孕期监护。

⊙ 小结

　　流产的主要症状是停经、腹痛及阴道流血。先兆流产、习惯性流产需要保胎治疗；难免流产、不全流产、稽留流产均需要清宫，完全流产不需处理。护理评估中重点评估患者属于哪种情况，配合医生进行治疗。

　　输卵管妊娠常见的病因是输卵管炎症，破裂时主要的症状是腹痛，特征性体征是子宫颈摇举痛，简单易行的辅助检查是阴道后穹穿刺术。主要治疗手段是手术治疗，常采取患侧输卵管切除术，做好相应的护理工作。

　　妊娠期高血压疾病基本病理变化是全身小血管痉挛和血管内皮损伤，临床首选硫酸镁治疗，护理人员应掌握硫酸镁的用法，尤其是用药过程中的注意事项，一旦发生中毒表现，用 10% 葡萄糖酸钙进行对抗。发生子痫时，首选硫酸镁，护士不仅要积极配合抢救，恰当护理更重要。

　　前置胎盘主要特点是妊娠晚期无痛性、无诱因、反复出现的阴道流血，出血的早晚与前置胎盘的类型有关。子宫大小与孕周相符，胎位清楚，胎心正常，多有胎位异常。B 型超声是首选的辅助检查，治疗方式有期待疗法和终止妊娠，剖宫产是处理前置胎盘的主要手段。

　　胎盘早剥主要病理变化是底蜕膜出血，以突发性持续性腹痛伴有或无阴道流血为主要症状。子宫腔积血多时，子宫大于孕周，硬如板状，有明显压痛，胎心异常，胎位不清。治疗需要立即终止妊娠。

　　胎膜早破主要表现是突感较多阴道流液，易引起早产、脐带脱垂及感染，护理时应采取的体位是左侧卧位抬高臀部，破膜 12 h 未分娩者应用抗生素预防感染。

　　早产是指妊娠满 28 周至不满 37 周之间分娩者。此时娩出的新生儿为早产儿，其各器官发育尚不成熟。防止早产是降低围生儿死亡率的重要环节。应做好孕期保健工作，避免诱发宫缩。

　　过期妊娠是指平时月经周期规则，妊娠达到或超过 42 周（≥294 d）尚未分娩者。过期产对母儿均有不良影响，所以要避免过期妊娠的发生。双胎妊娠是指一次妊娠子宫腔内同时有两个胎儿。双胎妊娠对孕妇及胎儿都有不良的影响，所以在孕期、分娩期及产褥期均要加强监护，争取母儿最大的安全。

　　羊水过多是指妊娠期间羊水量超过 2 000 mL 者。羊水过少是指妊娠晚期羊水量小于 300 mL。羊水量异常的处理方式根据胎儿有无畸形、有无并发症及症状的严重程度而确定。羊水过多放羊水时注意放羊水的量及速度，避免胎盘早剥和循环衰竭。

讨论与思考

1. 简述流产主要症状及临床类型。

2. 李女士，25岁，G_2P_0，停经42 d，阴道少量流血2 d，右下腹剧烈疼痛2 h。查体：T 36.7 ℃，P 110 次/min，BP 65/40 mmHg，面色苍白，痛苦病容，下腹压痛及反跳痛（+），移动性浊音（+）。妇科检查：阴道有少量流血，子宫口闭，子宫颈有举痛，子宫体稍大，阴道后穹饱满，触痛（+），右附件区触及包块，边界不清。

请回答：（1）该患者主要的护理问题是什么？

（2）该患者的护理措施有哪些？

3. 张女士，32岁，以"停经33周，下肢水肿2个月，伴头晕、胸闷3 d"为主诉入院。患者于当地医院检查发现血压增高1周，给予对症治疗未见明显好转，3 d前自觉轻微头晕、胸闷。孕期无腹痛，无阴道流血、流液。查体：BP 170/110 mmHg，水肿程度（+++）。产科检查：宫高31 cm，腹围92 cm，胎位LOA，胎心144 次/min，枕先露，未入盆。血常规：WBC 9.4×10^9/L，RBC 3.76×10^{12}/L，Hb 113g/L，HCT 0.40。

请回答：（1）该患者最可能的诊断是什么？

（2）患者首选的药物是什么？用药过程有哪些注意事项？

（3）应如何护理？

（吴彩琴）

扫码看本章PPT

扫码做本章练习题

实训课　异位妊娠案例讨论

【讨论目的】

（1）通过案例讨论使学生进一步理解异位妊娠的相关知识要点和护理措施。

（2）通过案例讨论培养学生的临床思维能力和合作精神。

案例：

张女士，25岁，已婚，因停经45 d，阴道不规则出血3 d，突然右下腹疼痛3 h入院。入院后记录如下：末次月经2019年10月15日，停经40 d出现恶心、呕吐等反应，3 d前出现不规则的阴道出血，量少于月经量，未进行诊治。3 h前突然出现右下腹部疼痛，急诊入院。无外伤、手术史，无药物过敏史。体格检查：T 37 ℃，P 102 次/min，R 22 次/min，BP 85/55 mmHg，发育正常，营养好，全身皮肤、黏膜未见黄染，面色苍白，急性

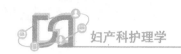

病容。浅表淋巴结未触及肿大。心肺听诊未见异常，下腹部有压痛和反跳痛，以右侧为甚。妇科检查：外阴——发育正常。阴道——通畅，容二指，有暗红色血迹。子宫颈——正常大小，光滑。子宫体——平位，稍大，活动度尚可。附件——右侧可触及不具体的包块，压痛、反跳痛明显。辅助检查：B型超声示右侧附件区低回声，宫腔内空虚。阴道后穹穿刺抽出不凝血 5 mL。责任护士告知张女士其病情考虑异位妊娠，需要急诊手术治疗。

病情处理：患者入院后，医生为张女士进行血尿常规、血型等相关检查，护士立即给予吸氧、开放静脉通路、配血、遵医嘱迅速做好术前准备等措施。然后在全麻下进行剖腹探查术，术后诊断为右侧输卵管妊娠破裂，失血性休克。

【讨论内容】

（1）异位妊娠常见病因是什么？

（2）异位妊娠临床表现有哪些？

（3）哪些辅助检查可以协助该病的诊断？

（4）分析病史资料，还需要进一步询问患者哪些情况？

（5）该患者目前主要的护理诊断是什么？

（6）术前应做哪些护理？

（7）术后如何护理？

【学时】 1 学时。

【实施过程】

（1）课前 2~3 d，让学生查看案例及相应的问题，学习小组的组长带领组内成员讨论，写出讨论结果，课前以小组为单位将讨论结果传到云班课或其他云平台上。

（2）课堂上随机抽取小组代表到讲台上报告讨论结果，用屏幕展示，并给予必要的解释。

（3）其他学习小组代表进行发言评价。

（4）教师点评、矫正、总结。

（5）计入平时成绩。

【作业】 要求每个学生将教师点评后的讨论结果写在讨论报告上，上交。

（赵开建　吴彩琴）

实训课　妊娠期高血压疾病案例讨论

【讨论目的】

（1）通过案例讨论使学生进一步理解妊娠期高血压疾病的相关知识要点和护理措施。

（2）通过案例讨论培养学生的临床思维能力和合作精神。

案例：

李女士，28 岁，因停经 34^{+3} 周，下肢水肿 10 d，头痛、头晕 3 d 入院。入院后记录如下：末次月经 2019 年 4 月 13 日，停经 40 d 出现恶心、呕吐，3 个月消失，停经 4 月余出现胎动，妊娠后无阴道出血史，10 d 前出现双下肢水肿，3 d 前出现头痛、头晕。在当地医院产前检查 3 次，未发现异常，近 1 个月未做检查。无高血压、肾炎等慢性病史，无外伤、手术史，无药物过敏史。26 岁结婚，爱人健康，人工流产 1 次。体格检查：T 36.8 ℃，P 86 次/min，R 20 次/min BP 162/105 mmHg，体重 80 kg，发育正常，营养好，全身皮肤、黏膜未见黄染，浅表淋巴结未触及肿大。心肺听诊未见异常，双下肢水肿，范围至大腿。产科检查：宫高 32 cm，腹围 105 cm，胎位 LOA，胎心 142 次/min。辅助检查：B 型超声示头先露，双顶径 82 mm，股骨长 70 mm，羊水指数 100 mm，胎盘位于后壁。尿常规：尿蛋白+++。血常规基本正常，心电图及肝肾功能检查结果提示轻度异常。责任护士告知李女士其目前患有妊娠高血压疾病，医生会给予进一步的检查和相应的治疗。

病情处理：孕妇入院后，进一步完善相关辅助检查，立即给予解痉（硫酸镁）、降压（硝苯地平）、镇静（地西泮）等治疗。血压波动在（140～160）／（95～105）mmHg 之间，头痛头晕症状稍减轻。于入院第 3 天，孕妇突然出现抽搐，持续时间约 1 min，立即遵医嘱给予硫酸镁 5 g 静脉推注、20% 甘露醇快速静脉滴注，专人护理，防止外伤，并给予地塞米松静脉滴注。抽搐控制 2 h 后在连续硬外麻醉下行子宫下段剖宫产术娩出一男婴，Apgar 评分为 9 分。

【讨论内容】

（1）妊娠期高血压疾病的基本病理变化是什么？

（2）妊娠期高血压疾病分哪些类型？该孕妇属于哪种类型？

（3）应用硫酸镁时应注意什么？硫酸镁中毒的首要表现是什么？

（4）对该孕妇如何护理？

（5）为什么要给该孕妇使用地塞米松？

（6）终止妊娠的指征有哪些？

（7）该产妇的预产期是什么时间？

【学时】1 学时。

【实施过程】

（1）课前 2～3 d，让学生查看案例及相应的问题，课前以小组为单位将讨论结果传到云班课或其他云平台上。

（2）课堂上随机抽取小组代表到讲台上报告讨论结果，用屏幕展示，并给予必要的解释。

（3）其他学习小组代表进行发言评价。

（4）教师点评、矫正、总结。

（5）计入平时成绩。

【作业】要求每个学生将教师点评后的讨论结果写讨论报告，上交。

（赵开建 吴彩琴）

妊娠合并症妇女的护理

　　掌握：妊娠合并心脏病早期心衰的诊断、心脏病患者能否妊娠的指征；妊娠合并心脏病、急性病毒性肝炎、糖尿病的护理措施。

　　熟悉：妊娠合并心脏病、急性病毒性肝炎、糖尿病的临床特点、处理原则及护理评估要点。

　　了解：妊娠与心脏病、急性病毒性肝炎、糖尿病之间的相互影响。

　　妊娠合并症是产科临床较常见的病理现象，合并症与妊娠之间相互影响，若处理不当，可使母婴安全受到威胁。临床常见有妊娠合并心脏病、急性病毒性肝炎、糖尿病等。

第一节　妊娠合并心脏病

⊙ 情景导入

　　某女，29 岁，以"停经 32 周，心慌、闷气，感胎动频繁 5 d"为主诉入院。有先天性心脏病史，既往未发生过心力衰竭。5 d 前因受凉后出现心慌，闷气，夜间不能平卧，在当地医院治疗不见好转，用药不详。入院检查：主动体位，检查合作，T 36.4 ℃，R 24 次/min，BP 110/70 mmHg，发育正常，营养中等，贫血貌，胸廓对称，心界向外扩大，双肺无明显啰音，心率 110 次/min，心律不齐。腹部检查：子宫底脐上 3 横指，肝肋缘下 3 cm，脾未及，头先露，胎位 LOA，胎心音 148 次/min，无宫缩，骨盆测量各径线无异常，双下肢有 I 度凹陷性水肿。

请思考：（1）该患者发生了什么情况？存在哪些护理问题？

（2）该患者的护理措施有哪些内容？

（3）治疗后应如何对该患者进行健康教育？

心脏病是严重的妊娠合并症，在我国孕妇死亡原因中居第2位，占非直接产科死因的第1位。欧美国家发病率为1%~4%，我国发病率约为1%，死亡率为0.73%。妊娠、分娩及产褥期机体变化均可加重心脏负担而诱发心力衰竭。妊娠合并心脏病主要包括结构异常性心脏病、功能异常性心脏病和妊娠期特有心脏病三类。以结构异常性心脏病为主，其中先天性心脏病最多见，占35%~50%。

【妊娠、分娩与心脏病的相互影响】

1. 妊娠、分娩对心脏病的影响

（1）妊娠期：由于血容量和血流动力学等方面的变化，使心脏负担加重，易发生心力衰竭。

1）血容量增加：妊娠期血容量自妊娠第6周开始逐渐增加，至妊娠32~34周达高峰，总血容量比非妊娠期增加30%~45%，此后维持较高水平。

2）心输出量增加和心率加快：血容量增加使心输出量较孕前平均增加30%~50%，休息时心率平均每分钟增加10~15次。

3）心脏位置改变：妊娠晚期子宫增大，膈肌升高，心脏向左前、向上发生移位，心脏大血管扭曲，使心脏负荷进一步加重。

（2）分娩期：是孕妇血流动力学变化最显著的阶段。

1）在第一产程：每次子宫收缩时有250~500 mL的血液被挤入体循环，使血容量增加、回心血量增加，心输出量增加约20%，同时血压升高，脉压增大以及中心静脉压升高。

2）在第二产程：除子宫收缩外，腹肌和骨骼肌的收缩，使外周循环阻力增加；分娩时产妇屏气用力，使肺循环压力增加；屏气时腹压升高，使血液从内脏向心脏回流增加。第二产程心脏负担最重。

3）在第三产程：胎儿娩出后，子宫突然缩小，腹腔内压骤降，大量血液流向内脏器官，回心血量减少；同时，胎盘循环停止，子宫血窦内约有500 mL血液进入体循环，回心血量骤增。这两种血流动力学的急剧变化，使患者心脏难以耐受，极易诱发心力衰竭。

（3）产褥期：产后3 d内，仍是心脏负担较重的时期。子宫收缩使一部分血液进入体循环，孕期组织间潴留的液体也开始回到体循环，加重心脏负担，心脏病产妇仍易发生心力衰竭。

综上所述，妊娠32~34周、分娩期及产褥期的最初3 d内，心脏病孕妇心脏负担加重，是最易发生心力衰竭的危险时期。

2. 心脏病对妊娠、分娩的影响　心脏病不影响受孕。心功能良好者，在严密监护下可以妊娠；心功能低下者，因缺血、缺氧使胎儿发育受影响，易导致胎儿窘迫、流产、早产甚至死胎。围生儿死亡率明显升高。

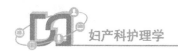

【心脏病心功能分级】

1. 主观感受评价　常用美国纽约心脏病协会（NYHA）分级标准，将心脏功能分为四级。

Ⅰ级：一般体力活动不受限制。

Ⅱ级：一般体力活动稍受限制，活动后心悸、轻度气短，休息时无症状。

Ⅲ级：一般体力活动显著受限制，休息时无不适，轻微活动即感不适、心悸、呼吸困难，或既往有心力衰竭史。

Ⅳ级：不能进行任何体力活动，休息时仍有心悸和呼吸困难等症状，活动时加重。

2. 客观检查评价　根据心电图、运动负荷试验、X线、超声心动图等检查结果来评价心脏病的严重程度，1994年美国心脏协会（AHA）标准委员会修订标准如下。

A级：无心血管病的客观依据。

B级：客观检查表明属于轻度心血管疾病患者。

C级：客观检查表明属于中度心血管疾病患者。

D级：客观检查表明属于重度心血管疾病患者。

轻、中、重度心血管疾病标准未做出明确规定，由医生根据检查结果进行判断。将患者的两种分级并列。如心功能Ⅱ级C等。

【早期心力衰竭的临床表现】　妊娠合并心脏病患者，如果出现下列症状与体征，应考虑为早期心力衰竭。①轻微活动后即有胸闷、心悸、气短。②休息时心率每分钟超过110次，呼吸每分钟超过20次。③夜间常因胸闷而坐起，或需到窗口呼吸新鲜空气。④肺底部出现少量持续性湿啰音，咳嗽后不消失。

【治疗要点】　首先应确定患者是否可以妊娠，不宜妊娠者应指导患者采取有效措施严格避孕，如已妊娠，根据孕周采取适当措施终止妊娠。可以妊娠者，严密监护母儿情况，预防心力衰竭与感染，适时选择合适方式终止妊娠。

1. 能否妊娠的指征

（1）可以妊娠：心脏病变较轻，心功能Ⅰ～Ⅱ级，既往无心力衰竭史，且无其他并发症者，在严密监护下可以妊娠。

（2）不宜妊娠：有下列情况者一般不宜妊娠，如心脏病变较重、心功能Ⅲ～Ⅳ级、既往有心力衰竭病史、有肺动脉高压、右向左分流型先天性心脏病、严重心律失常、围生期心肌病遗留有心脏扩大、风湿热活动期、并发细菌性心内膜炎。

2. 妊娠期处理

（1）不宜妊娠者：应在妊娠12周前行人工流产术。如妊娠12周以上，应在密切监护下继续妊娠。发生心力衰竭者应先控制心力衰竭之后再终止妊娠。

（2）可以妊娠者：加强孕期保健，预防心力衰竭，动态观察心脏功能，适时终止妊娠。

3. 分娩期处理　妊娠晚期应提前选择适宜的分娩方式。

（1）阴道分娩：心功能Ⅰ、Ⅱ级，胎儿不大，胎位正常，宫颈条件良好者，可考虑在严密监护下经阴道分娩。

（2）剖宫产：胎儿偏大，产道条件不佳及心功能Ⅲ～Ⅳ级者，均应择期剖宫产，或阴道分娩产程进展不顺利、心功能不全进一步恶化者，也应及时采取剖宫产终止妊娠；不宜再妊娠者，同时行输卵管结扎术。

4. 产褥期处理 注意休息，预防产后出血、感染、心力衰竭等并发症。

扫码看微课

【护理评估】

1. 健康史评估 有无心脏病史及诱发心力衰竭的因素。了解既往病史，有无先天性心脏病、风湿性心脏病、风湿热病史等，既往诊疗经过，有无心力衰竭史、心脏手术史等。了解妊娠经过，有无重度贫血、上呼吸道感染、妊娠期高血压疾病、过度疲劳、睡眠不好等诱发心衰的因素存在。

2. 身体状况

（1）评估是否出现胸闷、气短、心悸、乏力、活动受限等与心脏病有关的症状，有无水肿、发绀、心脏增大、肝大等体征。评估心功能状态，特别注意评估有无早期心力衰竭的表现。

（2）评估胎儿生长发育是否正常，有无宫内缺氧。评估临产后宫缩及产程进展情况，评估产后子宫缩复情况，恶露的量、色及性状；评估母乳喂养及液体出入量等。

3. 辅助检查

（1）心电图检查：可提示各种心律失常、ST 段改变。

（2）胸部 X 线检查：显示有心界扩大。

（3）超声心动图：可显示心脏结构、各瓣膜变化。

（4）B 型超声检查：了解胎儿生长发育情况。

（5）胎儿电子监护仪：了解胎儿宫内储备能力。

4. 心理-社会状况 评估孕产妇及其家属对病情的认知程度，是否存在担心、焦虑、恐惧等心理，是否掌握心脏病的自我护理知识，评估其家庭社会支持系统。

【护理诊断/问题】

1. 活动无耐力 与心脏病心功能差有关。

2. 自理能力缺陷 与心功能差活动受限及需卧床休息有关。

3. 潜在并发症 心力衰竭、洋地黄中毒。

4. 焦虑/恐惧 与担心胎儿与自身安全有关。

5. 母乳喂养中断 与心功能差不能耐受母乳喂养有关。

6. 知识缺乏 缺乏妊娠合并心脏病的保健知识。

【护理目标】

（1）患者体力逐渐恢复，日常生活需要得到满足，能进行母乳喂养。

（2）患者病情得到控制，不发生心力衰竭及洋地黄中毒等并发症。

（3）患者能掌握减轻焦虑的技能；能陈述妊娠合并心脏病预防心力衰竭的相关知识。

【护理措施】

1. 非孕期护理 心脏病患者妊娠前应先来医院咨询，根据心脏病种类、病变程度、心功能状态、孕期监护及医疗条件等考虑能否妊娠。

2. 妊娠期护理

（1）须加强产前检查：从孕早期开始，定期进行产前检查，酌情增加产前检查次数，必要时进行家庭访视。妊娠20周以前，每2周检查1次；妊娠20周以后，每1周检查1

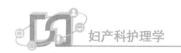

次。发现早期心力衰竭征象应及时入院治疗，心功能Ⅰ～Ⅱ级者，也应在妊娠36～38周提前住院待产。

（2）预防心力衰竭：避免过度劳累及情绪激动，保证休息，休息时以左侧卧位或半卧位为宜，每日睡眠10 h，注意增加午休。指导高蛋白、高维生素、低盐、低脂肪饮食，妊娠16周以后，每日食盐量不超过4～5 g；妊娠36周后体重每月增加不超过0.5 kg，整个孕期增加不宜超过12 kg。预防引起心力衰竭的各种诱因，如避免受凉、上呼吸道感染，纠正贫血和心律失常等。定期进行心脏功能检查，出现心力衰竭时积极药物治疗，注意药物剂量与毒性反应。妊娠晚期心力衰竭的患者，待心力衰竭控制后再行产科处理；严重心力衰竭经内科积极治疗效果不佳者，可边控制心力衰竭边紧急剖宫产，以抢救患者生命。

3. 分娩期护理

（1）第一产程：安慰及鼓励产妇，消除其紧张情绪，可适当应用地西泮、哌替啶等镇静剂。每15 min测血压、脉搏、呼吸、心率1次。一旦发现心力衰竭征象，应高浓度面罩吸氧，取半卧位，遵医嘱用去乙酰毛花苷注射液0.4 mg加25%葡萄糖液20 mL缓慢静脉注射，必要时间隔4～6 h重复给药0.2 mg。产程开始后即应预防性使用抗生素。密切监护胎儿情况，每30 min测胎心率1次。

（2）第二产程：指导产妇不屏气用力增加腹压，鼓励产妇以呼吸及放松技巧减轻不适感，必要时给予硬膜外麻醉。子宫口开全后，应行胎头吸引或产钳助产术，尽可能缩短第二产程。

（3）第三产程：胎儿娩出后，产妇腹部应立即放置1～2 kg重沙袋持续24 h，防止腹压骤降而诱发心力衰竭。为防止产后出血过多诱发心力衰竭，可用缩宫素注射液10～20 U静脉或肌内注射，注意禁用麦角新碱，以防静脉压升高。产后出血过多者，应遵医嘱适当输血、输液，注意输液速度不可过快。

4. 产褥期护理

（1）预防感染：预防性应用广谱抗生素，至产后1周左右无感染征象时停药。注意外阴部清洁卫生。加强营养，增强抵抗力，避免过劳、受凉。

（2）预防心力衰竭：产后3 d内，产妇需充分休息，尤其产后24 h内应绝对卧床休息。密切监测生命体征及心功能变化，及早发现早期心衰症状。病情轻者，24 h后根据心功能情况适当下床活动，以减少血栓的形成。

（3）预防便秘：合理膳食，多吃蔬菜、水果，必要时应用缓泻剂。

（4）指导母乳喂养：心功能Ⅰ～Ⅱ级者可以母乳喂养，但应避免劳累；心功能Ⅲ级以上者不宜哺乳，应及时回乳，指导家属人工喂养的方法。

5. 心理护理　解释病情，告知早期心力衰竭的症状、体征及出现后的应对措施，减轻患者及其家属的紧张恐惧心理。鼓励产妇树立信心，积极配合治疗及护理措施。鼓励产妇适度地参加照顾婴儿的活动，促进亲子互动。对新生儿有缺陷或死亡，鼓励产妇表达其内心情感，给予理解和安慰，防止产后抑郁症的发生。

6. 急性心力衰竭的急救护理

（1）体位：患者取坐位，双腿下垂，必要时应用四肢轮流结扎法，以减少静脉回心血量，减轻心脏负担。

（2）吸氧：高流量面罩或加压给氧，为增加气体交换面积，可用50%的乙醇加入氧气过滤瓶中。

（3）配合医生药物治疗：按医嘱应用镇静剂、强心剂、利尿剂、血管扩张剂、支气管扩张剂等。注意观察药物疗效与不良反应。

7. 健康教育

（1）康复指导：指导孕妇及其家属掌握疾病的相关知识，能正确地进行自我照顾，避免诱发心力衰竭的因素，发现心衰的早期表现及时就诊。

（2）计划生育指导：不宜再妊娠的患者，心功能良好者可在产后1周做绝育术，有心力衰竭者待控制后行绝育术。未绝育者应严格避孕。

【护理评价】

（1）患者体力是否恢复，日常生活需要能否得到满足，能否进行母乳喂养。

（2）患者是否出现心力衰竭及洋地黄中毒等并发症。

（3）患者焦虑是否减轻；能否了解妊娠合并心脏病预防心力衰竭的相关知识。

第二节 妊娠合并急性病毒性肝炎

情景导入

赵某，24岁，初孕妇，孕35周，自觉乏力、食欲差伴腹胀1周，近2 d症状加重。查体：BP 130/80 mmHg，T 37.2 ℃，全身皮肤及巩膜黄染，心肺无异常，子宫底于剑突下三指，肝脏触诊不满意，叩诊肝上界在第6肋间，血液检查：血胆红素51.3 μmol/L，HbsAg阳性。

请思考：（1）赵某发生了什么情况？

（2）存在哪些护理问题？

（3）如何对赵某做好护理？

病毒性肝炎是肝炎病毒引起的以肝脏病变为主的传染性疾病，妊娠的任何时期都有被肝炎病毒感染的可能，孕妇肝病和黄疸最常见的原因就是妊娠合并病毒性肝炎。已确定的肝炎病毒有五种：甲型（HAV）、乙型（HBV）、丙型（HCV）、丁型（HDV）及戊型（HEV），其中以乙型肝炎病毒感染最常见。国内外报告孕妇病毒性肝炎的发病率为0.8%～17.8%，其发病率约为非孕妇的6倍，而且孕期肝炎发展到重症肝炎的发生率较非孕妇高，目前重症肝炎仍是我国孕产妇死亡的主要原因之一。

【妊娠、分娩与病毒性肝炎的相互影响】

1. 妊娠、分娩对病毒性肝炎的影响 妊娠期肝脏的生理变化使其负担加重，使原有肝损坏进一步加重，容易发展成重症肝炎。

（1）妊娠期增多的雌激素需在肝内灭活，妨碍肝脏对脂肪的代谢，胎儿代谢产物需经母体肝内解毒，增加了肝脏负担。

（2）因妊娠反应，母体摄入减少，体内蛋白质等营养物质相对不足；而妊娠期机体新

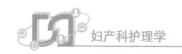
陈代谢率高，营养物质消耗增多，肝内糖原储备降低，使肝脏抗病能力下降。

（3）分娩时体力消耗、出血、麻醉、缺氧、酸性代谢产物增多等可进一步加重肝脏负担。

2. 病毒性肝炎对妊娠、分娩的影响

（1）对孕产妇的影响：

1）产科并发症发生率高：妊娠早期感染急性病毒性肝炎可加重早孕反应；晚期妊娠感染者妊娠高血压疾病发病率增高；分娩时，容易发生严重的产后出血。

2）重症肝炎的发生率及孕产妇死亡率高：妊娠晚期合并肝炎易发展为重症肝炎，增加孕产妇死亡率。重症肝炎时，由于肝功能衰竭常并发 DIC，发生产后大出血、消化道出血、感染等，最终诱发肝性脑病和肝肾综合征，威胁母婴生命安全。

（2）对围生儿的影响：

1）胎儿、新生儿患病率升高：妊娠早期孕妇患病毒性肝炎使胎儿畸形发病率约升高 2 倍。部分在围生期感染的婴儿，可转为慢性病毒携带者，将来容易发展为肝硬化或原发性肝癌。近年研究发现，病毒性肝炎与唐氏综合征的发病密切相关。

2）胎儿、新生儿死亡率升高：肝功能异常的孕产妇，流产、早产、死胎、死产和新生儿死亡率明显增加，死亡率高达 46‰。

扫码看知识链接

【临床表现】　患者可表现出全身酸痛、乏力、畏寒、发热、尿色深黄、纳差、恶心、呕吐、腹部不适、右上腹疼痛、腹胀、腹泻等症状。皮肤和巩膜黄染、肝区叩击痛。

【治疗要点】　原则上肝炎患者不宜妊娠。感染 HBV 的育龄妇女在妊娠前应行肝功能检查、血清 HBV-DNA 检测、肝脏 B 型超声检查。最佳受孕时机是肝功能正常、血清 HBV-DNA 低水平、肝脏 B 型超声无特殊改变。妊娠患急性病毒性肝炎，若为轻症，可继续妊娠，应积极保肝治疗、预防感染、预防产后出血。若为慢性活动性肝炎，应适当治疗后终止妊娠。

1. 妊娠期　处理同非孕期肝炎，应增加休息，加强营养，给予高维生素、高蛋白质、足量碳水化合物、低脂肪饮食。积极应用中西药物进行保肝治疗。避免应用可能损害肝脏的药物（如雌激素、麻醉药等），以防加重肝脏损害。有黄疸者立即住院，按重症肝炎处理。积极预防及治疗肝性脑病、防治凝血功能障碍和急性肾衰竭。

2. 分娩期　为缩短第二产程，子宫口开全后行阴道助产，注意防止母婴传播及产后出血。重症肝炎积极治疗 24 h 后行剖宫产结束分娩。

3. 产褥期　继续进行护肝治疗，加强新生儿护理，应用对肝脏损害小的抗生素预防感染。

【护理评估】

1. 健康史　评估孕妇有无与肝炎患者密切接触史，或输血、注射血制品史，有无病毒性肝炎家族史及当地流行史等。了解其妊娠经过、疾病诊疗经过、用药情况及病情控制情况。

2. 身体状况

（1）症状：评估孕妇是否出现不能用妊娠反应或其他原因解释的消化系统症状，如食欲减退、恶心、呕吐、腹胀、厌油腻、乏力、肝区痛等。黄疸型肝炎者可表现出黄疸，小便深黄色。妊娠晚期易发生重症肝炎，表现为发病 1 周左右病情突然加重，出现畏寒、发热、皮肤巩膜、尿色黄染且逐渐加重，极度乏力，腹胀，频繁呕吐、有肝臭气味，进一步发展出现急性肾衰竭和不同程度的肝性脑病症状，如嗜睡、烦躁、神志不清甚至昏迷等。

（2）体征：查体可触及肝脏肿大、触痛，肝区叩击痛阳性；妊娠晚期受增大子宫影响，肝脏不易被触及，如能触及应想到异常。重症者肝脏进行性缩小。

3. 辅助检查

（1）肝功能检查：血清中丙氨酸氨基转移酶（ALT）明显升高，特别是数值大于正常 10 倍以上而且持续时间较长，排除其他原因外，对病毒性肝炎有诊断价值。血清胆红素明显上升、尿胆红素阳性对诊断病毒性肝炎有价值。

（2）血清病原学检测：可确定患病毒性肝炎的类型。

（3）其他检查：凝血功能及胎盘功能检查。

4. 心理-社会状况　评估孕产妇及其家属对病情的认知程度，家庭社会支持系统是否完善，是否存在担心、焦虑、恐惧、自卑等心理，是否掌握妊娠合并肝炎的自我保健及护理知识。

扫码看知识链接

【护理诊断/问题】

1. 营养失调：低于机体需要量　与食欲下降、恶心、呕吐、营养摄入减少有关。

2. 焦虑/恐惧　与担心自身安危、担心传染给胎儿有关。

3. 知识缺乏　与缺乏病毒性肝炎相关知识有关。

4. 潜在并发症　产后出血、肝性脑病。

【护理目标】

（1）患者营养状况得到改善，能满足机体需要。

（2）患者病情得到控制，不发生产后出血、肝性脑病等并发症。

（3）患者能掌握减轻焦虑的技能；能陈述病毒性肝炎的相关知识。

【护理措施】

1. 一般护理

（1）注意休息，每日保证 9 h 睡眠和适当的午休，避免劳累。

（2）加强营养，给予高蛋白、高维生素、富含碳水化合物和纤维素的低脂饮食。注意保持大便通畅，避免便秘发生。重症肝炎者应严格限制蛋白质的摄入，每日摄入量应 < 0.5 g/kg，可增加碳水化合物的摄入，使每日热量维持 7 531 kJ（1 800 kcal）以上。

2. 病情观察

（1）加强产前检查，密切观察消化道症状、黄疸情况，监测肝炎病毒血清病原学标志物及肝功能。监测凝血功能，注意观察产妇有无口、鼻、皮肤黏膜出血倾向。

（2）重症肝炎患者应严密监测生命体征，密切观察有无性格改变、行为异常、扑翼样震颤等肝性脑病前驱症状，严格限制液体入量，并记录出入量。

3. 产科护理配合

（1）妊娠期的护理：

1）妊娠早期感染者，若为轻型应积极保肝治疗，可继续妊娠；若为重型病情好转后行人工流产术终止妊娠。妊娠中、晚期患者不宜终止妊娠，若经积极治疗后病情无好转，

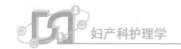

可考虑终止妊娠。

2）落实消毒隔离制度，防止交叉感染：需开设隔离诊室为肝炎孕妇进行产前检查，用过的医疗用物应用 2 000 mg/L 含氯制剂浸泡消毒，防止交叉感染。

3）预防加重肝炎的诱因：妊娠合并重症肝炎时，积极保肝治疗，预防及治疗肝性脑病，如用高血糖素-胰岛素-葡萄糖，促进肝细胞再生。应用六合氨基酸，补充支链氨基酸，调整血清氨基酸比值，使肝性脑病患者清醒等。避免应用损害肝脏的药物，预防各种感染。限制蛋白质的摄入，增加碳水化合物的摄入，保持大便通畅，禁用肥皂水灌肠，口服新霉素或甲硝唑抑制大肠杆菌，以减少游离氨及其他毒素的产生及吸收。严格限制液体入量，每日入量为前日尿量加 500 mL。预防 DIC 和肝肾综合征，用肝素治疗时，注意观察有无全身出血倾向。妊娠末期患重症肝炎者，经积极治疗 24 h 后行剖宫产结束妊娠。

4）预防产后出血：分娩前 1 周每日肌内注射维生素 K_1 20~40 mg，产前 4 h 及产后 12 h 内不宜使用肝素治疗。

（2）分娩期护理：

1）密切观察产程进展，正确处理产程，避免产道损伤。第二产程行胎头吸引术或产钳术助产，缩短第二产程。胎肩娩出后立即静脉注射缩宫素，以减少产后出血。若患者在使用肝素治疗过程中突然临产或需剖宫产，则应立即停用肝素，4 h 之后才可进行手术。

2）严格执行消毒隔离制度，防止母婴传播。凡病毒性肝炎产妇用过的医疗物品均要用 2 000 mg/L 的含氯消毒液浸泡后按相关规定处理。一次性物品需用双层黄色医用塑料袋包装后焚烧。

3）注意观察产妇有无出血倾向，准备好新鲜血液，临产时加维生素 K_1 20 mg 静脉注射。做好抢救休克和新生儿窒息的准备。

（3）产褥期护理：

1）注意休息和加强营养，避免劳累，继续应用对肝脏损害较小的头孢菌素类或氨苄西林等广谱抗生素预防和控制产褥感染。

2）观察子宫缩复及恶露表现，预防产后出血。

3）指导母乳喂养：母亲为 HBsAg 阳性的新生儿，经过主动以及被动免疫后，无论母血 HBeAg 是阳性还是阴性，不用检测乳汁中是否有 HBV-DNA，均可以母乳喂养。因病情严重不宜母乳喂养者，应及时回乳。不宜用雌激素回乳，可用生麦芽冲剂或芒硝外敷乳房。

4）新生儿护理：母亲 HBsAg 阳性的新生儿，应在出生后 2 h 内尽早注射乙型肝炎免疫球蛋白（HBIG），剂量 100~200 IU，并同时接种 10 μg 重组酵母乙型肝炎疫苗。生后 1 月、6 个月时分别接种第 2 针、第 3 针乙肝疫苗。

4. 心理护理　向患者及其家属介绍妊娠合并肝炎的有关知识，解释病情和治疗方案，减轻患者及其家属的焦虑或恐惧心理，使其理解并能积极配合治疗及护理措施。鼓励产妇树立信心，协助亲子互动。对失去新生儿者，鼓励患者表达出其内心感受，给予理解和安慰。

5. 健康教育

（1）出院后继续保肝治疗，避免过度劳累。

（2）患肝炎的育龄妇女不宜妊娠，应严格避孕，待肝炎痊愈半年，最好 2 年后再妊娠。夫妻一方患有肝炎者应用避孕套以免交叉感染。

（3）妊娠期加强产前检查，增加营养，增强机体的抵抗力。

（4）及时为新生儿注射乙肝免疫球蛋白和进行乙肝疫苗预防接种，降低新生儿发病率。

【护理评价】

（1）患者营养状况是否得到改善，能否满足机体需要。

（2）患者是否出现产后出血、肝性脑病等并发症。

（3）患者焦虑是否减轻；是否了解病毒性肝炎的相关知识。

第三节　妊娠合并糖尿病

◉ 情景导入

李某，女，29岁，宫内妊娠 31^{+2} 周，G_1P_0。近2周来饭量较前明显增加，并有多饮、多尿现象，前来就诊。进行口服葡萄糖耐量试验，测定空腹及口服糖后 1 h、2 h 的血糖值结果分别为：5.2 mmol/L、10.6 mmol/L、8.6 mmol/L。查体：T 36.8 ℃，P 72 次/min，R 20 次/min，BP 120/80 mmHg。身高 161 cm，体重 86 kg。子宫底在脐与剑突之间，胎心 144 次/min。骨盆外测量无异常。既往体健，无糖尿病病史。

请思考：（1）该孕妇发生了什么情况？

　　　　（2）存在哪些护理问题？如何护理？

糖尿病（diabetes mellitus，DM）是多种因素引起的以慢性血糖水平升高为特征的全身性慢性代谢性疾病。妊娠合并糖尿病有两种类型，一种是妊娠前已有糖尿病，称为糖尿病合并妊娠；另一种是妊娠后才发生或首次发现的糖尿病，称为妊娠糖尿病（gestational diabetes mellitus，GDM）。以后者多见，占糖尿病孕妇的90%以上。妊娠合并糖尿病是妊娠期常见的内科合并症，母婴的并发症较多，应引起重视。

【妊娠、分娩与糖尿病的相互影响】

1. 妊娠期糖代谢特点

（1）空腹血糖降低：妊娠早期，早孕反应使孕妇摄入量减少、胎儿从母体摄取葡萄糖增加，雌、孕激素增加母体对葡萄糖的利用等原因导致孕妇空腹血糖降低。

（2）胰岛素需要量增加和糖耐量降低：妊娠后血容量逐渐增加，血液稀释使胰岛素相对不足；胎盘分泌的雌激素、孕酮、人胎盘催乳素、胎盘胰岛素酶等使机体对胰岛素抵抗作用增强；孕妇对胰岛素的敏感性随妊娠周数增加而降低，从而出现糖耐量降低。

（3）肾糖阈降低：孕期母体肾血流量及肾小球对糖的滤过率增加，肾小管对糖的重吸收率下降，使肾糖阈降低。

2. 妊娠、分娩对糖尿病的影响　由于妊娠期糖代谢的复杂变化，妊娠可使既往无糖尿病的孕妇发生 GDM，也可使隐性糖尿病显性化，使原有糖尿病患者的病情加重。由于妊娠期体

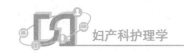

内激素水平变化，脂解作用增强，酮体生成增加，而低血糖可使脂解作用进一步加强，若应用胰岛素治疗的孕妇未及时调整用量，患者可能会出现血糖过低或过高，孕妇极易发生低血糖昏迷或糖尿病酮症酸中毒。分娩过程中体力消耗大，产妇进食量少；胎盘娩出后，胎盘产生的抗胰岛素物质迅速消失，如果不及时调整胰岛素用量，极易发生低血糖休克。

3. 糖尿病对妊娠、分娩的影响　妊娠合并糖尿病对母儿的影响取决于糖尿病病情及血糖控制水平。

（1）对孕妇的影响：

1）受孕率降低，流产率升高。由于代谢紊乱影响卵巢功能，不孕症发生率较一般妇女高，约为2%；高血糖可使胚胎发育异常甚至死亡，流产率高达15%~30%。

2）妊娠期高血压疾病发生率高。由于糖尿病引起的血管病变，使糖尿病孕妇患妊娠高血压疾病的发生率是其他孕妇的3~5倍，特别是糖尿病并发肾脏病变时，其发生率可高达50%以上。往往病情较难控制，对母儿极为不利。

3）感染率高。因患者免疫力下降易发生感染，尤以泌尿系感染最常见。

4）羊水过多发生率高。较非糖尿病孕妇高10倍，还可导致胎膜早破、脐带脱垂等。

5）难产、手术产、产道损伤增多。由于巨大儿发生率升高，导致难产、手术产、产道损伤，易发生产后出血。

6）易发生糖尿病酮症酸中毒，是孕妇死亡的主要原因。

（2）对胎儿、新生儿的影响：

1）巨大胎儿发生率增加。较非糖尿病孕妇者高3~4倍。

2）胎儿畸形发生率增加。高血糖、高血酮使胎儿畸形率增加，为非糖尿病孕妇的3~5倍。

3）胎儿生长受限发生率增加。糖尿病病情严重、伴有血管病变时，可使胎儿发育不良，发生率约为21%。

4）新生儿呼吸窘迫综合征发生率增加。在高血糖刺激下，胎儿胰岛素分泌增加，使糖皮质激素的作用减弱，胎儿肺泡表面活性物质减少，胎儿肺发育延迟。

5）新生儿低血糖发生率增加。新生儿脱离母体高血糖环境后，高胰岛素血症仍存在，若不及时补充糖，易发生低血糖，严重时危及新生儿生命。

6）围生儿死亡率高。上述各种影响使胎儿、新生儿容易发生死亡，尤其是出现糖尿病酮症酸中毒者，更易导致胎儿窘迫和胎死宫内。

【临床表现】　妊娠期有三多症状（多饮、多食、多尿）、出现外阴阴道假丝酵母菌病反复发作难以治愈、孕妇体重过度增长、并发羊水过多或巨大胎儿者，应警惕合并糖尿病的可能性。多数妊娠期糖尿病者并无明显的临床表现。

【治疗要点】　对糖尿病患者应于妊娠前判断糖尿病的程度，确定妊娠的可能性。允许妊娠者，加强孕期监护，在内科、产科密切监护下，尽可能将孕妇血糖控制在正常或接近正常范围内，注意监测胎儿宫内情况，适时终止妊娠，防止并发症的发生。

【护理评估】

1. 健康史　评估有无妊娠合并糖尿病的高危因素，如糖尿病家族史、孕前体重>90 kg、反复自然流产，是否有死胎、畸形儿、呼吸窘迫综合征（RDS）足月儿或巨大儿等病史。了解本次妊娠经过，是否有反复发作的外阴阴道假丝酵母菌病，胎儿是否偏大、有无羊水过多等。了解患者的病情控制及治疗情况、有无糖尿病并发症等。

2. 身体状况

（1）妊娠期：重点评估孕妇有无糖代谢紊乱症候群、糖尿病并发症及胎儿发育情况。病情轻者，"三多一少"（多饮、多食、多尿、体重下降）症状不明显；重者，除"三多一少"外，常出现皮肤瘙痒、外阴阴道假丝酵母菌病等。注意评估是否有视网膜病变、糖尿病性肾病、妊娠期高血压疾病、羊水过多等。了解胎儿宫内发育情况，有无胎儿生长受限、宫内窘迫、畸形或巨大儿等。

（2）分娩期：除监测产程和胎儿安危外，注意评估产妇是否出现低血糖及糖尿病酮症酸中毒症状，表现为头晕、心悸、面色苍白、出汗、恶心、呕吐、烦躁、视物模糊、呼吸快、呼气有烂苹果味等。

（3）产褥期：着重评估产妇有无产后出血及感染征象，有无低血糖或高血糖症状，新生儿有无低血糖、呼吸窘迫综合征。

3. 辅助检查

（1）空腹血糖（fasting blood glucose）测定：两次或两次以上空腹血糖≥5.1 mmol/L者，可诊断为妊娠糖尿病。

（2）口服葡萄糖耐量试验（oral glucose tolerance test，OGTT）：4.4 mmol/L≤空腹血糖<5.1 mmol/L，应尽早做 75 g OGTT。测定空腹及口服糖后 1 h、2 h 的血糖值，正常者分别低于 5.1 mmol/L、10.0 mmol/L、8.5 mmol/L，任何一点血糖值达到或超过上述标准即诊断为 GDM。

（3）其他检查：肝肾功能检查、眼底检查、24 h 尿蛋白定量、B 型超声、胎儿电子监护仪等。

4. 心理-社会状况 评估孕产妇及其家属对糖尿病及病情的认知程度、情绪反应和心理状态，家庭社会支持系统是否完善，是否存在担心、焦虑、恐惧等心理，是否掌握相关的自我保健及护理知识。

【护理诊断/问题】

1. 营养失调：高于机体需要量 与血糖代谢异常有关。

2. 有感染的危险 与糖尿病患者抵抗力下降有关。

3. 胎儿有受伤的危险 与糖尿病可能导致胎盘供血不足、畸形儿、胎儿肺泡表面活性物质不足、巨大儿、低血糖等有关。

4. 潜在并发症 低血糖、酮症酸中毒。

5. 焦虑 与担心身体状况和胎儿安全有关。

6. 知识缺乏 缺乏妊娠合并糖尿病的相关知识。

【护理目标】

（1）患者营养状况得到改善，能满足机体需要。

（2）患者体温正常，未发生感染现象。

（3）糖尿病对胎儿健康的影响减轻到最低程度。

（4）患者病情得到控制，不发生低血糖、酮症酸中毒等并发症。

（5）患者能掌握减轻焦虑的技能；能陈述妊娠合并糖尿病的相关知识。

【护理措施】

1. 一般护理

（1）饮食控制：轻症患者仅需饮食控制即可维持血糖在正常范围。妊娠早期，糖尿病

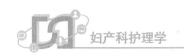

孕妇需要热量与孕前相同；孕中期后，每周所需热量增加 3% ~ 8%，其中碳水化合物占 40% ~ 50%、蛋白质占 20% ~ 30%、脂肪占 30% ~ 40%。建议多食粗粮、豆类、绿叶蔬菜、低糖水果等，每日热量分配比例是：早餐 25%，午餐 30%，晚餐占 30%，睡前点心（应含蛋白质及碳水化合物）占 15%。控制餐后 1 h 血糖值 < 8 mmol/L。另外，每日补充钙剂 1 ~ 1.2 g，叶酸 5 mg，铁 15 mg。

（2）合理运动：运动可提高外周组织对胰岛素的敏感性，促进葡萄糖的利用，有利于控制病情。指导选择适宜的运动方式，如散步或中速步行，每日至少 1 次，每次 20 ~ 40 min，餐后 1 h 进行。

2. 病情观察　定期行血糖监测，尿酮体、眼底检查，密切监测胎儿发育情况和胎盘功能，注意观察孕产妇有无低血糖表现、感染征兆和产后出血迹象。

扫码看知识链接

3. 用药护理　多数 GDM 孕妇通过饮食、运动等生活方式干预，使血糖达到控制目标。对于不能有效控制血糖的 GDM 患者，为避免低血糖和糖尿病酮症酸中毒的发生，首选胰岛素进行药物治疗，一般从小剂量开始，并根据病情、妊娠时期、血糖值进行调整。

4. 产科护理配合

（1）孕前护理：确定糖尿病患者是否能妊娠。根据 White 分类法，分期达 D、F、R 级者母儿危险较大，不宜妊娠，如已妊娠应尽早终止。器质性病变较轻、血糖控制良好者，可在积极治疗、密切监护下继续妊娠。

扫码看知识链接

（2）妊娠期护理：密切监测血糖变化，及时调整胰岛素用量。妊娠早期应每周检查 1 次至妊娠第 10 周；妊娠中期应每 2 周检查 1 次，一般妊娠 20 周时胰岛素的需要量开始增加，应及时进行调整。重视产前检查，定期行 B 型超声检查胎儿发育情况、有无畸形、羊水量。加强对糖尿病并发症的监护，定期行眼底检查、肾功能检查和测定糖化血红蛋白含量。

（3）分娩期护理：

1）选择合适的时间终止妊娠：在控制血糖、确保母儿安全的情况下，尽量在接近预产期（39 周后）时终止妊娠。若血糖控制不良，伴有血管病变、严重感染、胎儿窘迫等，在采取促胎肺成熟措施后及时终止妊娠。

2）指导分娩方式的选择：妊娠合并糖尿病并非剖宫产的指征，如病情轻、无其他产科指征可阴道分娩；如果病情重、并发血管病变，或有骨盆狭窄、胎位异常、胎儿宫内窘迫、巨大儿等应行剖宫产。

3）产程中护理：密切监测血糖、尿糖、尿酮体和胎儿情况。控制血糖 ≥5.6 mmol/L，必要时可按每 4 g 葡萄糖加 1 U 胰岛素的比例进行输液，预防发生低血糖。阴道分娩者，如产程大于 16 h 易发生糖尿病酮症酸中毒，故应严密观察，避免产程延长，产程时间不超过 12 h 为宜；如产程中发现产程进展缓慢或胎儿窘迫，应考虑改剖宫产。

（4）产后护理：

1）及时调整胰岛素用量：分娩后 24 h 内胰岛素用量应减至原用量的 1/2，48 h 应减少到原用量的 1/3。

2）预防性应用广谱抗生素，保持外阴部或腹部伤口清洁，防止产褥感染。

3）新生儿护理：糖尿病产妇的新生儿抵抗力差，无论体重大小均按早产儿护理。注意保温、吸氧，及早喂糖水，早开奶。新生儿出生时取脐血检测血糖，出生后 30 min 开始定时滴服 25% 葡萄糖液，10~15 滴/min，防止低血糖，并注意预防低血钙、高胆红素血症及新生儿呼吸窘迫综合征（NRDS）的发生。多数新生儿在出生后 6 h 内血糖值可恢复至正常。

5. **心理护理**　介绍妊娠期糖尿病的相关知识、目前病情、治疗措施及其必要性，以及低血糖的症状和紧急应对措施，使孕妇及其家属不紧张或焦虑，能积极配合治疗。耐心倾听患者表达其内心感受，关心、鼓励患者以积极的心态面对问题。及时提供新生儿各种信息，创造亲子互动机会，促进母婴亲情发展。

6. **健康教育**

（1）鼓励母乳喂养：用胰岛素治疗的产妇，哺乳对婴儿没有影响，介绍母乳喂养和乳房护理相关知识，促进顺利实施母乳喂养。

（2）产后及时复查血糖：妊娠期空腹血糖明显异常者，产后应尽早复查空腹血糖，血糖值仍异常者，应诊断为糖尿病合并妊娠；空腹血糖正常的 GDM 患者，应于产后 6~12 周行 OGTT 检查，如果异常，考虑是产前漏诊的糖尿病，正常者仍应每 3 年查一次 OGTT。

（3）妊娠期糖尿病者如再妊娠，再次发生 GDM 的概率达 60%~70%，因此，应指导其产后长期避孕，可使用安全套或手术结扎，不宜用宫内节育器或避孕药。

【护理评价】

（1）患者营养状况是否得到改善，是否能满足机体需要。

（2）患者体温是否正常，是否出现感染现象。

（3）胎儿健康是否受到糖尿病的影响。

（4）患者病情是否得到控制，是否发生低血糖、糖尿病酮症酸中毒等并发症。

（5）患者焦虑是否减轻；是否了解妊娠合并糖尿病的相关知识。

小结

妊娠合并症是指妊娠前即有或妊娠期发生的其他系统的疾病，妊娠与合并症的相互影响，使原有疾病病情加重，对母儿均有很大影响。妊娠合并心脏病是孕产妇常见的四大死亡原因之一，尤应引起重视。妊娠 32~34 周、分娩期及产褥期的最初 3 d 内，心脏病孕妇因心脏负担加重，是最易发生心力衰竭的危险时期，应特别加强监护。根据心功能指导心脏病患者能否妊娠、妊娠后能否继续维持妊娠，对不能或不宜继续妊娠者及时采取措施进行终止。可以妊娠者，应注意观察有无早期心衰的表现，积极控制，避免心衰发生。妊娠合并急性病毒性肝炎容易发展成重症肝炎，肝炎类型有五种，以乙肝多见，容易发生母婴传播，肝炎患者凝血功能下降，易发生产后出血，需注意防范。对于乙型肝炎产妇娩出的新生儿，应常规注射乙肝免疫球蛋白和乙肝疫苗进行联合预防，母血 HBeAg 阳性的新生儿仍可以母乳喂养。产妇因病情严重不宜母乳喂养者，应及时回乳，回乳不宜用雌激素。妊娠合并糖尿病易致孕妇低血糖、酮症酸中毒、巨大儿、畸形儿等，用药首选胰岛素，并根据血糖、妊娠周数等不断调整治疗剂量。根据妊娠合并症类型和病情，指导产妇能否哺乳和正确的退乳方法，指导不宜再妊娠者选择合适方法严格避孕。

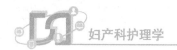
讨论与思考

1. 简述妊娠合并心脏病早期心衰的诊断，急性左心力衰竭的急救护理。

2. 简述妊娠合并肝炎的分娩期和产褥期处理及护理。

3. 简述妊娠合并糖尿病的类型、胰岛素用药特点。

4. 简述妊娠合并症与妊娠分娩的相互影响，妊娠合并症终止妊娠的指征。

5. 患者张某，30岁，妊娠11周，休息时感胸闷、气急。查体：P 116次/min，R 22次/min，心界向左侧扩大，心尖区有Ⅲ级收缩期杂音，性质粗糙，肺底有持续性小水泡音。

  请回答：(1) 该产妇发生了什么情况？应如何处理？

      (2) 提出主要的护理诊断。

      (3) 制订护理措施。

（王珏辉）

扫码看本章 PPT   扫码做本章练习题

第十二章

异常分娩妇女的护理

学习要点

掌握：子宫收缩乏力的临床表现及护理措施、臀位的临床表现及孕期矫正方法。各种产程曲线异常的概念与临床意义。

熟悉：跨耻征检查、头盆关系的判断及骨盆异常的类型。

了解：急产、不协调性宫缩过强的临床表现与护理措施及持续性枕后位或枕横位、巨大胎儿的护理评估。

情景导入

李女士，28 岁，G_1P_0，孕 39^{+3} 周，今晨 8 时因不规律宫缩 4 h 入院。入院检查：胎方位枕左前，先露已衔接，胎膜未破，胎心音 148 次/min，子宫口未开。规律宫缩 15 h 后检查子宫口开大 6 cm，6 h 后再检查，子宫口仍为 6 cm，宫缩持续时间为 30 s，间歇时间 10 min，胎心音 150 次/min，宫缩高峰期子宫底不硬，无明显头盆不称。产妇精神差，入睡困难。

请思考：（1）该产妇产程进展是否正常？

（2）该产妇存在的主要护理问题是什么？

（3）针对该产妇的产程进展情况，护理人员应采取哪些护理措施？

影响分娩的主要因素为产力、产道、胎儿和精神心理因素。这些因素在分娩过程中相互影响，任何一个或一个以上因素异常，或四个因素之间不能相互协调、适应而使分娩受阻，称为异常分娩（abnormal labor），又称难产（dystocia）。在分娩过程中，顺产与难产在一定条件下可以相互转化，因此当出现难产时应正确及时处理，保障母儿安全。

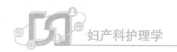

第一节 产力异常

产力是分娩的动力，子宫收缩力是主要的产力。产力异常多指子宫收缩力异常。分娩过程中，子宫收缩的节律性、对称性、极性不正常或子宫收缩的频率、强度发生改变，称为产力异常。子宫收缩力异常包括子宫收缩乏力（宫缩乏力）和子宫收缩过强（宫缩过强），每类又分为协调性和不协调性两种。

【分类】

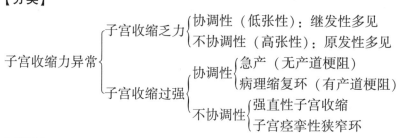

【病因】

1. 宫缩乏力的病因

（1）头盆不称或胎位异常：临产后，当骨盆异常或胎位异常时，胎儿先露下降受阻，胎先露不能紧贴子宫下段及子宫颈内口，不能有效刺激子宫颈引起反射性子宫收缩，是导致继发性宫缩乏力的最常见原因。

（2）子宫肌源性因素：影响子宫肌纤维收缩能力的因素，如子宫壁过度伸展（如双胎、羊水过多、巨大胎儿等）、高龄产妇、经产妇、子宫肌瘤、子宫发育不良、子宫畸形（如双角子宫等）可引起子宫收缩乏力。

（3）精神心理因素：多见于初产妇，由于对分娩有恐惧心理，精神过度紧张，导致体力消耗过多，睡眠减少，电解质紊乱，均可导致原发性宫缩乏力。

（4）内分泌失调：临产后，产妇体内雌激素、缩宫素、前列腺素合成及释放减少，缩宫素受体量减少，均可直接导致子宫收缩乏力。

（5）其他：在产程早期使用大量解痉、镇静、镇痛剂，可直接抑制子宫收缩；行硬膜外麻醉镇痛分娩或产妇疲乏时，可导致宫缩乏力。

2. 宫缩过强的病因　缩宫素使用剂量过大；产妇精神过度紧张，粗暴、频繁子宫腔内操作等可引起不协调性宫缩过强。

【临床表现】

1. 子宫收缩乏力　根据发生的时间分为原发性宫缩乏力和继发性宫缩乏力。原发性宫缩乏力是指产程开始即出现宫缩乏力。继发性宫缩乏力指产程开始时宫缩力正常，进入活跃期后转弱。根据宫缩特点又分为协调性和不协调性宫缩乏力两种。

（1）协调性子宫收缩乏力（低张性子宫收缩乏力）：其特点表现为子宫收缩具有正常的节律性、对称性和极性，仅收缩力弱，子宫腔内压力<15 mmHg，宫缩持续时间短，间歇时间长且不规律，宫缩<2 次/10 min。子宫收缩达高峰时，子宫体不隆起，也不变硬，用手指按压子宫底部肌壁仍可出现凹陷，常导致产程延长或停滞。协调性宫缩乏力多属于

继发性宫缩乏力。

（2）不协调性子宫收缩乏力（高张性子宫收缩乏力）：多见于初产妇，其特点表现为子宫收缩的极性倒置。宫缩失去正常的对称性、节律性、极性。宫缩时中段或下段强而宫底部弱。尽管宫内压力随宫缩而升高，但子宫口不能有效扩张，胎先露部不能有效下降，属无效宫缩。因宫缩间歇期子宫壁不能完全松弛，产妇出现持续性腹痛、拒按、精神紧张、体力消耗、产程延长或停滞。严重者出现脱水、电解质紊乱、胎儿窘迫等。此种宫缩乏力多为原发性宫缩乏力，应与假临产鉴别。

（3）产程时限异常：协调性宫缩乏力和不协调性宫缩乏力均可导致产程延长，常见的异常情况如下。

1）潜伏期延长（prolonged latent phase）：从临产规律性宫缩开始至子宫口扩张 5 ~ 6 cm，初产妇>20 h，经产妇>14 h，称为潜伏期延长。不作为剖宫产指征。

2）活跃期延长（prolonged active phase）：活跃期子宫口扩张<0.5 cm/h 称为活跃期延长。

3）活跃期停滞（protracted active phase）：当破膜且子宫口扩张≥6 cm 后，若宫缩正常，而子宫口停止扩张≥4 h；或宫缩欠佳，子宫口停止扩张≥6 h，均诊断为活跃期停滞。活跃期停滞可作为剖宫产的指征。

4）第二产程延长（prolonged second stage）：初产妇第二产程>3 h，经产妇第二产程>2 h；行硬膜外麻醉分娩镇痛时，初产妇第二产程>4 h，经产妇第二产程>3 h，称为第二产程延长。

5）胎头下降延缓（prolonged descent）：第二产程胎头下降速度初产妇<1.0 cm/h，经产妇<2.0 cm/h，称为胎头下降延缓。

6）胎头下降停滞（protracted descent）：第二产程胎头停留在原处不下降达 1 h 以上，称为胎头下降停滞。

2. 子宫收缩过强

（1）协调性子宫收缩过强：其特点为子宫收缩具有正常的节律性、对称性和极性，仅子宫收缩力过强、过频。如产道无梗阻，宫颈口在短时间内开全，分娩在短时间内结束。总产程不足 3 h 称为急产（precipitate delivery），多见于经产妇。如果伴有产道梗阻，宫缩过强时可出现病理性缩复环，严重者有可能发生子宫破裂。产妇往往表现为痛苦面容，大声喊叫。

（2）不协调性宫缩过强：有以下两种表现。

1）强直性子宫收缩（tetanic contraction of uterus）：常见于缩宫药物使用不当。其特点表现为宫缩失去节律性，宫缩间歇短或无间歇。产妇表现为持续性腹痛、拒按。胎方位触诊不清，胎心音听不清。若合并产道梗阻，可出现病理性缩复环、血尿等先兆子宫破裂的征象。

2）子宫痉挛性狭窄环（constriction ring of uterus）：其特点是子宫壁局部肌肉呈痉挛性、不协调性收缩所形成的环状狭窄，持续不放松。狭窄环可发生在子宫颈、子宫体的任何部位，多见于子宫上下段交界处，也可在胎体的某一狭窄部如胎颈、胎腰处（图 12-1）。孕妇表现为持续性腹痛、烦躁、子宫口扩张缓慢，胎先露部下降停滞，胎心率不规则。此环特点是不随宫缩而上升，若狭窄环位于子宫颈外口处，阴道检查可触及狭窄环。

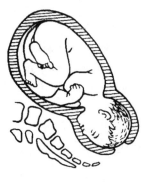
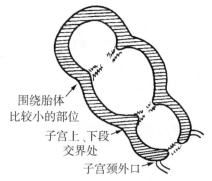

围绕胎体
比较小的部位

子宫上、下段
交界处

子宫颈外口

A.狭窄环围绕胎颈　　　　　　　B.狭窄环容易发生的部位

图 12-1　子宫痉挛性狭窄环

【对母儿的影响】

1. 子宫收缩乏力

（1）对产妇的影响：

1）体力过度消耗。产程延长、睡眠不足、进食少、精神和体力消耗，加之过度换气，可出现肠胀气、尿潴留，严重时引起脱水、酸中毒、低钾血症。

2）生殖道瘘。第二产程延长时可导致局部组织缺血、水肿、坏死，形成尿瘘或粪瘘。

3）产褥感染。产程延长、产伤、胎膜早破及多次肛查或阴道检查可增加感染机会。

4）产后出血。分娩过程中产程延长、体力消耗过多，产后宫缩乏力等均易引起产后出血。

（2）对围生儿影响：不协调性宫缩乏力不能使子宫壁完全放松，影响子宫胎盘血液循环，可造成胎儿宫内窘迫；产程延长使胎头及脐带受压时间过长，手术助产机会增加，新生儿产伤、新生儿窒息、新生儿颅内出血等发病率增加。

2. 子宫收缩过强

（1）对产妇的影响：协调性子宫收缩过强可导致急产，易致软产道撕裂；急产者因来不及消毒易导致产褥感染；胎儿娩出后子宫肌纤维缩复不良可发生胎盘滞留或产后出血。子宫痉挛性狭窄环可导致产程停滞、胎盘嵌顿，增加产后出血、产褥感染和手术产的机会。

（2）对围生儿的影响：宫缩过强、过频使子宫胎盘血液循环灌注量减少，易发生胎儿宫内窘迫及新生儿窒息；胎儿娩出过快可致新生儿颅内出血；如果来不及分娩消毒，新生儿易发生感染；若来不及接产，新生儿坠地可导致骨折等。

【治疗要点】

1. 协调性子宫缩乏力　有明显头盆不称者，应及时行剖宫产术；无头盆不称和胎位异常，估计能从阴道分娩者，应采取加强宫缩的方法。积极预防产后出血和感染。

2. 不协调性宫缩乏力　调整子宫收缩，给予哌替啶或地西泮，恢复子宫收缩的协调性及极性，等待自然分娩；若宫缩未能纠正，或出现胎儿宫内窘迫，均应行剖宫产。宫缩不协调时禁忌使用缩宫素。

3. 协调性宫缩过强　有急产史者应提前入院待产，临产后慎用宫缩剂及其他促进宫缩的处理措施。

4. 不协调性宫缩过强　消除诱因；给予硫酸镁或哌替啶抑制宫缩。若宫缩缓解、胎心正常者等待自然分娩；若宫缩不缓解，出现胎儿窘迫或病理缩复环者，立即行剖宫产。

【护理评估】

1. 健康史

（1）评估产妇产前检查的一般资料，重点了解产妇的身体发育状况、身高、体重、胎儿大小、骨盆各径线测量值及彼此之间关系等；其次评估产妇既往史、孕产史，有无妊娠合并症等。

（2）注意评估产妇临产后的精神状态、休息、饮食和排泄情况；评估导致宫缩异常的因素，如有无头盆不称或胎位异常、精神过度紧张、临产后进食少及过多地消耗体力、不适当地使用大量镇静剂、缩宫素使用不当、宫内粗暴操作等。

2. 身体状况

（1）产力方面：重点评估宫缩的节律性、对称性、极性、强度与频率以及子宫口开大、先露下降情况。使用缩宫素的产妇，使宫缩维持在 40~60 s/2~3 min 为宜。

（2）产道方面：通过肛查和阴道检查，评估子宫颈条件及子宫颈扩张情况、骶尾骨活动度；了解是否存在骨盆狭窄。

（3）胎儿方面：评估胎产式、胎先露、胎方位、胎儿大小及有无胎儿畸形。

3. 辅助检查　尿液检查可出现尿酮体阳性；血液生化检查，可出现钾、钠、氯及钙等电解质的改变及二氧化碳结合力降低。电子胎心监护仪可及早发现胎心异常。

4. 心理-社会评估　主要评估产妇精神状态及其影响因素，了解是否为高度焦虑、恐惧；以前的妊娠分娩情况；家人和产妇对新生儿的看法；是否有良好的支持系统。

【护理诊断/问题】

1. 疼痛　与子宫收缩过强、不协调性子宫收缩有关。

2. 疲乏　与产程延长、产妇体力消耗、水电解质紊乱有关。

3. 恐惧/焦虑　与担心自身及胎儿安全有关。

4. 体液不足　与产程延长、过度疲乏影响摄入有关。

5. 潜在并发症　胎儿窘迫、产后出血、产褥感染、子宫破裂等。

【护理目标】

（1）产妇疲乏减轻，产力异常及时发现和纠正，安全度过分娩期。

（2）产妇焦虑减轻，积极配合产科处理和护理。

（3）产妇的体液失调得到纠正，水、电解质达到平衡。

（4）产后出血等并发症得到及时预防或及时发现和处理。

【护理措施】

1. 一般护理　关心、安慰产妇，鼓励、陪伴分娩，缓解精神紧张；鼓励产妇多进食，必要时静脉补充营养；注意保持膀胱和直肠的空虚状态。过度疲劳、烦躁不安者，遵医嘱地西泮 10 mg 缓慢静脉注射，或哌替啶 100 mg 肌内注射。减轻疼痛，如深呼吸、变换体位、为产妇背部按摩、腹部按摩，转移注意力等，必要时选择镇痛分娩方式。

2. 严密监护产程进展　观察宫缩、胎心率及母体生命体征的变化。

3. 子宫颈成熟度评分　在无菌条件下进行阴道检查，了解宫颈的情况及胎先露的位

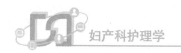

置，以估计人工破膜的成功率及人工破膜加强宫缩的效果。临床上常用 Bishop 评分法（见第八章正常分娩妇女的护理）。

4. 宫缩乏力产妇的护理措施

（1）协调性宫缩乏力的护理措施：

1）第一产程：协调性宫缩乏力排除胎儿宫内窘迫，产妇无剖宫产史，应遵医嘱加强宫缩。常用方法有：①人工破膜：子宫口扩张≥3 cm，胎头已衔接，无头盆不称，产程延缓者，协助医生人工破膜。②缩宫素静脉滴注：适用于协调性子宫收缩乏力、胎心良好、胎位正常、头盆相称者。将 2.5 U 的缩宫素加入 0.9%氯化钠液 500 mL 内摇匀，滴速 1～2 mU/min开始，根据宫缩强弱进行调整，调整间隔为 15～30 min，每次增加 1～2 mU/min为宜，最大剂量通常不超过 20 mU/min。调节滴速，使每次宫缩维持在 40～60 s，间歇 2～3 min。对于不敏感产妇，可酌情增加缩宫素给药量。滴注缩宫素时应有专人守护，监测宫缩、胎心、血压及产程进展情况并记录，若 10 min 内宫缩>5 次，每次宫缩持续时间达 1 mim以上或胎心率异常，应立即停止滴注。

2）第二产程：若无头盆不称，在指导产妇配合宫缩正确屏气用力同时给予缩宫素静脉滴注加强宫缩；母儿情况良好，胎头下降≥+3 水平，可等待自然分娩或行阴道助产分娩；若处理后胎头下降无进展或胎儿窘迫，胎头位置≤+2 水平，应及时行剖宫术，同时做好手术分娩和新生儿抢救的准备。

3）第三产程及产褥期：主要预防产后出血及感染。①胎儿前肩娩出后，遵医嘱立即将缩宫素 10～20 U 加入 25%葡萄糖液 20 mL 静脉推注，预防产后出血。尤其是产后 2 h 内，密切观察产妇生命体征、阴道流血和宫缩情况。②产程中严格无菌操作；产后会阴擦洗，每日 2 次，保持外阴清洁；必要时遵医嘱给予抗生素。③注意保暖，指导并协助产妇进食高热量、易消化食物。

（2）不协调性宫缩乏力产妇的护理措施：

1）遵医嘱给予地西泮 10 mg 缓慢静脉注射或盐酸哌替啶 100 mg 肌内注射，产妇充分休息后多能恢复为协调性宫缩。在宫缩恢复协调性后，护理措施同协调性宫缩乏力。在子宫收缩恢复为协调性之前，禁用缩宫素。

2）不协调性宫缩乏力若伴有头盆不称、胎位异常或胎儿宫内窘迫者，遵医嘱做好剖宫产及抢救新生儿的准备。

5. 宫缩过强产妇的护理措施

（1）急产产妇的护理措施：应嘱孕妇在预产期前 2～3 周不宜远行，对有急产史者最好提前 1～2 周住院待产。一旦临产，可指导产妇宫缩时张口哈气，减缓分娩速度，同时积极准备接生；来不及消毒者，胎儿娩出后，严格消毒后结扎脐带；分娩时尽可能做会阴侧切术，如有软产道裂伤应及时缝合；产后密切观察新生儿有无产伤，遵医嘱给予破伤风抗毒素、维生素 K_1、抗生素以预防新生儿破伤风、颅内出血和感染。

（2）不协调性宫缩过强产妇的护理措施：给予产妇持续性低流量吸氧，遵医嘱给予宫缩抑制剂。若无胎儿窘迫，可给予哌替啶 100 mg 肌内注射，25%硫酸镁 20 mL 加于 5%葡萄糖注射液 20 mL 内缓慢静脉注射。在抑制宫缩的同时，密切观察胎心的变化，并停止一切刺激。待异常宫缩消失后行阴道分娩。若经处理后宫缩仍未恢复正常，子宫口未开全，胎先露高，或伴有胎儿宫内窘迫，应行剖宫产术。若胎死宫内，先缓解宫缩，随后阴道助产。出现子宫痉挛性狭窄环，应积极寻找原因，及时纠正。

6. 心理护理　可用语言和非语言沟通技巧表达对产妇的关心。指导产妇学会在宫缩间歇期休息，适当的室内活动有利于增加宫缩；鼓励产妇及其家属表达他们的担心和不适感，随时向产妇及其家属解答问题，告知产程进展情况及护理措施，增强产妇对分娩的信心，鼓励导乐或家属陪伴分娩，对产妇提供持续性心理支持。

7. 健康教育

（1）加强孕期检查，做好孕期相关知识宣教，降低孕妇对分娩的焦虑程度；对头盆不称者，指导孕妇做好剖宫产分娩准备。

（2）产后一旦出现发热、恶露臭味等感染征象或产褥期阴道流血，应嘱其及时就诊。无异常者，嘱其产后 42 d 到产科门诊做产后检查。

【护理评价】

（1）产妇的产力异常是否被及时发现并纠正；产妇的疲乏是否减轻。

（2）产妇的水、电解质是否达到平衡。

（3）产妇的产后出血等并发症是否得到及时预防或及早发现。

（4）母子是否平安。

（5）产妇在分娩过程中是否得到支持，焦虑缓解且舒适度增加。

第二节　产道异常

产道异常包括骨产道异常和软产道异常。产道异常可使胎儿娩出受阻，临床上以骨产道异常最常见。

一、骨产道异常

骨盆径线过短或骨盆形态异常，使骨盆腔容积小于胎先露能够通过的限度，阻碍胎先露下降，影响产程顺利进展，称为狭窄骨盆（pelvic contraction）。骨盆狭窄可以是一个径线过短，或多个径线过短；也可以是一个平面狭窄，或多个平面狭窄。

【狭窄骨盆的分类】

1. 骨盆入口平面狭窄（contracted pelvic inlet）　以骨盆入口平面前后径狭窄为主，骨盆入口平面狭窄的程度可分为三级：Ⅰ级为临界性狭窄，对角径 11.5 cm（入口前后径 10 cm），多数可以经过阴道分娩；Ⅱ级为相对性狭窄，对角径 10.0~11.0 cm（入口前后径 8.5~9.5 cm），阴道分娩的难度明显增加；Ⅲ级为绝对性狭窄，对角径≤9.5 cm（入口前后径≤8.0 cm），必须以剖宫产结束分娩。常见有单纯扁平骨盆和佝偻病性扁平骨盆（图 12-2）。

2. 中骨盆平面狭窄（contracted midpelvis）　主要见于男型骨盆和类人猿型骨盆，以坐骨棘间径及中骨盆后矢状径狭窄为主。中骨盆狭窄的程度可分为三级：Ⅰ级为临界性狭窄，坐骨棘间径 10 cm，坐骨棘间径加中骨盆后矢状径 13.5 cm；Ⅱ级为相对性狭窄，坐骨棘间径 8.5~9.5 cm，坐骨棘间径加中骨盆后矢状径 12.0~13.0 cm；Ⅲ级为绝对性狭窄，坐骨棘间径≤8.0 cm，坐骨棘间径加中骨盆后矢状径≤11.5 cm。

3. 骨盆出口平面狭窄（contracted pelvic outlet）　主要见于男型骨盆，以坐骨结节间径

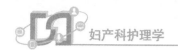

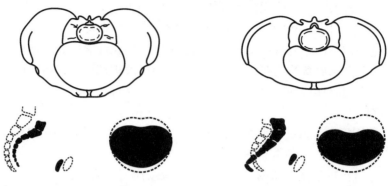

A.单纯扁平骨盆　　　　　　　　　B.佝偻病性扁平骨盆

图 12-2　扁平骨盆

及骨盆出口后矢状径狭窄为主。骨盆出口狭窄的程度可分为三级：Ⅰ级为临界性狭窄，坐骨结节间径 7.5 cm，坐骨结节间径加出口后矢状径 15.0 cm；Ⅱ级为相对性狭窄，坐骨结节间径 6.0~7.0 cm，坐骨结节间径加出口后矢状径 12.0~14.0 cm；Ⅲ级为绝对性狭窄，坐骨结节间径≤5.5 cm，坐骨结节间径加出口后矢状径≤11.0 cm。

常见的中骨盆平面和出口平面狭窄包括漏斗型骨盆（图 12-3）和横径狭窄骨盆（图12-4）两种类型。

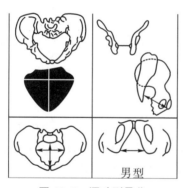

男型

图 12-3　漏斗型骨盆

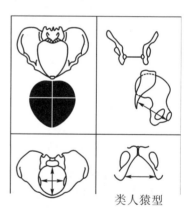

类人猿型

图 12-4　横径狭窄骨盆

4. 骨盆三个平面狭窄　骨盆外形属女型骨盆，但各平面径线均比正常值小 2 cm 或更多，称均小骨盆（generally contracted pelvis）（图 12-5），多见于体形匀称、身材矮小的妇女。

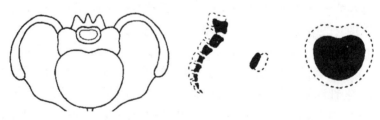

图 12-5　均小骨盆

5. 畸形骨盆　骨盆失去正常形态及对称性称为畸形骨盆。如跛行或脊柱侧凸、骨外伤、骨软化症所致的畸形骨盆（图 12-6）。

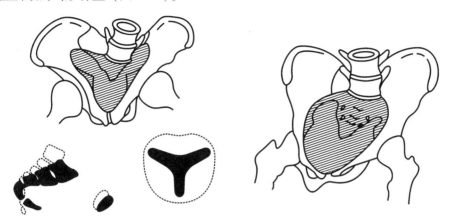

图 12-6　畸形骨盆

【骨盆狭窄对母儿影响】

1. 对产妇的影响　若骨产道异常，易导致胎位异常或胎头下降受阻，引起产程延长或停滞，增加了手术助产、产后出血、软产道裂伤及产褥感染机会。严重梗阻难产者，宫缩过强可导致先兆子宫破裂，甚至子宫破裂，危及产妇生命。

2. 对胎儿及新生儿的影响　骨盆入口平面狭窄或头盆不称者影响胎先露衔接；中骨盆狭窄主要影响胎头俯屈和内旋转，易发生持续性枕横位或枕后位。因胎先露不能紧贴宫颈，容易发生胎膜早破、脐带脱垂，导致胎儿窘迫、胎死宫内、新生儿窒息、新生儿死亡等。胎头下降受阻时胎头长期受压，易发生颅内出血及胎儿宫内窘迫。手术机会增多，易发生新生儿产伤、感染及围生儿死亡率增加。

【处理要点】　明确产道异常的类型和程度，结合胎位、胎儿大小、胎心、宫缩强弱、子宫口扩张情况、产妇的年龄、产次等综合分析，选择分娩方式。

二、软产道异常

妊娠早期常规行阴道检查、盆腔 B 超检查，以确定生殖道及盆腔有无异常。对明显可致产道梗阻的软产道异常，如生殖器官畸形、肿瘤等，均应选择剖宫产。对于临产后发现的软产道异常可针对原因处理。临床常见的软产道异常及处理如下。

1. 会阴坚韧　多见于年龄较大的初产妇，因纤维组织弹性减退所致。有时则因瘢痕引起，分娩时不易扩张，可造成严重会阴撕裂，须行会阴侧切术。

2. 阴道异常

（1）阴道纵隔和横隔：分娩时纵隔多被推向一侧而无阻碍；如有阻碍，可剪断隔膜或行剖宫产。

（2）阴道狭窄：可由产伤、药物腐蚀、手术感染所致，使阴道瘢痕挛缩形成。如位置低、狭窄轻，可做较大的会阴侧切后经阴道分娩；如位置高、狭窄重，应行剖宫产。

（3）阴道尖锐湿疣：体积大、范围广的阴道尖锐湿疣不仅可阻碍分娩，还可发生裂伤、致新生儿感染，故宜行剖宫产术。

3. 子宫颈异常

（1）子宫颈坚韧：多见于高龄初产妇，子宫颈不易扩张。可静脉注射地西泮 10 mg。也可在子宫颈两侧各注入 0.5%利多卡因 5~10 mL，无效者行剖宫产术。

（2）子宫颈水肿：多见于持续性枕后位或滞产，子宫口未开全即过早使用腹压，致使子宫颈前唇长时间被压于胎头与耻骨联合之间，血液回流受阻，引起子宫颈水肿，影响子宫颈扩张。可用 0.5%利多卡因 5~10 mL 在子宫颈两侧分别注射或静脉注射地西泮 10 mg，当子宫口近开全时，用手将水肿的子宫颈前唇上推，使其越过胎头，即可经阴道分娩。如经上述处理无效，可行剖宫产术结束分娩。

（3）子宫颈癌：癌肿质硬而脆，经阴道分娩易致子宫颈裂伤、出血及癌肿扩散，应行剖宫产术。

【护理评估】

1. 健康史　询问病史，了解产前检查的资料，尤其是骨盆测量及妇科检查记录。询问孕妇幼年有无佝偻病、脊髓灰质炎、脊柱或髋关节结核及外伤史等。

2. 身体评估

（1）一般检查：测量身高，若孕妇身高在 145 cm 以下，应警惕均小骨盆。注意观察孕妇的体型、步态、有无跛足、有无脊柱和髋关节畸形、米氏菱形窝是否对称、有无尖腹及悬垂腹等。

（2）产科检查：观察腹形；测量子宫底高度及腹围推断胎儿大小；四步触诊检查判断胎方位。对于初产妇预产期前 2 周或经产妇临产后胎头尚未入盆者，进行胎头跨耻征检查，推断头盆是否相称，其方法为：孕妇排空膀胱，仰卧，两腿伸直，检查者将手放在耻骨联合上方，将浮动的胎头向骨盆腔方向推压。其结果判断：①若胎头低于耻骨联合平面，称为胎头跨耻征阴性，表示胎头可以入盆，头盆相称。②若胎头与耻骨联合在同一平面，称为胎头跨耻征可疑阳性，表示可疑头盆不称。③若胎头高于耻骨联合平面，称为胎头跨耻征阳性，表示明显头盆不称（图 12-7）。进行骨盆测量，了解骨盆狭窄的类型和程度，具体方法见第八章。

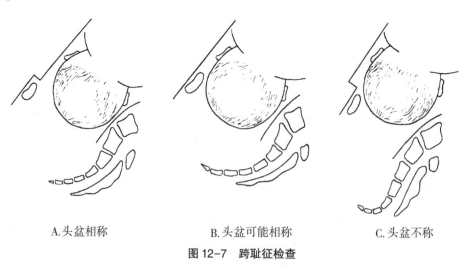

A.头盆相称　　　　B.头盆可能相称　　　　C.头盆不称

图 12-7　跨耻征检查

3. 辅助检查　B 型超声检查，可以观察胎先露与骨盆的关系、胎头双顶径、胸径、腹径、股骨长度，预测胎儿体重，帮助判断胎儿能否顺利经过产道。

4. 心理-社会评估 对有明显的头盆不称，临产后需要选择剖宫产者，评估孕妇与家人对剖宫产的认知、接受程度，社会医保支持保障情况等；骨盆入口平面轻度的狭窄，即跨耻征可疑阳性者，需要向产妇及其家属说明临产后需要试产，最后决定能否从阴道分娩，评估孕妇及其家属的接受程度。

【护理诊断/问题】

1. 焦虑 与担心自己与胎儿的安全有关。

2. 有感染的危险 与胎膜早破、产程过长、手术操作有关。

3. 有新生儿窒息的危险 与产道异常、产程延长有关。

4. 潜在并发症 子宫破裂、胎儿窘迫、新生儿产伤。

【护理目标】

（1）产妇的焦虑减轻，积极配合治疗和护理。

（2）产妇能平安分娩，无并发症发生。

（3）新生儿出生后生命体征平稳，无窒息发生。

（4）产妇的感染能得到及时的预防和控制。

【护理措施】

1. 一般护理 指导产妇休息、饮食及大小便，补充水分与营养；排尿困难者及时导尿；指导产妇采用自由体位待产及分娩，扩大骨盆径线，促进胎头下降。

2. 密切观察产程进展情况 观察胎心率、子宫收缩、子宫口扩张情况，协助医生做好试产、阴道手术助产或剖宫产的准备。对于相对性骨盆入口平面狭窄，胎儿大小适宜，产力、胎位及胎心均正常时，可在严密监护下进行阴道试产，需专人守护。若试产过程中出现宫缩乏力，可以采取缩宫素加强宫缩。破膜后子宫口扩张≥6 cm 者，试产 4～6 h 为宜，若胎头仍未入盆或出现胎儿窘迫，应做好剖宫产和抢救新生儿的准备。

3. 需手术助产的护理 对于中骨盆平面狭窄者，若第二产程初产妇已达 3 h，经产妇已达 2 h，胎头双顶径达坐骨棘水平以下，或伴胎儿窘迫者，协助医生采取产钳或胎头吸引器进行阴道助产，做好阴道手术助产的准备。若胎头双顶径未达坐骨棘水平，或者出现胎儿窘迫征象，应行剖宫产术结束分娩。骨盆出口平面狭窄者不宜阴道试产。骨盆出口横径与后矢状径的和<15 cm 者，足月胎儿不能经阴道分娩，应做好剖宫产的手术准备工作。

4. 预防并发症 对头盆不称、先露高浮的孕妇，应预防早胎膜破、脐带脱垂、先兆子宫破裂等情况的发生；对胎心音异常者，应给予吸氧、左侧卧位，必要时尽快结束分娩，以防新生儿窒息；对阴道助产和剖宫产新生儿，应遵医嘱给予抗生素和维生素 K_1，以防感染与颅内出血。对于胎先露压迫阴道过久或产妇出现血尿者，应留置尿管 8～12 d，防止发生生殖道瘘，同时做好留置尿管的护理，防止感染。

5. 心理护理 解释当前的情况与产程进展，使产妇及其家属解除对未知的焦虑，取得理解与配合。试产过程中，给予产妇关爱与体贴，增加产妇对分娩的信心和安全感，减轻产妇的恐惧和焦虑。

6. 健康教育 向产妇及其家属讲解产道异常对母儿的影响和处理措施，允许其参与最佳分娩方式的选择；对阴道助产和剖宫产新生儿加强监护，指导产妇及其家属注意观察新生儿的精神状态和运动功能，警惕脑缺氧后遗症的发生。

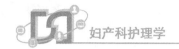
【护理评价】

（1）产妇的焦虑是否减轻，能否配合治疗和护理。

（2）母儿受伤的危险是否降低到最低程度，产妇是否发生严重并发症，是否平安分娩。

（3）产妇的感染是否得到有效预防及控制，伤口是否按期愈合。

第三节　胎儿异常

胎儿因素异常所致的难产包括胎位异常及胎儿发育异常（如巨大胎儿及畸形胎儿）。

一、胎位异常

异常胎位所致的难产中最常见的是胎头位置异常（常见持续性枕后位或枕横位），其次是臀先露、肩先露。

（一）持续性枕后位或枕横位

在分娩过程中，胎头以枕后位或枕横位衔接，在下降过程中，胎头枕部因强有力的宫缩绝大多数能向前旋转135°或90°，转成枕前位分娩。若经充分试产，胎头枕骨不能转向前方，仍然位于母体骨盆后方或侧方，使分娩发生困难者，称为持续性枕后位（persistent occipito-posterior position）或持续性枕横位（persistent occipitotransverse position）（图12-8）。

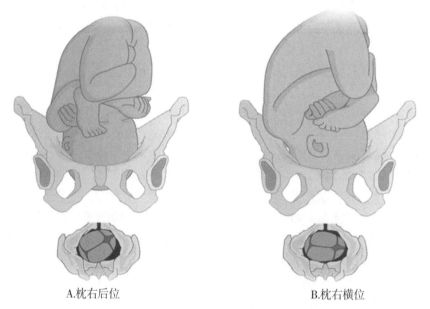

A.枕右后位　　　　　　　　　　　B.枕右横位

图12-8　持续性枕后位、枕横位

【临床表现】

1. 症状　临产后胎头衔接较晚及俯屈不良，胎先露部不易紧贴子宫下段及子宫颈内口，常导致子宫收缩乏力及子宫颈扩张缓慢。枕后位时，因枕骨持续位于骨盆后方压迫直肠，使产妇过早出现排便感而向下屏气用力，容易导致产妇疲劳，子宫颈前唇水肿，影响产程进展。持续性枕后位、枕横位常致第二产程延长。

2. 腹部检查 母体腹壁前方易触及胎儿肢体，胎背偏向母体的后方或侧方而不易触及。胎心在母体脐下偏外侧最清楚。

3. 阴道检查 依据胎头矢状缝和大、小囟门的位置，确定枕后位、枕横位。若为枕后位，胎头矢状缝在骨盆斜径上，前囟在骨盆右前方、后囟在骨盆左后方，则为枕左后位；反之，为枕右后位。若为枕横位，胎头矢状缝位于骨盆横径上，后囟在骨盆正左方，则为枕左横位；反之，为枕右横位。当出现胎儿头皮水肿、囟门触不清、颅骨重叠时，借助胎儿耳郭及耳屏位置及方向判定胎方位（耳郭朝向骨盆侧方，为枕横位；耳郭朝向骨盆后方，为枕后位）。

4. B型超声检查 可以准确探清胎头位置以明确诊断。

【对母儿影响】

1. 对母体的影响 胎位异常导致继发性宫缩乏力，使产程延长，须手术助产。若胎头长时间压迫软产道，可发生软产道缺血、坏死、脱落，形成生殖道瘘。

2. 对围生儿的影响 由于第二产程延长和手术助产机会增多，常引起胎儿窘迫和新生儿窒息，使围生儿死亡率增高。

（二）臀先露

臀先露（breech presentation）由于分娩时后出胎头困难，使围生儿的死亡率较枕先露高 3~8 倍。

【临床分类】

根据胎儿两下肢所取的姿势分为 3 种（图 12-9）。

1. 单臀先露（腿直臀先露） 胎儿双髋关节屈曲，双膝关节伸直，先露为臀部。最多见。

2. 完全臀先露（混合臀先露） 胎儿双髋关节及双膝关节均屈曲，先露为臀和双足。

3. 不完全臀先露（足或膝先露） 先露为一足或双足、一膝或双膝或一足一膝。较少见。

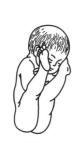 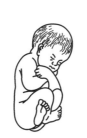 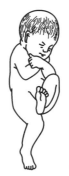 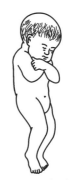

A. 单臀先露　　B. 混合臀先露　　C.单足先露　　D.双足先露

图 12-9　臀位分类

【临床表现】

1. 症状 妊娠晚期孕妇常感肋下有圆而硬的胎头，胎动时感觉肋下胀痛。

2. 腹部检查 子宫呈纵椭圆形，子宫底部可触及圆而硬、有浮球感的胎头；耻骨联合上方可触到不规则、软而宽的胎臀，胎心在脐左（或右）上方听得最清楚。

3. 阴道检查 可触及软而宽且不规则的胎臀或胎足。若胎膜已破，则可直接触到胎臀、外生殖器及肛门。

4. B 型超声检查　有助于判断胎儿大小、臀先露的类型及其宫内的情况。

【对母儿的影响】

1. 对母体的影响　胎臀不规则，不能紧贴子宫下段及子宫颈内口，容易发生继发性子宫收缩乏力及产程延长，使产褥感染及产后出血的机会增多。

2. 对围生儿的影响　臀先露对前羊膜囊压力不均匀，常致胎膜早破、脐带脱垂和早产。由于后出胎头困难，可发生新生儿窒息和各种产伤。围生儿的发病率与死亡率均增高。

（三）肩先露

肩先露（shoulder presentation）是指胎先露为肩。此时胎儿横卧于骨盆入口以上，其纵轴与母体纵轴垂直，称为横产式。临产后由于先露部不能紧贴子宫下段，常出现宫缩乏力和胎膜早破，破膜后可出现脐带或上肢脱出情况，可导致胎儿窘迫甚至死亡。足月活胎不能从阴道分娩，处理不及时易导致子宫破裂。

【治疗要点】

1. 妊娠期　定期产前检查，臀先露和肩先露者，在妊娠 30 周前，等待其自然转为头先露；若妊娠 30 周后仍未转为头先露，应指导孕妇采取膝胸卧位、艾灸至阴穴等方法进行矫治，若矫治失败，需提前 1 周住院待产，以决定分娩方式。

2. 分娩期　臀先露临产后根据产妇及胎儿情况综合分析，决定分娩方式；肩先露足月活胎采取剖宫产术分娩；持续性枕后位、枕横位，若无骨盆异常，胎儿不大，可以在严密观察下试产。

二、胎儿发育异常

扫码看知识链接

临床常见的胎儿发育异常包括巨大胎儿（fetal macrosomia）和畸形胎儿，均可引起难产。

1. 巨大胎儿　指任何孕周胎儿体重>4 000 g 者，约占出生总数的 7%。其发生与糖尿病、营养、遗传、环境等因素有关。常引起头盆不称、肩难产、新生儿产伤等。

2. 胎儿畸形　脑积水（hydrocephalus）是指脑室内外有大量脑脊液（500～3 000 mL）潴留致胎头体积增大。联体儿发生率 0.02‰，可经 B 型超声诊断。均可导致难产。

【治疗要点】　定期产前检查，一旦发现巨大儿，及时查明原因，若为糖尿病孕妇，需积极治疗，控制血糖，于足月后根据胎盘功能、血糖控制情况、骨盆大小、胎儿体重等综合评估，决定分娩方式。各种畸形儿一旦确诊及时终止妊娠。

【护理评估】

1. 健康史　了解产妇产前检查资料，如身高、骨盆测量值、胎方位等。询问既往分娩史，有无头盆不称、糖尿病史等。了解是否有分娩巨大儿、畸形儿家族史。

2. 身体状况　通过四步触诊判断胎方位；通过胎心听诊了解胎儿情况。

3. 辅助检查　借助 B 型超声检查和相关实验室检查了解胎儿发育情况及胎盘功能。

4. 心理-社会评估　胎位异常和胎儿发育异常均可导致产程延长、继发性宫缩乏力或出现胎膜早破等现象，导致胎心异常、胎死宫内、新生儿窒息、产伤等。产妇因产程延长而极度疲乏，对分娩失去信心、担心胎儿安危而产生焦虑、急躁等情绪。

【护理诊断/问题】

1. 有受伤的危险（围生儿）　与分娩因素异常有关。

2. 焦虑　与担心母儿安全有关。

3. 有感染的危险　与产程延长、助产手术有关。

4. 潜在并发症　新生儿窒息、产后出血、子宫破裂等。

【护理目标】

（1）孕妇能掌握胎位异常的纠正方法。

（2）产妇焦虑减轻，积极与医护配合。

（3）产妇的感染得到积极预防或及时发现。

（4）新生儿安全出生，母儿未出现并发症。

【护理措施】

1. 纠正异常胎位　加强产前检查，发现胎位异常及时纠正。

妊娠 30 周前，异常胎方位多能自行转为头先露。若妊娠 30 周后臀位、横位仍不自行纠正，常用纠正方法有以下几种。

（1）膝胸卧位：让孕妇排空膀胱，松解裤带，取膝胸卧位，每日 2～3 次，每次 15 min，连续做 1 周后复查（图 12-10）。

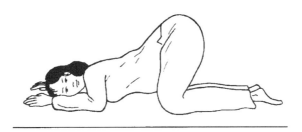

图 12-10　膝胸卧位

（2）艾灸或激光照射至阴穴：每日 1～2 次，每次 15～30 min，1～2 周为 1 个疗程。

2. 做好剖宫产手术准备　有明显头盆不称；巨大胎儿（非糖尿病孕妇的胎儿体重≥4 500 g，糖尿病孕妇的胎儿体重≥4 000 g）；肩先露；臀先露伴有狭窄骨盆、软产道异常、预测胎儿体重>3 500 g、胎头仰伸位、足先露、高龄初产、既往有难产史及新生儿产伤史、胎膜早破、胎儿窘迫等，均需采取剖宫产结束分娩，遵医嘱做好剖宫产准备。

扫码看视频

3. 经阴道分娩的护理

（1）严密观察产程：鼓励待产妇进食，遵医嘱必要时给予补液，维持水、电解质平衡。指导产妇合理用力，避免体力过度消耗。持续性枕后位者，嘱产妇不要过早屏气用力，以防宫颈水肿；协助产妇向胎背对侧卧位，以利于胎头枕部转向前方。

（2）防止胎膜过早破裂：臀先露产妇在待产过程中减少活动，尽量少做阴道检查，禁止灌肠，防止发生胎膜破裂。一旦发现胎膜破裂，应立即听胎心，抬高床尾，若胎心有改变，及时报告医生处理。

（3）做好阴道手术助产及抢救新生儿的准备：对于需要采取阴道手术助产的产妇，做

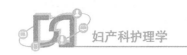
好相应的器械及物品准备工作，同时做好抢救新生儿准备；产后应注意防产后出血、感染，加强新生儿的护理。

4. 心理护理　鼓励产妇向医护人员表达自己的感受和诉求，能针对产妇及其家属的疑问、焦虑和恐惧，给予充分的解释，消除产妇及其家属的精神紧张焦虑状态。为产妇提供舒适的环境，及时告诉产妇及其家属产程进展及胎儿的状况，指导产妇转移注意力，增强产妇对顺利分娩的自信心。

5. 健康教育

（1）告知孕妇孕期检查的重要性及妊娠 30 周以后矫正的必要性。臀位的矫正措施是否有效与矫正时的姿势正确与否、矫正的时间关系密切。常常需要多个疗程。

（2）未能矫正的异常胎方位，应强调提前住院待产的重要性，以防梗阻性难产的发生。

（3）孕中期检查发现有可能发展为巨大胎儿倾向者，于孕晚期应适当调整饮食，限制胎儿脂肪堆积；告诉孕妇查血糖的重要性，一旦发现孕妇合并糖尿病，应积极通过控制饮食、适当运动，控制血糖在正常范围，必要时用胰岛素治疗。

扫码看视频

【护理评价】

（1）孕妇是否掌握纠正异常胎方位的方法，异常胎位是否得到及时纠正。

（2）产妇焦虑是否缓解，是否安全分娩，新生儿是否安全、健康出生。

（3）产妇的感染是否得到积极预防或及时发现，是否出现并发症。

小结

在分娩过程中产力、产道、胎儿及产妇精神心理因素，任何一个或一个以上因素出现异常，都可以导致异常分娩。子宫收缩力异常主要表现为子宫收缩乏力和子宫收缩过强两类，每类又分为协调性和不协调性。宫缩异常以调整宫缩，预防并发症为主。协调性宫缩乏力产妇首先应寻找原因，去除病因。如果发现头盆不称或胎位异常预计不能经阴道分娩者，应行剖宫产。确认无头盆不称和胎位异常、无胎儿窘迫现象，能经阴道分娩者，应加强宫缩，掌握缩宫素静脉滴注加强宫缩的方法和注意事项。不协调性宫缩乏力应调节宫缩，恢复宫缩的节律性和极性，常用镇静剂。急产应以预防为主。不协调性宫缩过强应先抑制宫缩，根据胎儿情况决定分娩方式。

产道异常以骨产道异常常见，分娩时应明确骨产道异常的类型和程度，结合软产道、产力和胎儿因素综合判断，决定分娩方式。对骨产道异常者临产后应根据跨耻征试验评估头盆关系，跨耻征阳性提示头盆不称，采取剖宫产；对跨耻征可疑阳性即头盆可疑不称者可行试产。

胎儿异常包括胎方位异常和胎儿发育异常。结合骨盆情况、软产道、胎儿大小和位置，决定分娩方式。妊娠 30 周前臀位多能自行转为头位，不需要处理。如妊娠 30 周后仍为臀位，可采用膝胸卧位、艾灸至阴穴等方法予以纠正。

分娩过程中，因产妇担心胎儿的安危及对未知产程的恐惧、宫缩的疼痛等，产妇容易出现焦虑、恐惧、担心等负面的情绪，引起产妇心率加速、呼吸急促，体力过度消耗，导致宫缩乏力、产程延长及胎儿宫内缺氧等，应根据产妇情况进行心理护理，采取合适的分娩方式。

💬 讨论与思考

1. 张女士，27岁。初产妇，妊娠38^{+5}周，规律宫缩3 h入院。查体：T 36.2 ℃，P 80次/min，R 18次/min，BP 120/80 mmHg，心脏无杂音，心率80次/min，肝脾未触及；宫缩40~45 s/4~5 min；子宫底剑突下2横指，LOA，胎先露已入盆，胎心140次/min。骨盆测量：坐骨棘间径9 cm，坐骨结节间径7 cm，后矢状径7 cm。B超：胎盘位置正常，胎儿双顶径9.6 cm，估计胎儿体重3 900 g。患者神志清醒，神情紧张。

讨论：(1) 该产妇是否为异常分娩？可能的难产因素有哪些？

(2) 该产妇应选择什么分娩方式？为什么？

(3) 患者现存的护理问题有哪些？针对这些问题制订相关的护理措施。

2. 李女士，26岁，初产妇，宫内孕32周。骨盆测量属正常范围，四步触诊：子宫底位于脐与剑突之间，子宫底处触及圆而硬的胎儿部分，腹右侧触及宽而平坦的胎儿部分，胎心音在右上腹听诊最清楚，速率138次/min。孕妇其他复诊情况均在正常范围，无不适。

讨论：(1) 该孕妇是什么胎方位？是否需要矫正，为什么？

(2) 提出相应护理措施。

(3) 若该产妇临产时胎位仍未矫正，分娩期应如何选择分娩方式？

(赵开建)

扫码看本章 PPT

扫码做本章练习题

实训课　产力异常案例讨论

【讨论目的】

(1) 通过案例讨论使学生进一步理解产力异常的相关知识要点和护理措施。

(2) 通过案例讨论培养学生的临床思维能力和合作精神。

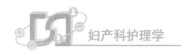

案例：

小丽，女，28 岁，妊娠 39^{+4} 周，G_1P_0，因出现腹痛，22：00 急诊入院待产。查看孕期保健手册，确诊妊娠后按时产检，未发现异常。入院后检查记录如下：T 37.2 ℃，P 80 次/min，R 20 次/min，BP 110/85 mmHg，身高 160 cm，体重 65 kg，发育正常，营养良好，全身皮肤、黏膜未见黄染，浅表淋巴结未触及肿大。宫高 31 cm，腹围 96 cm。B 超检查结果：头先露，双顶径 9.2 cm，股骨长 7.8 cm，羊水指数 7.5 cm，胎盘位于子宫后壁，胎心率 130 次/min。阴道检查：子宫口扩张 1 cm，胎膜未破，有少量阴道流血，宫缩持续时间 30 s，间歇时间 8~9 min，头先露，已衔接，S^{-1}，坐骨棘间径 10 cm，坐骨结节间径 9 cm。医生完善了小丽的相关检查：血常规、尿常规、肝肾功能、心电图等未见异常。责任护士告知小丽已出现临产先兆，继续观察产程进展情况。

第二天 10：00 小丽出现规律宫缩，责任护士进行检查结果如下：宫缩持续时间 30 s，间歇时间 6 min，子宫口开大 2 cm，胎心 135 次/min，胎头 S^0。18：00 检查，子宫口为 6 cm，宫缩持续时间 40 s，间歇时间 5 min，胎心 140 次/min。22：00 检查，子宫口仍为 6 cm，宫缩持续时间 30 s，间歇时间 6~7 min，胎心 142 次/min，宫缩高峰时子宫底不硬。小丽精神较差，入睡困难，认为产程进展慢，担心胎儿出现问题。护士给予产妇心理安慰，并遵医嘱给予缩宫素静脉点滴催产，5 h 后娩出一 3.2 kg 男婴，Apgar 评分为 9~10 分，在产房观察 2 h 后送入产科休养室。

【讨论内容】

（1）小丽的产程属于哪种异常情况？引起的主要原因是什么？

（2）协调性与不协调性宫缩乏力的临床表现有何不同？

（3）小丽为什么使用缩宫素？使用缩宫素的适应证、方法与注意事项是什么？

（4）请根据宫缩乏力的类型制订相应的护理措施。

【学时】 1 学时。

【实施过程】

（1）课前 2~3 d，让学生查看案例及相应的问题，课前以小组为单位将讨论结果传到云班课或其他云平台上。

（2）课堂上随机抽取小组代表到讲台上报告讨论结果，用屏幕展示，并给予必要的解释。

（3）其他学习小组代表发言评价。

（4）教师点评、矫正、总结。

（5）计入平时成绩。

【作业】 要求每个学生将老师点评后的讨论结果以讨论报告的形式上交。

（赵开建）

第十三章

分娩期并发症妇女的护理

掌握：产后出血、子宫破裂、羊水栓塞的概念、临床表现、护理评估及护理措施。

熟悉：分娩期并发症的预防、辅助检查方法和处理原则。

了解：分娩期并发症的相关病因与病理生理。

第一节　产后出血

情景导入

张女士，29 岁，孕 39 周，孕期经过正常，无其他疾病。2 h 前分娩一男婴，体重 4 000 g，总产程 18 h，胎盘胎膜完整，胎盘娩出后阴道流血较多，目前出血量约 600 mL。检查：子宫软，轮廓不清。

请思考：（1）该患者目前的主要护理问题是什么？

（2）应该如何护理？

（3）应怎样预防？

产后出血（postpartum hemorrhage，PPH）是指胎儿娩出后 24 h 内阴道分娩者失血量≥500 mL，剖宫产者≥1 000 mL。是分娩期严重并发症，其发病率占分娩总数的 5%～10%，居我国孕产妇死亡原因的首位。

【病因】

1. 子宫收缩乏力（uterine inertia）　是产后出血的最常见的原因，占产后出血总数的 70%～80%。其常见因素如下。

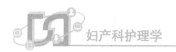

（1）全身因素：产妇过度紧张、恐惧分娩；体质虚弱，或合并慢性全身性疾病等。

（2）子宫因素：多胎妊娠、羊水过多、巨大胎儿使子宫肌纤维过度伸展失去弹性；子宫肌纤维病变如子宫肌瘤，影响子宫正常收缩；剖宫产史、产次过多过频、子宫肌瘤剔除术等造成子宫肌纤维损伤等。

（3）产科因素：产程时间过长或难产。产科并发症，如前置胎盘，子宫下段收缩力较弱，血窦不易关闭；胎盘早剥、妊娠期高血压疾病、宫腔感染等可引起子宫肌纤维水肿或渗血。

（4）药物因素：临产后过多使用麻醉剂、镇静剂或宫缩抑制剂。

2. 胎盘因素

（1）胎盘滞留（retained placenta）：是指胎儿娩出后 30 min 胎盘仍不排出。常见原因为：①膀胱充盈：充盈的膀胱压迫子宫下段使已剥离的胎盘滞留在子宫腔。②胎盘嵌顿：子宫颈内口处肌纤维出现环形收缩，使已剥离的胎盘嵌顿于子宫腔。③胎盘剥离不全。

（2）胎盘植入（placenta implantation）：是指胎盘绒毛穿入子宫肌层。若胎盘绒毛穿过子宫肌层到达子宫浆膜为穿透性胎盘植入。完全植入时因胎盘未剥离可无出血；部分植入时已剥离面的血窦开放，致子宫收缩不良，可发生大出血，甚至危及生命。

（3）胎盘粘连（placental adherence）：是指胎盘绒毛全部或部分黏附于子宫肌层表面，完全或部分不能自行剥离。常由多次人流或子宫内膜炎引起。部分粘连时，由于血窦开放可造成产后出血。

（4）胎盘部分残留：是指副胎盘或部分胎盘小叶残留于子宫腔，影响子宫收缩致产后出血。

3. 软产道裂伤（laceration of the lower genital tract）　产时软产道因手术助产、巨大胎儿、急产、软产道组织弹性差等因素导致撕裂伤，可引起产后出血。会阴裂伤分四度。

Ⅰ度裂伤：会阴部皮肤及阴道入口处黏膜裂伤，出血不多。

Ⅱ度裂伤：裂伤达到会阴体筋膜及肌层，累及阴道后壁黏膜。

Ⅲ度裂伤：裂伤向会阴深部扩展，肛门外括约肌断裂，直肠黏膜尚完整。

Ⅳ度裂伤：是指裂伤波及直肠前壁，肛门、直肠和阴道完全贯通，直肠肠腔外露。

4. 凝血功能障碍（coagulation disorder）　原发性凝血功能障碍如再生障碍性贫血、原发性血小板减少症、白血病等可致切口及子宫血窦大量出血。继发性凝血功能障碍如胎盘早剥、死胎、羊水栓塞、重度子痫前期等可引起弥散性血管内凝血（DIC），而发生子宫大量出血。

【临床表现】

1. 症状　胎儿娩出后阴道流血过多导致失血性休克、贫血是产后出血的主要临床表现。患者可出现面色苍白、脉搏细弱、血压下降、头晕、出冷汗等失血性休克或失血性贫血征象。阴道壁血肿者可有肛门坠胀感。

2. 体征

（1）子宫收缩乏力：表现为产程延长，胎盘娩出后阴道间歇性流血，血色暗红，有血凝块。腹部触诊时子宫轮廓不清楚，子宫底升高，质地较软，阴道流血多。按摩子宫及使用宫缩剂后子宫变硬，阴道流血可减少。

（2）胎盘因素：胎儿娩出后 15 min 内，胎盘未及时娩出，阴道大量流血，应考虑胎盘因素。胎盘娩出后应仔细检查胎盘、胎膜是否完整，注意观察胎儿面有无血管断裂，以确定有无副胎盘残留。

（3）软产道裂伤：胎儿娩出后立即出现阴道流血，鲜红色。检查软产道可见会阴、阴道或子宫口有裂伤及明显活动性出血，严重者裂伤可达阴道穹甚至子宫下段。

（4）凝血功能障碍：存在凝血功能障碍的患者，除阴道流血外，还可出现全身其他部位出血的体征，如瘀斑、瘀点等。

【治疗要点】　针对发生产后出血的原因，迅速止血；纠正失血性休克；防治感染。

【护理评估】

1. 健康史　评估患者一般情况，监测生命体征；了解患者与产后出血发生的相关病史如胎盘早剥、多胎妊娠、羊水过多等，是否精神过度紧张；患者是否使用镇静剂、麻醉剂；是否助产操作不当、软产道是否有裂伤等。

2. 身体评估　是否有休克的表现如面色苍白、出冷汗、呼吸急促、心慌、头晕、表情淡漠、烦躁不安等，监测血压、脉搏情况。产后出血的原因不同，其体征不完全相同。根据阴道流血的特点及局部检查情况判断出血的原因。评估患者阴道流血量可用称重法、容积法、面积法和休克指数。

（1）称重法：分娩后敷料的湿重减去分娩前敷料的干重÷1.05（血液密度为 1.05 g/mL）。

（2）容积法：用专门的产后接血容器收集血液后，用量杯准确记录出血的毫升数。

（3）面积法：根据血液浸湿纱布块面积按 10 cm×10 cm 为 10 mL。

（4）根据休克指数（脉率/收缩压）进行估算：指数=0.5 为血容量正常，指数=1 表示失血 10%～30%（500～1 500 mL），指数=1.5 表示失血 30%～50%（1 500～2 500 mL），指数=2.0 表示失血 50%～70%（2 500～3 500 mL）。

3. 辅助检查

（1）血常规、血型检查：了解患者的红细胞数量及血红蛋白含量，做好交叉配血。

（2）凝血功能检查：产后出血过多者，应检测出凝血时间、凝血酶原时间、纤维蛋白原、血小板计数等。

4. 心理-社会评估　发生产后出血，尤其发生休克时，患者及其家属会感到紧张、害怕、恐惧，担心患者会有生命危险。

【护理诊断/问题】

1. 组织灌注不足　与阴道大量流血致体内灌注不足有关。

2. 恐惧　与阴道大出血威胁生命有关。

3. 有感染的危险　与出血、侵入性操作、全身抵抗力低下等有关。

【护理目标】

（1）产妇的血容量能尽快得到恢复，血压、脉搏、尿量正常。

（2）产妇未发生感染症状。

（3）产妇情绪稳定，能积极配合治疗与护理。

【护理措施】

1. 预防产后出血　做好产后出血风险评估管理：产前—产时—产后；危重孕产妇抢救管理：报告—转会诊—评审；提高孕产妇的自我保健意识和能力。

（1）做好产前预防：对多胎、羊水过多、子宫畸形、妊娠并发症等具有高危因素的孕妇，加强孕期保健，提前入院治疗；有凝血功能障碍的应积极治疗后妊娠，不宜继续妊娠者要及时终止。

（2）做好产时预防：第一产程应密切观察产妇的身体和心理状况，保证产妇充分的休息和饮食，保证产力充沛；第二产程指导产妇正确运用腹压，防止产程延长；第三产程应注意观察胎盘剥离征象，正确协助胎盘、胎膜娩出，并注意检查是否完整，注意测定出血量。

（3）做好产后预防：产后应在产房观察 2 h，采取称重法、容积法等测量产后出血量，及早发现产后出血；加强产后观察，于产后第 15 min、30 min、60 min、90 min、120 min 检测产妇生命体征、子宫收缩、阴道流血、膀胱充盈情况、有无肛门坠胀及伤口情况，注意保暖；指导产妇早期哺乳，新生儿的吸吮行为可反射性刺激子宫收缩，减少产后出血。

2. 配合医生，针对原因采取有效止血措施。

（1）子宫收缩乏力所致出血：加强子宫收缩，是迅速有效的止血方法。

1）按摩子宫：胎盘娩出后可采用按摩子宫的方法帮助止血。①经腹壁单手按摩子宫法：一手的拇指在前，其余四指在后，在下腹部按摩并压迫宫底，均匀而有节律地按摩子宫、挤出子宫腔内积血（图 13-1）。②经腹壁双手按摩子宫法：一手置于患者耻骨联合上缘子宫下段两侧扶持子宫，防止按摩子宫底时子宫降入盆腔；另一手握住子宫体，有节律地按摩子宫底部（图 13-2）。③腹部-阴道双手压迫子宫法：一手戴无菌手套握拳置于阴道前穹，顶住子宫前壁；另一只手在腹部按压子宫后壁，使子宫体前屈，两手相对紧压并均匀、有节律地按摩子宫，直至宫缩恢复正常，并保持收缩状态（图 13-3）。

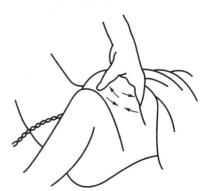

图 13-1　单手按摩子宫法

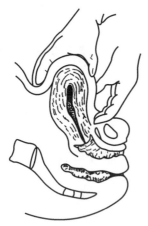

图 13-2　双手腹壁按摩子宫法

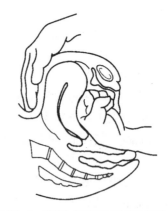

图 13-3　腹部-阴道双手压迫子宫法

2）应用宫缩剂：缩宫素 10 U 宫体直接注射，或加入 0.9%氯化钠注射液 500 mL 静脉滴注；米索前列醇 200 μg 舌下含化；麦角新碱 0.2~0.4 mg 肌内注射或子宫体直接注射或快速静脉滴注，心脏病、高血压者慎用。

3）宫腔纱条填塞：适用于子宫松弛，经按摩和用宫缩剂无效者。用卵圆钳将无菌纱条，自子宫底由内向外填紧宫腔压迫止血，24 h 后取出，取出前应先静脉滴注缩宫素 10 U，应使用抗生素，预防感染发生（图 13-4）。因宫腔内填塞纱布条操作较困难，目前崇尚用宫腔球囊填塞，球囊内一般注入 0.9%氯化钠注射液 250~300 mL。

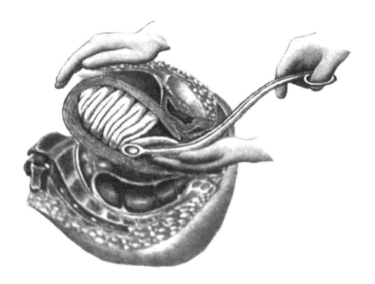

图 13-4　宫腔纱条填塞法

4）子宫压迫缝合术：对于严重持久的产后出血（如子宫收缩乏力、前置胎盘及 DIC 等），可采取 B-Lynch 及其他子宫压迫缝合术。

5）结扎盆腔血管：经上述处理无效时，可行子宫动脉上行支结扎，必要时行髂内动脉结扎术。

6）髂内动脉或子宫动脉栓塞：经股动脉穿刺插入导管至髂内动脉或子宫动脉，注入吸收性明胶海绵颗粒栓塞动脉，在患者生命体征稳定时进行。

7）切除子宫：经积极抢救，出血难以控制，危及患者生命，应采取子宫次全切除术或子宫全切除术。

（2）胎盘因素所致出血：胎盘残留可行刮宫术或钳刮术；胎盘粘连可行徒手剥离胎盘术；剥离困难怀疑胎盘植入，应考虑手术切除子宫并做好术前准备；胎盘嵌顿者，可在全麻下待子宫颈内口处狭窄松解后立即取出胎盘；如因膀胱过度膨胀影响胎盘排出，应行导尿排空膀胱。

扫码看知识链接

（3）软产道裂伤所致出血：按解剖层次逐层缝合裂伤直至彻底止血，如有血肿形成应切开血肿、清除积血，缝合止血，必要时可置引流条引流，加强会阴部的清洁和消毒。

（4）凝血功能障碍所致出血：积极止血，治疗原发病。输入新鲜血、血小板、凝血酶原复合物、凝血因子、新鲜血浆等。若并发 DIC 应及时处理。

3. **防治感染**　严格遵守无菌操作规程；遵医嘱应用抗生素，监测患者体温、血常规变化，观察恶露及腹部或会阴部伤口情况；加强会阴护理，积极纠正贫血，增强机体抵抗力。

4. **失血性休克的护理**　密切观察病情变化，包括患者的意识状态、皮肤颜色、子宫

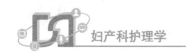

收缩情况、阴道流血量、生命体征及尿量的变化等；迅速建立两条静脉通道，及时补充血容量；为患者提供安静的环境，保持平卧、吸氧、保暖；配合医生寻找原因并积极抢救。

5. 心理护理　护士应主动关心患者，增加其安全感；鼓励患者说出自己的感受，建立良好的护患关系；通过加强营养及适当增加活动量等方法帮助患者恢复身体健康；指导家属给予患者关怀和支持，增强患者战胜疾病的信心。

6. 健康教育

（1）做好出院指导，与患者及其家属一起制订产后康复计划，指导患者饮食，多进高蛋白、高维生素、富含铁质的食物，有利于纠正贫血。

（2）指导患者配合观察产后子宫复旧、恶露及伤口情况。指导母乳喂养，以促进子宫缩复，减少产后出血。

扫码看微课

（3）注意产褥期禁止盆浴和性生活，做好避孕指导，产后6周复查。

【护理评价】

（1）产妇的血容量能否尽快恢复，血压、脉搏等是否正常，全身情况是否改善。

（2）产妇恐惧是否减轻，情绪是否稳定。

（3）产妇体温是否正常，恶露、伤口是否正常，是否有感染症状。

第二节　子宫破裂

情景导入

刘女士，初孕妇，孕39周，阵发性腹痛8 h，因胎手脱出阴道口1 h入院，查体：患者烦躁不安，腹痛拒按，胎心听不清，腹部出现葫芦状缩复环。生命体征正常。临床诊断为先兆子宫破裂。

请思考：（1）该患者发生目前状况的病因是什么？

（2）该患者主要的护理问题是什么？

（3）对该患者采取哪些护理措施？

子宫破裂（rupture of uterus）是指子宫体部或子宫下段在妊娠晚期或分娩期发生的破裂。是直接威胁胎儿及患者生命安全的严重并发症。近年来因剖宫产率的增加子宫破裂的发生率呈上升趋势。

【病因】

1. 瘢痕子宫　是近年来常见的原因。因剖宫产术后、子宫肌瘤剔除术等在子宫壁上形成瘢痕，在妊娠晚期或分娩期，因宫腔内压力增高或子宫收缩牵引，肌纤维发生断裂，可导致子宫破裂。

2. 梗阻性难产　骨盆狭窄、头盆不称、胎儿发育异常、胎位异常、软产道阻塞等均可使胎先露下降受阻，为克服阻力引起子宫强烈收缩，使子宫下段过度拉伸变薄超过极限而致子宫破裂。

3. 产科手术损伤或外伤　多发生于因阴道手术不当或过于粗暴。如子宫口未开全时即行胎头吸引术、强行剥离植入的胎盘、毁胎术（胎儿骨片、手术器械等损伤）、臀位牵引术或产钳术等，造成子宫破裂；强烈外力撞击（如车祸等）。

4. 子宫收缩药物使用不当　胎儿娩出前缩宫素及前列腺素类制剂使用剂量过大、使用方法错误、子宫对宫缩剂过于敏感、缺乏监护等，均可引起子宫强烈收缩，加上先露下降受阻或瘢痕子宫等原因，可致子宫破裂。

【分类】　根据发生部位，可分为子宫体破裂和子宫下段破裂；根据发生时间，可分为妊娠期破裂和分娩期破裂；根据破裂程度，可分为完全性破裂和不完全性破裂；根据破裂原因，可分为自然破裂和损伤性破裂。自然破裂，可发生在梗阻性难产致子宫下段过度延伸而破裂，也可以在子宫术后的切口瘢痕处；损伤性破裂，是由难产手术操作不规范所致。

【临床表现】　子宫破裂多发生于分娩过程中，通常是一个渐进发展的过程，可分为先兆子宫破裂和子宫破裂两个阶段。

1. 先兆子宫破裂　其主要表现为子宫病理性缩复环、胎心率改变、血尿、下腹部压痛。

（1）症状：患者常有梗阻性难产情况。分娩过程中，患者烦躁不安，下腹剧痛难忍、拒按、呼吸急促、脉搏加快，胎先露挤压膀胱时充血可出现排尿困难、血尿。

（2）体征：子宫强直性或痉挛性收缩，子宫体部肌肉增厚变短，子宫下段肌肉拉长变薄，在两者之间形成明显环状凹陷，逐渐上升至脐部或脐上，称为病理性缩复环（pathologic retraction ring）（图13-5）。子宫下段压痛明显，胎心率可先加快后变慢，胎动频繁。如不及时处理，易使子宫发生破裂。

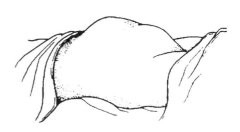

图13-5　病理性缩复环

2. 子宫破裂　不完全性子宫破裂是指子宫肌层部分或全部断裂，浆膜层完整，宫腔与腹腔未相通，胎儿及附属物还在子宫腔内；完全性子宫破裂是指子宫肌壁全层破裂，子宫腔与腹腔相通。

（1）症状：①完全性子宫破裂多见子宫体部瘢痕破裂，患者突然感觉下腹撕裂样剧痛，随即子宫收缩骤然停止，腹痛稍缓解，但很快又出现腹痛并持续性加重，出现面色苍白、冷汗、呼吸急促、脉搏细弱、血压下降等休克症状。②不完全性子宫破裂多见于子宫下段切口瘢痕，缺乏典型症状，仅破裂处有明显压痛。

（2）体征：①完全性子宫破裂，腹部检查可有全腹压痛、反跳痛，腹壁下可清楚地扪及胎体，胎体一侧可触及缩小的子宫，胎心及胎动消失，阴道可有鲜血流出，胎先露不降反而回升。②不完全性子宫破裂，先兆破裂征象不明显，在破裂处有压痛，若累及子宫两侧的血管可致腹腔内大出血或形成子宫阔韧带血肿，在子宫一侧可扪及逐渐增大的包块伴压痛，胎心率多异常。

【治疗要点】

1. 先兆子宫破裂　立即采取措施抑制宫缩，如吸入或静脉全身麻醉或肌内注射哌替啶100 mg等，给予患者吸氧，并尽快行剖宫产术终止妊娠。

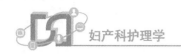

2. 子宫破裂　无论胎儿是否存活，都应在吸氧、输液、输血、抗休克的同时尽快手术治疗。

【护理评估】

1. 健康史　重点评估与子宫破裂相关的既往史和现病史，如有无子宫瘢痕、剖宫产史；此次妊娠胎位是否不正或头盆不称；有无滥用缩宫素或前列腺素类药物史等。

2. 身体评估

（1）一般状况：评估宫缩的强度、持续时间、间歇时间，有无病理性缩复环出现。了解腹痛的部位、程度、性质；是否伴有休克症状。有无排尿困难及血尿；是否存在胎儿宫内窘迫征象。

（2）腹部检查：可以发现子宫破裂不同阶段相应的临床症状和体征。

（3）阴道检查：原已开大的子宫口缩小，已下降的胎先露上移，有时能触及子宫破口。

3. 辅助检查

（1）实验室检查：血常规、尿常规检查，B型超声检查。

（2）腹腔穿刺：可明确有无内出血。

4. 心理-社会评估　患者因剧烈疼痛而烦躁不安、焦虑、恐惧情绪极明显，并出现预感性悲哀、无助，其家属因担心母儿健康而焦急不安。

【护理诊断/问题】

1. 疼痛　与子宫强直性收缩、病理性缩复环或子宫破裂后血液、羊水刺激腹膜有关。

2. 组织灌注量不足　与子宫破裂后大出血有关。

3. 恐惧　与担心自身和胎儿生命安全有关。

4. 预感性悲哀　与切除子宫及胎儿死亡有关。

5. 有感染的危险　与多次阴道检查、子宫损伤、大量出血等有关。

【护理目标】

（1）产妇强直性子宫收缩得到抑制，疼痛减轻。

（2）产妇低血容量得到及时纠正，未发生感染。

（3）产妇情绪得到调整，恐惧减轻，能面对不良妊娠结局。

【护理措施】

1. 预防子宫破裂

（1）建立健全三级保健网，宣传围生期保健知识，加强产前检查。

（2）有胎位异常、头盆不称、剖宫产史或子宫手术史等存在子宫破裂高危因素的孕妇，应提前2周住院待产。

（3）严密观察产程，严格掌握缩宫素、前列腺素等子宫收缩剂的使用指征和方法。

（4）正确掌握产科手术助产指征及操作，避免不恰当助产、强行剥离植入性胎盘等。

2. 先兆子宫破裂患者的护理

（1）密切观察产程进展，监测胎心率的变化。

（2）遵医嘱给予哌替啶或全身使用麻醉剂抑制宫缩。

（3）观察患者生命体征，注意子宫收缩及腹痛情况，给予吸氧并迅速做好剖宫产的术前准备。

3. 子宫破裂的护理

（1）积极抗休克治疗，给予吸氧，取中凹位或平卧位，迅速建立静脉通路，注意保暖。

（2）遵医嘱迅速输液、输血、给药，快速补充血容量，纠正酸中毒；并且在抢救休克的同时，迅速做好术前准备。

（3）严密观察患者生命体征、准确记录出入液量、评估出血量；不完全性子宫破裂者，注意监测胎心率。

（4）遵医嘱使用广谱抗生素预防感染。

4. 心理护理　及时与患者及其家属沟通，建立良好的医患关系，给予患者心理支持，缓解其焦虑、恐惧心理，增强患者信心，使其配合治疗。如胎儿死亡，应鼓励患者及其家属表达悲伤的情绪，表示同情和安慰，帮助患者接受现实，度过哀伤期。

5. 健康教育

（1）指导患者加强营养，注意休息，注意外阴卫生。

（2）介绍子宫破裂对再次妊娠的影响，有生育要求的应指导其采用避孕措施，2 年后再妊娠。告知患者再次妊娠时，应定期到产科高危妊娠门诊检查。

【护理评价】

（1）产妇低血容量是否得到及时纠正，手术经过是否顺利。

（2）产妇体温是否正常，伤口愈合情况，有无感染等并发症。

（3）产妇情绪是否稳定，能否面对不良妊娠结局。

第三节　羊水栓塞

羊水栓塞（amniotic fluid embolism，AFE）是指羊水进入母体血液循环，引起过敏样反应、肺动脉高压、DIC、肾衰竭或猝死等一系列病理改变的严重分娩并发症。死亡率高达 60% 以上，是孕产妇死亡的主要原因之一。

【病因】　目前认为羊水栓塞与下列因素有关。

1. 羊膜腔内压力过高　如宫缩过强、缩宫素应用不当。

2. 血窦开放　羊水通过病理开放的子宫血窦进入母体血液循环，如子宫颈裂伤、剖宫产术时等。

3. 胎膜破裂　绝大部分羊水栓塞发生在胎膜破裂之后，羊水从子宫蜕膜或子宫颈管破损的小血管进入母体血液循环。

高龄产妇、多产妇、子宫收缩过强、急产、胎膜早破、子宫破裂、前置胎盘、剖宫产等是羊水栓塞的诱发因素。

【病理生理】

1. 过敏样反应　羊水的有形成分作为致敏原可引起母体发生 Ⅰ 型变态反应。此反应中肥大细胞脱颗粒，产生的异常代谢产物如白三烯、血栓素、前列腺素等引起过敏样反应。

2. 肺动脉高压　羊水进入母体血液循环，其有形成分如胎脂、毳毛、上皮细胞等直

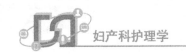

接形成栓子，阻塞肺小动脉，引起肺动脉高压；羊水中的促凝物质可激活凝血系统而诱发DIC，进一步阻塞肺小血管，引起肺动脉高压；羊水中的抗原成分可引起变态反应，使支气管黏膜分泌亢进，导致肺气体交换功能降低，反射性引起肺血管痉挛，加重肺动脉高压。肺动脉高压导致急性右心衰竭，继而引起左心排血量明显减少，使血压下降产生一系列休克症状。严重的呼吸循环衰竭可导致患者突然死亡。

3. 弥散性血管内凝血（DIC）　妊娠期母体血液呈高凝状态，羊水中亦含有大量激活凝血系统的物质，进入母血后可启动凝血过程，可产生大量微血栓引起DIC，同时羊水中还含有大量纤溶激活酶，在DIC消耗纤维蛋白原的同时可激活纤溶系统，使血液由高凝状态转变为纤溶亢进，出现血液不凝而发生严重出血和失血性休克。

4. 急性肾衰竭等脏器受损　休克和DIC可使重要脏器微血栓形成，血液灌注量减少，加之羊水栓塞所致的炎性介质系统的突然激活，引起类似全身炎症反应综合征，引起以急性肾衰竭为主的多器官损伤。

【临床表现】　羊水栓塞典型的临床表现包括以下三个阶段。

1. 心肺功能衰竭和休克期　在分娩过程中，尤其破膜后不久、胎儿娩出前后的短时间内，产妇突然出现烦躁不安、寒战、呛咳、气急、恶心、呕吐等前驱症状，继而出现发绀、呼吸困难、低血压、进入休克状态、抽搐、意识丧失，严重时发病急骤，患者仅惊叫一声或打哈欠后即进入昏迷状态，可于数分钟内死亡。

2. 出血期　产妇出现凝血功能障碍，表现为阴道大量流血、切口渗血、针眼渗血、全身皮肤黏膜出血、血尿及消化道大出血等。

3. 肾功能衰竭期　患者出现少尿（或无尿）和尿毒症表现，主要因休克时间长、肾脏微血管栓塞缺血而引起肾组织损害所致。

以上三个阶段的表现通常按顺序出现，有时出现不典型或不完全出现，如剖宫产时一过性寒战，之后出现大量出血，血液不凝。

【治疗要点】　一旦怀疑或确诊羊水栓塞，应立即紧急抢救。积极抗过敏、抗休克；预防DIC、肾衰竭、抗感染等治疗，尽早终止妊娠，必要时切除子宫以止血。

【护理评估】

1. 健康史　评估患者发生羊水栓塞的各种诱因，如是否存在宫缩过强或强直性子宫收缩；有无胎盘早剥、前置胎盘等并发症；是否有胎膜早破、人工破膜及手术产等。

2. 身体评估　评估患者分娩过程中是否有呛咳、气促、发绀、心率加快、呼吸困难、血压下降、四肢冰冷等突发性循环衰竭表现；是否有DIC表现；是否有少尿、无尿等肾衰竭表现。

3. 辅助检查

（1）实验室检查：下腔静脉取血镜检可见羊水中的有形成分，DIC各项检查出现异常，如血小板计数、纤维蛋白原、凝血酶原时间等。

（2）床边胸部X线平片：双侧肺部可见弥散性点片状浸润影，伴有右心房、右心室扩大。

（3）床边心电图或心脏彩色多普勒超声检查：提示ST段下降，右心房、右心室扩大等。

4. 心理-社会评估　羊水栓塞发病急，病情凶险，常常危及患者生命，患者及其家属没有思想准备，对患者和胎儿的生命受到威胁时表现出极大的恐惧和担忧，常难以接受。家属会对医务人员产生抱怨和不满，甚至愤怒。

【护理诊断/问题】

1. 气体交换受损　与肺动脉高压、肺水肿有关。

2. 组织灌注不足　与弥散性血管内凝血及失血有关。

3. 恐惧　与发病急、病情重、有濒死感等有关。

4. 有胎儿窘迫及新生儿窒息的危险　与羊水栓塞、母体呼吸循环功能衰竭有关。

【护理目标】

（1）产妇呼吸困难症状改善，能维持基本的生理功能及体液平衡。

（2）产妇恐惧感减轻，病情平稳。

（3）尽力保护母儿的生命安全。

【护理措施】

1. 羊水栓塞的预防

（1）对孕产妇进行检查时应注意有无诱发羊水栓塞的因素，能及时规范地处理前置胎盘、胎盘早剥等并发症。

（2）严格掌握使用缩宫素的指征，依据宫缩强度调整缩宫素的速度并注意观察，避免宫缩过强，要有记录，有告知书和患者的签字。

（3）严格掌握剖宫产术的指征。

（4）人工破膜应在宫缩间歇期进行，应采取低位置小破口，并控制羊水流出的速度。

（5）严格掌握羊水穿刺的指征和技术。

2. 急救护理

（1）纠正低氧血症，解除肺动脉高压。

1）吸氧：出现呼吸困难、发绀者立即面罩给氧，必要时行气管插管或气管切开正压给氧。保持呼吸道通畅，密切监测血氧饱和度，记录缺氧改善情况。

2）缓解肺动脉和支气管痉挛：遵医嘱给予罂粟碱、氨茶碱、阿托品等药物，并观察治疗反应。

（2）抗过敏：在改善缺氧的同时，遵医嘱应用氢化可的松或地塞米松等糖皮质激素抗过敏。

（3）抗休克：肺动脉高压引起右心衰竭致左心排出量骤减而发生休克，后期因 DIC 导致失血性休克。应迅速建立静脉通道，维持有效循环血量及水电解质的平衡，必要时输入血液和血浆以补充血容量；合理扩容，适当使用升压药。

（4）纠正心力衰竭：遵医嘱使用毛花苷 C 0.4 mg 或毒毛花苷 K 0.25 mg 加入 25% 葡萄糖液 20 mL 静脉注射，加强心肌收缩。

（5）防治 DIC：①配合医生做必要的实验室检查，注意有无出血不凝或穿刺部位渗血。②遵医嘱在 DIC 早期及时补充凝血因子，包括输鲜血、血浆、纤维蛋白原等。后期纤溶亢进时，应及时进行抗纤溶治疗如静脉输注氨甲环酸等。③用药过程中须观察患者出血情况。

（6）防治肾衰竭：密切观察尿量，正确记录液体出入量，遵医嘱给予利尿剂（如甘露醇或呋塞米等），防治急性肾衰竭。

3. **密切观察病情** 监测生命体征变化，观察出血量、凝血情况、液体出入量、治疗效果等。

4. **做好手术准备** 应积极抢救患者的生命，待患者呼吸循环功能改善、凝血功能障碍得到纠正后再进行产科处理，如是第一产程发病应做好剖宫产术前准备，行剖宫产术结束分娩，去除病因；若在第二产程发病，应做好行阴道助产结束分娩术前准备。如发现出血不止，应做好子宫切除的术前准备。

5. **心理护理** 与患者及其家属多沟通，对患者及其家属的恐惧、担忧、紧张情绪甚至愤怒表示理解，如患者神志清醒，应给予安慰和鼓励，增强其信心。认真解答家属的提问，介绍病情的严重性，以取得配合和理解。

6. **健康教育** 指导患者及其家属做好会阴部清洁，观察子宫复旧、恶露的异常情况。对患者进行饮食指导以促进康复，以高热量、高蛋白、高维生素、富含铁的饮食为主。指导患者采取合适的避孕方法，有子宫瘢痕者，应术后 2 年再孕。

【护理评价】

（1）产妇情绪是否稳定，恐惧感是否消失。

（2）产妇呼吸循环功能是否平稳，症状是否得到控制，有无并发症。

（3）母儿生命是否安全。

扫码看微课

扫码看微课

小结

产后出血是指胎儿娩出后 24 h 内阴道分娩者失血量 ≥500 mL，剖宫产者 ≥1 000 mL 称为产后出血，居我国孕产妇死亡原因的首位。原因有子宫收缩乏力、胎盘因素、软产道裂伤和凝血功能障碍，最常见的原因是子宫收缩乏力，80% 发生在产后 2 h 之内。诊断产后出血的关键是对失血量的正确测量和估计，并判断产后出血的原因。治疗原则是针对病因迅速止血、补充血容量纠正休克，预防感染。要针对不同病因引起的出血进行护理。

子宫破裂是指子宫体部或子宫下段在妊娠晚期或分娩期发生破裂。是最严重的产科并发症之一，目前常见的原因是瘢痕子宫。分为完全性子宫破裂和不完全性子宫破裂，通常经过先兆破裂和子宫破裂两个阶段，前者主要表现为子宫病理性缩复环、胎心率改变、血尿、下腹部压痛。而子宫完全破裂表现为患者突然感觉下腹撕裂样剧痛，子宫收缩骤然停止，腹痛稍缓解，随即出现腹痛持续性加重，出现面色苍白、出冷汗、呼吸急促、脉搏细弱、血压下降等休克症状。先兆子宫破裂的治疗要点是立即抑制宫缩及尽快剖宫产，子宫破裂的治疗要点为在抗休克的同时，尽快手术治疗。针对不同阶段采取相应的护理措施。

羊水栓塞是指羊水进入母体血液循环，引起过敏样反应、肺动脉高压、DIC、肾衰竭或猝死等一系列病理改变的严重分娩并发症，是产科的一种少而凶险的并发症。由于分娩期并发症发生后病情均较严重，因此，应以预防为主，严格掌握操作规程。一旦考虑羊水栓塞，应立即配合医生抗过敏、纠正呼吸循环衰竭、抗休克等治疗，并采取相应的护理措施。

讨论与思考

　　1. 王女士，28岁。G_1P_1，宫内孕39周，2 h前在家中分娩，胎儿体重3 900 g，胎儿娩出后35 min胎盘自然娩出，因患者阴道流血较多，伴有血块，迅速来院。检查：P 110次/min，BP 80/50 mmHg，R 22次/min。子宫底脐上三横指且软，患者出现眩晕、打哈欠、口渴、烦躁不安。

　　请回答：（1）请说出该患者产后出血的原因。

　　　　　　（2）请写出该患者目前主要的护理问题。

　　　　　　（3）请根据护理问题写出相应的护理措施。

　　2. 李女士，39岁，G_2P_1，孕40周，头位。临产18 h，子宫口开8 cm，产程4 h无进展，经缩宫素静脉滴注2 h后，产程仍无进展，腹痛难忍，胎心不规律，子宫出现病理缩复环。由基层医院转诊，初步诊断为"先兆子宫破裂"。

　　请回答：（1）在身体评估中发现最可靠的诊断依据是什么？

　　　　　　（2）目前该患者最恰当的处理方法是什么？

　　　　　　（3）应采取哪些护理措施？

（吴彩琴）

扫码看本章PPT

扫码做本章练习题

实训课　产后出血案例讨论

【讨论目的】

（1）通过案例讨论使学生进一步理解产后出血的相关知识要点和护理措施。

（2）通过案例讨论培养学生的临床思维能力和合作精神。

案例：

李女士，32岁，初产妇，妊娠39周，枕先露临产，孕期无妊娠并发症和妊娠合并症。

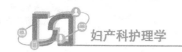

第一产程 14 h，第二产程 3 h，宫缩乏力，胎头吸引器助娩一男婴，Apgar 评分 8 分，第三产程 15 min，检查胎盘、胎膜完整，会阴Ⅰ度裂伤，裂伤处无明显出血，给予缝合。产后 1 h，阴道流血量约 500 mL。

【讨论内容】

（1）该产妇发生产后出血的病因是什么？后果是什么？

（2）如何评估产后出血的原因和出血量？

（3）产后出血的处理原则是什么？

（4）如何对该产妇进行处理和护理？

【学时】1 学时。

【实施过程】

（1）课前 2~3 d，让学生查看案例及相应的问题，学习小组的组长带领组内成员讨论，写出讨论结果，课前以小组为单位将讨论结果传到云班课或其他云平台上。

（2）课堂上随机抽取小组代表到讲台上报告讨论结果，用屏幕展示，并给予必要的解释。

（3）其他学习小组代表进行发言评价。

（4）教师点评、矫正、总结。

（5）计入平时成绩。

【作业】要求每个学生根据教师点评后的讨论结果写讨论报告，上交。

（韩清晓　吴彩琴）

第十四章

胎儿窘迫与新生儿窒息的护理

🔘 **学习要点**

　　掌握：胎儿窘迫、新生儿窒息的护理措施。

　　熟悉：胎儿窘迫、新生儿窒息的临床表现和治疗要点。

　　了解：胎儿窘迫、新生儿窒息的病因、病理、辅助检查。

🔘 **情景导入**

　　张女士，39岁，G_3P_1，因停经41^{+3}周未临产，自觉胎动减少1d入院。平素月经规律，既往体健，无急慢性病史。孕期按时行产前检查，无异常发现。产科检查：腹围90 cm，宫高34 cm，胎位ROA，胎心145次/min，先露S^{-1}，子宫口未开，骨盆测量无异常。B超提示胎盘Ⅲ级。家属要求阴道分娩终止妊娠，采取缩宫素引产，产程进展顺利，子宫口开全1h后，胎心减慢，104次/min。检查见先露位置S^{+3}。

　　请思考：(1) 张某发生了什么情况？存在哪些护理问题？

　　　　　　(2) 请制订恰当的护理措施。

第一节　胎儿窘迫

　　胎儿窘迫（fetal distress）是指胎儿在子宫内因缺氧危及其健康与生命的综合症状，发病率为2.7%~38.5%。临床上分为急性与慢性胎儿窘迫，急性胎儿窘迫主要发生在分娩过程中，慢性胎儿窘迫多发生在妊娠晚期。

【病因】

1. 母体因素 母体有妊娠期急性感染性疾病、重度贫血、严重的心肺疾病或心肺功能不全、妊娠期高血压疾病、糖尿病、慢性肾炎、胎盘发育异常、过期妊娠、临产后过度使用镇静剂或麻醉剂、缩宫素使用不当、子宫不协调性收缩、急产、产程延长。

2. 胎儿因素 胎儿宫内肺炎、先天性心血管疾病、母儿血型不合、胎儿畸形、产程延长使胎头受压过久引起胎儿颅内出血等。

3. 脐带、胎盘因素 前置胎盘、胎盘早剥、脐带脱垂、脐带缠绕、脐带打结、过度扭转、脐带过短等引起胎儿血运受阻。脐带脱垂、脐带缠绕是急性胎儿窘迫最常见的原因。

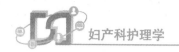

扫码看知识链接

【临床表现】

1. 急性胎儿窘迫 急性胎儿窘迫常发生在分娩期。

（1）胎心率异常：缺氧初期可表现为胎心率加快，心率>160次/min，甚至>180次/min；缺氧严重时胎心率减慢而不规则，胎心率<110次/min，甚至<100次/min，电子胎心监护可出现频繁晚期减速，严重者胎死宫内。

（2）胎动异常：缺氧早期胎动频繁，随缺氧程度加重胎动逐渐由强变弱，次数减少甚至消失。胎动消失常常出现在胎心消失之前。

（3）羊水胎粪污染：缺氧加重时迷走神经兴奋，肠蠕动亢进，肛门括约肌松弛，胎粪排出污染羊水。羊水污染分为三度，Ⅰ度羊水呈浅绿色、质地稀薄；Ⅱ度羊水呈黄绿色、质地较稠厚；Ⅲ度羊水呈棕黄色、质厚呈糊状。10%~20%的分娩过程中会出现胎粪污染，因此单纯羊水胎粪污染不是胎儿窘迫的表现。出现羊水胎粪污染时，若伴有胎心异常，提示胎儿窘迫。若继续待产，容易发生胎粪吸入，造成不良儿结局。

2. 慢性胎儿窘迫 多发生在妊娠晚期，临床常见于妊娠期高血压疾病、胎儿生长受限、羊水过少、过期妊娠等。早期表现为胎动减慢，胎心变化不明显。

【治疗要点】

1. 急性胎儿窘迫 积极寻找病因，采取对因治疗，及时纠正或改善胎儿缺氧状态，尽快终止妊娠。

（1）吸氧、改变体位：面罩吸氧，氧流量10 L/min，提高母血氧含量；采取左侧卧位，改善胎盘循环，缓解胎儿缺氧状况。

（2）对因治疗：子宫收缩药物使用不当者，应立即停用药物；宫缩过强者可给予特布他林或硫酸镁等抑制宫缩；羊水过少者可经腹羊膜腔内输液。

（3）及时终止妊娠：子宫口未开全且缺氧严重者，应立即剖宫产。子宫口开全，胎头双顶径已达坐骨棘平面以下者，尽快阴道助产。

2. 慢性胎儿窘迫 针对病因，根据妊娠周数、胎儿成熟度、胎儿缺氧程度等综合考虑。

（1）一般处理：左侧卧位，定时吸氧，2~3次/d，30 min/次。积极治疗妊娠并发症及妊娠合并症。

（2）期待疗法：孕周小且宫内情况良好者，尽量保守治疗延长胎龄，必要时促进胎儿肺成熟，争取胎儿发育成熟后终止妊娠。

（3）终止妊娠：妊娠已近足月，胎动减少，催产素激惹试验（OCT）频繁出现晚期减速或重度变异减速者，宜及时行剖宫产。

【护理评估】

1. 健康史 了解孕妇年龄、孕产史，有无内科疾病史，有无妊娠并发症，胎儿有无畸形或生长发育迟缓等。了解分娩过程是否顺利，产程中缩宫素或镇静剂、麻醉剂等使用是否不当。

2. 身体评估 评估胎心率、胎动、羊水的量与性状，以判断胎儿窘迫程度。

3. 辅助检查

（1）电子胎心监护：无应激试验（NST）为无反应型，缩宫素激惹试验（OCT）阳性或分娩过程中出现频繁晚期减速、变异减速、心动过缓，提示胎儿宫内窘迫。

（2）B型超声检查：监测胎心、胎动、羊水、胎儿呼吸运动、胎儿肌张力等。

（3）胎儿头皮血血气分析：胎儿头皮血 $pH<7.20$（正常值为 $7.25\sim7.35$），$PO_2<10\ mmHg$（正常 $15\sim30\ mmHg$），$PCO_2>60\ mmHg$（正常 $35\sim55\ mmHg$），可诊断为代谢性酸中毒，提示胎儿危险。

（4）羊膜镜检查：如见羊水浑浊，呈浅绿色、黄绿色或棕黄色，提示有胎儿缺氧的可能，需结合胎心判断。

（5）胎盘功能检查：对慢性胎儿窘迫者，于妊娠晚期测定尿雌三醇（E_3），如 24 h 尿 E_3 值急骤减少 $30\%\sim40\%$，或连续多次 $<10\ mg/24\ h$，提示胎盘功能减退。

【护理诊断/问题】

1. 有胎儿受伤的危险 与胎盘或脐带因素所致胎儿缺氧有关。

2. 焦虑 与担心胎儿宫内安危有关。

3. 预感性悲哀 与胎儿可能死亡有关。

【护理目标】

（1）胎儿缺氧得到改善，胎心恢复正常。

（2）患者能够控制焦虑情绪。

（3）胎儿死亡者产妇能接受现实。

【护理措施】

1. 一般护理 指导孕妇改变体位，以左侧卧位为宜。急性胎儿窘迫时最好采取面罩吸氧（氧流量 10 L／min），吸 30 min，间歇 5 min；慢性胎儿窘迫可采取鼻导管吸氧（氧流量 $2\sim3$ L/min），3 次/d，一次 30 min。

2. 严密监测病情 密切监测胎心，可行胎儿电子监护，如出现胎心过速、过缓、变异减速或晚期减速，立即配合医生处理。胎膜破裂时注意立即听胎心并观察流出羊水的性状。妊娠晚期出现慢性胎儿窘迫者，教会孕妇自我计数胎动，及时进行胎盘功能检查。

3. 治疗护理配合 遵医嘱正确用药，发生急性胎儿窘迫时，若正在用缩宫素静脉滴注加强宫缩，应立即停用，临床常用 50% 葡萄糖液 $80\sim100$ mL，维生素 C $0.5\sim1.0$ g 静脉注射，以提高胎儿对缺氧的耐受力，出现酸中毒时静脉滴注 5% 碳酸氢钠注射液 $100\sim200$ mL。因胎儿出生后易发生新生儿窒息，还需做好新生儿窒息复苏术的准备工作。若胎儿缺氧加重或治疗无效，及时做好阴道助产或剖宫产终止妊娠的护理配合。

4. 心理护理 向孕产妇及其家属提供相关信息，包括医护措施、预期结果及需要孕产妇所做的配合。将胎儿的真实情况告诉孕产妇，使其有心理准备，以减轻其焦虑。对于

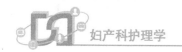

胎儿不幸死亡的孕产妇，护理人员可为其安排一个远离其他新生儿和产妇的房间，应鼓励其诉说悲伤，并提供支持性关怀，帮助孕产妇及其家属选择适合自己的压力应对技巧和方法。

5. 健康教育　加强产前检查，有高危因素者应酌情增加产前检查次数，提前住院待产；加强营养，合理饮食，减少孕期糖尿病和贫血的发生；休息时采取左侧卧位，教会孕妇自我计数监护胎动，发现问题及时到医院诊治。

【护理评价】

（1）胎心、胎动是否恢复正常。

（2）孕妇是否能够控制焦虑情绪，配合治疗与护理措施。

（3）孕妇能否正确对待胎儿死亡的现实，树立再次妊娠的信心。

第二节　新生儿窒息

情景导入

赵女士，28岁，G_1P_0，妊娠40周，腹痛1 h入院。平时月经规律，孕期无异常，平素体健。查体：一般情况可，发育正常，营养中等。心肺（−），肝脾未触及，下肢水肿（＋）。产科检查：腹围100 cm，宫高35 cm，LOA，先露S^{-1}，骨盆测量正常。入院后12 h子宫口开全，子宫口开全50 min，先露S^{+3}，发现胎心减慢，100次/min，吸氧后无明显改善，即行产钳助产，娩出一男婴，新生儿Apgar评分3分。经紧急复苏抢救后，出生后5 min第二次Apgar评分8分。

请思考：（1）该病例发生了什么情况？存在哪些护理问题？

（2）该新生儿出生后如何进行恰当的抢救与护理？

新生儿窒息（neonatal asphyxia）是指分娩前及分娩过程中的各种因素导致新生儿出生后不能建立正常呼吸，引起缺氧、酸中毒并导致多器官损害的一种病理生理状况。是胎儿出生后的紧急情况，须立即实施新生儿窒息复苏急救，以降低新生儿死亡率和伤残率。

根据胎儿娩出后1 min Apgar评分，将新生儿窒息分为轻度窒息和重度窒息两类。重度窒息者在出生后5 min进行第二次Apgar评分，根据评分结果可判断预后，如5 min的评分仍<3分，则新生儿死亡率及以后发生脑部后遗症的概率明显增加。

【病因】

1. 胎儿窘迫的延续　各种原因导致胎儿宫内缺氧，在出生前未得到纠正，胎儿出生后延续缺氧状态致新生儿窒息。

2. 呼吸中枢受到抑制或损害

（1）呼吸中枢抑制：分娩过程中使用镇静剂、麻醉剂不当，使呼吸中枢受抑制。

（2）呼吸中枢损害：产程延长、阴道助产术操作不当等使胎儿脑部长时间缺氧或损伤，发生颅内出血，使呼吸中枢受到损害。

3. 呼吸道阻塞 分娩过程中胎儿吸入黏液、羊水、胎粪等阻塞呼吸道，使生后气体交换受阻。

4. 其他 早产、宫内肺炎、肺发育不良、呼吸道畸形等使新生儿呼吸循环功能受影响。

【临床表现】 根据 Apgar 评分标准，评估患儿窒息程度。

1. 轻度窒息 又称青紫窒息，Apgar 评分 4～7 分。患儿表现：新生儿面部及四肢皮肤呈青紫色，呼吸表浅或不规则，心律规则，心率通常减慢（80～100 次/min），较有力，肌张力好，对刺激有反应。

2. 重度窒息 又称苍白窒息，Apgar 评分 0～3 分。患儿表现：新生儿全身皮肤苍白或青紫，无呼吸或仅有喘息样微弱呼吸，心律不规则，心率<80 次/min，慢而弱，肌张力松弛，对刺激无反应。

【治疗要点】 以预防为主，一旦发生，立即给予复苏。新生儿窒息复苏原则遵循 A、B、C、D、E 五项原则顺序进行，即：A. 清理呼吸道（气道 airway）；B. 建立并维持有效呼吸（呼吸 breathing）；C. 维持有效血液循环（循环 circulation）；D. 药物治疗（药物 drugs）；E. 复苏过程中和复苏后评价（评价 evaluation）。

【护理评估】

1. 健康史 了解是否存在胎儿窘迫的危险因素，了解分娩过程是否顺利及有无不恰当处理，胎儿娩出后是否及时清理呼吸道，娩出孕周，胎儿发育有无异常，有无发生宫内感染。

2. 身体评估 新生儿娩出，应立即进行第一次评估，快速评估四项指标，"足月吗？羊水清吗？有呼吸或哭声吗？肌张力好吗？"，以决策新生儿是否需要复苏，然后根据新生儿出生后 1 min 的呼吸、心率、皮肤颜色、肌张力、对刺激的反射状况进行 Apgar 评分，根据评分结果判断有无窒息及窒息程度。对新生儿身体状况的评估贯穿在整个复苏过程中。

3. 辅助检查

（1）血气分析：检测出生时脐血 pH 值（正常 7.25～7.35）、PaO_2（正常 60～90 mmHg）、$PaCO_2$（正常 35～45 mmHg），可评估患儿低氧血症程度、呼吸功能和体液酸碱平衡状况，指导氧疗和机械通气。

（2）影像检查：头颅 B 型超声、CT 或磁共振可帮助评估缺血缺氧性脑病及颅内出血。

4. 心理-社会评估 评估产妇的心理状态。由于担心新生儿出现意外，常表现出焦虑、悲伤等情绪。

【护理诊断/问题】

1. 气体交换受损 与呼吸道被羊水、黏液、胎粪阻塞等各种因素导致不能建立自主呼吸有关。

2. 有受伤的危险 与新生儿脑部长时间缺氧、复苏抢救操作有关。

3. 有感染的危险 与抢救操作、免疫功能低下有关。

4. 焦虑 与担心新生儿生命安全及预后有关。

5. 预感性悲哀 与新生儿可能死亡或遗留脑部后遗症有关。

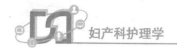

【护理目标】

（1）新生儿呼吸道阻塞解除，呼吸通畅，缺氧状况缓解。

（2）新生儿抢救成功，没有发生损伤、感染等现象。

（3）产妇能够控制焦虑情绪，能积极配合治疗与护理。

（4）新生儿死亡者产妇能接受现实。

【护理措施】

1. 复苏前准备　估计胎儿娩出后可能发生窒息的，提前做好新生儿复苏准备，包括人员（须有儿科医生在场）、复苏器械、药品及其他用物等。产房设置温度25~28 ℃，调节新生儿远红外辐射台温度为32~34 ℃（足月儿）或腹部体表温度为36.5 ℃。

2. 复苏的步骤及护理配合　复苏的基本程序是评估-决策-措施，在整个复苏中不断重复。评估主要基于以下3个体征：呼吸、心率、血氧饱和度。通过评估3个体征中的每一项来确定每一步是否有效，心率是最重要的。按照ABCDE复苏原则，采取以下步骤进行复苏。

（1）快速评估：出生后立即快速评估4项指标。①足月吗？②羊水清吗？③有呼吸或哭声吗？④肌张力好吗？如4项指标中均为"是"，应快速彻底擦干，与母亲皮肤接触，进行常规护理。若4项中有1项为"否"，则需进行初步复苏。

（2）初步复苏：

1）保暖：用预热的毛巾包裹新生儿放在辐射保暖台上，避免高温引发的呼吸抑制。

2）摆好体位：将新生儿肩部垫高1~2 cm，使新生儿头呈轻微伸仰位（图14-1）。

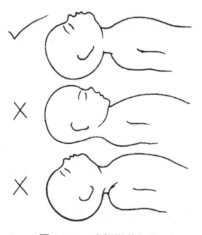

图14-1　头轻微伸仰位

3）清理呼吸道：必要时（分泌物多或有气道梗阻时）用吸球或吸管（12F或14F）先口咽后鼻腔清除分泌物及羊水，时间<10 s，吸引器负压<100 mmHg。当羊水胎粪污染时，首先评估新生儿有无活力，若肌张力低、无呼吸或喘息样呼吸、心率<100 次/min，为无活力。新生儿无活力时，应协助医生采用气管插管吸引胎粪，要求在20 s内完成。插管时动作要轻柔，避免因负压过大损伤气道黏膜。若不具备气管插管条件，应清理口鼻后立即开始正压通气。

4）擦干全身：快速彻底擦干头部、躯干和四肢，拿掉湿毛巾。彻底擦干也是对新生儿的刺激，可以诱发自主呼吸。

刺激：经上述处理后若仍无呼吸，可轻拍或弹新生儿足底 2~2 次或摩擦背部 2 次，以刺激呼吸，若无效，需要正压通气。

（3）气囊面罩正压通气：新生儿复苏的关键是建立充分的正压通气。其指征为：①呼吸暂停或喘息样呼吸。②心率<100 次/min。要求在 1 分钟内实施有效的正压通气。通气压力通常为 20~25 cmH$_2$O，少数病情严重的新生儿可采取 2~3 次 30~40 cmH$_2$O 压力进行通气，频率 40~60 次/min（图 14-2）。国内新生儿自动充气式气囊容量 250 mL，用前要检查减压阀，有条件的最好配备压力表。持续气囊面罩正压通气>2 min，可产生胃充盈，应常规经口插入 8F 胃管，用注射器抽气并保持胃管远端处于开放状态。

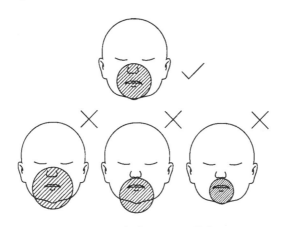

图 14-2　气囊面罩正压通气

无论足月儿或早产儿，正压通气均要在脉搏氧饱和度仪（脉氧仪）的检测指导下进行。足月儿开始用空气进行复苏，早产儿开始用 21%~40% 浓度的氧，根据血氧饱和度调整给氧浓度，使氧饱和度达到目标值。若无气囊面罩，可立即采取口对口人工呼吸。

扫码看知识链接　　　　扫码看知识链接

（4）评估及决策：

1）评估心率：可查看脉氧仪上显示的脉搏次数评估心率，若无脉氧仪，可触摸新生儿脐根部搏动或用听诊器听心率，计数 6 s，乘以 10 即得每分钟心率。有条件者的可用心电图测量心率。

2）判断有效通气：有效的正压通气表现为胸廓起伏良好，心率迅速增快。

3）评估后决策：①矫正通气步骤。若达不到有效通气，需要矫正通气步骤，包括检查面罩和面部接触是否紧密，再次通畅气道（如调整头的位置为鼻吸气位，清除分泌物，使新生儿口张开）及增加气道压力。若心率仍<100 次/min，可采取气管插管或使用喉罩通畅气道。②决定下一步措施。经 30 s 有效正压通气后，若出现自主呼吸且心率≥100 次/min，可

扫码看知识链接

逐渐减少并停止正压通气，根据经皮动脉血氧饱和度值确定是否常压给氧，若需常压给氧，鼻内插管法流量<2 L/min，5~10个气泡/s；若心率<60次/min，采取气管插管正压通气的同时，开始胸外心脏按压。

（5）胸外心脏按压：有效正压通气30 s后心率<60次/min，在气管插管正压通气同时应协助医生进行胸外心脏按压，此时氧浓度增加至100%。胸外心脏按压方法：新生儿仰卧，用两手拇指法（图14-3）或单手示、中指按压法（图14-4），放于胸骨下1/3（两乳头连线中点下方）按压，避开剑突。按压深度约为胸廓前后径的1/3（使胸骨下降1~2 cm），按压后即放松，按压时间稍短于放松时间。胸外按压和正压通气的比例为3∶1，即90次/min按压和30次/min人工呼吸，达到每分钟120个动作，每个动作0.5 s。经45~60 s按压后，重新评估心率，若心率仍<60次/min，除继续胸外按压外，考虑使用肾上腺素。

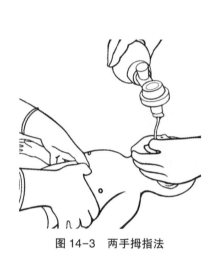

图14-3　两手拇指法　　　　　　图14-4　示、中指按压法

（6）药物治疗：新生儿窒息复苏时，很少需要用药。新生儿心动过缓通常是肺通气不足或严重缺氧所致，纠正心动过缓最重要步骤是充分地正压通气。

1）肾上腺素：若经正压通气和胸外心脏按压45~60 s，心率持续<60次/min，遵医嘱予1∶10 000肾上腺素脐静脉或气管内注入，脐静脉用量为0.1~0.3 mL/kg，气管内用量为0.5~1 mL/kg。必要时3~5 min重复1次，重复用药采取脐静脉途径给药。

2）扩容剂：有低血容量，怀疑失血或休克的新生儿，用其他复苏措施无效时，采用0.9%氯化钠液进行扩容，首次剂量10 mL/kg，经脐静脉或外周静脉缓慢（5~10 min）推注。必要时重复扩容1次。

3）其他药物：在分娩现场新生儿复苏时，一般不使用碳酸氢钠。因碳酸氢钠的高渗透性和产生的CO_2可对心肌和大脑功能造成损害。若正压人工呼吸使新生儿心率和肤色恢复正常后，仍有严重的呼吸抑制，且母亲在分娩前4 h内有用麻醉药史，给予麻醉药拮抗剂纳洛酮肌内或静脉注射，剂量为0.1 mg/kg。

扫码看知识链接

3. 复苏后护理　复苏后的新生儿可能存在多器官损害的潜在危险，应尽快转新生儿科治疗。

（1）继续保暖，密切监护新生儿体温、呼吸、心率、脉搏、皮肤颜色、排尿等，发现异常及时反馈及时处理。

（2）保持呼吸道畅通，随时吸出呼吸道内液体，新生儿取交替侧卧位避免再次窒息。

（3）适当延迟哺乳，静脉补液维持营养；保持新生儿安静，各种护理和治疗操作须轻柔，应用维生素 K、维生素 C 等预防颅内出血；遵医嘱应用抗生素预防感染。

（4）应定期检测血糖，低血糖者静脉给予葡萄糖。

（5）合并中、重度缺氧缺血性脑病者，有条件的单位给予亚低温治疗并做好相应的护理。

4. 心理护理　做好母亲心理护理，提供情感支持，避免抢救时大声喧哗，以免加重其恐惧心理。若新生儿复苏失败，选择适宜的时间和方式告知新生儿情况，安慰产妇及其家属，耐心与其沟通，争取理解，防止产妇因情绪变化而引起产后大出血及产后抑郁症。

5. 健康教育　向产妇及其家属讲解新生儿窒息可能出现的并发症和后遗症，指导产妇及其家属要注意观察新生儿的身体状况，发现异常现象及时报告医护人员。指导产妇母乳喂养的方法、注意事项及护理婴儿的一般知识。

扫码看视频　　　　扫码看视频　　　　扫码看动画

【护理评价】

（1）新生儿缺氧状况是否得到缓解，生命体征是否恢复正常。

（2）新生儿有无发生感染，抢救过程中是否发生损伤。

（3）产妇焦虑情绪是否缓解，能否配合治疗与护理。

（4）产妇能否正确对待新生儿死亡的现实，树立再妊娠的信心。

小结

　　胎儿窘迫和新生儿窒息是围生儿常见的缺氧性疾病。胎儿窘迫是指胎儿在宫内有缺氧征象，危及其健康与生命者。发病原因涉及母体因素、胎儿因素和脐带、胎盘因素，有急性胎儿窘迫与慢性胎儿窘迫之分。急性胎儿窘迫发生于分娩期，以胎心异常为突出表现，还表现出胎动异常、羊水粪染，血气分析胎儿头皮血 pH<7.20，需尽快提高母体血氧含量，改善胎儿缺氧状态、对症处理，必要时尽快娩出胎儿；慢性胎儿窘迫发生于妊娠晚期，初期可出现胎动减少，应教会孕妇自我监护，及早发现异常，及时就诊，根据发病原因、妊娠周数、胎盘功能和胎儿成熟度等情况进行处理。

　　新生儿窒息是指分娩前及分娩过程中的各种因素导致新生儿出生后不能建立正常呼吸，引起缺氧、酸中毒并导致多器官损害的一种病理生理状况。胎儿娩出后，立即快速评估 4 项指标，有 1 项为否，即开始初步复苏，不要等到出生后 1 min 才进行评

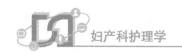

估。初步复苏后再根据出生后 1 min 的 Apgar 评分结果评估其缺氧程度，分为轻度窒息和重度窒息两种。复苏团队应立即按照 A、B、C、D、E 五项原则进行新生儿窒息复苏抢救。复苏过程中和复苏后护理均应注意保暖，治疗和护理应镇定、从容、动作轻柔、准确，避免发生新生儿损伤。新生儿"有活力"的特征是强有力的呼吸、肌张力好、心率≥100 次/min；用吸痰管清理新生儿呼吸道时应先吸口腔，后吸鼻腔；在复苏过程中评估新生儿心率，评估 6 s，若为 6 次，则心率为 60 次/min；正确握持面罩气囊复苏装置，以便能看到新生儿的胸部和腹部；胸外心脏按压的部位为胸骨下 1/3 段，按压深度为胸廓前后径 1/3，胸外按压和正压人工呼吸次数的比例是 3∶1，即 2 s 完成 4 个动作，每分钟 120 个动作；单纯正压人工呼吸时，呼吸节律是 40~60 次/min，胸外按压配合正压人工呼吸时，人工呼吸节律为 30 次/min。新生儿复苏时很少需要用药，若经正压通气和胸外心脏按压 45~60 s，心率持续<60 次/min，用 1∶10 000 肾上腺素脐静脉或气管内给药。

讨论与思考

1. 简述急性胎儿窘迫的表现及护理措施。

2. 简述新生儿窒息的复苏步骤及复苏后护理措施。

3. 思考新生儿窒息的预防措施有哪些。

4. 李女士，32 岁，G_3P_1，孕 36 周，混合臀先露，因胎膜早破入院。经臀位助产术娩出一男婴，生后快速评估四项指标后进行了初步复苏，初步复苏后再次评估发现其全身青紫，呼吸表浅不规则，P 90 次/min，肌张力稍减弱，对刺激有反应。

　　根据以上情况分析：（1）该患儿发生了什么情况？下一步应如何处理？

　　　　　　　　　　（2）提出主要的护理诊断。

　　　　　　　　　　（3）经上述处理后，心率>100 次/min，下一步如何护理？

（韩清晓　王珏辉）

扫码看本章 PPT　　　扫码做本章练习题

产褥期疾病妇女的护理

掌握：产褥感染、产褥病率、晚期产后出血的概念；产褥感染、晚期产后出血的临床表现及护理措施。

熟悉：产褥感染，晚期产后出血的病因、治疗要点。

了解：产后抑郁症的病因、临床表现、护理措施。

第一节　产褥感染

情景导入

王女士，28岁，妊娠足月胎膜早破入院，入院后48 h，以产钳术助娩一活男婴，患者3 d后发热达39 ℃，会阴切口疼痛，红肿硬结，子宫底位于脐上一横指，子宫体有压痛，恶露混浊，稍有臭味。

请思考：（1）该患者出现了哪种疾病？依据是什么？

（2）针对该患者应采取哪些护理措施？

产褥感染（puerperal infection）指分娩及产褥期生殖道受病原体侵袭而引起局部和全身感染，是产褥期最常见的并发症。产褥病率（puerperal morbidity）是指分娩24 h以后的10 d内，每日测体温4次，间隔时间4 h，有2次达到或超过38 ℃。产褥病率常由产褥感染引起，也可由生殖道以外的感染，如急性乳腺炎、上呼吸道感染、泌尿系感染、血栓性静脉炎等原因所致。

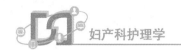

【病因】

1. 诱因 妊娠期、分娩期孕产妇生殖道自然防御功能下降，如贫血、营养不良、胎膜早破、产程延长、产前产后出血、胎盘残留、产科手术操作或慢性疾病等，均是产褥感染的诱因。

2. 病原体 正常女性阴道寄生大量微生物，包括需氧菌、厌氧菌、真菌、衣原体和支原体，可分为致病微生物和非致病微生物。有些非致病微生物在一定条件下可以致病称为条件致病菌，当致病微生物达到一定数量或机体免疫力下降时就会致病。

3. 感染途径

（1）内源性感染：正常孕产妇生殖道或其他部位寄生的病原体，在机体抵抗力下降有感染诱因存在时可致病。

（2）外源性感染：指外界的病原体侵入生殖道而引起的感染，病原体可通过医务人员消毒不严或被污染的衣物、用具、各种手术器械及产妇临产前性生活等途径侵入机体。

【临床表现】

1. 急性外阴、阴道、宫颈炎 分娩时会阴部损伤或手术产导致感染，局部灼热、触痛、硬结，伤口缝线处可见脓性分泌物。阴道与子宫颈感染时，局部黏膜充血、水肿、溃疡、脓性分泌物增多。产妇全身症状轻，较重时可有低热、畏寒等。

2. 急性子宫内膜炎、子宫肌炎 病原体经胎盘剥离面侵入，扩散至子宫蜕膜层称为子宫内膜炎，侵入子宫肌层称为子宫肌炎，二者常伴发。若为子宫内膜炎，表现为子宫内膜充血、坏死，恶露量多且有臭味。若为子宫肌炎，表现为高热、寒战、头痛、心率增快、白细胞增多、下腹疼痛、子宫复旧不良，子宫压痛明显，恶露增多有臭味。

3. 急性盆腔结缔组织炎、急性输卵管炎 病原体沿宫旁淋巴和血行达宫旁组织，而引起盆腔结缔组织炎，同时波及输卵管，形成急性输卵管炎。患者表现为下腹痛伴肛门坠胀，可伴寒战、高热、脉速、头痛等全身症状。体征为下腹明显压痛、反跳痛；宫旁一侧或两侧结缔组织增厚、压痛、触及炎性包块，严重者整个盆腔形成"冰冻骨盆"。

4. 急性盆腔腹膜炎与弥漫性腹膜炎 炎症继续发展，扩散至子宫浆膜，形成盆腔腹膜炎。继而发展成弥漫性腹膜炎，全身中毒症状明显，如高热、恶心、呕吐、腹胀，检查时下腹部明显压痛、反跳痛。有时在直肠子宫陷凹形成局限性脓肿，如脓肿波及直肠与膀胱，可有腹泻、里急后重和排尿困难。

5. 血栓性静脉炎 胎盘剥离处的感染性栓子可经血行播散引起盆腔血栓性静脉炎，多在产后1~2周发病，出现反复的高热、寒战，可持续数周。下肢血栓性静脉炎多继发于盆腔血栓性静脉炎，病变多为单侧，表现为弛张热、下肢水肿、持续性疼痛、皮肤发白，称为"股白肿"。

6. 脓毒血症 感染血栓脱落进入血液循环可引起菌血症，继续发展可并发脓毒血症，出现肺、脑、肾周围脓肿等。若病原体大量侵入血液循环，繁殖并释放毒素，可形成严重脓毒血症、感染性休克或多器官功能衰竭，表现为持续高热、寒战、全身中毒症状明显、多器官受损，甚至危及生命。

【治疗要点】

1. 支持治疗 纠正贫血和水电解质紊乱，增加蛋白质及维生素的摄入，提高机体抵抗力。

2. 抗生素治疗 依据细菌培养和药敏试验给予抗生素，感染严重者首选广谱高效抗生素，做到早给药、剂量足、针对性强。

3. 局部病灶处理 清除子宫腔残留物，会阴化脓伤口扩创引流，盆腔脓肿切开排脓或穿刺引流。

4. 血栓性静脉炎 给予制动、热敷等，应用大量抗生素的同时，加用肝素、尿激酶等。

【护理评估】

1. 健康史 评估产妇有无产褥感染的诱因，如贫血、营养不良、生殖道感染等；了解孕产史及本次妊娠经过，有无妊娠并发症和合并症；了解产妇本次分娩过程，有无胎膜早破、手术助产、软产道裂伤、产程延长、产后出血等。

2. 身体评估

（1）产妇全身状况：是否有发热、寒战、腹胀腹痛等症状。

（2）产妇伤口愈合及子宫复旧情况：子宫底的高度、硬度、有无压痛。观察恶露变化，如量、颜色、气味、性状等。

（3）评估产妇有无下肢疼痛、水肿及局部压痛等。

3. 辅助检查

（1）血液检查：白细胞计数常超过 $20 \times 10^9/L$，中性粒细胞明显升高。

（2）细菌培养：血液细菌培养、子宫颈与子宫腔分泌物细菌培养用于诊断子宫内膜炎。

（3）B 型超声检查：可显示炎性包块、脓肿，对静脉血栓做出定位及定性诊断。

4. 心理-社会状况评估 由于疾病影响，产妇易因身体不适而产生焦虑、沮丧情绪，由于自己不能照顾新生儿或与孩子分离而感到内疚、失落等。丈夫及家庭其他成员对产妇的态度、家族经济状况等，均对产妇的情绪有较大影响。

【护理诊断/问题】

1. 体温过高 与感染因素的存在及产后机体抵抗力下降有关。

2. 疼痛 与伤口疼痛、腹部疼痛等有关。

3. 焦虑 与疾病、母子分离、不能照顾孩子等有关。

【护理目标】

（1）产妇感染得到控制，体温正常。

（2）产妇疼痛减轻至缓解。

（3）产妇焦虑情绪减轻或消失，能积极配合治疗与护理。

【护理措施】

1. 一般护理

（1）指导休息：保证产妇充足休息，协助或指导产妇采取半卧位，促进恶露引流，防止感染扩散。会阴伤口感染者应取健侧卧位，以利于愈合。

（2）加强营养：给予高蛋白、高热量、高维生素易消化饮食。鼓励产妇多饮水，保证足够的液体摄入，以增强抵抗力。

（3）清洁卫生：鼓励和帮助产妇做好会阴部护理，及时更换会阴垫，每日擦洗或冲洗外阴 2 次，每次大便后擦洗外阴；保持衣物和床单元清洁，促进舒适。

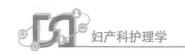

2. 病情观察　严密观察产后生命体征的变化，尤其体温，每4 h测1次，超过39 ℃者给予物理降温。观察是否有恶心、呕吐、全身乏力、腹胀、腹痛等症状。同时观察记录恶露的颜色、性状与气味，子宫复旧情况及会阴伤口情况。

3. 治疗配合　遵医嘱正确使用抗生素，注意药物使用的间隔时间，维持有效血药浓度。会阴水肿者，局部用50%硫酸镁湿热敷或红外线照射。下肢血栓性静脉炎者，嘱其抬高患肢、局部热敷，以促进血液循环减轻肿胀。配合医生做好脓肿切开引流，阴道后穹穿刺、清宫术等手术和护理。

4. 心理护理　向产妇及其家属讲解病情变化，耐心解答疑问。说明应用抗生素的必要性和注意事项，指导产妇自我护理技巧，提供母婴接触机会，鼓励家属为产妇提供良好的社会支持。

5. 健康教育

（1）加强孕期卫生宣教，妊娠期建立良好的个人卫生习惯，保持会阴部清洁，便后及时清洁会阴，勤换会阴垫。积极治疗孕期生殖道感染、贫血等，临产前避免盆浴和性交，减少产褥感染。

（2）指导产妇注意休息，增加营养和适当运动，定期检查。

（3）教会产妇自我护理，识别产褥感染征象，如有恶露异常、腹痛、发热等要及时就诊。

（4）指导母乳喂养方法，协助暂停哺乳的产妇定时吸空乳房，维持泌乳，感染控制后可继续哺乳。

【护理评价】

（1）产妇是否学会自我护理，养成良好个人卫生习惯，保持会阴部的清洁干燥。

（2）产妇焦虑情绪是否减轻或消失，能否积极配合治疗与护理。

（3）产妇出院时，产褥感染症状是否消失，有无并发症的发生。

第二节　晚期产后出血

情景导入

王女士，29岁，经阴道分娩，产后2周阴道不规则出血，暗红色，子宫有轻压痛，诊断为晚期产后出血。

请思考：（1）造成该产妇晚期产后出血最主要的原因是什么？

（2）护士根据产妇的病情需进行哪方面健康评估？

晚期产后出血（late puerperal hemorrhage）是指分娩24 h后，在产褥期内发生的子宫大量出血。以产后1~2周发病最常见，亦有迟至产后6周发病。

【病因】

1. 胎盘胎膜残留　为阴道分娩后引起晚期产后出血的最常见原因。残留的胎盘组织发生变性、坏死、机化，当坏死组织脱落时，暴露基底部血管，引起大出血。

2. 子宫胎盘附着面感染或复旧不全 子宫胎盘附着面感染,子宫复旧不良,导致子宫胎盘附着处形成的血栓脱落,血窦重新开放,导致大量阴道流血。

3. 剖宫产术后切口裂开 多见于子宫下段剖宫产横切口两端。常因切口感染导致肠线溶解脱落,血窦重新开放,出现大量阴道流血,甚至休克。

【临床表现】

1. 症状

(1)阴道流血:胎盘胎膜残留引起的阴道流血多在产后 10 d 发生,表现为血性恶露持续时间长,以后反复出血或突然大量出血。子宫胎盘附着部位复旧不良常发生在产后 2 周左右,可以反复多次阴道流血,也可突然大量阴道流血。剖宫产切口裂开引起的阴道流血多在术后 2~3 周,多表现为子宫突然大量流血,可导致失血性休克。

(2)发热、下腹痛:常合并感染,出现发热、下腹痛,伴恶露增加、有恶臭。

(3)全身症状:继发性贫血,严重者因失血性休克危及生命。

2. 体征 子宫复旧不佳,可扪及子宫增大、变软、子宫口松弛,有时可触及残留组织和血块,伴有感染者子宫压痛明显。

【治疗要点】

1. 药物治疗 少量阴道流血可给予广谱抗生素、子宫收缩剂及支持疗法。

2. 手术治疗 若为胎盘胎膜残留或子宫复旧不全行刮宫术,刮出物送病理检查,以明确诊断。剖宫产术子宫切口裂开者,若多量阴道流血,行剖腹探查。若切口周围组织坏死范围小,可行清创缝合以及髂内、子宫动脉结扎止血以保留子宫。若组织坏死范围大,行子宫次全切或全切除术。

【护理评估】

1. 健康史 评估产妇产后有无胎盘胎膜残留,子宫复旧不良,剖宫产术后切口感染、裂开等病史。询问有无产后恶露不净、有臭味、色暗红,反复或突然阴道流血等病史。

2. 身体评估

(1)评估产妇全身状况,有无腹痛、阴道流血时间及流血量,若阴道流血多可致贫血、休克甚至危及生命。注意排除血液系统疾病。

(2)盆腔检查应在输液、备血条件下进行,了解产妇子宫复旧情况,可发现子宫复旧不良、子宫口处可有组织物或见组织物排出。若合并感染,则子宫压痛明显。

(3)子宫切口愈合不良者,可有子宫切口处明显压痛或全子宫压痛。

3. 辅助检查

(1)血常规:了解贫血和感染情况。

(2)B 型超声检查:了解子宫大小、宫腔有无残留物及子宫切口愈合情况。

(3)血 hCG 测定:有助于排除胎盘残留及绒毛膜癌。

(4)病理检查:宫腔刮出物或切除的了宫标本,应送病理检查。

4. 心理-社会状况评估 一旦发生大出血,患者惊慌、恐惧,担心生命安危。

【护理诊断/问题】

1. 潜在并发症 失血性休克。

2. 焦虑/恐惧 与担心生命安危有关。

3. 有感染的危险 与反复出血、失血、贫血有关。

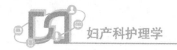

【护理目标】

（1）产妇出血得到控制，生命体征平稳。

（2）产妇焦虑/恐惧感消失，积极配合治疗与护理。

（3）产妇无感染发生。

【护理措施】

1. 预防

（1）产后应仔细检查胎盘和胎膜的完整性，如有残缺，及时探查宫腔。加强产后 2 h 内的常规监护，及时发现阴道流血量多者。

（2）做好妊娠期保健，掌握剖宫产指征，剖宫产时合理选择切口位置，避免子宫下段横切口时两侧角部撕裂，合理缝合手术切口。

（3）严格无菌操作，遵医嘱使用抗生素。

2. 治疗护理

（1）防治休克：提供安静的休息环境，保暖，头低平卧位或中凹卧位，吸氧。严密观察生命体征及出血征象，观察子宫复旧情况，下腹部有无压痛等。遵医嘱给予促进宫缩药物。协助医生做好清宫术、子宫切除术等术前准备。

（2）防治感染：加强营养，纠正贫血，必要时输血。遵医嘱给予有效抗生素。保持外阴清洁，每日用 0.5%聚维酮碘进行外阴擦洗。监测体温。

3. 心理护理　耐心听取患者诉说，给予关心与安慰，减轻恐惧，鼓励患者树立信心。

4. 健康教育

（1）加强营养，增强机体抵抗力，注意休息、适当运动。

（2）加强对自然分娩方式的宣传，减少因社会因素选择剖宫产。

（3）做好产褥期保健，指导产妇观察子宫复旧及恶露情况，学会外阴伤口护理的方法，发现异常及时就诊。产褥期禁止性生活及盆浴，避免感染。指导母乳喂养和新生儿护理方法。

【护理评价】

（1）产妇出血是否得到了控制，有无感染，生命体征是否平稳。

（2）产妇焦虑/恐惧感是否消失，能否积极配合治疗与护理，是否学会产褥期保健，以促进康复。

第三节　产褥期抑郁症

情景导入

李女士，31 岁，结婚 3 年。婚后意外怀孕，10 d 前顺利分娩一 3 500 g 的男婴。在家人的精心呵护下，母子健康。近几日，家人发现李女士发生了一些变化，她白天无精打采，晚上睡不着觉，烦躁、易发脾气，对什么事都没兴趣，食欲差，乳汁明显减少，总担心孩子会生病，甚至感觉活着没意义。

请思考：（1）李女士怎么了？

（2）李女士最主要的护理诊断是什么？

（3）该如何对李女士进行护理？

产褥期抑郁症（puerperal depression）是指产妇在产褥期内出现抑郁症状，是产褥期精神障碍的一种常见类型。发生率占分娩妇女的30%，近年来发病率有上升趋势。通常在产后2周内出现症状。

【病因与发病机制】

1. 内分泌因素　产后体内雌激素水平急剧下降，可能为心理障碍的主要促发因素。

2. 分娩影响　产时、产后的并发症，以及难产、手术产等均可给产妇带来紧张恐惧，导致内分泌状态不稳定，造成心理不平衡。

3. 个性特征　敏感、情绪不稳定、社交能力不良、内向性格的人易发生产后心理障碍。

4. 心理-社会状况　孕期或产褥期发生的不良生活事件是产后抑郁发生的危险因素，如夫妻分离、家庭不和睦，缺少家人的关心帮助、经济条件差等。另外，产妇对母亲角色不适应、照顾孩子能力下降、对各种生活难题心理准备不充分等，均可导致情绪紊乱，形成心理障碍。

【临床表现】

1. 情绪改变　持久的情绪低落，表情忧郁、无精打采、困倦、易流泪。

2. 认知改变　对日常活动缺乏兴趣、自卑、自责、内疚、反应迟钝、感到生活没有意义，企图自杀。

3. 意志行为改变　意志活动减低，注意障碍，患者处处表现被动和过分依赖，不愿负责任。

4. 躯体症状　失眠、头痛、身痛、头昏、眼花、耳鸣等。

【治疗要点】

1. 心理治疗　通过心理咨询，解除致病的心理因素，对产妇多关心照顾，增强患者自信，调整好家庭关系。

2. 药物治疗　重症产后抑郁者需要住院治疗，应用抗抑郁药如阿米替林、氟西汀等。

扫码看微课

扫码看微课

【护理评估】

1. 健康史

（1）产妇有无不良分娩史，产程长、体质虚弱等。注意产后是否经历重大精神创伤，是否婚姻家庭关系不和、性格内向等。

（2）产妇表现有心情压抑、沮丧、缺乏信心、主动性下降、反应迟钝、注意力不集中等，甚至出现伤害行为。

2. 身体评估　观察产妇的饮食、睡眠及体重的变化。观察产妇的日常活动和行为，如自我照顾能力和照顾婴儿的能力。

3. 辅助检查　测血中雌二醇明显低于正常水平。采用行为监测，使用爱丁堡产后抑郁量表评分对产妇的心理状态进行评估，评分≥13分者，需进一步确诊。

4. 心理-社会状况评估　亲属对产妇的关爱、照顾不足使产妇心理受到影响。由于产妇自我照顾能力和抚育婴儿能力欠缺而使其缺乏自信，产生悲观情绪。夫妻关系、人际交往等方面的问题也会使产妇产生孤独、焦虑、恐惧感。

扫码看知识链接

【护理诊断/问题】

1. 应对无效　与产妇的抑郁行为，缺乏护理孩子、自我照顾能力有关。

2. 睡眠型态紊乱　与焦虑有关。

3. 有施行暴力的危险　与产后严重的抑郁有关。

【护理目标】

（1）产妇进入母亲角色，学会自我护理知识和照顾婴儿的基本技能。

（2）产妇情绪稳定，睡眠改善。

（3）产妇心理、行为正常。

【护理措施】

1. 一般护理　保持病室安静、整洁、空气新鲜，提供舒适的环境，保证产妇足够的睡眠；指导家属合理安排饮食，保证产妇的营养摄入。鼓励、协助产妇哺乳，帮助产妇适应母亲角色，指导产妇与婴儿进行接触、交流，为婴儿提供照顾，促进亲子关系建立，培养产妇的自信心。

2. 病情观察　观察产妇的情绪变化，高度警惕有无行为的变化，避免产妇出现自我伤害和伤害婴儿的行为。

3. 治疗配合　对于心理治疗无效和中重度抑郁症患者，药物治疗是产后抑郁症的重要治疗手段。应请精神科医生协助诊治，护理人员应指导患者正确用药，口服抗抑郁药物时，应确认患者完全服入，注意观察药物疗效和不良反应。重症患者要高度警惕伤害性行为，注意安全保护。

4. 心理护理　对有焦虑症状、手术产及存在抑郁高危因素的产妇给予足够的重视，理解其烦恼，为其提供必要的帮助。鼓励产妇表达内心感受，护理人员多关心、陪伴、倾听产妇诉说、鼓励产妇宣泄。对于有不良行为的产妇尽量避免精神刺激，稳定情绪，减轻生活中的压力。发挥社会支持系统的作用，指导家人关爱、照顾产妇，帮助他们解决实际困难。

5. 健康教育

（1）指导孕产妇通过多种途径了解有关妊娠、分娩常识，减轻孕产妇对妊娠、分娩的紧张和恐惧心理，提高自我保健能力。

（2）指导家人给予产妇关爱与帮助，创造良好的康复氛围。指导产妇配合医护人员进行心理咨询。

（3）产褥期间注意增强体质，合理饮食及休息，加强产后锻炼，有利于身心健康。指导母乳喂养及新生儿护理方法。

【护理评价】

（1）产妇住院期间情绪是否稳定，能否配合治疗与护理。

（2）产妇能否进入母亲角色，能否示范护理新生儿的技能。

（3）产妇与婴儿是否健康安全。

小结

　　产褥感染是导致孕产妇死亡的四大原因之一，是指致病菌在分娩时及产褥期侵袭生殖道引起的局部和全身感染；产褥病率最主要的原因为产褥感染。产褥感染致病菌多为混合菌感染。感染的途径有外源性和内源性两种。子宫内膜炎、子宫肌炎是最常见的病理类型，表现为发热、恶露增多有臭味、下腹疼痛及压痛、子宫复旧不良、白细胞增多等。根据子宫腔分泌物和后穹穿刺抽出物进行细菌培养和药敏试验，确定病原体的种类。应用广谱抗生素控制感染为主要治疗措施。在护理中协助产妇采取半卧位休息，促进恶露引流，防止感染扩散。会阴伤口感染者应取健侧卧位，以利于愈合。下肢血栓性静脉炎者，嘱其抬高患肢，局部保暖，以促进血液循环减轻肿胀。

　　晚期产后出血指分娩 24 h 后，在产褥期内发生的子宫大量出血，以产后 1~2 周发病最常见。胎盘胎膜残留为其主要原因。胎盘胎膜残留引起的阴道流血多在产后 10 d 发生，表现为血性恶露持续时间长。子宫复旧不全引发的出血好发于产后 2 周左右，常为多量流血且持续不断。

　　产褥期抑郁症是产妇在产褥期发生的非精神病性抑郁综合征，一般发生在分娩后 2 周以内。要注意产妇的情绪变化，给予产妇心理支持，早期发现并治疗。对于心理治疗无效和中重度抑郁症患者，药物治疗是产后抑郁症的重要治疗手段。

讨论与思考

1. 简述产褥感染与产褥病率有何区别。

2. 简述急性子宫内膜炎、子宫肌炎的临床表现。

3. 简述晚期产后出血的主要原因及临床表现，如何预防。

4. 李女士，30 岁，G_1P_1，孕 40 周。以"胎膜早破"为诊断入院。临产进入第二产程，胎儿呈持续性枕后位，行会阴侧切，胎头吸引术助产，产后出血量不多。产后第 6 天体温为 37.8~38.6 ℃，两乳房稍胀，无肿块，子宫底脐下 1 cm，轻压痛，血性恶露，量多有臭味，会阴切开伤口已愈合。

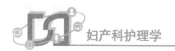
请回答：（1）该产妇出现上述表现的主要病因是什么？

（2）目前该产妇的主要护理诊断是什么？

（3）针对护理诊断应给予哪些护理措施？

（薛光辉）

扫码看本章 PPT　　　扫码做本章练习题

产科手术妇女的护理

学习要点

掌握：会阴切开术的适应证、术前评估、术前准备、术中配合、术后护理。

熟悉：胎头吸引术、产钳术、人工剥离胎盘术的适应证与禁忌证，以及术前准备、术中配合、术后护理。

了解：剖宫产术的术中配合。

第一节 会阴切开术

情景导入

黄女士，29岁，G_1P_0，宫内孕40周，子宫口开全已超过3 h，胎头拨露时，会阴过紧，护士小王协助医师为该产妇实施了会阴侧切术，胎儿顺利娩出。

请思考：（1）为什么要给该产妇进行会阴切开？

（2）怎样行会阴侧切？

（3）缝合后的会阴侧切伤口应如何护理？

会阴切开术是产科常用手术之一，手术的目的是避免会阴条件不好造成的分娩阻滞及会阴严重裂伤。常用的手术方式有会阴后-侧切开术和会阴正中切开术（图16-1、图16-2）。临床上以前者多用。

【适应证】

1. 会阴组织弹性差 会阴过紧、会阴坚韧、会阴水肿、会阴体过长，估计分娩可能引起会阴严重裂伤者。

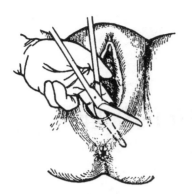

图 16-1 会阴后-侧切开

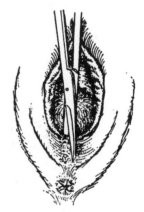

图 16-2 会阴正中切开

2. 需要缩短第二产程 妊娠期高血压疾病、妊娠合并心脏病，胎儿宫内窘迫等。

3. 需阴道助产 如胎头吸引术、产钳术及臀位助产术等，根据母胎情况决定。

4. 早产胎头明显受压者 防止早产儿因会阴阻力引起颅内出血。

【术前评估】

（1）评估产妇心理状态、手术史、药物过敏史、有无心脏病史。

（2）评估产妇的生命体征、宫缩情况、胎先露下降程度。

（3）评估会阴情况，如会阴体长度及组织弹性、会阴部有无炎症、水肿及瘢痕等皮肤异常情况。

（4）评估骨盆底有无异常情况，如巴氏腺囊肿、肛管直肠周围脓肿、阴道直肠瘘等损伤及功能障碍性疾病。

（5）对确定符合会阴侧切条件者，向产妇及其家属说明会阴切开术的目的、方法及必要性，签署知情同意书。

【物品准备】 会阴侧切包 1 个，内有会阴侧切剪刀 1 把，20 mL 注射器 1 个，9 号长穿刺针头 1 个，持针器 1 把，有齿镊、无齿镊、线剪各 1 把，弯止血钳 4 把，三角针、圆针各 1 个，1 号丝线 1 团（或 3/0 号可吸收线 1 根），2/0 号可吸收线 1 根。洞巾 1 块，纱布 10 块，带尾纱布 1 块。2% 利多卡因 10 mL 与 0.9% 氯化钠液 10 mL 按 1∶1 配制（或1% 利多卡因 20 mL），无菌手套 1 副，缩宫素注射液，止血药物。

【操作步骤与术中配合】

1. 体位 协助产妇保持屈膝仰卧位或膀胱截石位。

2. 消毒铺巾 切开前再次消毒会阴，铺洞巾。

3. 麻醉 协助术者行阴部神经阻滞麻醉及局部皮下浸润麻醉（图 16-3、图 16-4）。一手示、中两指伸入阴道，触及坐骨棘作为指示点；另一手持注射器，取肛门至坐骨结节的连线中点进针，先注射一个皮丘，然后朝向坐骨棘方向穿刺至坐骨棘内侧约 1 cm 处，回抽无血后，注入麻醉药 10 mL，然后一边退针一边继续注入麻醉药直至皮下，然后在同侧拟切开部位扇形注入麻醉药，以浸润大小阴唇及会阴体皮肤、皮下组织。

4. 会阴切开 ①切口位置：在会阴后联合正中偏左成 45° 切开。如会阴高度膨隆时，切开角度应增大至 60°。②切开时机：在胎头着冠前、会阴高度扩张变薄时，于宫缩期会阴部张力增加时切开，以切开后1~2次宫缩即能娩出胎儿为宜。③操作方法：术者左手示、中两指伸入阴道，置胎先露和阴道左侧后壁之间，撑起阴道壁，以保护胎儿并指示切口位置；右手持剪刀放在会阴后联合中线左侧，与会阴后联合中线成45°，剪刀刃与皮肤垂直，于宫缩时一次全层切开，切口一般长3~5 cm。护士配合用纱布压迫止血。密切观察宫缩情况及胎心率的变化，发现异常及时向医生报告。

5. 会阴缝合 逐层缝合、对合整齐、松紧适宜，不留无效腔。先将带尾线纱垫填塞阴道，以免血液外流掩盖切口，并确定切口顶端位置，然后进行缝合。①用2/0号可吸收缝线在顶端上方0.5 cm处缝合第一针，以结扎回缩的血管，防止阴道壁血肿形成。②用2/0号可吸收缝线连续或间断逢合阴道黏膜及黏膜下组织至处女膜缘打结。③用2/0号可吸收缝线间断逢合会阴肌层及皮下组织。④1号丝线间断缝合皮肤或用3/0号可吸收缝线皮内连续缝合皮肤。用丝线缝合皮肤者需记录缝线针数。缝合结束后将阴道内纱垫取出。

6. 常规肛门检查 检查有无缝线穿透直肠黏膜。如有，应立即拆除，重新消毒缝合。

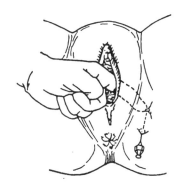

图 16-3 左侧阴部神经阻滞麻醉

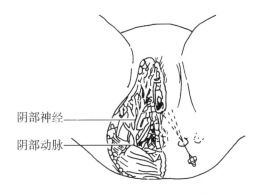

图 16-4 局部皮下浸润麻醉

【护理要点】

（1）评估切口情况（有无渗血、红肿、硬结及脓性分泌物），如有异常，及时通知医生处理。正常愈合伤口3~5 d拆线。

（2）外阴伤口肿胀伴疼痛明显者，24 h内可用会阴冷敷袋冷敷，24 h后可用50%硫酸镁湿热敷，或进行超短波或红外线照射 1 次/d，15 min/次。

（3）术后嘱产妇多向健侧卧位，以免恶露浸渍切口影响愈合。保持外阴清洁、干燥。每日进行会阴冲洗两次，大便后及时清洗会阴。

扫码看视频

扫码看视频

第二节 胎头吸引术

胎头吸引术是利用负压吸引原理，将胎头吸引器置于胎头顶部，按分娩机制牵引胎头，配合产力，协助胎儿娩出的一项助产技术。目前常用的胎头吸引器有直筒形、牛角形和扁圆形胎头吸引器（图16-5）。

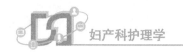
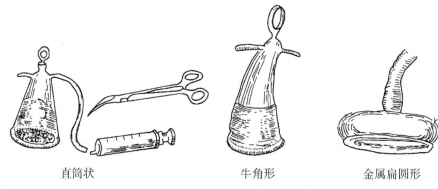

直筒状　　　　　　　　　牛角形　　　　　金属扁圆形

图 16-5　胎头吸引器

【适应证】

(1) 不宜过度屏气用力，需要缩短第二产程者，如妊娠合并心脏病、妊娠高血压疾病子痫前期、瘢痕子宫等。

(2) 子宫收缩乏力导致第二产程延长。

(3) 胎儿窘迫，需要紧急结束分娩者。

(4) 持续性枕后位、枕横位，需旋转牵引胎头者。

【禁忌证】

(1) 胎儿不能或不宜经阴道分娩者，如严重头盆不称、产道阻塞或畸形等。

(2) 胎位异常（面先露、横位、臀位）。

(3) 胎头位置高或子宫口未开全者。

【术前评估】

(1) 评估产妇心理状况，宫缩情况，胎心，胎头下降程度，子宫颈扩张程度，会阴情况等，确定是否符合胎头吸引术的条件。

(2) 向家属和产妇说明胎头吸引术助产的目的、方法及必要性，争取产妇及其家属的同意并配合，并让家属签署知情同意书。

【物品准备】　产包、会阴切开缝合包 1 个、1% 利多卡因 20 mL、20 mL 注射器 1 个、9 号长穿刺针头 1 个、胎头吸引器 1 个、负压吸引器 1 台、润滑剂适量、50 mL 注射器 1 个、一次性负压吸引管 1 根、血管钳 2 把、治疗巾 2 块、无菌纱布数块、无菌手套 2 副、0.5% 聚维酮碘消毒棉球适量、无菌导尿管 1 根，新生儿抢救设备及药品等。

【操作准备与术中配合】

1. 放置前准备

(1) 协助产妇保持膀胱截石位或屈膝仰卧位，再次消毒外阴、铺无菌巾。

(2) 评估会阴情况，行阴部神经阻滞麻醉，使会阴部肌肉松弛。对于会阴体较长或会阴皮肤弹性较差者，牵引胎头过程中选择合适的时机行会阴切开。

(3) 常规导尿，排空膀胱。

(4) 阴道检查，进一步确定子宫口是否开全，胎头颅骨最低点是否在 S^{+3} 及以下，确定胎方位，估计是否存在肩难产。

(5) 检查吸引器有无损坏、漏气、橡皮套是否松动等，以确保吸引装置处于完好备用状态，吸引器头端外侧涂润滑剂。

2. 放置胎头吸引器　术者左手分开小阴唇，并向下撑开阴道后壁，右手持吸引器沿阴道后壁滑入，并与胎头顶部紧贴；检查吸引器口杯中点位于胎头俯屈点（俯屈点位于矢状缝距前囟 6 cm 部位），避开前、后囟；检查无子宫颈及阴道壁组织夹入，调整吸引器横柄与胎头矢状缝相一致，作为旋转胎头的标记。

3. 形成负压　开启电动负压吸引器形成负压，负压应<400 mmHg，或用 50 mL 注射器抽空气 150~200 mL 形成负压。

4. 牵引　术者一手示指和中指握持胎头吸引器的牵引柄，待产妇宫缩屏气时，顺骨盆轴方向，按分娩机制缓慢牵引（若需要侧切，在胎头着冠之前进行）。宫缩间歇期暂停，牵引过程中随时监测胎心率的变化，发现异常及时报告医生。

5. 取下吸引器　待胎头双顶径超过骨盆出口时，协助术者解除负压，取下胎头吸引器，继续按正常分娩助产。

【护理要点】

（1）牵拉时如脱落，应查找原因。如放置不正确、牵引方向错误、负压不够，可重新放置。放置一般不超过 2 次，牵引时间一般 10~15 min，全部牵引时间不超过 20 min。

（2）吸引器必须放置正确，放在胎头俯屈点，避开囟门。

（3）术后密切观察新生儿有无头皮血肿及头皮损伤的发生，注意观察新生儿面色、反应、肌张力，警惕发生新生儿颅内出血；常规给予新生儿维生素 K_1 肌内注射，防止出血；24 h 内避免搬动新生儿。必要时将新生儿转入新生儿科给予监护治疗。

扫码看视频

扫码看视频

第三节　产钳术

情景导入

吴女士，28 岁，G_2P_1，宫内孕 41 周，产程中宫缩乏力静脉滴注缩宫素加强宫缩，由助产士助产，第二产程已超过 2 h，巡回护士发现，胎儿的心率降为 102 次/min，护士立即停止缩宫素，给产妇吸氧，报告医生后，配合医生和助产士为该产妇实施了产钳术。胎儿娩出后立即复苏，1 min Apgar 评分为 8 分。

请思考：（1）该产妇产钳助产的适应证是什么？

（2）护士如何配合医生和助产士进行产钳助产？

（3）产钳助产后应如何护理？

产钳术是利用产钳作为牵引力，牵拉胎头、娩出胎儿的助产技术。常用产钳为短弯形，由左右两叶组成，每叶由钳叶、钳颈、钳锁和钳柄四个部分组成（图 16-6）。

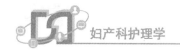
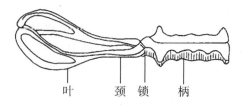

图 16-6　常用产钳及其结构

【适应证】

（1）因胎儿窘迫或产妇疾病不宜分娩时用力，需缩短第二产程者。

（2）子宫收缩乏力致第二产程延长者。

（3）估计胎头吸引术会失败者（如胎头受压已形成明显产瘤）。

（4）臀位后出头或颏前位娩出困难者。

（5）胎头吸引失败或产妇昏迷不能用腹压。

【禁忌证】

（1）子宫口未开全，胎头骨质部的最低点在坐骨棘水平或以上，有明显头盆不称时。

（2）严重胎儿窘迫，估计短时间内不能结束分娩者。

（3）确定为畸形儿、死胎，行穿颅术者。

（4）颏后位、额先露、胎头高直位等异常胎位。

【术前评估】

（1）评估产妇心理状态、宫缩情况、胎心率的变化、胎方位、胎头下降程度、子宫颈扩张程度及会阴情况等。

（2）向产妇及其家属说明产钳术助产的目的、方法及必要性，缓解产妇紧张恐惧心理，取得产妇及其家属的同意并积极配合，并让家属签署知情同意书。

【物品准备】　无菌产钳 1 副、会阴切开缝合包 1 个、1%利多卡因 20 mL、20mL 注射器 1 个、9 号长穿刺针头 1 个、润滑剂适量、治疗巾 2 块、无菌纱布数块、无菌手套 2 副、0.5%聚维酮碘消毒棉球适量、无菌导尿管 1 根，新生儿抢救设备及药品等。

【操作步骤与术中配合】

1. 放置前准备

（1）协助产妇保持膀胱截石位或屈膝仰卧位，再次消毒外阴、铺无菌巾。

（2）评估会阴情况，行阴部神经阻滞麻醉，使会阴部肌肉松弛。对于会阴体较长或会阴皮肤弹性较差者，牵拉产钳过程中选择合适的时机行会阴切开。

（3）常规导尿，排空膀胱。

（4）阴道检查，进一步确定子宫口是否开全，胎膜是否破裂、胎头是否在 S^{+3} 及以下，确定胎方位，估计是否存在肩难产。

（5）检查两叶对合程度，产钳钳叶部外侧涂润滑剂。

2. 放置产钳

（1）放置左叶：术者先以右手掌面四指伸入阴道后壁和胎头之间，左手持左叶钳柄，使左叶沿手掌面伸入手掌与胎头之间，将钳叶置于胎头左侧顶颞部（胎耳处），调整左钳叶与钳柄在同一水平位，由助手将钳柄握持固定。

（2）放置右叶：右手持右叶钳柄，左手四指伸入阴道后壁与胎头之间，引导产钳右叶至胎头右侧顶颞部（胎耳处），调整右钳叶与钳柄在同一水平位。

3. 扣合钳锁　两钳叶放置适当，钳柄自然对合。如不能扣合，进行调整，移动右叶适应左叶，直至扣合为止。

4. 检查产钳位置　检查放置是否合适的要点如下：①后囟位于两钳颈之间，颈平面上1 cm处；②产钳叶柄上的窗与胎头之间的缝隙不应超过1指尖；③人字缝应位于两叶叶片上缘之上1 cm，并与之等距，矢状缝位于两钳叶中间。检查产钳与胎头之间无软组织夹入，听胎心无异常改变。

5. 试牵产钳　手术者右手握钳柄，左手掌固定在右手背上，左手示指尖抵住胎儿先露部，向外向下缓慢牵引。如示指尖随产钳下降未离开胎头，表示放置正确，可以牵引。

6. 牵拉　宫缩时术者握住钳柄先向外、向下缓慢牵拉，当胎头枕骨达耻骨联合下缘时逐渐将钳柄上提，使胎头仰伸娩出（若需要侧切，在胎头着冠之前进行）。手术过程中随时监测胎心率的变化，发现异常及时告知医生。

7. 取下产钳　当胎头双顶径超过骨盆出口时，松开并取下产钳，先取右叶后取左叶，将产钳顺胎头慢慢滑出，然后按分娩机制娩出胎儿。

【护理要点】　术后严密观察产妇和新生儿有无并发症。

（1）观察产妇是否出现软产道严重裂伤、产后出血，并注意观察有无血尿发生。

扫码看视频

（2）观察新生儿有无面神经损伤、皮肤压痕或损伤、眼部损伤、颅内出血、帽状腱膜下出血等并发症，必要时将新生儿转入新生儿科监护治疗。

（3）产后24 h内护理新生儿动作应轻柔，减少搬动，3 d内禁止为新生儿洗头。

扫码看视频

第四节　剖宫产术

剖宫产术（cesarean section）是经腹切开子宫取出胎儿及其附属物的手术。

【手术方式】

1. 子宫下段剖宫产术　是目前临床上最常用的剖宫产术式。切口在子宫下段、膀胱腹膜反折下面，此处子宫壁薄，出血少，切口愈合较好，瘢痕组织少，大网膜、肠管粘连较少见，再次分娩时发生子宫破裂概率低。

2. 子宫体部剖宫产术　也称古典式剖宫产术。切口在子宫体部。其特点是操作简单，但切口处子宫壁厚、出血多，术后与腹腔脏器易粘连、感染，切口愈合不如子宫下段剖宫产术式，再次妊娠易发生子宫破裂，其适应证仅用于胎盘前置不能做子宫下段剖宫产术者。

3. 腹膜外剖宫产术　此术式虽较复杂，但不进入腹腔，可减少术后腹腔感染的危险，对有子宫腔感染者尤为适用。但因此术式较费时，有胎儿窘迫、胎儿巨大者，技术操作不熟练者不适用。

【适应证】

（1）产力异常、骨盆狭窄、软产道异常、头盆不称、横位、臀位、巨大儿、珍贵儿等。

（2）严重的妊娠并发症和妊娠合并症不宜经阴道分娩者。

（3）脐带脱垂、胎儿宫内窘迫者。

（4）瘢痕子宫（曾有 2 次以上剖宫产史）。

【禁忌证】 死胎及胎儿畸形，不应行剖宫产术终止妊娠。

【术前评估】

（1）评估产妇心理状况，告知产妇剖宫产术的目的，耐心解答有关疑问。

（2）评估产妇的手术史、药物过敏史等。

（3）评估产妇的生命体征、宫缩情况、胎心率的变化、胎先露下降程度等。

（4）评估产妇血尿常规、血型、凝血功能、感染性疾病（HIV、HBV、HCV 及梅毒螺旋体）的筛查情况、心电图、生化检查（包括电解质、肝肾功能、血糖）及胎儿 B 型超声等各项检查结果是否正常。

【术前准备】

1. 物品准备　剖宫产手术包 1 个，内有布巾钳 4 把，25 cm 不锈钢盆 1 个，弯盘 1 个，卵圆钳 6 把，1、7 号刀柄各 1 把，解剖镊 2 把，小无齿镊 2 把，大无齿镊 1 把，18 cm 弯血管钳 6 把，10 cm、12 cm、14 cm 直血管钳各 4 把，组织钳 4 把，持针器 3 把，吸引头 1 个，阑尾拉钩 2 个，腹腔双头拉钩 2 个，刀片 3 个，双层剖腹单 1 块，手术衣 6 件，治疗巾 10 块，纱布垫 4 块，纱布 20 块，手套 6 副，带针可吸收缝线（0#、2/0#、4/0#）若干包。

2. 产妇准备

（1）做药物过敏试验、交叉配血试验、备血等准备。

（2）腹部准备同一般开腹手术。

（3）胎儿娩出前 6 h 内禁用吗啡、哌替啶等容易造成新生儿呼吸抑制的药物。

（4）做好新生儿保暖和抢救工作，如气管插管、氧气、急救药品等。

（5）协助产妇取左侧卧位倾斜 10°～15°，防止仰卧位低血压综合征的发生。

【术中配合】

（1）密切观察并记录产妇生命体征及胎心音的变化。

（2）建立静脉通道，遵医嘱使用缩宫素等。

（3）麻醉后行留置导尿，并观察尿液的量、颜色等。

（4）当刺破胎膜时，应注意产妇有无咳嗽、呼吸困难等症状，警惕羊水栓塞的发生。

（5）配合进行新生儿抢救与护理。

扫码看视频

扫码看视频

扫码看视频

扫码看微课

扫码看知识链接

【术后护理】

（1）密切观察并记录产妇生命体征变化。术后 2 h 内每 30 min 监测一次心率、呼吸频率以及血压，此后每小时监测一次直至产妇情况稳定。对于使用硬膜外阻滞镇痛泵的产妇，应每小时监测一次呼吸频率、镇静效果，直至停止用药后的 2 h。

（2）评估产妇子宫收缩及阴道流血状况，术后 24 h 产妇取半卧位，以利于恶露排出。

（3）评估手术切口有无红肿、渗出。

（4）留置导尿管 24 h，拔管后指导产妇自行排尿。

（5）鼓励产妇勤翻身并尽早下床活动，6 h 后进流食，根据肠道功能恢复情况指导饮食。

（6）指导产妇进行母乳喂养。

（7）遵医嘱补液及应用抗生素 2~3 d，腹部切口一般术后 5~7 d 拆线。

（8）指导产妇出院后保持外阴部清洁；落实避孕措施，至少应避孕 2 年；鼓励符合母乳喂养条件的产妇坚持母乳喂养；做产后保健操，促进骨盆肌及腹肌张力恢复；若出现发热、腹痛或阴道流血过多等，及时就医；产后 42 d 去医院做健康检查。

第五节　人工剥离胎盘术

人工剥离胎盘术是指胎儿娩出后，用人工的方法使胎盘剥离并取出的手术。

【适应证】

（1）胎儿娩出后不到 30 min，子宫出血>200 mL，经一般处理，胎盘仍未娩出者。

（2）胎儿娩出后，阴道流血不多，但历经 30 min 胎盘仍未娩出者。

（3）难产手术导致软产道损伤大量出血，需立即娩出胎盘缝合出血部位者。

【操作步骤与术前评估】

（1）评估产妇心理状况、生命体征、宫缩情况、阴道流血情况，发现异常及时通知医生。

（2）确定采取人工剥离胎盘术者，向产妇说明行人工剥离胎盘术的目的及必要性，取得产妇配合。

【物品准备】　手消毒液 1 瓶，无菌消毒包（内装弯盘 2 个，卵圆钳 2 把）1 个、无菌干纱布缸 1 个、0.5%碘伏纱布缸 1 个、无菌持物钳 1 把、无菌持物筒 1 个、人工剥离胎盘手术包 1 个（治疗巾 1 块、洞巾 1 块、有齿弯卵圆钳 1 把、大号钝头刮匙 1 把、弯盘 1 个）、无菌手术衣 1 件、无菌手套 2 副、导尿包 1 个、阿托品 0.5 mg 及哌替啶 50 mg、缩宫素、麦角新碱、5 mL 注射器。

【操作步骤与术中配合】

（1）协助产妇保持膀胱截石位或屈膝仰卧位，常规导尿排空膀胱。

（2）重新消毒外阴，铺无菌洞巾，术者更换无菌手术衣及无菌手套。

（3）术者左手放在产妇腹壁，握住子宫底并向下推压（图16-7），右手拢成锥状进入阴道，并沿脐带伸入子宫腔达脐根部，然后移至胎盘边缘。

（4）子宫腔内的右手五指并拢，掌面朝向胎盘母体面，手背紧贴子宫壁。以手掌的尺侧缘从胎盘边缘呈锯状轻轻将胎盘从子宫壁上剥离。若无法剥离，应考虑胎盘植入，切忌

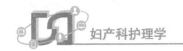

强行挖取或暴力剥离。

（5）将胎盘完全剥离后握于手中取出至阴道口，两手握住胎盘向一个方向边旋转边牵拉，尽量使胎膜完整娩出。

（6）胎盘取出后，遵医嘱给予宫缩剂，并按摩子宫。

（7）仔细检查胎盘胎膜是否完整，若有缺损应再次徒手伸入子宫腔清除残留胎盘及胎膜，必要时用卵圆钳或钝头刮齿清除残留组织。

（8）手术全过程严格无菌操作，密切观察产妇的生命体征。

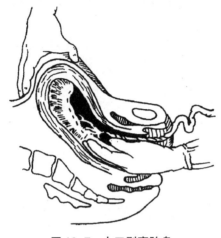
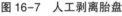

图 16-7 人工剥离胎盘

扫码看动画

【护理要点】

（1）术前需做好大出血的应急准备，建立静脉通道和配血。

（2）密切观察产妇生命体征、子宫收缩及出血情况，宫缩不佳时应按摩子宫，并遵医嘱给予缩宫素或麦角新碱等预防产后出血。

（3）评估产妇子宫颈、阴道、会阴是否有裂伤，发现裂伤及时缝合。

（4）术后评估产妇体温有无升高、下腹有无疼痛及恶露是否正常。遵医嘱应用抗生素预防感染。

小结

会阴后-侧切开是在会阴后联合正中偏左成 45°，在宫缩时全层切开。缝合后常规肛门检查。术后采取健侧卧位，伤口肿胀疼痛者，24 h 内冷敷，24 h 后可用 50% 硫酸镁纱布湿热敷，或进行超短波或红外线照射 1 次/d，15 min/次。保持外阴清洁，干燥。每日进行会阴冲洗 2 次，大便后，及时清洗会阴。胎头吸引器应放置在胎头俯屈点，吸引负压控制在 400 mmHg 以内，或用 50 mL 注射器抽空气 150～200 mL 形成负压，待胎头双顶径超过骨盆出口时，协助术者解除负压。术后警惕发生新生儿颅内出血，常规给予新生儿维生素 K_1 肌内注射，24 h 内避免搬动新生儿。产钳术时检查钳叶与胎头间有无软组织或脐带夹入，检查是否两钳叶分别置于胎儿顶颞部（胎耳处），胎头矢状缝位于两钳叶中间。剖宫产术后24 h产妇取半卧位,以利于恶露排除。留置导尿管24 h。术后至少应避孕2年,产后42 d返院做健康检查。在人工剥离胎盘术过程中,应动作轻柔,切忌强行抓挖子宫壁,若发现胎盘与子宫壁之间无明显界限,考虑植入性胎盘。立即停止剥离,根据患者出血情况及胎盘植入面积,决定行保守治疗或子宫切除术。

对于产科手术妇女的护理,重点是做好术前准备、术中配合和术后护理。

💬讨论与思考

1. 试述胎头吸引术助产的方法、适应证、用物准备、术中配合和术后护理。

2. 如何进行人工剥离胎盘术的术中配合和术后护理?

3. 王女士,28岁,初产妇,妊娠足月,阵发性腹痛2 h入院,因会阴过紧10 h后经会阴后-侧切分娩一男婴,经过顺利。现产后第1小时,腹软,子宫底脐下一指,恶露色红,量中等,会阴切口略红,产妇自述会阴切口疼痛。

请回答:(1)护士应怎样配合医生完成会阴切开及缝合?

(2)术后护士如何指导产妇休息、缓解伤口疼痛及保持会阴清洁干燥?

扫码看本章PPT

扫码做本章练习题

实训课 会阴切开缝合技术训练

【实训目的】

(1)能独立进行会阴侧切缝合术的准备工作。

(2)初步掌握会阴侧切缝合术的操作方法、步骤以及注意事项。

(3)在操作过程中体现出对产妇的人文关怀。

【实训学时】 2学时。

【实训准备】

1. 操作者准备

(1)仪表符合要求,戴帽子、口罩,穿手术衣、戴无菌手套。

(2)评估产妇宫缩情况、胎心率的变化、胎方位、胎头下降程度、产妇宫颈扩张程度、会阴情况等,排除禁忌证。

(3)评估产妇心理状态,向产妇及其家属说明会阴切开的目的及注意事项,缓解产妇

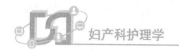

紧张恐惧心理，取得产妇及其家属的同意并积极配合，并让家属填写知情同意书。

2. 用物准备　见本章第一节会阴切开术的物品准备。

3. 产妇准备

（1）了解会阴切开术的目的及配合方法，有安全感。

（2）排空膀胱，由护士协助采取合适体位。

【实训过程】

1. 实训步骤　根据情况观看会阴切开缝合术电教片或教师利用产妇模型配合会阴切开模型进行会阴切开缝合术示教（也可采用牛舌头或采用带有直肠和阴道的猪外阴部进行模拟操作）。步骤如下。

（1）体位：协助产妇保持屈膝仰卧位或膀胱截石位。

（2）消毒铺巾：切开前再次消毒会阴，铺无菌洞巾。

（3）麻醉：采取阴部神经阻滞麻醉及局部皮下浸润麻醉。

（4）会阴切开（具体方法详见本章第一节会阴切开术）。

（5）会阴缝合（具体方法详见本章第一节会阴切开术）。

2. 实训方法　学生分组练习，教师巡回指导。

【注意事项】

（1）操作中体现出对产妇的人文关怀，操作方法正确，动作规范。

（2）遵守无菌原则。

（3）爱护实训物品，实训结束后将所有物品归位，养成良好的工作习惯。

【总结及作业】

1. 实训结果监测　以小组为单位抽学生代表模拟操作，其他学生评价，将学生成绩计入小组平时实训成绩。最后教师总结。

2. 作业　完成实训报告。

（薛光辉　韩清晓）

女性生殖系统炎症患者的护理

学习要点

掌握：滴虫性阴道炎、外阴阴道假丝酵母菌病、萎缩性阴道炎、细菌性阴道病的临床特点、用药护理；滴虫性阴道炎、外阴阴道假丝酵母菌病传播方式。

熟悉：女性生殖器官自然防御功能；慢性子宫颈炎、慢性盆腔炎的病理类型、临床特点与护理措施。

了解：女性生殖系统炎症的病因；外阴炎、前庭大腺炎的临床表现和护理措施。

女性生殖系统炎症是妇科常见病、多发病，发病年龄段广泛，从幼女到老年妇女均可患病，炎症部位涉及外阴、阴道、子宫颈、内生殖器及周围结缔组织等，临床上以阴道炎、慢性子宫颈炎最常见。

第一节　外阴炎及前庭大腺炎

情景导入

张女士，35岁，以外阴部肿胀疼痛3 d为主诉就诊。患者于3 d前出现外阴部右侧肿胀疼痛，逐渐加重，行走受到影响。既往体健，无手术、外伤史。体格检查：T 36.9 ℃，P 80次/min，R 20次/min，BP 120/80 mmHg，心肺肝脾未查到异常。妇科检查：外阴已产式，右侧大阴唇处见一囊肿，表面红肿，压痛明显，有明显波动感，阴道通畅，子宫及附件无异常。

请思考：（1）该患者发生了什么情况？存在哪些护理问题？

（2）该患者的护理措施有哪些？

外阴炎是指发生在外阴皮肤与黏膜的炎症。包括非特异性外阴炎（non-specific

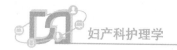

vulvitis）和前庭大腺炎（bartholinitis）。

【病因】

1. 非特异性外阴炎　外阴与尿道、肛门邻近，容易受到阴道分泌物、经血、尿液、粪便的刺激引起炎症。此外，糖尿病患者的糖尿刺激、穿着紧身化纤内裤，或经期使用卫生巾等使局部透气性差、潮湿，也可引起炎症发生。

2. 前庭大腺炎　病原体侵入前庭大腺引起的炎症。前庭大腺位于大阴唇后 1/3 深部，腺管开口于小阴唇与处女膜间沟的中下 1/3 处，在性交、分娩或外阴卫生不良时容易发生炎症，多见于生育期妇女。

【临床表现】

1. 非特异性外阴炎　外阴瘙痒、疼痛、灼热感，在活动、排便、性交时可加重。妇科检查可见外阴皮肤黏膜充血、水肿、糜烂、抓痕，重者出现溃疡、湿疹等。

2. 前庭大腺炎　单侧发病多见。初起时疼痛、肿胀、烧灼感、压痛明显，行走不便、发热等。脓肿多发于一侧，脓肿形成时可呈鸡蛋大小，表面发红，有波动感。前庭大腺囊肿直径>6 cm 时，外阴有坠胀感或性交不适。

【治疗要点】

1. 非特异性外阴炎　积极去除病因，局部清洁消炎，如坐浴、涂抹抗生素软膏。

2. 前庭大腺炎　前庭大腺脓肿形成时，取局部分泌物做细菌培养和药敏试验，选择针对性抗生素治疗，并切开引流；前庭大腺囊肿者，常行前庭大腺造口术。

【护理评估】

1. 健康史　询问个人卫生、衣着习惯，饮食、药物等有无过敏情况。有无糖尿病、尿瘘、粪瘘等疾病。外阴不适的程度和发病时间。

2. 身体评估　检查外阴局部有无红肿、渗出、湿疹、溃疡、脓性分泌物等炎症表现。

3. 辅助检查　脓性分泌物培养，可培养出病原体。

4. 心理-社会状况　了解患者病程长短及对外阴不适的心理反应。

【护理诊断/问题】

1. 皮肤、黏膜完整性受损　与局部炎症所致的抓伤、湿疹、溃疡有关。

2. 舒适的改变　与外阴瘙痒、疼痛、分泌物多有关。

3. 疼痛　与炎症刺激外阴红肿、化脓有关。

4. 焦虑　与外阴瘙痒、疼痛不适有关。

【护理目标】

（1）患者皮肤、黏膜逐渐恢复正常。

（2）患者瘙痒及疼痛减轻或消失，不适感改善。

（3）患者能正确认识疾病，积极配合治疗，保持良好情绪。

【护理措施】

1. 一般护理　指导患者自我护理，保持外阴清洁，促进伤口愈合。前庭大腺炎急性期卧床休息，及时给予热敷、理疗，增加舒适感。

2. 对症护理　教会患者坐浴方法，包括坐浴液的配制、温度、时间等。常用的坐浴液有 1∶5 000 的高锰酸钾或 0.1% 的聚维酮碘液。坐浴时要使会阴部浸没于溶液中，每天 2 次，每次 15~20 min，7~10 次为 1 个疗程。前庭大腺炎者，必要时可在其开口处取分泌物进行细菌培养和药敏试验，遵医嘱应用抗生素。

3. 前庭大腺手术的护理　脓肿或囊肿切开后，局部放置引流条，每日更换。外阴用消毒液擦洗，每日 2 次，伤口愈合后改为坐浴。

4. 心理护理　解释炎症发生的原因，耐心解答患者提出的疑问，缓解其焦虑情绪，使患者能正确配合治疗。

5. 健康教育　指导患者勤洗、勤换内衣，保持外阴干燥、清洁，穿着棉质内衣裤。勿使用刺激性药物或肥皂清洗会阴部，局部严禁搔抓。经期、孕期和产褥期注意卫生保健。指导患者注意性卫生，经期、产褥期禁止性交。

【护理评价】

（1）患者皮肤、黏膜完整性是否逐渐恢复。

（2）患者瘙痒及疼痛是否减轻或消失。

（3）患者焦虑状态是否缓解，能否积极配合治疗。

第二节　阴道炎

情景导入

李女士，28 岁，G_2P_1，因外阴瘙痒、白带增多 4 d 来院就诊。无明显诱因发病，阴道分泌物呈黄色、有腥臭味，既往体健。妇科检查：外阴潮红，阴道黏膜红肿，阴道后穹部有多量分泌物，呈泡沫状、灰黄色，阴道壁上有较多散在出血点。

请思考：（1）该患者发生了什么疾病？存在哪些护理问题？

（2）该患者的护理措施有哪些？

（3）如何对该患者进行健康教育？

阴道炎是常见的妇科炎症。临床常见的炎症类型有滴虫性阴道炎、外阴阴道假丝酵母菌病和萎缩性阴道炎。另外，阴道内正常菌群失调引起的细菌性阴道病归入本节介绍。

一、滴虫性阴道炎

【病因】　滴虫性阴道炎（trichomonas vaginitis）是常见的阴道炎症，由阴道毛滴虫感染引起。阴道毛滴虫适宜在温度为 25~40 ℃、pH 值为 5.2~6.6 的潮湿环境中生长，如果生活环境的 pH 值<5 或 pH 值>7 则不能存活。在月经周期中，月经后阴道酸度减弱，pH 值接近中性，隐藏在腺体及阴道皱褶中的滴虫大量繁殖，导致炎症易在月经后复发。滴虫除寄生在阴道外，还可寄生在尿道、尿道旁腺、膀胱、肾盂以及男性的包皮皱褶、尿道、前列腺中。

1. 直接传播　经性交传播。男性感染滴虫后常成为带虫者而成为传染源。

2. 间接传播　通过被污染的游泳池、公共浴池、浴盆、浴巾、坐便器、衣物及污染的医疗器械和敷料等感染。

扫码看知识链接

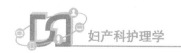

【临床表现】

1. 症状　主要症状是出现大量的稀薄、泡沫状白带及外阴瘙痒，如合并其他细菌感染，白带可呈黄绿色、脓性、泡沫状，且有臭味。瘙痒部位主要在阴道口及外阴，可伴有灼热感、疼痛、性交痛等。如感染累及泌尿系统可有尿频、尿急、尿痛或血尿表现。

2. 体征　妇科检查可见阴道及子宫颈黏膜充血、有散在的出血点，以阴道穹部明显，阴道内有稀薄泡沫状或脓性泡沫状分泌物，宫颈呈现草莓样改变。

【治疗要点】　切断传播途径，改善阴道局部环境，局部或全身应用抗滴虫药物，性伴侣同时治疗，防止复发。

二、外阴阴道假丝酵母菌病

【病因】

外阴阴道假丝酵母菌病（vulvovaginal candidiasis，VVC）是由假丝酵母菌引起的妇科常见炎症，曾称外阴阴道念珠菌病、霉菌性阴道炎。80%～90%的病原体为白假丝酵母菌，10%～20%为光滑假丝酵母菌、近平滑假丝酵母菌、热带假丝酵母菌等。假丝酵母菌属真菌，有芽孢和假菌丝，对热的抵抗力弱，在60℃持续1h即可死亡，但对干燥、化学制剂、紫外线及日光等抵抗力较强，适宜在pH值为4.0～4.7的酸性环境中生长。白假丝酵母菌为条件致病菌，平时可在阴道、口腔、肠道内寄生，不引起症状，当机体抵抗力低下或阴道局部环境适宜时，假丝酵母菌大量繁殖致病。在月经周期中，月经前阴道酸度增加，因而炎症易在月经前复发。

【发病诱因】

1. 长期大量使用雌激素、妊娠、糖尿病　阴道内糖原含量增加，阴道酸度增强，利于假丝酵母菌繁殖。

2. 长期应用广谱抗生素　致机体菌群失调，寄生在阴道内的假丝酵母菌大量繁殖。

3. 大量应用免疫抑制剂或免疫缺陷综合征　使机体抵抗力下降而致病。

4. 其他　穿紧身化纤内裤、肥胖，因外阴部湿度和温度增加，有利于假丝酵母菌繁殖。

【传播途径】

1. 内源性传播　寄生在阴道、口腔、肠道内的假丝酵母菌为条件致病菌，当条件适合时大量繁殖致病，不同部位间还可互相传染。

2. 直接传播　经性交传播。

3. 间接传播　极少数通过接触被污染的衣物传染。

【临床表现】

1. 症状　主要症状为白带增多、外阴瘙痒明显。白带呈现白色稠厚豆渣状或凝乳状特点，量多少不定。瘙痒部位多从小阴唇内侧开始，并蔓延到外阴部，严重者影响工作和睡眠，可伴有外阴灼热痛、尿频、性交痛等。

2. 体征　妇科检查见外阴、阴道红肿，小阴唇内侧、阴道壁黏膜上附有一层白色膜状物、附着紧密不易擦除，擦除后露出红肿黏膜，急性期还能见到糜烂及浅表溃疡。

【治疗要点】　改善阴道环境，局部或全身应用抗真菌药物，消除治病诱因。

三、萎缩性阴道炎

【病因】　萎缩性阴道炎（atrophic vaginitis）常见于绝经后妇女，由于卵巢功能衰竭，雌激素水平降低，阴道上皮萎缩，上皮细胞内糖原减少，阴道酸度减弱，阴道的自净作用降低，局部抵抗力下降，致病菌侵入、繁殖引起阴道炎症。或者见于因病行盆腔放射治疗或卵巢切除术后的妇女。

【临床表现】

1. 症状　主要症状为白带增多及外阴瘙痒、灼痛，或伴有尿频、尿痛等。白带为黄色水样，或血性及脓性白带。

2. 体征　妇科检查可见阴道黏膜呈萎缩性改变，阴道黏膜皱襞消失、菲薄，阴道黏膜潮红，有散在的出血斑点，有时见表浅溃疡，严重时溃疡可导致阴道壁粘连、狭窄进而发生阴道积脓、子宫腔积脓。

【治疗要点】　用抗生素抑制细菌生长，适当补充雌激素，增加阴道防御能力。

四、细菌性阴道病

【病因】　细菌性阴道病（bacterial vaginosis）是指阴道内菌群失调（正常菌群减少，厌氧菌群数量增加）所致的一种混合感染。妊娠期患病可导致绒毛膜羊膜炎、胎膜早破、早产；非孕妇女可导致子宫内膜炎、盆腔炎、子宫切除术后阴道残端感染。由于阴道内乳杆菌减少，以加德纳菌为主的厌氧菌增多，产生胺类物质（尸胺、腐胺、三甲胺）致使阴道分泌物增多并有臭味。阴道菌群发生紊乱的原因尚不清楚，可能与多个性伴侣、频繁性交或阴道冲洗致阴道环境碱性化有关。

【临床表现】

1. 症状　部分患者无临床症状，有症状者主要表现为阴道分泌物增多，有鱼腥臭味，尤其性交后加重，可伴有轻度外阴瘙痒或烧灼感。

2. 体征　阴道黏膜无充血红肿的炎症表现，可见灰白色、均匀一致、稀薄的分泌物黏附于阴道壁，容易将分泌物从阴道壁拭去。

【治疗要点】　以酸性溶液冲洗阴道，局部或口服抗厌氧菌药物。

五、疾病护理

【护理评估】

1. 健康史　评估患病情况，了解疾病发生与月经周期的关系，是否伴有排尿异常，既往有无阴道炎、治疗的经过及效果。了解有无糖尿病病史，有无大量使用抗生素或免疫抑制剂的病史，目前是否妊娠，个人卫生习惯如何。询问患者年龄、是否绝经、发病诱因，有无卵巢手术史或盆腔放射治疗史。

2. 身体状况　评估患者外阴瘙痒的程度，阴道分泌物的量、颜色、气味等性状，如为血性白带应注意与生殖器官肿瘤进行鉴别。询问是否有其他不适症状，是否有不孕现象。评估阴道黏膜有无充血红肿、出血点、糜烂、溃疡等。评估生殖器官是否呈现老年性改变。

3. 辅助检查

（1）悬滴法：最常用的辅助检查方法。取阴道分泌物混于生理盐水中，在低倍镜下检查，如找到活动的阴道毛滴虫可确诊滴虫性阴道炎；部分滴虫感染者没有表现出症状但实验室检查阳性称带虫者。取阴道分泌物混于10%氢氧化钾溶液中，镜下找到白假丝酵母菌的芽孢或者假菌丝均可确诊外阴阴道假丝酵母菌病。

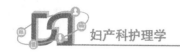

（2）培养法：临床症状可疑而多次悬滴法阴性者，可做培养法，准确率可达 98%。

（3）防癌检查：患者有血性分泌物或白带带血时，应行子宫颈刮片细胞学检查或分段诊刮等，以排除生殖器官恶性肿瘤。

（4）细菌性阴道病相关检查：线索细胞阳性、胺臭味试验阳性、阴道分泌物 pH 值>4.5、鱼腥臭味匀质稀薄白带，4 项中有 3 项符合即可诊断细菌性阴道病。

4. 心理-社会状况　评估患者的情绪反应和对疾病的认识。患者常因外阴瘙痒影响正常生活、工作和睡眠而烦躁焦虑，因疾病反复发作、病程迁延或因卵巢切除或盆腔放疗后易患阴道炎而情绪低落、对治疗失去信心。评估配偶对疾病的认识程度和看法等，患者及其配偶是否能配合治疗。

【护理诊断/问题】

1. 皮肤黏膜完整性受损　与炎性分泌物刺激引起黏膜损害、外阴瘙痒致皮肤抓痕有关。

2. 舒适的改变　与外阴及阴道口瘙痒、局部灼痛、白带增多有关。

3. 睡眠型态紊乱　与外阴瘙痒影响睡眠有关。

4. 焦虑　与瘙痒困扰、担心疾病传给配偶和子女，或疾病反复发作有关。

5. 知识缺乏　与缺乏阴道炎相关知识、缺乏绝经后女性保健知识有关。

【护理目标】

（1）患者皮肤、黏膜逐渐恢复正常，阴道分泌物减少，瘙痒或灼痛减轻或消失。

（2）患者能叙述自己睡眠紊乱的原因，并列举应对措施，睡眠质量改善。

（3）患者能陈述阴道炎的相关知识，积极配合治疗，保持良好情绪。

【护理措施】

1. 一般护理　指导患者自我护理，勤换内裤，保持阴道清洁，治疗期间避免性生活。

2. 严密观察病情　观察患者的精神状态及情绪反应。观察白带的量、性状、有无特殊气味，了解外阴瘙痒程度，是否伴有灼热和疼痛感，有无合并泌尿系统感染。检查局部皮肤有无抓痕、糜烂和溃疡，生殖器官是否有萎缩性改变，阴道壁上附着分泌物的特征，有无其他部位（口腔、肠道）白假丝酵母菌的感染。

3. 用药护理

（1）滴虫性阴道炎：主要药物为甲硝唑或替硝唑，有两种给药途径，应指导患者正确用药，并告知治疗中注意事项和可能发生的药物副反应。服用甲硝唑可能发生胃肠道反应，如食欲下降、恶心、呕吐；也可引起头痛、皮疹、白细胞减少等，必要时就诊。在应用甲硝唑过程中及停药 24 h 内、应用替硝唑期间及停药 72 h 内禁止饮酒。服用甲硝唑后 12~24 h 内避免哺乳；服用替硝唑者，服药后 72 h 内避免哺乳。

1）局部用药：教会患者及其家属配制药液、阴道灌洗和上药的方法，并介绍注意事项。先用酸性溶液进行坐浴或阴道冲洗，改善阴道环境、增强局部酸度。每日 1 次，7~10 d 为 1 个疗程。坐浴或阴道冲洗后，把 200 mg 甲硝唑塞入阴道深部，每日 1 次，7~10 d 为 1 个疗程。常用酸性溶液有 1%乳酸、0.5%醋酸、1∶5 000 高锰酸钾。

2）全身用药：患者及其配偶有泌尿系感染，患者有前庭大腺感染者可全身用药。方法为顿服甲硝唑或替硝唑 2 g；或甲硝唑 400 mg，每日 2 次，连服 7 d。

（2）外阴阴道假丝酵母菌病：

1）局部用药：指导患者正确操作，注意水温不超过 40 ℃以免烫伤，掌握药液的配制和治疗时间。先用碱性溶液进行坐浴或阴道冲洗，降低局部酸度。每日 1 次，7～10 d 为 1 个疗程。常用药液为 2%～4% 的碳酸氢钠。之后选用抗真菌药物塞入阴道深部。例如：①克霉唑栓：每晚 1 粒（150 mg），连用 7 d，或早晚各一粒（150 mg），连用 3 d；或单次用药 1 粒（500 mg）。②咪康唑栓（达克宁栓）：每晚 200 mg，连用 7 d；每晚 400 mg，连用 3 d；或单次用药 1 200 mg。③制霉菌素栓：每晚 1 粒（10 万 U），连用 2 周。

2）全身用药：对合并肠道感染者、局部治疗效果差或顽固病例，可口服用药。例如：①伊曲康唑：200 mg 每日 2 次，连服 3～5 d。②氟康唑：150 mg 顿服。③制霉菌素：50～100 万 U，每日 3 次，连用 7～10 d。嘱患者按时按量服用，及时复查。

3）特殊用药：阴道黏膜有溃疡者，局部涂擦 1% 龙胆紫，每周 3 次，连用 2 周。注意保护正常阴道组织避免损伤。妊娠合并外阴阴道假丝酵母菌病，应注意药物对胎儿的影响，以局部治疗为主，可重复多个疗程治疗。

（3）萎缩性阴道炎：

1）局部用药：坐浴或阴道冲洗方法同滴虫性阴道炎，擦干后将抗生素及雌激素塞入阴道深部。如甲硝唑 200 mg 或诺氟沙星 100 mg，己烯雌酚 0.25 mg，每日 1 次，连用 7～10 d。

2）全身用药：适当补充雌激素，提高阴道的抵抗力。常用尼尔雌醇首次口服 4 mg，以后每 2～4 周服用 1 次，每次 2 mg，连用 2～3 个月；也可用雌激素软膏局部涂抹，每日 1～2 次，14 d 1 个疗程。

（4）细菌性阴道病：遵医嘱应用抗厌氧菌药物，常用甲硝唑、替硝唑、克林霉素，首选甲硝唑 400 mg 口服，每日 2 次，连用 7 d，哺乳期以选择局部用药为宜，可采用酸性溶液冲洗阴道后行局部上药。

4. 心理护理　向患者解释阴道炎是临床常见的妇科炎症，正规治疗有好的疗效，减轻其思想压力和紧张焦虑的情绪。介绍各种阴道炎的病因、易复发的因素和治疗注意事项等，鼓励患者及配偶积极配合并坚持治疗。

5. 健康教育

（1）介绍疾病的预防措施，如避免性行为不洁和紊乱；避免带虫者进入公共浴池、游泳池；不与他人共用洗浴盆具、毛巾、互穿内衣内裤，在特殊生理时期（经期、妊娠期）注意预防感染；积极治疗糖尿病，合理使用抗生素、糖皮质激素及雌激素。

（2）治疗期间禁止性交，注意个人卫生，保持外阴部清洁、干燥，所用盆具、毛巾和更换的内裤每日煮沸消毒 5～10 min，避免交叉感染。不用肥皂等刺激性物品清洗外阴，避免搔抓外阴部。

（3）滴虫性阴道炎易月经后复发，需连续 3 个月在月经后复查白带，均为阴性说明治愈。而外阴阴道假丝酵母菌病易在月经前复发，其治愈标准为连续 3 个月在月经前复查白带，均为阴性说明治愈。

（4）萎缩性阴道炎应用雌激素治疗须谨慎，在排除与雌激素有关的肿瘤后遵医嘱用药。

【护理评价】

（1）患者能否陈述阴道炎的相关知识，是否积极配合治疗。

（2）患者睡眠质量是否改善，是否保持良好的情绪。

（3）患者皮肤、黏膜完整性是否逐渐恢复，阴道分泌物是否减少，瘙

扫码看微课

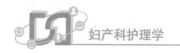

痒或灼痛是否减轻或消失。

第三节　子宫颈炎症

子宫颈炎症是妇科常见疾病之一，有急性和慢性两种，以生育期妇女多见。急性子宫颈炎（acute cervicitis）常见的是急性子宫颈管黏膜炎，若急性子宫颈炎得不到及时治疗或病原体持续存在，可导致慢性子宫颈炎症。

◉ 情景导入

　　章女士，33岁，主诉"腰骶部疼痛，伴白带增多1月余"。1个多月前曾行清宫术，术后感觉分泌物增多并伴有腰酸腹部下坠感，自认为术后正常反应未就医诊治，近几天感觉阴道分泌物明显增多、腰骶部不适加重，即来院就诊。查体：见子宫颈充血、水肿，子宫口可见脓性分泌物流出。

　　请思考：（1）章女士患了什么疾病？
　　　　　　（2）存在哪些护理问题？应采取哪些护理措施？
　　　　　　（3）如何对章女士进行健康教育？

一、急性子宫颈炎

【病因及病原体】　本病多与子宫颈局部损伤有关，如分娩、清宫术后、人流术后及宫颈手术扩张子宫颈时损伤，致使病原体侵入而发生感染。主要包括性传播疾病病原体及内源性病原体，部分患者病原体不明。性传播疾病病原体常见有淋病奈瑟菌、沙眼衣原体等，主要见于性传播疾病的高危人群。内源性病原体与持续阴道菌群异常、细菌性阴道病、支原体感染、阴道灌洗等有关。

【临床表现】　本病主要表现为阴道分泌物增多、性交后出血、经间期出血等。分泌物呈黏液脓性，可引起外阴瘙痒、灼热感。炎症波及泌尿系统可出现尿急、尿频、尿痛症状。妇科检查见子宫颈充血、水肿，有时可见黏液脓性分泌物从子宫颈管流出。淋病奈瑟菌感染者除上述表现外，还可见尿道外口、阴道口黏膜充血、水肿以及多量脓性分泌物。

【治疗要点】　治疗以抗生素为主，遵循及时、足量、规范、彻底、有效的原则。包括经验性和针对病原体的抗生素治疗。

1. 经验性抗生素治疗　对有性传播疾病高危因素的患者（年龄小于25岁，多个性伴侣并且为无保护性性交），在病原体检测报告未出前，可先采取经验性抗生素治疗，如常用阿奇霉素或多西环素。

2. 针对病原体的抗生素治疗

（1）单纯淋病奈瑟菌性急性子宫颈炎：常用头孢菌素类药物，如头孢曲松钠、头孢克肟。

（2）沙眼衣原体感染者：常用四环素类、红霉素类及喹诺酮类药物。

（3）淋病奈瑟菌合并衣原体感染者：抗淋病奈瑟菌药物和抗衣原体药物同时应用。

二、慢性子宫颈炎

慢性子宫颈炎（chronic cervicitis）是育龄期妇女的常见病、多发病，是指子宫颈间质内有大量淋巴细胞、浆细胞等慢性炎细胞浸润，可伴有子宫颈腺上皮及间质的增生和鳞状上皮化生。

扫码看知识链接

【病因】　慢性子宫颈炎可由急性子宫颈炎迁延而来，也可见于各种物理、化学因素的影响，或病原体持续感染所致，病原体与急性子宫颈炎相似。

【病理】

1. 慢性子宫颈黏膜炎　子宫颈管黏膜皱襞较多，感染后容易形成持续性子宫颈黏膜炎，以反复发作的子宫颈黏液及脓性分泌物增多为其主要表现。慢性子宫黏膜炎可使子宫颈黏膜柱状上皮向子宫颈外口处移位，使子宫颈外口出现似糜烂样红色改变。

2. 子宫颈息肉　由于炎症长期刺激，子宫颈管黏膜局限性增生，并突出于子宫口外，形成息肉。息肉呈舌状，有细蒂与子宫颈相连，单一或多发性，鲜红色，质脆、易出血。摘除息肉后如炎症未消除，仍易复发，极少恶变。

3. 子宫颈肥大　因慢性炎症的长期刺激，子宫颈组织充血、水肿，腺体与间质增生，使子宫颈体积肥大，质地变硬，但表面光滑。

【临床表现】

1. 症状　慢性子宫颈炎症多无症状。部分患者出现白带增多，白带多为乳白色黏液样，也可呈淡黄色、脓性或血性。由于阴道分泌物刺激可出现外阴瘙痒或不适。部分患者可感觉下腹部坠胀、腰骶部酸痛，在月经前和性生活时明显。有些患者会出现不孕。

2. 体征　妇科检查可发现子宫颈呈糜烂样改变，或有分泌物覆盖子宫口或从子宫口流出，也可表现为子宫颈肥大、息肉等。

【治疗要点】　慢性子宫颈炎以局部治疗为主，不同的病变类型采用不同的治疗方法。

1. 慢性子宫颈管黏膜炎　需了解有无沙眼衣原体及淋病奈瑟菌感染，有无细菌性阴道病及其性伴侣治疗情况，针对病因给予治疗。对于病原体不清、子宫颈呈糜烂样改变伴有接触性出血或分泌物明显增多，反复药物治疗无效者，可试行局部物理治疗。如包括激光、冷冻、微波等，治疗前需常规行宫颈细胞学检查，排除子宫颈鳞状上皮内病变和子宫颈癌。

2. 子宫颈息肉　应摘除息肉并送病理组织学检查。

3. 子宫颈肥大　一般无须治疗。

三、子宫颈炎的护理

【护理评估】

1. 健康史　评估有无致病因素存在。了解婚育史、阴道分娩史、子宫颈损伤史、妇科手术史等，有无流产后感染、产褥感染病史，个人卫生习惯如何。

2. 身体状况　询问患者是否有外阴瘙痒、下腹部及腰骶部坠痛、性交出血，尿频、尿急等症状，有无黏液脓性白带，尿道外口、子宫颈有无充血、红肿表现。慢性子宫颈炎时评估患者白带的性状，询问有无接触性出血，了解有无其他不适，是否不孕；评估患者

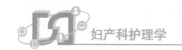
慢性宫颈炎症的病理类型，如是否有慢性子宫颈黏膜炎，息肉、肥大等病理改变。

3. 辅助检查

（1）急性子宫颈炎：①阴道分泌物涂片：白细胞>10/高倍视野（排除阴道炎症引起的白细胞增多）。②子宫颈管脓性分泌物检查：中性粒细胞>30/高倍视野。③病原体检测：行淋病奈瑟菌培养诊断淋病、核酸检测诊断沙眼衣原体。

（2）慢性子宫颈炎：子宫颈刮片细胞学检查可初步鉴别炎症、子宫颈鳞状上皮病变与子宫颈癌。目前多选用子宫颈薄层液基细胞学检查（TCT），可早期发现子宫颈癌细胞，还能同时检测微生物如假丝酵母菌、滴虫、病毒、衣原体等。必要时采用子宫颈活组织检查，进一步明确诊断。

4. 心理-社会状况评估　　患者可因下腹部坠胀、腰骶部酸痛、性交后出血、子宫颈"糜烂样变"病程长，怀疑恶变等，表现出焦虑甚至恐惧心理。

【护理诊断/问题】

1. 舒适的改变　　与炎性分泌物多引起局部瘙痒、灼痛，或炎症刺激引起腰骶部酸痛、下腹坠痛等有关。

2. 焦虑　　与担心治疗效果不佳或担心子宫颈炎癌变有关。

3. 组织完整性受损　　与子宫颈慢性炎症和分泌物刺激导致子宫颈柱状上皮异位及鳞状上皮脱落有关。

【护理目标】

（1）患者阴道分泌物减少，外阴不适、下腹及腰骶部疼痛减轻或消失。

（2）患者能正确认识疾病，积极配合治疗，保持良好情绪。

（3）患者子宫颈病变区逐渐恢复正常。

【护理措施】

1. 一般护理　　指导患者自我护理，每日清洗外阴，保持外阴部清洁、干燥，勤换洗内裤，及时更换会阴垫，治疗期间避免性生活。

2. 急性子宫颈炎治疗护理　　按照医嘱指导患者及时、足量、规范应用抗生素。

（1）经验性抗生素治疗：未获得病原体检测结果之前，常用阿奇霉素 1 g 单次顿服；或多西环素 100 mg 口服，每日 2 次，连用 7 d。

（2）针对病原体的抗生素治疗：对于检测出病原体的，选择针对性治疗。①急性淋病奈瑟菌性子宫颈炎：多采取大剂量单次给药。常用头孢类药物，如头孢曲松钠 250 mg，单次肌内注射；头孢克肟 400 mg，单次口服；头孢唑肟 500 mg，肌内注射等；或应用氨基糖苷类的大观霉素 4 g，单次肌内注射。②沙眼衣原体感染所致子宫颈炎，常用四环素类、红霉素类、喹诺酮类药物进行治疗，如多西环素 100 mg，每日 2 次，连服 7 d；红霉素 500 mg，每日 4 次，连服 7 d；氧氟沙星 300 mg，每日 2 次，连服 7 d。

（3）合并细菌性阴道病者应同时治疗，避免子宫颈炎症持续存在。

3. 慢性子宫颈炎治疗护理　　慢性子宫颈管黏膜炎，针对病因给予相应药物治疗；子宫颈柱状上皮异位伴有分泌物增多、乳头状增生或接触性出血者，可配合医生进行局部物理治疗，指导患者物理治疗前常规进行子宫颈癌筛查。有急性生殖道炎症，如各种阴道炎、急性宫颈炎等列为禁忌，治愈后再进行。治疗时间为月经干净后 3~7 d。宫颈息肉应行息肉摘除术，并将切下的组织送病理检查。单纯宫颈肥大不需处理。

4. 心理护理　向患者及其家属介绍子宫颈炎的发病原因、常见症状、治疗方法及注意事项；鼓励患者坚持正规治疗，树立治愈的信心；解释慢性宫颈炎与子宫颈癌虽有关联性但不是必然的，消除患者的恐癌心理，能积极配合治疗。

5. 健康教育

（1）注意个人卫生，特别是经期、妊娠期、产褥期卫生，避免发生感染。

（2）避免不安全或不洁性行为，由淋病奈瑟菌及沙眼衣原体引起的子宫颈炎患者，其性伴侣应同时进行检查及治疗。

（3）进行计划生育宣教，减少因意外妊娠而导致子宫腔操作，避免损伤与感染。

（4）指导已婚妇女定期进行妇科普查，发现子宫颈炎症及时治疗。

（5）子宫颈炎物理治疗后阴道分泌物增多，可有大量水样排液，术后 1~2 周结痂脱落时可有少量阴道流血。创面需要 4~8 周愈合，在此期间禁止性交、盆浴和阴道冲洗。物理治疗有引起术后出血、感染、子宫颈管狭窄的可能，治疗后应定期复查，以观察创面愈合情况及有无子宫颈管狭窄，直到痊愈。

【护理评价】

（1）患者病情是否改善，阴道分泌物是否减少，外阴不适及腰骶部疼痛是否减轻或消失。

（2）患者焦虑/恐惧情绪是否缓解，能否积极配合治疗。

（3）患者宫颈组织是否恢复正常。

第四节　盆腔炎性疾病

情景导入

李女士，29 岁，G_2P_1。以"白带增多、下腹坠胀感伴腰骶部酸痛半年"为主诉就诊。1 年前曾行人工流产术，近半年来经量增多，经期腹痛、腰骶部酸痛明显。体检：发育正常，营养中等，一般情况良好，心肺无异常，腹软，肝脾未触及。妇科检查：外阴已产型，阴道通畅，有少量分泌物，子宫颈表面光滑，子宫后位，大小正常，活动下降，双附件区增粗变厚呈条索状，质地较硬，有压痛，右侧明显。

请思考：（1）该患者发生了什么情况？存在哪些护理问题？

　　　　（2）对该患者的护理措施有哪些？

　　　　（3）如何对该患者进行健康教育？

盆腔炎性疾病（pelvic inflammatory disease，PID）是指女性上生殖道及其周围组织的感染性疾病，包括子宫内膜炎、输卵管炎、输卵管卵巢炎、输卵管卵巢脓肿（TOA）、盆腔腹膜炎。大多发生在性活跃的生育期妇女。导致感染的病原体有外源性及内源性两个来源，常为混合性感染。病变可局限于一个部位，也可同时累及几个部位，最常见的是输卵管炎、输卵管卵巢炎。急性盆腔炎症若未能得到及时、彻底治愈，可迁延形成慢性盆腔炎

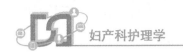
症，导致不孕、输卵管妊娠、慢性盆腔痛，炎症反复发作，严重影响妇女的身心健康。

一、急性盆腔炎

【病因及发病机制】 女性生殖系统在解剖和生理上具有自然的防御功能，但由于阴道口与尿道口、肛门毗邻，女性内生殖器官又与外界直接相通，病原体容易入侵；女性在特殊生理时期如月经期、妊娠期、分娩期和产褥期，生殖系统的防御功能受到破坏，机体免疫力下降，容易发生感染。

扫码看知识链接

1. 感染来源

（1）内源性感染：指各种原因引起阴道内正常菌群的生态平衡被破坏（如体内雌激素水平低、频繁性交、阴道灌洗、长期应用广谱抗生素等），或机体抵抗力低下使致病菌大量繁殖引起炎症。

（2）外源性感染：指病原体通过检查器械、手术操作、盆浴等途径进入生殖系统导致炎症，如流产或分娩后感染、子宫腔手术无菌操作不严、经期及性卫生不良等。

2. 感染途径

（1）沿黏膜上行性蔓延：病原体由外阴侵入阴道后，沿生殖器官黏膜上行，经由子宫颈、子宫腔、输卵管黏膜到达盆腹腔，如葡萄球菌、淋病奈瑟菌、衣原体等。

（2）淋巴系统传播：是产褥感染、流产后感染的主要途径，病原体由生殖器官创伤处的淋巴系统侵入盆腔结缔组织及内生殖器其他部分，多见于链球菌、大肠埃希菌、厌氧菌等。

（3）血液循环传播：为结核杆菌的主要传播途径。

（4）直接蔓延：邻近器官炎症直接蔓延到内生殖器。例如，阑尾炎感染可蔓延至右侧子宫附件区引起炎症，肠结核可蔓延到盆腔等。

【病理】

1. 急性子宫内膜炎及子宫肌炎 子宫内膜充血、水肿、有炎性渗出物，炎症侵及子宫肌层则形成子宫肌炎。

2. 急性输卵管炎、输卵管积脓、输卵管卵巢脓肿 输卵管充血、肿胀、增粗、弯曲、黏膜粘连可使管腔及伞端闭锁，若有脓液积聚则形成输卵管积脓。卵巢与输卵管伞端发生粘连可形成卵巢周围炎，若形成卵巢脓肿，脓肿壁可与输卵管积脓粘连并贯通，形成输卵管卵巢脓肿。

3. 急性盆腔结缔组织炎 常见宫旁结缔组织炎，局部充血、增厚或形成肿块，以后向盆壁两侧浸润，若组织化脓形成盆腔腹膜外脓肿，可自发破入直肠或阴道。

4. 急性盆腔腹膜炎 严重感染者容易蔓延至盆腔腹膜，引起盆腔腹膜炎，导致盆腔脏器粘连；脓性渗出液积聚可形成盆腔脓肿，若脓肿破溃脓液流入腹腔引起弥漫性腹膜炎。

5. 败血症及脓毒血症 当患者抵抗力降低而病原体毒力强、数量多时，可形成败血症危及生命。若患者身体其他部位发现多处炎症病灶或脓肿，应考虑有脓毒血症。

6. 肝周围炎 是指无肝实质损害的肝包膜炎症。5%~10%输卵管炎可出现肝周围炎，与淋病奈瑟菌及衣原体感染有关。

【临床表现】

1. 症状 轻者无症状或症状轻微。主要的症状为下腹痛，于活动、月经期或性交后加重，并向双侧大腿放射；阴道分泌物增多，呈黄白色或脓性，偶有恶臭味。若病情严重可出现发热甚至高热、寒战、头痛、食欲缺乏等症状。如有输卵管炎的症状及体征，并同时有右上腹疼痛者，应怀疑有肝周围炎。

2. 体征 轻者无明显异常，或妇科检查仅有子宫颈举痛或子宫体压痛或附件区压痛。重者则呈急性病容，体温升高，心率加快，腹膜炎征象明显。妇科检查因病理类型不同有不同的征象出现：急性子宫内膜炎及子宫肌炎者，可见阴道有脓性臭味分泌物，或子宫颈充血、水肿，有脓性分泌物从子宫口流出，阴道穿触痛明显，子宫颈举痛，子宫体稍大，有压痛，活动受限；急性输卵管炎者，可触及输卵管增粗，压痛明显；输卵管积脓或输卵管卵巢脓肿者，附件区可触及压痛明显的不活动包块；急性盆腔结缔组织炎者，患侧可触及片状增厚，或子宫骶韧带增粗、压痛明显；位置较低的盆腔脓肿，可在阴道后穹或侧穹扪及有波动感肿块。

【治疗要点】 以抗生素治疗为主，遵循经验性、广谱、及时、个体化的治疗原则，必要时手术治疗。

二、慢性盆腔炎

【病因】 慢性盆腔炎（chronic pelvic inflammatory disease，CPID）常因急性盆腔炎未能及时治疗，或治疗不彻底，或患者体质较弱、病程迁延而致，但也有无急性感染史者，如沙眼衣原体感染引起的输卵管炎。慢性盆腔炎是妇科常见炎症，由于病程长、顽固难愈，机体抵抗力下降时反复发作，症状在劳累、月经期、性生活后加重，对妇女的工作和生活有较大影响。

【病理】 主要病理变化为组织破坏、广泛粘连、增生及瘢痕形成，导致以下病变。

1. 慢性子宫内膜炎 可发生于流产后、产后或剖宫产后，也可见绝经后的老年妇女。子宫内膜充血、水肿，间质有大量淋巴细胞或浆细胞浸润。

2. 慢性输卵管炎与输卵管积水 慢性输卵管炎最常见，多为双侧性，呈轻度或中度肿大。若炎症使输卵管峡部及伞端粘连闭锁，浆液性渗出物积聚于管腔而形成输卵管积水（图 17-1），其表面光滑，管壁薄，形状如腊肠。

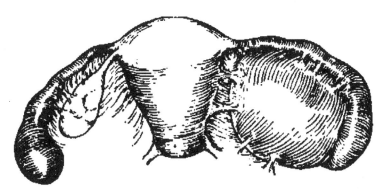

图 17-1 输卵管积水及输卵管卵巢囊肿

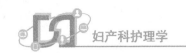

3. 输卵管卵巢炎及输卵管卵巢囊肿　如果输卵管炎症波及卵巢，甚至伞端与卵巢粘连贯通，可形成输卵管卵巢炎或输卵管卵巢囊肿（图 17-1）。

4. 慢性盆腔结缔组织炎　多由慢性宫颈炎蔓延而致。炎症蔓延至子宫旁结缔组织及宫骶韧带，导致纤维组织增生、变硬，子宫与周围组织粘连、活动度下降。病情严重者，宫颈旁组织增厚变硬、向外呈扇形扩散直达骨盆壁，子宫固定，形成"冰冻骨盆"。

【临床表现】

1. 症状

（1）慢性盆腔痛：约 20% 急性盆腔炎发作后遗留慢性盆腔痛。慢性盆腔痛常发生在盆腔炎性疾病急性发作后的 4~8 周。表现为下腹部坠胀、疼痛及腰骶部酸痛，常在劳累、性交后及月经前后加剧。

（2）不孕：输卵管粘连阻塞可致不孕，发生率为 20%~30%。

（3）异位妊娠：盆腔炎性疾病后异位妊娠发生率是正常妇女的 8~10 倍。

（4）盆腔炎性疾病反复发作：由于盆腔炎性疾病造成的输卵管组织结构的破坏，局部防御功能减退，若患者仍处于同样的高危因素，可造成再次感染导致盆腔炎性疾病反复发作。

2. 体征　子宫内膜炎常使子宫增大、压痛；若是输卵管炎，在一侧或两侧子宫附件区可触摸到增粗的条索状管状物，有压痛；如为输卵管积水或输卵管卵巢囊肿，常触及腊肠样囊性肿物，活动受限；盆腔结缔组织炎时，子宫常呈后位，活动受限，子宫一侧或两侧区域及宫骶韧带增生变厚、压痛。

【治疗要点】

治疗前检查排除子宫内膜异位症等其他引起盆腔疼痛的疾病。根据不同情况选择治疗方案，如急性发作时可选用抗菌药治疗；不孕者多需要辅助生育技术协助受孕；慢性期多采取中西医结合的综合治疗；输卵管积水或形成囊肿者需行手术治疗。

三、盆腔炎性疾病的护理

【护理评估】

1. 健康史　了解患者有无子宫腔手术操作史；经期、流产及产后卫生习惯；有无急性盆腔炎症病史，治疗方法及效果；询问此次发病的诱因，以前有无类似情况、治疗经过，平素身体健康状况等。

2. 身体状况

（1）症状：了解患者的精神状态、营养和睡眠状况，下腹部及腰骶部疼痛的性质、程度、时间，是否在月经期、劳累和性交后加重，阴道分泌物是否增多，有无发热等全身症状，月经是否正常，是否不孕。

（2）体征：通过妇科检查评估病变部位及程度。子宫颈是否充血，有无脓性分泌物从子宫口流出，阴道后穹部是否触痛，能否触到有波动感肿块，有无子宫颈举痛；了解子宫的位置、活动度，有无增大、压痛；附件区是否触及压痛明显的包块，或触到增粗的条索状或腊肠状物，子宫一侧或两侧区域有片状增生、变厚及压痛。

3. 辅助检查　可通过子宫颈管分泌物及阴道后穹穿刺液涂片、培养及核酸扩增检测病原体，为急性盆腔炎患者选择抗生素提供依据。B 型超声、腹腔镜检查可了解子宫、附件及盆腔病变情况。

4. 心理-社会状况评估 评估患者及其家属对疾病的了解和心理反应。由于病程长、反复发作甚至不孕，影响患者的健康、工作及家庭生活，患者常表现出烦躁、焦虑、情绪低落等。

【护理诊断/问题】

1. 体温过高 与急性盆腔炎症有关。
2. 疼痛 与生殖系统急性感染有关。
3. 慢性疼痛 与慢性盆腔炎引起的增生、粘连有关。
4. 焦虑 与疗效不佳、病程长或不孕有关。
5. 睡眠型态紊乱 与长期心理压力有关。

【护理目标】

（1）患者体温恢复正常，疼痛逐渐减轻或消失。
（2）患者能正确认识疾病，焦虑减轻，积极配合治疗与护理。
（3）患者不发生睡眠紊乱现象或睡眠改善。

【护理措施】

1. 一般护理 指导患者养成良好的卫生习惯，每日清洗外阴，勤换内裤，保持外阴清洁，注意经期卫生和性生活卫生。

2. 严密观察病情 观察患者精神、营养状态，了解腹痛程度、白带性状和量，月经正常与否，有无焦虑、烦躁、失眠等。

3. 对症护理 体温过高者及时给予物理降温，必要时采取药物降温。疼痛时注意休息，可按摩、热敷局部，必要时遵医嘱给止痛药以缓解症状。睡眠不佳者，在睡前用热水泡脚，保持室内安静，必要时适当服用镇静药物。

4. 治疗护理

（1）急性盆腔炎：指导患者半卧位休息，加强会阴部护理。遵医嘱应用抗生素，观察药物的副作用。盆腔脓肿形成者应切开引流，注意脓液的量及性状。

（2）慢性盆腔炎：

1）局部物理治疗的护理：物理治疗可改善盆腔血液循环，提高新陈代谢，有利于炎症的吸收和消退，常用方法有红外线、短波、超短波、蜡疗、离子透入、激光等，或用食盐炒热放袋中热敷下腹部。注意观察患者有无不适反应。

2）中药治疗的护理：多用具有清热利湿、活血化瘀功效的中药。遵医嘱帮助患者采用不同途径用药，可口服、腹部外敷或保留灌肠。中药灌肠者嘱患者灌肠后俯卧休息 30 min 以上。

3）其他药物治疗的护理：除慢性盆腔炎急性发作外，一般不用抗生素。应用抗生素时，可同时使用 α 糜蛋白酶 5 mg 或透明质酸酶 1 500 U 肌内注射，隔日 1 次，5～10 次 1 个疗程，也可同用地塞米松，利于炎症和粘连的吸收。嘱患者坚持按时用药，注意 α 糜蛋白酶在应用之前须先做皮试。

4）手术治疗的护理：对输卵管积水、输卵管卵巢囊肿等盆腔包块可行手术治疗，应做好术前准备和术后护理。

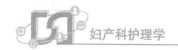

5. 心理护理　向患者及其家属解释盆腔炎症的病因、发展过程和治疗效果，耐心倾听患者诉说不适和心理困惑，鼓励其增强对治疗的信心，坚持按疗程治疗。

6. 健康教育　有下生殖道炎症时，及时就诊治疗，避免感染扩散。采取有效的避孕措施，防止意外怀孕和人工流产；放和取宫内节育器、人工流产、分娩等要到正规医院；养成良好的卫生习惯，注意经期卫生和性生活卫生，减少感染概率。指导患者坚持锻炼，选择适宜的运动方式增强体质。

【护理评价】

（1）患者体温是否恢复正常，疼痛是否逐渐减轻或消失。

（2）患者能否正确认识疾病，焦虑是否减轻，能否积极配合治疗与护理。

（3）患者睡眠是否改善。

小结

　　女性生殖系统炎症是妇科临床常见的疾病，尤以阴道炎症最为常见。各种阴道炎以白带增多、外阴瘙痒为特点，病因不同白带的特征也不相同。滴虫性阴道炎典型的白带为灰黄色、稀薄、泡沫状，外阴阴道假丝酵母菌病的白带为白色稠厚、凝乳状或豆渣样，萎缩性阴道炎的白带为稀薄的黄水样或血性、脓性白带，细菌性阴道病则为灰白色、鱼腥臭味的分泌物。治疗时应根据各种阴道炎病原体的特点改变阴道酸碱度，并选用针对性强的抗生素或抗真菌药物局部用药或全身治疗。急性子宫颈炎、急性盆腔炎多发生于性活跃期妇女，与性卫生及经期卫生不良、多个性伴侣、淋病奈瑟菌或衣原体感染、子宫腔内手术操作后感染有关，或邻近器官炎症直接蔓延引起，以抗生素治疗为主。若未能及时治疗，或治疗不彻底，或患者体质较弱、病程迁延而形成慢性子宫颈炎或慢性盆腔炎。慢性子宫颈炎须注意与子宫颈癌进行鉴别，治疗前需先做子宫颈刮片细胞学检查排除癌变后，才能进行相应治疗，以局部治疗为主。慢性盆腔炎疾病病程长、易复发，对患者正常生活及工作有较大影响，在治疗和护理过程中应鼓励患者树立信心，积极配合，坚持治疗。对于生殖系统炎症妇女的护理，要特别注意保护患者的隐私，并注意进行性卫生方面的健康教育。

讨论与思考

1. 简述各种阴道炎症的表现特点、护理措施。

2. 简述慢性子宫颈炎物理治疗的注意事项。

3. 思考女性生殖系统炎症的预防措施。

4. 张女士，42岁，G_3P_1，近一周来感外阴部位瘙痒，白带量多、色白、较黏稠。妇科检查见阴道黏膜红肿，阴道壁上有白色膜状物附着，较难擦除，擦除后露出红肿黏膜面。

根据以上情况分析：（1）该患者发生了什么情况？应如何处理？

（2）提出主要的护理诊断。

（3）制订护理措施。

（王珏辉）

扫码看本章 PPT　　　扫码做本章练习题

第十八章

女性生殖系统肿瘤患者的护理

掌握：常见女性生殖系统肿瘤患者的护理评估、护理措施。

熟悉：女性生殖系统恶性肿瘤患者的转移途径、治疗要点及护理诊断。

了解：女性生殖系统肿瘤的病因及病理、预防宣教及随访问题。

第一节 子宫颈癌

◉ 情景导入

王某，女，55岁。因"不规则阴道流血1年，加重1个月"入院。患者近1年来出现无诱因不规则阴道流血，量少，鲜红色。1个月前性生活后阴道流血增加，约为平素月经量，可自行停止。妇科检查：阴道有少量血性分泌物，子宫颈肥大，左侧有菜花样组织增生，触之易出血。子宫前位，无压痛。双侧附件未触及异常。B型超声检查：子宫大小正常，双附件未见异常。

请思考：（1）请对该患者进行护理评估，提出主要的护理诊断，并制订相应的护理措施。

（2）制订该疾病的健康教育方案。

子宫颈癌（cervical cancer），习称宫颈癌，是最常见的妇科恶性肿瘤，高发年龄为50~55岁。多由高危型人乳头瘤病毒（human papilloma virus，HPV）感染所致。由于国内外普遍开展了子宫颈细胞学筛查，子宫颈癌癌前病变得以早期发现，早诊断及早治疗，子宫颈癌的发病率及死亡率已明显下降。但近年来子宫颈癌发病有年轻化趋势。

【病因】

1. 人乳头瘤病毒（HPV）感染　是引起子宫颈癌癌前病变及子宫颈癌的主要危险因素。HPV 主要通过性传播，研究表明子宫颈癌患者 90% 以上伴有 HPV 感染，主要为 HPV-16 型和 HPV-18 型，两者被称为高危型 HPV。

2. 不良性行为及婚育史　性生活过早（<16 岁）、早婚、早育、多产、密产、性生活紊乱、多个性伴侣等，罹患子宫颈癌的危险性升高。与高危男子（患阴茎癌、前列腺癌或其前妻曾患子宫颈癌的男子）有性接触的妇女，也易患子宫颈癌。

3. 其他　吸烟可抑制机体免疫功能；不良卫生习惯、社会经济状况、种族、地理、遗传等因素也与子宫颈癌的发病有关。

【发病机制】

子宫颈原始鳞-柱状上皮交界部和生理鳞-柱状上皮交界部之间的区域称为转化区，也称移行带区，是子宫颈癌的好发部位。在移行带区形成的过程中，未成熟的化生鳞状上皮代谢活跃，在一些物质（精子、精液组蛋白、人乳头瘤病毒）的刺激下，形成子宫颈鳞状上皮内病变（cervical squamous intraepithelial lesion，SIL），既往称为"子宫颈上皮内瘤变"（cervical intraepithelial neoplasia，CIN）。SIL 分为低级别鳞状上皮内病变（LSIL）和高级别鳞状上皮内病变（HSIL）。LSIL 相当于 CIN Ⅰ级（轻度不典型增生），即细胞核极性轻度紊乱，有轻度异型性，核分裂象少，局限于上皮下 1/3 层，可自然消退；HSIL 相当于 CIN Ⅱ级（中度不典型增生）和 CIN Ⅲ级（重度不典型增生和原位癌），即细胞核极性紊乱，核浆比例增加，核分裂象增多，异型细胞扩展到上皮下 2/3 甚至全层，形成后继续发展，突破上皮下基底膜浸润间质，形成子宫颈浸润癌。（图 18-1）。

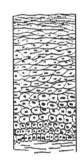 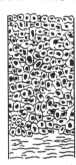 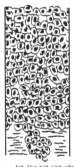 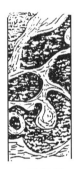

A.正常上皮　　　B.不典型增生　　　C.原位癌　　　D.早期浸润癌　　　E.浸润癌

图 18-1　子宫颈正常上皮-鳞状上皮内病变-浸润癌

【病理】

1. 按组织发生学分类　子宫颈癌的病理类型主要有鳞状细胞浸润癌、腺癌和鳞腺癌。其中，鳞状细胞浸润癌占 75%～80%，多起源于宫颈鳞状上皮与子宫颈柱状上皮交接处移行带区的子宫颈鳞状上皮内病变和原位癌。腺癌占 20%～25%，好发于子宫颈管腺上皮。鳞腺癌少见，占 3%～5%。

扫码看知识链接

2. 宫颈鳞状细胞浸润癌大体病理类型　微小浸润癌肉眼观察无明显异常，随着病程的发展，表现为以下 4 种类型（图 18-2）。

（1）外生型：最常见。病灶向外生长呈乳头状或菜花状隆起，质脆，触之易出血。癌

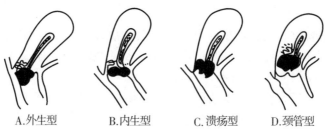

A.外生型　　　B.内生型　　　C.溃疡型　　　D.颈管型

图 18-2　子宫颈鳞状细胞癌类型（巨检）

瘤体积较大，常累及阴道。

（2）内生型：癌灶向子宫颈深部组织浸润，子宫颈表面光滑或仅见子宫颈柱状上皮异位。子宫颈膨大、变硬如桶状，常累及宫旁组织。

（3）溃疡型：无论外生型或内生型，病变继续发展，癌组织坏死，脱落形成凹陷性溃疡，状似火山喷口样。

（4）颈管型：病灶发生在子宫颈管内，常侵入子宫颈及子宫峡部供血层，并转移至盆腔淋巴结。

【转移途径】　转移途径主要以直接蔓延及淋巴转移为主，血行转移极少见。

1. 直接蔓延　最常见，癌组织向下蔓延浸润阴道；向上蔓延浸润子宫颈管、子宫腔；向两侧蔓延可浸润子宫主韧带、输尿管，甚至骨盆壁；向前、后蔓延可浸润膀胱、直肠，形成生殖道瘘。

2. 淋巴转移　子宫颈癌癌灶局部浸润后侵入淋巴管，形成瘤栓，随淋巴液引流到达局部淋巴结经淋巴引流扩散。癌细胞可经淋巴管转移到子宫旁、子宫颈旁、闭孔、髂内、髂外、髂总、骶前淋巴结；继而累及腹股沟深浅淋巴结和腹主动脉旁淋巴结。

3. 血行转移　多发生于晚期，经血液循环转移至肺、肝和骨骼等。

【临床分期】　目前国际上统一采用国际妇产科联盟（FIGO，2009 年）修订后的临床分期标准（表 18-1）。

表 18-1　子宫颈癌的临床分期标准（FIGO，2009 年）

分期	临床标准
Ⅰ期	癌灶局限于子宫颈
ⅠA	肉眼未见病变，仅在显微镜下可见浸润癌
ⅠA1	间质浸润深度≤3 mm，宽度≤7 mm
ⅠA2	间质浸润深度>3 mm 至≤5 mm，宽度≤7 mm
ⅠB	肉眼所见局限于子宫颈的癌灶，或显微镜下病变超过ⅠA2 范围
ⅠB1	肉眼可见癌灶最大径线≤4 cm
ⅠB2	肉眼可见癌灶最大径线>4 cm
Ⅱ期	癌灶超出子宫，但未达骨盆壁或未达阴道下 1/3
ⅡA	癌灶侵犯阴道上 2/3，无宫旁浸润
ⅡA1	肉眼可见癌灶最大径线≤4 cm
ⅡA2	肉眼可见癌灶最大径线>4 cm
ⅡB	有宫旁浸润，但未达到盆壁

分期	临床标准
Ⅲ期	癌灶扩展至骨盆壁和（或）累及阴道下 1/3，引起肾盂积水或肾无功能
ⅢA	癌灶累及阴道下 1/3，但未扩展到骨盆壁
ⅢB	癌灶扩展到骨盆壁，或有肾盂积水或肾无功能
Ⅵ期	癌灶扩散超出真骨盆范围或浸润膀胱和（或）直肠黏膜
ⅥA	癌灶侵犯邻近的盆腔器官
ⅥB	远处转移

【临床表现】

1. 症状　早期一般无自觉症状，随着病程进展出现以下症状。

（1）阴道流血：较早期常表现为接触性阴道流血（即性生活或妇科检查后发生阴道流血）；后期为不规则阴道流血，或经期延长、经量增多。老年患者常表现为绝经后不规则阴道流血。

（2）阴道排液：多数有阴道排液增多，可为白色或血性，稀薄如水样或米泔状，有腥臭味。晚期因癌组织破溃、坏死、合并感染可出现大量脓性或米汤样恶臭白带。

（3）晚期症状：根据癌灶累及范围，可出现不同程度的继发症状。邻近组织器官及神经受累时，可出现尿频尿急、便秘、下肢肿胀、疼痛等。肿瘤压迫或累及输尿管时导致输尿管梗阻、肾盂积水、尿毒症。

2. 体征　微小浸润癌可无明显病灶，子宫颈光滑或糜烂样改变。随着病情的发展可出现不同的体征。外生型患者子宫颈可见息肉样、乳头状或菜花样赘生物，质脆，易出血，合并感染时表面覆有灰白色渗出物；内生型患者宫颈表现为肥大、质硬；晚期癌灶出现溃疡或空洞。癌灶浸润阴道壁时，可见赘生物生长或阴道壁变硬；子宫旁组织受累时盆腔检查可扪及子宫颈旁组织增厚、结节状、质硬，有时浸润达盆壁，形成"冰冻骨盆"。

【治疗要点】　根据临床分期和患者的年龄、生育要求及全身情况等综合考虑，恰当选择。子宫颈癌主要治疗方法有手术、放疗及化疗等，常选择联合治疗。

1. 手术治疗　适用于ⅠA～ⅡA期的早期患者。多采用全子宫切除术、广泛子宫切除术和盆腔淋巴结清扫。未绝经，年龄小于 45 岁的年轻患者卵巢正常者可保留。

2. 放射治疗　适用于ⅡB、Ⅲ、Ⅳ期患者；全身情况不适合手术的早期患者；术后病理检查发现有高危因素存在患者。早期患者以局部腔内照射为主，体外照射为辅；晚期患者以体外照射为主，腔内照射为辅。

3. 全身治疗　包括全身化疗和靶向治疗、免疫治疗。全身化疗一般采用联合化疗，主要适用于晚期子宫颈癌或复发转移患者。常用药物有顺铂、卡铂、环磷酰胺、长春新碱、氟尿嘧啶等。靶向药物主要是贝伐珠单抗，常与化疗联合应用。免疫治疗在临床试用中。

【护理评估】

1. 健康史　了解患者婚育史、性生活史，特别是有无与高危男子的性接触史、家族遗传等高危因素。了解月经情况，有无阴道异常流血、排液，老年患者有无绝经后不规则阴道流血情况。了解患者既往盆腔检查、子宫颈刮片检查结果、有无子宫颈鳞状上皮内病

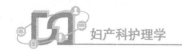
变（SIL）、治疗情况及疗效等。

2. **身体评估** 评估患者阴道流血及阴道排液的性质，是否有恶臭味；评估子宫颈大小，有无糜烂状、菜花样变化，双侧腹股沟淋巴结有无肿大；直肠指诊有无肿块；有无消瘦、贫血等恶病质的表现。

3. **辅助检查**

（1）子宫颈细胞学检查：是子宫颈鳞状上皮内病变（SIL）及早期子宫颈癌筛查的主要方法；常用巴氏涂片细胞学或薄层液基细胞学检测方法（TCT）。子宫颈细胞学检查巴氏5级分类法和TBS（the Bethesda system）分类法。巴氏5级分类法可见Ⅲ级或Ⅲ级以上细胞；TBS分类可见不典型鳞状上皮细胞、低度鳞状上皮内病变（LSIL）、高度鳞状上皮内病变（HSIL）、不典型腺上皮细胞（AGC）或腺癌等。目前推荐使用TBS分类系统。

（2）高危型HPV DNA检测：可与细胞学检查联合用于子宫颈癌筛查。

（3）阴道镜检查：目的是从视觉和组织学上确定子宫颈的状况，必要时选择可疑部位进行子宫颈活组织检查，予以确诊。

（4）子宫颈碘试验：正常子宫颈阴道部鳞状上皮含丰富的糖原，涂染碘溶液后呈棕色或深褐色，不着色区说明该处缺乏糖原，可能有病变。

（5）子宫颈和子宫颈管活组织检查：为确诊子宫颈癌及宫颈癌前病变的最可靠依据。有明显病灶者可直接在病灶处取材；无明显病灶可选碘试验的不着色区、阴道镜下的可疑区或在子宫颈移行带区3、6、9、12点处多点取材活检。

扫码看微课

4. **心理-社会评估** 评估患者在检查诊断过程中的心理状况；确诊后经历否认、愤怒、妥协、抑郁、接受的心理反应。要了解患者心理问题的程度及能否履行原有的各种角色职能等。

【护理诊断/问题】

1. **恐惧** 与确诊子宫颈癌有关。

2. **疼痛** 与晚期病变浸润或广泛性子宫切除术后创伤有关。

3. **排尿障碍** 与子宫颈癌根治术后影响膀胱正常张力有关。

4. **预感性悲哀** 与担心子宫颈癌危及生命、受疾病长期折磨有关。

【护理目标】

（1）患者及其家属能正视疾病，积极配合治疗和护理，减轻对癌症的恐惧。

（2）患者的疼痛减轻，排尿障碍现象解除。

（3）患者能够适应术后的生活方式。

【护理措施】

1. **一般护理** 为患者提供良好的住院环境，保持室内空气畅通；指导患者摄入足够的营养；加强会阴护理，指导患者勤换会阴垫，每天冲洗会阴2次，便后及时冲洗外阴并更换会阴垫。

2. **观察病情** 观察患者的生命体征及阴道流血量，术后注意阴道残端有无流血。观察阴道排液、引流管排出物的量、性状及气味。及时发现感染征象。

3. **对症护理** 晚期子宫颈癌患者并发大出血应及时报告医生，备齐急救药物和物品，配合抢救；有大量米汤样或恶臭脓样阴道排液者，加强会阴护理，可用1:5 000高锰酸钾溶液擦洗外阴，每日 1~2 次，擦洗时动作应轻柔；观察患者疼痛的部位、程度及性质，向患者及其家属解释疼痛原因，协助患者选择舒适体位，帮助患者缓解疼痛；术后腹部切口疼痛严重或晚期癌肿转移引起的疼痛，遵医嘱使用镇痛药；有贫血、感染、消瘦、发热等恶病质表现者，应预防肺炎、口腔感染、压疮等并发症，按医嘱采取支持疗法和抗生素治疗。

4. 做好术前准备　按照腹部、会阴部手术护理内容，认真执行术前护理活动。参考第二十五章妇科手术的一般护理。

5. 术后护理　子宫颈癌的根治手术涉及范围广，患者术后反应较大。除按照腹部手术患者的护理常规观察并记录外，更应严密观察生命体征、意识状态、伤口情况；特别注意保持尿管、腹腔引流管的通畅，认真观察引流液的量、颜色及性质。腹腔引流管通常于术后 2~3 d 拔除，术后 7~14 d 拔除尿管，拔除尿管前 3 天定时间断放尿，以训练膀胱功能。术后注意保持外阴部清洁，每日用 0.02% 碘伏溶液擦洗外阴 2 次。协助卧床患者进行肢体活动，预防并发症。

6. 心理护理　子宫颈癌患者的心理比较复杂，因此用适当的方式主动与患者沟通，让患者及其家属了解子宫颈癌的发生、发展及预后，强调子宫颈癌早发现、早诊断、早治疗的意义，鼓励患者正确对待疾病，积极配合，增加战胜疾病的信心。

7. 健康教育

（1）提供预防保健知识：宣传与子宫颈癌有关的高危因素，开展子宫颈癌普查普治，做到早期发现、早期诊断、早期治疗。30 岁以上的妇女应每 1~2 年、高风险人群应每 3~6 个月常规做 1 次子宫颈细胞学检查。重视子宫颈鳞状上皮内病变（SIE），早期发现及时诊治 HSIL 患者，以阻断宫颈浸润癌的发生。考虑使用子宫颈癌疫苗（HPV 疫苗）。

（2）随访指导：宫颈癌治疗后 2 年内应每 3~6 个月复查一次；3~5 年内每 6 个月复查一次；第 6 年开始每年复查一次。随访内容包括盆腔检查、阴道脱落细胞检查、X 线胸片、血常规、子宫颈鳞状细胞癌抗原（SCC）、超声、CT 或磁共振等。同时指导患者出现症状及时就诊。

扫码看知识链接

【护理评价】

（1）患者及其家属能否接受患子宫颈癌的事实，恐惧和悲哀是否减轻，并积极配合治疗和护理。

（2）患者的疼痛是否减轻，是否存在排尿障碍。

（3）患者是否掌握术后的康复计划和自我生活调节方法。

（4）患者及其家属是否了解术后复查的重要性。

第二节　子宫肌瘤

情景导入

李女士，47 岁。以"月经量增多 6 个月，腹部增大 4 个月"为主诉入院。患者近 6 个月出现经量增多，经期延长至 10 d，不伴痛经；近 4 个月患者扪及下腹部有包块。

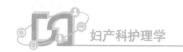

入院评估：患者面色苍白；妇科检查：阴道后穹分泌物较多，子宫颈肥大，子宫体前位，增大如孕 3 个月大小，质硬，无压痛。双附件未触及异常。血常规：RBC 2.3×10^{12}/L，WBC 7.2×10^9/L，Hb 72 g/L。

请思考：（1）该患者可能的疾病是什么？

（2）请对该患者进行护理评估，提出主要的护理诊断，并制订相应的护理措施。

子宫肌瘤（uterus myoma）是由子宫平滑肌细胞增生而形成的肿瘤，是女性生殖系统最常见的良性肿瘤，多见于育龄期妇女，好发年龄 30 ~ 50 岁。据统计，30 岁以上的妇女至少约 20% 患有子宫肌瘤，而临床上很多患者无症状或者肌瘤很小，未能及时发现，因此临床报道的子宫肌瘤的发生率远较真实的发生率低。

【病因】 子宫肌瘤确切的病因尚未明了，因肌瘤好发于生育年龄，绝经后肌瘤可停止生长或萎缩，妊娠期或外源性雌激素刺激肌瘤生长迅速，抗雌激素治疗有效，这些均提示其发生可能是与雌激素长期刺激有关。近年来发现，孕激素有促进子宫肌瘤细胞核分裂、刺激肌瘤生长的作用。细胞遗传学研究显示，25% ~ 50% 子宫肌瘤存在细胞遗传学的异常。

【病理】

1. 巨检 子宫肌瘤多为实质性球形结节，表面光滑，单个或多个，质地较子宫肌层硬。肌瘤周围由被压缩的肌纤维和疏松结缔组织形成的假包膜所包绕，肌瘤切面呈白色，为漩涡状或编织状致密纹理。

2. 镜检 肌瘤由排列成编织状或漩涡状的平滑肌细胞和少量纤维结缔组织组成。核染色较深，无核分裂。

3. 肌瘤变性 肌瘤失去原有典型结构称为肌瘤变性，主要由肌瘤组织缺血、发生退行性变所致。常见良性变性有玻璃样变（最常见）、囊性变、红色样变（多见于妊娠期或产褥期）。肌瘤恶性变为肉瘤样变，发生率为 0.4% ~ 0.8%，多见于年龄较大的妇女。

【分类】 按肌瘤生长的部位可分为子宫体部肌瘤（约占 90%）和子宫颈肌瘤（约占10%）。按肌瘤与子宫肌壁的关系可分为以下三类（图 18-3）。

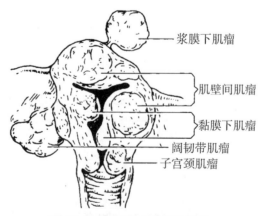

浆膜下肌瘤

肌壁间肌瘤

黏膜下肌瘤

阔韧带肌瘤

子宫颈肌瘤

图 18-3 各型子宫肌瘤示意图

（1）肌壁间肌瘤（intramural myoma）：肌瘤位于子宫肌层内，周围被正常的子宫肌层包绕，临床上此类型最多见，占总数的60%～70%。

（2）浆膜下肌瘤（subserous myoma）：肌瘤向子宫浆膜面生长并突出于子宫表面。此类型约占总数的20%。若肌瘤进一步向浆膜面生长，肌瘤与子宫壁仅一蒂相连，称为带蒂浆膜下肌瘤。若浆膜下肌瘤向阔韧带内生长并位于子宫阔韧带两叶之间，称为阔韧带肌瘤。

（3）黏膜下肌瘤（submucous myoma）：肌瘤向子宫腔生长并突出于子宫腔，仅有黏膜覆盖，此类型占10%～15%。

临床上，子宫肌瘤常为多个，各种类型的肌瘤可发生在同一子宫，称为多发性子宫肌瘤。

【临床表现】

1. **症状**　子宫肌瘤症状主要取决于肌瘤生长的部位和有无变性。

（1）月经改变：是最常见的症状，黏膜下肌瘤主要表现为月经量增多，随着肌瘤逐渐增大，经期延长。较大的肌壁间肌瘤导致子宫内膜面积增大、子宫收缩不良引起经期延长、经量增多。黏膜下肌瘤伴坏死感染时，可出现不规则阴道流血等。

（2）下腹部包块：肌瘤增大使子宫超过3个月妊娠大小时，可从腹部扪及包块。

（3）白带增多：肌壁间肌瘤导致子宫内膜面积增大、腺体分泌增加及盆腔充血，可出现白带增多，多为白色黏液样。黏膜下肌瘤合并感染，肌瘤表面溃烂、坏死、出血，可出现大量脓性、血性、脓血性恶臭白带。

（4）腹痛、腰酸、下腹坠胀：若肌瘤发生红色变性或浆膜下肌瘤蒂扭转，可出现急性剧烈腹痛；黏膜下肌瘤刺激子宫收缩可出现下腹坠胀。

（5）压迫症状：若肌瘤增大压迫膀胱可出现尿频、排尿困难、尿潴留，压迫输尿管可出现肾盂积水，压迫直肠可出现便秘等。

（6）不孕或流产：多发性肌瘤、较大子宫肌瘤使子宫腔变形、压迫输卵管，以及子宫肌瘤导致子宫腔内环境的改变等，均可致不孕、流产或早产。

（7）继发贫血：因月经过多或不规则阴道流血可致不同程度贫血。严重时，可出现心悸、气短、乏力等症状，甚至出现失血性休克。

2. **体征**　与肌瘤的大小、位置、数目及有无变性有关。妇科检查，常可触及不规则增大的子宫，子宫表面单个或多个结节状物，质硬。黏膜下肌瘤脱至子宫口或阴道内，可见呈粉红色表面光滑的实质性包块；带蒂浆膜下肌瘤可于子宫侧触及实质性活动包块；阔韧带肌瘤，可在子宫旁一侧触及实质性活动欠佳包块。

【处理要点】　应根据患者的年龄、症状，肌瘤的位置、大小和数目及有无生育要求等情况综合考虑，确定恰当的治疗方案。

1. **保守治疗**

（1）随访观察：若肌瘤较小、无症状者，尤其是近绝经期，可随访观察，每3～6个月复查一次，动态观察子宫肌瘤生长情况，以便及时治疗。

（2）药物治疗：子宫小于2个月妊娠大小，症状轻或近绝经期，尤其是全身情况较差不能耐受手术者，可选择药物治疗。可用促性腺激素释放激素类似物（GnRH-α）、雄激素、米非司酮等。

2. **手术治疗**　是治疗子宫肌瘤的主要方法。适用于肌瘤导致月经过多，继发贫血；肌瘤体积大压迫膀胱、直肠引起相应症状；因肌瘤造成不孕或反复流产，疑有肉瘤变等。

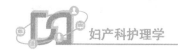

手术方式如下：

（1）肌瘤切除术：适用于需要保留生育功能的患者。可经腹或腹腔镜下切除子宫肌瘤。带蒂黏膜下子宫肌瘤可经阴道或宫腔镜切除子宫肌瘤。

（2）子宫切除术：适用于不需要保留生育功能或疑有恶变者，可选择子宫次全切除术或子宫全切术。

【护理评估】

1. 健康史　评估患者年龄、既往月经史、婚育史，是否有不孕或自然流产史；了解患者的用药史，是否有长期服用雌激素的诱因；排除妊娠、功能失调性子宫出血及子宫恶性肿瘤所致的异常子宫出血；了解患者是否接受过治疗，治疗的方法及所用药物名称、剂量、用法及用药后的反应等。

2. 身体评估　评估患者有无头晕、乏力、面色苍白、眼睑水肿等贫血症状；了解患者有无尿频、排尿障碍、便秘、腰酸、腹痛、下腹坠胀等。盆腔检查评估子宫大小、形状、质地、活动度等。

3. 辅助检查

（1）B型超声检查：最常用，可显示肌瘤的大小、部位、数目及血流、有无变性等。

（2）宫腔镜、腹腔镜检查：可直接观察有无包块存在，协助诊断。

4. 心理-社会评估　评估患者对疾病诊断的反应；评估月经改变给患者造成的心理影响，以及其家属的反应；患者担心手术治疗会失去女性特征而焦虑、紧张、疑虑甚至恐惧，评估患者在家庭中的角色功能是否因疾病而发生改变。

【护理诊断/问题】

1. 知识缺乏　缺乏子宫肌瘤的相关知识。

2. 有感染的危险　与肿瘤引起阴道流血、组织坏死、手术、机体抵抗力差有关。

3. 活动无耐力　与月经过多引起贫血有关。

4. 应对无效　与选择子宫肌瘤治疗方案的无助感有关。

5. 焦虑　与月经异常、担心恶变或影响正常生活有关。

【护理目标】

（1）患者能了解子宫肌瘤的相关知识并能接受具体的治疗方案，能主动配合治疗。

（2）患者感染的风险降到最低，贫血得到纠正。

【护理措施】

1. 一般护理　为患者提供安静、舒适的休养环境，保障患者充足的睡眠；保持外阴部的清洁卫生，每日擦洗外阴2次；提供高热量、高蛋白、高维生素、含铁丰富的食物，以增强机体抵抗力；对于贫血需要补充铁剂的患者，应告知服用铁剂的注意事项。

2. 观察病情，对症护理　注意观察有无面色苍白、脉搏细数等症状，嘱患者保留会阴垫以准确评估阴道流血量，出血多者，按照医嘱给予止血药及抗生素预防感染，必要时输血；有排尿及排便困难者，考虑有压迫症状，应给予导尿或缓泻剂软化粪便等处理；阴道有烂肉样组织、分泌物呈脓血性且有异味，伴体温升高，考虑子宫黏膜下肌瘤脱出合并感染，应每日外阴冲洗1~2次，保持局部清洁，遵医嘱用抗生素；腹痛者，应注意腹痛的部位、程度和性质，若出现急性剧烈腹痛，考虑为浆膜下子宫肌瘤蒂扭转或肌瘤的红色样变，应立即通知医生，并做好急诊手术的准备。

3. 治疗配合及其护理

（1）手术护理：经阴道行黏膜下肌瘤摘除术的患者，应按阴道手术患者护理（详见第二十五章第二节内容）；行全子宫切除或肌瘤摘除术的患者，应按腹部手术患者护理（详见第二十五章第一节内容），术后应特别注意观察阴道有无出血，出血的量及性状。保持会阴部的清洁，按医嘱服用抗生素，预防感染。若出血量多，色红，有血块，应及时报告医生。

（2）妊娠合并子宫肌瘤的护理：患者多能自然分娩，应嘱咐患者定期接受产前检查，不需急于干预，但要预防产后出血；若肌瘤阻碍胎先露下降，或导致难产时，应按医嘱做好剖宫产的准备，并给予相应的护理。

4. 心理护理　建立良好的护患关系，为患者提供信息，增强其信心。向患者及其家属解释治疗方案，讲解子宫肌瘤是良性肿瘤，手术治疗不切除卵巢，不会影响生活质量及性功能，纠正错误认识，缓解焦虑情绪；同时解释子宫肌瘤的临床特点及预后，使其主动接受并配合治疗；允许并鼓励患者及其家属参与决策过程，共同商讨治疗和护理方案。让患者了解全子宫切除术与次全子宫切除术可能出现的并发症，两种术式的优缺点，为患者提供表达内心感受的机会。

5. 健康教育

（1）宣传教育：强调妇女应每年进行盆腔检查，做到及时发现、及时治疗。若出现月经异常或不规则阴道流血，应及时就诊。接受保守治疗者要定期随访。

（2）指导合理用药及术后康复：对应用激素治疗患者，应讲明药物名称、用药目的、剂量、方法、不良反应及应对措施，如患者使用雄激素治疗时，每月总量应控制在 300 mg 以内，以免出现男性化体征。嘱咐患者不能擅自停药或用药过量。子宫切除术后 3 个月禁止性生活和重体力劳动，行子宫肌瘤剔除术者应避孕 2 年以上才能再次妊娠。

【护理评价】

（1）患者是否了解子宫肌瘤相关知识，是否理解并接受具体的治疗方案。

（2）患者贫血是否得到纠正，焦虑感是否缓解。

第三节　子宫内膜癌

情景导入

高女士，65 岁。以"绝经后阴道流血 1 个月"为主诉入院。患者绝经 10 年，1 个月前出现阴道间断性流血。患糖尿病 10 年，用胰岛素控制血糖。妇科检查：外阴正常，阴道通畅，有少量血液，子宫颈光滑，子宫体稍大，双附件未扪及异常。

请思考：（1）该患者可能的疾病是什么？

（2）提出该患者主要的护理诊断，并制订相应的护理措施。

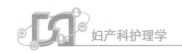

子宫内膜癌（endometrial carcinoma）是发生于子宫内膜的一组上皮性恶性肿瘤，以腺癌最常见，是女性生殖系统三大恶性肿瘤之一，占女性生殖道恶性肿瘤 20%～30%，平均发病年龄为 60 岁。近年来其发病年龄有年轻化的趋势，发生率也有上升趋势，在某些欧美国家其发病率已居生殖系统恶性肿瘤首位。

【病因】

子宫内膜癌的病因不十分清楚。可分为雌激素依赖型（Ⅰ型）和非雌激素依赖型（Ⅱ型）。

1. **雌激素依赖型** 在无孕激素拮抗的雌激素长期作用下，发生子宫内膜增生症，导致癌变。临床常见于无排卵性子宫异常出血、分泌雌激素的卵巢肿瘤、长期服用雌激素的绝经后妇女。此类型均为子宫内膜样腺癌，分化较好，雌孕激素受体阳性率高，预后好。患者常有肥胖、糖尿病、高血压（即内膜癌"三联征"）、未婚、少育、未育或绝经延迟等。

2. **非雌激素依赖型** 其发病与雌激素无明确的关系，多见于老年体瘦的女性，肿瘤分化差，恶性程度度高，预后不良。

【病理】

1. **巨检** 根据子宫内膜癌的病变形态和范围可分为两种。

（1）局限型：病变多位于宫底或子宫角处。癌灶呈息肉状或小菜花状，组织脆、易出血，易浸润肌层。

（2）弥漫型：较多见。癌组织广泛侵犯子宫内膜，癌灶突向子宫腔，表面常有出血、坏死。

2. **显微镜检** 最常见的是内膜样腺癌，其次是腺癌伴鳞状上皮分化，特殊类型包括浆液性腺癌、透明细胞癌和其他少见类型如黏液性腺癌、未分化癌、混合癌及鳞癌等。

【转移途径】 主要转移途径为直接蔓延和淋巴转移，晚期有血行转移，可经血行转移至肺、肝、骨等处。

【临床分期】 目前，临床多采用国际妇产科联盟（FIGO，2009 年）修订的手术-病理分期（表 18-2）。

表 18-2 子宫内膜癌的手术-病理分期（FIGO，2009 年）

分期	肿瘤范围
Ⅰ期	肿瘤局限于宫体
ⅠA	肿瘤浸润深度<1/2 肌层
ⅠB	肿瘤期癌侵犯≥1/2 肌层
Ⅱ期	肿瘤侵犯子宫颈间质，无子宫体外蔓延
Ⅲ期	肿瘤局部和（或）区域扩散
ⅢA	肿瘤累及浆膜层和（或）附件
ⅢB	肿瘤累及阴道和（或）宫旁组织
ⅢC	盆腔淋巴结和（或）腹主动脉旁淋巴结转移

分期	肿瘤范围
ⅢC1	盆腔淋巴结转移
ⅢC2	腹主动脉旁淋巴结转移伴（或不伴）盆腔淋巴结转移
Ⅳ期	肿瘤累及膀胱和（或）直肠黏膜；和（或）远处转移
ⅣA	肿瘤累及膀胱和（或）直肠黏膜
ⅣB	远处转移，包括腹腔内转移和（或）腹股沟淋巴结转移

【临床表现】

1. 症状　早期无明显症状，随着病情发展出现如下症状。

（1）异常子宫出血：主要表现为绝经后阴道流血，多为少量不规则流血，间歇性或持续性。未绝经者可表现为经量增多、经期延长或月经紊乱。

（2）阴道异常排液：可表现为浆液性或浆液血性排液增加，合并感染者可出现大量脓性或脓血性排液，伴有恶臭。

（3）晚期症状：晚期癌瘤浸润周围组织或压迫神经引起下腹及腰骶部疼痛，并向下肢放射。当癌灶侵犯子宫颈、堵塞子宫口时，导致子宫腔积脓，可出现下腹胀痛及痉挛样疼痛。还可出现贫血、消瘦、恶病质、发热等症状。

2. 体征　早期多无明显体征。随着病情进展，子宫可不同程度增大、质软、饱满、活动度差；癌灶侵犯周围组织时，子宫固定或在子宫旁触及结节状物。

【治疗要点】　应根据患者全身情况、癌灶累及的范围及组织学类型等选用适宜的治疗方案。以手术治疗为主，辅以放射、药物等综合治疗。

1. 手术治疗　为首选的治疗方法，尤其对早期病例。根据病情选择手术方式，如全子宫切除术及双侧附件切除术等。

2. 放射治疗　适用于已有转移、有手术禁忌证或无法手术切除的晚期病例。目前子宫内膜癌单纯放疗 5 年生存率已达到 50%～70%。

3. 药物治疗　包括化学药物和孕激素治疗。①化学药物治疗：适用于晚期不能手术或治疗复发者。常用化学药物为顺铂、多柔比星、紫杉醇等。②孕激素治疗：适用于晚期或复发癌患者，不能手术切除或年轻、早期、要求保留生育功能者，也可用于治疗子宫内膜不典型增生。常用药物有醋酸甲羟孕酮、己酸孕酮等，大剂量、高效、长期使用孕激素治疗，有一定的疗效。

【护理评估】

1. 健康史　评估本病的高危因素，如未婚、未育、少育或不孕不育等病史，询问年龄，有无肥胖、高血压、糖尿病等病史，是否绝经延迟、是否曾用激素替代治疗（特别是长期服用雌激素）等；评估患者时要注意月经史、婚育史、既往病史、家族肿瘤病史，是否做过体检等。对确诊子宫内膜癌者，须详细询问并记录发病经过、治疗情况、病情发展等。

2. 身体评估　评估患者有无绝经后再次阴道流血或绝经过渡期的不规则阴道流血情况；了解阴道排液的性状、颜色、气味及量等；评估患者有无下腹部、腰骶部疼痛，有无

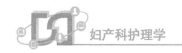

贫血、消瘦、发热、衰竭等全身恶病质表现等；评估盆腔检查的结果，注意子宫大小、形状、质地、活动度等。

3. 辅助检查

（1）B 型超声检查：早期子宫内膜癌可见子宫正常大小，或子宫内膜线紊乱、中断；随着病情进展，可发现子宫不同程度增大，子宫腔内或肌层可见不均等实质回声，形态不规则，边界不清。

（2）分段诊断性刮宫：是确诊子宫内膜癌的最常用、最可靠的方法。即先搔刮子宫颈管，然后再搔刮子宫腔，将两处所取组织分装标记送病理检查。

（3）宫腔镜检查：可直接观察子宫腔及子宫颈管内情况，同时在病变区或可疑病变区域取组织活检，帮助诊断。

（4）细胞学检查：可用特制的宫腔吸管或宫腔刷，吸取子宫腔内分泌物做细胞学检查，阳性率可达 90%，常用于筛选检查。

4. 心理-社会评估　当患者知道自己患癌后常感到恐惧，须接受手术治疗和化疗又不知疗效而焦虑不安，担心生命安全而产生无助感。年老患者常有严重焦虑、恐惧和绝望心理。

【护理诊断/问题】

1. 焦虑　与担心癌症危及生命及需接受的诊治方案有关。

2. 有感染的危险　与肿瘤引起阴道流血、手术等有关。

3. 知识缺乏　缺乏术前常规、术后锻炼及活动方面的知识。

4. 疼痛　与癌症晚期侵犯神经及手术有关。

5. 睡眠型态紊乱　与严重焦虑和居住环境改变有关。

【护理目标】

（1）患者及其家属能接受患有子宫内膜癌的事实，焦虑缓解，情绪稳定。

（2）患者及其家属能接受治疗方案，积极配合治疗和护理，降低感染的危险。

（3）患者在术前能学会术后活动的技巧。

（4）患者能了解自己睡眠紊乱的原因，并列举应对措施，睡眠质量改善。

【护理措施】

1. 一般护理　为患者提供安静舒适的住院环境；对失眠者，教会其放松的技巧，促进睡眠，协助其选择舒适体位，缓解疼痛或遵医嘱使用镇静镇痛剂；阴道排液多者，可取半卧位，指导患者勤换会阴垫，保持清洁，防止感染；鼓励患者进食高蛋白、高维生素及营养素全面的食物，改善营养状况，增强机体抵抗力。进食不足或全身营养状况极差者，应遵照医嘱静脉补充液体和电解质等。

2. 病情观察　监测患者的生命体征；观察阴道流血情况，嘱患者保留会阴垫以准确评估子宫出血量，若出血多遵医嘱给予止血药等；观察有无感染征象，如体温及白细胞计数是否升高、阴道排液是否有臭味、子宫部位是否压痛，若出现感染，遵医嘱给予抗生素。

3. 治疗配合及其护理

（1）手术治疗：按腹部及阴道手术患者的护理常规进行护理，防止术后并发症，促进康复。全子宫切除术后注意阴道分泌物的颜色和量，尤其是术后 6~7 d 阴道残端伤口缝合线吸收或感染者，可能出现残端伤口出血，此时应嘱患者卧床休息，若出现出血量增多随时报告医生。

（2）放射治疗：接受盆腔内放疗者，先灌肠并留置尿管，使直肠、膀胱保持空虚，避免放射性损伤。注意观察体温及大小便情况。加强营养，定期复查血常规。应教会放疗期间卧床患者肢体活动的方法，治疗结束应鼓励患者渐进性下床活动。

（3）药物治疗：对采取孕激素治疗的患者，应强调按医嘱服药的重要性，告知患者药物的名称、服药剂量及时间，强调用药剂量大，周期长，至少 12 周才评价疗效，嘱患者耐心坚持治疗。服药后可能出现不良反应，如水钠潴留、水肿、药物性肝炎等，停药后逐渐好转；采取抗雌激素药物治疗时，可能有潮热、畏寒、急躁等类似绝经综合征的表现；化疗药物可出现骨髓抑制，表现为白细胞、血小板计数下降等，少数患者可出现头晕、恶心、呕吐、不规则阴道流血、闭经等，如反应严重应及时报告医生，对采取化学药物治疗者，按化疗护理常规进行护理。

4. 心理护理　根据患者的心理反应和需求，制订相应的护理方案。护士要耐心解答患者及其家属的疑问，介绍子宫内膜癌的相关知识。努力使患者相信子宫内膜癌发展缓慢，预后较好，缓解或消除其心理压力，使其增强治疗的信心。护士还应了解其社会支持系统情况，给予针对性护理。

5. 健康教育

（1）进行预防子宫内膜癌的相关知识宣教，如围绝经期月经紊乱或绝经后不规则阴道流血者，应高度警惕，及时到医院就诊；对于肥胖、高血压、糖尿病、不孕不育、激素补充治疗等高危因素人群，应积极控制血压、血糖并减轻体重，并应定期做盆腔检查；对应用雌激素替代治疗者，应严格遵医嘱用药，加强用药期间的随访。

（2）对于治疗后出院者，帮助患者制订康复计划，根据其全身状况和病情恢复的情况，术后 1 个月可适当做家务、参加体育锻炼和社交活动；保持会阴部清洁，术后 3 个月禁止性生活和盆浴，并指导其恢复性生活的时间；指导患者饮食，加强营养，保持乐观情绪，促进机体康复；术后严格按照医嘱服药，交代注意事项，并定期进行肝功能检查。

（3）强调治疗结束后应定期随访，术后 2~3 年，每 3 个月随访 1 次；手术 3 年后，每 6 个月 1 次；5 年后每年 1 次。

【护理评价】

（1）患者能否配合治疗和护理。

（2）患者出院后能否恢复生活自理能力。

（3）患者焦虑是否缓解，睡眠质量是否改善。

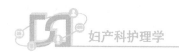

第四节　卵巢肿瘤

情景导入

　　张女士，55岁，以"绝经3年，腹胀1个月"为主诉入院。患者自觉腹胀1个月，并可在腹部扪及包块。入院后妇科检查：子宫右侧可扪及约10 cm×13 cm×14 cm包块，表面光滑，活动好，囊性感。无压痛，左侧附件未触及。B型超声检查：右侧卵巢可见12 cm×14.2 cm×15.3 cm包块，包膜完整，内有多房，最大囊腔直径9.0 cm。直肠子宫陷凹处液体1.0 cm。其他未见异常。

　　请思考：(1) 该患者可能的疾病是什么？

　　　　　　(2) 列出该患者可能出现的护理问题，并根据护理问题制订相应的护理措施。

　　卵巢肿瘤（ovarian tumor）是女性生殖系统最常见的肿瘤之一，可发生于任何年龄段。由于缺乏早期诊断方法，卵巢恶性肿瘤一旦发现常常已为晚期，死亡率占妇科恶性肿瘤首位，其5年成活率较低，为30%~40%，目前已成为对妇女健康威胁最大的恶性肿瘤。

　　【病因及诱发因素】　卵巢肿瘤病因不明，有20%~25%的卵巢恶性肿瘤有家族史或遗传史；另外，内分泌因素、持续排卵、高胆固醇饮食、不孕、初潮早、绝经迟等也是卵巢癌的危险因素。

　　【组织学分类】　卵巢体积虽小，组织成分却非常复杂，卵巢肿瘤组织形态复杂性也居全身各器官之首。目前普遍采用世界卫生组织（WHO，2014年）修订的卵巢肿瘤组织学分类法。

扫码看知识链接

　　【常见的卵巢肿瘤及病理特点】

　　1. 卵巢上皮性肿瘤（ovarian epithelial tumor）　为最常见的卵巢肿瘤，占原发性卵巢肿瘤的50%~70%，占卵巢恶性肿瘤的85%~90%。多见于中老年妇女。分良性、恶性和交界性。

　　(1) 浆液性囊腺瘤（serous cystadenoma）：约占卵巢良性肿瘤的25%，主要发生在生育年龄。瘤多为单侧，呈球形、壁薄、表面光滑，大小不一，囊内充满淡黄色浆液。分为单纯性与乳头状两型。

　　(2) 浆液性癌（serous carcinoma）：约占卵巢上皮性癌的75%。多为双侧、多房、半实质性。灰白色，切面为多房，囊壁可见乳突状物，质脆、易出血，囊内液混浊，多为血性。细胞异型明显，并向间质浸润。

　　(3) 交界性浆液性瘤（serous borderline tumour）：中等大小，多为双侧，囊内乳头状生长较少。细胞核轻度异型，核分裂象少，无间质浸润，预后好。

　　(4) 黏液性囊腺瘤（mucinous cystadenoma）：约占卵巢良性肿瘤的20%，多发生于生育年龄。肿瘤多单侧，能长成体内巨大肿瘤，表面光滑、灰白色。切面为多房，囊内充满胶冻状黏液；肿瘤细胞可穿破囊壁，种植于腹膜上，并产生大量黏液，称为腹膜黏液瘤。

（5）黏液性癌（mucinous carcinoma）：占卵巢恶性肿瘤的3%~4%。肿瘤多为单侧、多房、半实质性，常较大，囊壁内可见乳突状物或实质区，囊内液混浊或为血性。

（6）交界性黏液性囊腺瘤（borderline mucinous cystadenoma）：体积较大，多为单侧、表面光滑，常为多房。囊壁厚，囊壁由实质区和乳头状形成。细胞轻度异型，核大、深染，有少许核分裂象，无间质浸润。

2. 卵巢生殖细胞肿瘤（ovarian germ cell tumor）　是来源于原始生殖细胞的一组肿瘤，占卵巢肿瘤的20%~40%，好发于年轻妇女和幼女，青春期前患者占60%~90%。生殖细胞肿瘤中仅成熟畸胎瘤为良性，其他类型均属于恶性。

（1）畸胎瘤（teratoma）：由多胚层组成。肿瘤的良、恶性及恶性程度取决于组织分化程度。①成熟畸胎瘤（mature teratoma）又称皮样囊肿（dermoid cyst）：属于良性肿瘤，占卵巢肿瘤的10%~20%，占生殖细胞肿瘤的85%~97%。可发生于任何年龄，以20~40岁居多。肿瘤多为单侧，壁薄质韧，表面光滑，中等大小，多为囊性，囊腔内常见来自3个胚层发育成熟的组织，如毛发、牙齿、骨骼、脂肪组织等。②未成熟畸胎瘤（immature teratoma）：属于恶性肿瘤。多见于年轻妇女，平均年龄11~19岁。肿瘤多为实性，可有囊性区域，含2~3胚层，由分化程度不同的未成熟胚胎组织构成，主要为原始神经组织。该肿瘤的复发率及转移率均高，但复发后再次手术可见未成熟肿瘤组织具有向成熟转化的特点，即恶性程度的逆转现象。

（2）无性细胞瘤（dysgerminoma）：为中度恶性的实性肿瘤，占卵巢恶性肿瘤的1%~2%。好发于青春期及生育期妇女，对放疗敏感，5年存活率达90%。单侧居多、右侧多于左侧，触之质韧，表面光滑或分叶状，切面呈淡棕色。

（3）卵黄囊瘤（yolk sac tumor）：也称内胚窦瘤（endodermal sinus tumor），较罕见，恶性程度高，生长迅速，易早期转移，预后差。常见于儿童及青少年。多为单侧，肿瘤较大。瘤细胞可以产生甲胎蛋白（AFP），故测定患者血清中AFP浓度，可作为诊断及治疗后监测的重要指标。

3. 卵巢性索间质肿瘤（ovarian sex cord stromal tumor）　来源于原始性腺中的性索及间质组织，占卵巢肿瘤的4.3%~6%，此类肿瘤常具有内分泌功能，故又称为卵巢功能性肿瘤。

（1）颗粒细胞瘤（granular cell tumor）：属于低度恶性肿瘤，肿瘤能分泌雌激素，好发于45~55岁，为低度恶性肿瘤。肿瘤多为单侧，表面光滑，实性或部分囊性。镜下见瘤细胞呈小多边形，偶呈圆形或圆柱形，细胞质嗜酸或中性，细胞膜界限不清，核圆，核膜清楚。预后好，5年生存率在80%以上。

（2）卵泡膜细胞瘤（theca cell tumor）：属卵巢良性肿瘤，多为单侧，切面为实性，灰白色。能够分泌雌激素，常与纤维瘤、颗粒细胞瘤合并存在。可发生恶变，但罕见。

（3）纤维瘤（fibroma）：为较常见的卵巢良性肿瘤，多见于中年妇女。肿瘤多为单侧、表面光滑，包膜完整，实性质硬。部分纤维瘤患者常合并腹水，偶尔伴发胸腔积液，称为梅格斯综合征（Meige syndrome）。手术切除后，胸腔积液、腹水自行消失。

（4）支持细胞-间质细胞瘤（sertoli-leydig cell tumor）：又称为睾丸母细胞瘤（orchio-blastoma），罕见，多发生于40岁以下妇女。多为单侧、较小，实性表面光滑。肿瘤具有男性化作用，少数雌激素水平升高呈女性化。高分化者属于良性，中低分化者属于恶性。

4. 卵巢的转移性肿瘤　库肯勃瘤（Krukenberg tumor）是一种特殊类型的转移腺癌，

原发瘤在胃肠道。肿瘤多为双侧，实质性，中等大小，卵巢多保持原状或呈肾形。镜下常见典型的印戒细胞，能分泌黏液。患者常伴有腹水，预后极差。

扫码看知识链接　　　　扫码看微课

【卵巢恶性肿瘤的转移途径】　直接蔓延和腹腔种植是主要转移途径。癌细胞直接侵犯包膜，累及邻近器官，并广泛种植于腹膜及大网膜。由于卵巢有丰富的淋巴引流，淋巴转移也是重要转移途径。血行转移很少见，晚期可经血行转移至肝、肺、肾、骨骼等。

【临床表现】

卵巢肿瘤早期常无明显临床表现，常在妇科检查或体检时偶然发现。随着病情的进展，可出现以下症状、体征。

1. 卵巢良性肿瘤　肿瘤较小时，患者多无症状。肿瘤增大时，患者可出现腹胀或腰骶部坠胀。巨大卵巢肿瘤可出现尿频、便秘、气急、心悸等压迫症状。双合诊和三合诊检查可在子宫一侧或两侧触及呈球形的囊性、囊实性或实性肿块，表面光滑、活动。

2. 卵巢恶性肿瘤　早期常无症状。晚期主要症状为腹胀、腹部包块和胃肠道症状。若卵巢组织破坏较多或为功能性卵巢肿瘤，可出现月经改变；晚期癌组织侵蚀周围组织或神经可出现持续性腹痛、腰痛，压迫盆腔静脉可出现下肢水肿；晚期可伴发严重贫血、消瘦、发热等恶病质征象。三合诊检查，可在子宫一侧或两侧触及呈球形或不规则实性或半实性肿块，表面凹凸不平，质硬，固定不动或活动受限。常伴腹腔积液，有时可在腹股沟、腋下、锁骨上触及肿大的淋巴结。

【并发症】

1. 蒂扭转　为最常见的并发症。好发于中等大小、瘤蒂较长、重心偏一侧、无粘连且活动度好的肿瘤（如成熟畸胎瘤）（图18-4）。发生扭转后，因静脉回流受阻，肿瘤内高度充血或血管破裂，瘤体增大呈紫黑色，由于组织缺血、坏死，易继发破裂和感染。患者的典型症状为突然发生下腹一侧剧痛，常伴恶心、呕吐。盆腔检查可触及张力较大的包块，压痛以瘤蒂处最明显，并伴有局限性肌紧张。蒂扭转一经确诊，应立即手术。

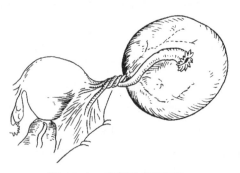

图18-4　卵巢肿瘤蒂扭转

2. 破裂　分自发性破裂和外力性破裂。前者可继发于蒂扭转之后，或肿瘤组织侵蚀囊壁；后者可因挤压、分娩、性生活、妇科检查或穿刺所致。确诊后应立即剖腹探查。

3. 感染　较少见，多继发于蒂扭转、破裂。主要表现为发热、腹痛、病变部位压痛及肌紧张、白细胞升高等。

4. 恶性变　卵巢良性肿瘤可发生恶变，而恶变早期多无特殊症状体征，不易发现，因此卵巢肿瘤一经确诊应尽快手术。

【治疗要点】　一旦发现卵巢肿瘤，应行手术治疗。①良性肿瘤：若为单侧、年轻患者，可行患侧卵巢肿瘤剥除术或患侧卵巢切除术，较小的良性卵巢肿瘤可采用腹腔镜手术；双侧、年轻患者尽量行卵巢肿瘤剥除术；绝经后妇女宜行子宫及双侧附件切除术。②恶性肿瘤：多采用手术治疗为主，辅以放疗、化疗等综合治疗。③卵巢肿瘤并发症：属于急腹症，确诊后应立即手术。

【护理评估】

1. 健康史　注意询问年龄，不同类型的肿瘤的好发年龄不同；评估有无高胆固醇饮食、有无家族史等高危因素；询问有无胃肠道癌及乳腺癌病史及治疗史；询问患病的时间。

2. 身体评估　询问有无自觉症状，如腹胀、尿频、便秘、月经改变、女性患者男性化等。评估盆腔检查的结果，注意肿瘤的部位、大小及性质，有无腹部移动性浊音。追踪其生长速度、伴随症状、营养状况及精神状况、食欲下降等情况，以便对良、恶性做出初步判断。

3. 辅助检查

（1）B 型超声检查：临床诊断符合率>90%，但<1 cm 的肿块不易检测出。

（2）细胞学检查：通过腹水或腹腔冲洗液的沉积物查找癌细胞，并可用以随访观察疗效。

（3）肿瘤标志物检查：通过免疫学、生物化学等方法检测患者血清中的肿瘤标志物，如卵巢上皮性癌患者血清中癌抗原（CA125）升高；卵黄囊瘤血清 AFP 升高；颗粒细胞瘤、卵泡膜细胞瘤血清雌激素升高；卵巢绒毛膜癌血清 hCG 升高等。

（4）腹腔镜检查：能较全面地观察腹腔内情况，并对病变区或可疑病变区进行多点取材，同时可取腹水或腹腔冲洗液行细胞学检查，对卵巢癌的诊断与鉴别诊断有价值。

（5）放射学检查：CT、MRI 检查对诊断卵巢肿瘤有一定的价值。

4. 心理-社会评估　卵巢肿瘤在肿瘤性质未确定之前，患者及其家属常有焦虑不安、烦躁、疑虑的心理反应。一旦得知自己患了恶性肿瘤，担心治疗可能改变自己的生育状态、生活方式，甚至疾病可能导致死亡，便会产生各种各样的恐惧和担心。

【护理诊断/问题】

1. 营养失调：低于机体需要量　与癌症、化疗反应等有关。

2. 疼痛　与卵巢囊肿压迫或蒂扭转有关。

3. 焦虑　与发现盆腔包块、担心手术治疗有关。

4. 知识缺乏　缺乏卵巢肿瘤的相关知识。

5. 自我形象紊乱　与切除子宫、卵巢及化疗反应等有关。

【护理目标】

（1）患者了解影响营养摄取的因素，并能列举应对措施，改善营养失调。

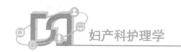
（2）患者能表达自己出现焦虑的原因，并列举缓解焦虑的方法。

（3）患者能接受失去子宫和附件的结果；能了解化疗的副作用，并积极接受治疗。

【护理措施】

1. 一般护理　为患者提供安静舒适的住院环境，长期卧床者，应加强生活护理，如口腔护理及皮肤护理，防止并发症的发生；鼓励患者进食高蛋白、高维生素及易消化的食物，改善营养状况。

2. 观察病情，对症护理　肿瘤过大或伴有腹水、出现压迫症状，如心悸、气促、不能平卧者，指导患者采取舒适体位，如侧卧位、半卧位。进食不足或全身营养状况差者，遵医嘱给予静脉补充营养，如输血、清蛋白、氨基酸等，记录 24 h 出入量。每周测体重，定期监测血常规、肝肾功能。有呼吸困难者，给予氧气吸入。注意观察患者腹胀、腹痛的程度和性质，发现异常及时报告医生，及早做好术前准备，或遵医嘱给予必要的治疗，注意观察疗效。

3. 治疗配合及其护理

（1）手术患者：让患者了解手术是治疗卵巢肿瘤最主要的方法，并讲解手术方式，解除患者对手术的顾虑。按妇科腹部手术患者护理常规，进行认真的术前准备和术后护理。

（2）放腹水的患者：放腹水前备好腹腔穿刺用物，并协助医生完成操作。放腹水速度宜缓慢，不宜过多，以免腹压骤降发生休克，每次放腹水一般不超过 3 000 mL。巨大肿瘤患者，放腹水后用腹带包扎或用沙袋给腹部加压。在放腹水过程中，严密观察患者的面色、生命体征变化及腹水性状，并做好记录，发现患者出现不良反应及时报告医生并协助处理。

（3）腹腔化疗的患者：恶性卵巢肿瘤术后往往需要进行化疗。以联合化疗为主，目前提倡腹腔内化疗。药物以顺铂最常用。腹腔化疗可经术后留置的腹腔化疗药管进行，也可以每次经腹壁单纯穿刺进行化疗。腹腔化疗前一般先抽腹水，将化疗药物稀释后注入腹腔。注入后，应协助患者更换体位，使药液尽量接触腹腔全部。注意术后固定好留置的腹腔化疗药管，避免脱落，保持腹部药管周围或单次穿刺点部位敷料干燥。严密观察药物对机体的毒性反应，发现异常，应及时报告医生，遵医嘱减量或停药。

4. 心理护理　了解患者的心理状态和接受能力，耐心、细致地为患者讲解有关卵巢肿瘤的发病与诊治常识。要用一定的时间陪伴患者，详细了解患者的疑虑和需求；鼓励并教给患者缓解压力的技巧，如参与护理活动，维持其独立性和生活自控能力，访问已康复的病友，增强治疗的信心。

5. 健康教育

（1）进行预防卵巢肿瘤的相关知识宣教，如提倡高蛋白、富含维生素 A 的饮食，避免高胆固醇饮食；有卵巢癌家族史等高危因素的妇女，宜采取预防性口服避孕药；对于 30 岁以上妇女每年应进行 1 次盆腔检查；高危人群每半年检查 1 次，同时结合 B 型超声检查、血清 CA125、AFP 等检测；对于患乳腺癌、子宫内膜癌、胃肠癌的患者，术后随访中注意定期妇科检查，及早发现卵巢转移癌。

（2）早期发现早处理，如发现卵巢增大、卵巢实性肿瘤或囊肿直径>5 cm 者，应及时切除；囊肿持续存在超过 2 个月者、有盆腔肿块诊断不清或治疗无效者，均应及早行腹腔镜或剖腹探查。

（3）对于治疗后出院者，嘱患者术后2个月内避免持重物及进行重体力活动，术后3个月内应避免性生活；疾病与化疗往往使患者营养失调，应强调加强营养对疾病治疗的重要性，指导患者合理饮食。对不能进食者静脉补充营养；卵巢癌容易复发，告诉患者要坚持长期随访。术后1年内，每3个月1次；术后2年，每4~6个月1次；术后5年以后，每年1次。

【护理评价】

（1）患者营养失调是否得到改善。

（2）患者的焦虑是否得到缓解，情绪是否稳定。

（3）患者能否接受失去子宫和附件的事实，能否积极接受治疗并配合护理。

小结

子宫颈癌是最常见的妇科恶性肿瘤，高危型人乳头瘤病毒（HPV16、18型）感染是发生子宫颈癌的主要危险因素，接触性出血为子宫颈癌早期的表现，主要转移途径是直接蔓延及淋巴转移。子宫颈刮片细胞学检查是发现早期子宫颈癌的首选方法，阴道镜下子宫颈及颈管活体组织检查是确诊子宫颈癌最可靠的方法。临床治疗主要根据患者的临床分期采用以手术和放疗为主、化疗为辅的综合治疗方案。护理中注意对子宫颈癌根治术后的患者促进膀胱功能的恢复，防止发生尿潴留及泌尿系统感染。注重健康人群的健康教育。

子宫肌瘤是女性生殖系统最常见的良性肿瘤，分为肌壁间肌瘤、黏膜下肌瘤和浆膜下肌瘤三类，以经量增多和经期延长为最常见症状。黏膜下肌瘤对月经影响最明显，其次是肌壁间肌瘤。治疗应根据患者年龄、生育要求、症状、肌瘤大小等情况综合考虑，采用随访观察、药物治疗、手术治疗等。护理措施中注意对阴道流血患者的观察和护理；采用药物治疗者注意药物的不良反应。

子宫内膜癌多发生于绝经后的女性，表现以绝经后阴道流血最常见，直接蔓延和淋巴转移是其主要转移途径；分段诊断性刮宫是确诊子宫内膜癌最常用的诊断方法。早期患者以手术治疗为主；晚期患者可采用手术、放疗、化疗、孕激素等综合治疗。

卵巢肿瘤比较复杂，常于妇科检查时被发现，其主要症状是下腹包块，可并发肿瘤蒂扭转、破裂、感染和恶变，其中蒂扭转是最常见的并发症。卵巢良性肿瘤一旦确诊应当手术治疗。卵巢恶性肿瘤的病死率居妇科恶性肿瘤之首，患者早期多无症状，但肿瘤生长迅速，常合并腹腔积液；主要转移途径是直接蔓延和腹腔种植；治疗是以手术为主，辅以化疗、放疗等综合性治疗。

女性生殖系统肿瘤患者的护理问题主要有：焦虑或恐惧、营养失调、自尊紊乱、疼痛等，护理工作中应注意评估患者心理、社会特点，合理开展身心两方面的护理。

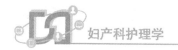

讨论与思考

1. 张女士，40 岁，已婚。患者既往月经正常，无痛经，经量正常。近 3 年来月经周期正常，经期延长至 8 d，且月经量逐渐增多，伴下腹坠感。G_1P_1，10 年前足月妊娠自然分娩。产后半年放置节育环，因月经增多已于 1 年前取环，取环后月经量无明显减少。发病以来，食欲尚好，有尿频症状，有时感腰酸，大便正常。经期感头晕、四肢无力。体格检查：T 37.2 ℃，P 90 次/min，R 20 次/min，BP 110/80 mmHg，发育正常，营养状况略差，神志清，自动体位，检查合作。妇科检查：外阴已产式，阴道伸展性良好，黏膜无充血，分泌物少、色白、无异味。子宫颈正常大小，质地中等，光滑。子宫体前位，增大如孕 3 个月大小，形态不规则，质硬，活动好，无压痛。两侧附件无增厚感，未触及肿块，无压痛。

请回答：(1) 该患者可能患的疾病是什么？

(2) 请提出该患者的主要护理问题，针对这些问题制订相应的护理措施。

2. 王女士，60 岁，绝经 12 年，近 3 个月出现阴道不规则流血 2 次。妇科检查：子宫颈光滑，子宫稍大，无压痛，双附件无异常。

请回答：(1) 为进一步确诊，还须做哪些检查？

(2) 该患者可能患的疾病是什么？

(3) 对该患者应采取哪些护理措施？

3. 刘女士，30 岁，主诉：急性右下腹痛 3 h。3 h 前患者因抬重物突然出现下腹部疼痛，休息后无好转。伴恶心、呕吐，无发热。末次月经为半个月前。妇科检查：子宫颈轻度举痛，子宫正常大小，右侧附件可扪及一肿块，约 9 cm×7 cm×6 cm 大小，压痛明显。

请回答：(1) 该患者可能患的疾病是什么？

(2) 列出该患者的主要护理问题，制订相应的护理措施。

(赵开建)

扫码看本章 PPT　　　扫码做本章练习题

第十九章

妊娠滋养细胞疾病妇女的护理

学习要点

掌握：葡萄胎的临床表现、辅助检查方法、治疗要点、护理措施与随访。

熟悉：妊娠滋养细胞肿瘤的临床表现、治疗要点、化疗护理及心理护理。

了解：葡萄胎发病相关因素及病理；妊娠滋养细胞肿瘤的病理、辅助检查方法。

运用所学知识为妊娠滋养细胞肿瘤患者制订护理计划。

妊娠滋养细胞疾病（gestational trophoblastic disease，GTD）是一组来源于胎盘绒毛滋养细胞的疾病，主要包括葡萄胎、侵蚀性葡萄胎和绒毛膜癌（简称绒癌）。葡萄胎属良性病变，侵蚀性葡萄胎和绒毛膜癌是滋养细胞恶性病变，二者合称为妊娠滋养细胞肿瘤（gestational trophoblastic neoplasia，GTN）。GTN 还包括胎盘部位滋养细胞肿瘤和上皮样滋养细胞肿瘤，临床上较罕见。

第一节　葡萄胎

情景导入

李女士，27岁，已婚，因"停经9周，阴道不规则流血7 d，量增多1 d"为主诉入院。体格检查：T 37.1 ℃，P 78 次/min，R 18 次/min，BP 110/70 mmHg，心肺肝脾未查到异常。妇科检查：外阴已婚未产式，阴道有暗红色血液，子宫颈光滑，子宫体如妊娠4个月大，质软，左侧附件区扪及约7 cm×8 cm 囊性肿物，右侧附件区扪及约5 cm×4 cm 囊性肿物。考虑为葡萄胎。

请思考：（1）什么是葡萄胎？发病的相关因素是什么？

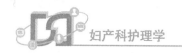

（2）葡萄胎有哪些临床表现？该案例考虑葡萄胎的依据是什么？

（3）为进一步确定诊断还需要做哪些辅助检查？

（4）对李女士的治疗原则是什么？

（5）如何做好清宫术的术中及术后护理配合？

（6）怎样指导李女士进行随访？

葡萄胎又称水泡状胎块（hydatidiform mole，HM），因妊娠后胎盘绒毛滋养细胞增生、间质水肿，形成大小不等的水泡，水泡间由绒毛干相连成串，形如葡萄，称葡萄胎。葡萄胎分为完全性葡萄胎和部分性葡萄胎，完全性葡萄胎占多数。

扫码看知识链接

【病理】

1. 完全性葡萄胎

（1）肉眼观：整个子宫腔充满水泡，水泡直径数毫米至数厘米不等，其间由纤细的纤维素相连成串，常混有血块。无胎儿及其附属物或胎儿痕迹。

（2）镜下检查特点：①滋养细胞不同程度增生。②绒毛间质水肿。③绒毛间质内胎源性血管消失。

2. 部分性葡萄胎

（1）肉眼观：部分绒毛变为水泡，常与发育迟缓的胚胎或多发畸形的胎儿同时存在。

（2）镜下检查特点：绒毛轮廓不规则，呈扇贝样，滋养细胞增生程度较轻、较局限，部分绒毛间质水肿，间质内可见胎源性血管。

【临床表现】　部分性葡萄胎临床症状不典型，完全性葡萄胎的临床表现如下：

1. 停经后阴道流血　为最常见的症状。97%患者在停经 8~12 周出现不规则阴道流血，量多少不定，反复发生，可伴有水泡状组织排出，如未及时处理，可出现贫血、继发感染甚至大出血致休克。

2. 子宫异常增大、质软　因水泡迅速增长及子宫腔积血，约半数以上患者子宫大于停经月份，质地柔软。在子宫大小如孕 5 个月时，仍触不到胎体、胎动，听不到胎心。约 1/3 患者的子宫大小与停经月份相符，少数患者因水泡退行性变、停止发展，子宫小于停经月份。

3. 卵巢黄素化囊肿　由于滋养细胞异常增生产生大量人绒毛膜促性腺激素（hCG），刺激卵巢卵泡内膜细胞发生黄素化而形成囊肿。多为双侧，大小不等，最大直径可达 20 cm 以上。一般无症状，偶可发生扭转。可于葡萄胎组织清除后 2~4 个月自行消退。

4. 妊娠呕吐　多发生在 hCG 异常升高者，出现时间一般较正常妊娠早，持续时间长且症状严重。

5. 子痫前期征象　多发生于子宫异常增大者，在妊娠 24 周前可出现高血压、水肿及蛋白尿，症状较严重，发展为子痫者极少见。

6. 腹痛　因葡萄胎增长迅速引起子宫过度扩张刺激子宫收缩，表现为阵发性下腹痛，常发生在阴道流血之前。卵巢黄素囊肿扭转或破裂，可出现急性腹痛。

7. 甲状腺功能亢进征象　约 7%的患者出现轻度甲状腺功能亢进表现，如心动过速、震颤和皮肤潮湿，T_3、T_4水平升高。

【治疗要点】

1. 清宫术 葡萄胎一旦确诊应及时采取清宫术，清除子宫腔内容物。卵巢黄素化囊肿常在清宫术后自行消退，如卵巢黄素化囊肿蒂扭转且卵巢血运障碍时，应手术切除患侧附件。

2. 预防性化疗 对有高危因素的患者给予预防性化疗，一般选用甲氨蝶呤（MTX）、氟尿嘧啶（5-FU）或放线菌素-D（Act-D）单一药物化疗1个疗程。

3. 子宫切除术 极少采用。因单纯子宫切除不能预防葡萄胎发生子宫外转移。若患者存在切除子宫的其他指征，切除子宫后仍需要定期随访。

扫码看知识链接

【护理评估】

1. 健康史 询问患者月经史及生育史，既往史包括滋养细胞病史；本次妊娠反应发生的时间和严重程度；有阴道流血者应询问流血量、时间、是否有水泡状物质排出。

2. 身体评估 患者常因反复不规则阴道流血，导致贫血和感染的症状；多数患者子宫大于停经月份，质软，扪不到胎体，无自觉胎动。由于子宫快速增大，患者可有腹部不适感或阵发性隐痛，若发生卵巢黄素化囊肿扭转，可出现急性腹痛。有些患者可有水肿、高血压、蛋白尿等子痫前期征象。注意与流产、剖宫产瘢痕部位妊娠、双胎妊娠相鉴别。

3. 辅助检查

（1）人绒毛膜促性腺激素（hCG）测定：患者血清及尿中的 hCG 均增高且持续不降或超过正常妊娠水平，约45%完全性葡萄胎血清 hCG>10 万 U/L，最高可达 240 万 U/L，>8 万 U/L支持葡萄胎诊断。少数葡萄胎因绒毛退变，hCG 升高不明显。

（2）B 型超声检查：是诊断葡萄胎的重要检查方法。可见增大的子宫区充满长形雪花状光片，即"落雪状"图像，水泡较大者呈"蜂窝状"回声，见不到胎体影像。

（3）其他检查：DNA 倍体分析、印迹基因检测、X 线胸片等。

4. 心理-社会状况评估 一旦确诊为葡萄胎，患者及其家属常担心疾病对身体安全的影响，对今后生育的影响，对清宫手术的恐惧，是否需要进一步治疗，加之对妊娠滋养细胞疾病知识的缺乏和预后的不确定性，均增加了患者的焦虑情绪。

【护理诊断/问题】

1. 焦虑 与担心清宫手术及预后有关。

2. 自我认同角色紊乱 与分娩的愿望得不到满足及对将来妊娠担心有关。

3. 有感染的危险 与长期阴道流血、贫血，造成机体抵抗力下降有关。

【护理目标】

（1）患者能了解葡萄胎相关知识，掌握减轻焦虑的技能。

（2）患者能正视葡萄胎流产的结局，积极配合清宫手术。

（3）患者能叙述随访的重要性和具体方法。

（4）患者未发生感染或感染得到有效控制。

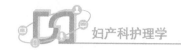

【护理措施】

1. 一般护理　指导患者合理饮食，加强营养；安排安静整洁的环境，让患者注意休息，保持外阴清洁，勤换会阴垫和内裤。

2. 严密观察病情　观察腹痛及阴道流血情况，记录出血量，流血多者注意血压、脉搏、呼吸等生命体征，有异常及时报告医生。让患者保留会阴垫，以便评估出血量和流出物的性状，注意观察每次的阴道排出物，发现有水泡状组织应送病理检查。

3. 注意配合及其护理

（1）清宫术前准备：清宫术前备血、缩宫素、抢救药品及物品，并建立静脉通路，以防治术中大出血休克。对有子痫前期、甲状腺功能亢进等情况者，应先对症处理，待病情稳定再行手术。

（2）术中配合及术后护理：协助患者采取膀胱截石位，配合医生充分扩张子宫颈管，选用大号吸管吸引，开始吸宫后加缩宫素 10 U 于液体中静脉滴注。子宫颈管未扩张者不能用缩宫素，以防将水泡挤入血管，导致肺栓塞。对于停经大于 16 周的葡萄胎应在 B 超引导下进行吸刮术。通常一次可以吸刮干净，若有持续性子宫出血或 B 超提示有组织残留，需要第二次刮宫。每次刮出物均选取靠近子宫壁的新鲜组织送病理检查，以便及早发现有恶变倾向的组织。

4. 预防感染　保持外阴清洁、干燥，勤换消毒会阴垫和内裤；注意监测患者体温变化，遵医嘱合理使用抗生素；对于预防性化疗患者注意保护性隔离；清宫术后禁止盆浴和性生活 1 个月。

5. 心理护理　热情接待患者，详细评估患者对疾病的心理承受能力，鼓励其表达对疾病和妊娠结局的感受以及对治疗手段的认识，确定其主要心理问题；通过护理活动与患者及家属建立良好的护患关系；讲解关于葡萄胎的性质、治疗、预后等疾病知识，说明尽快行清宫术的必要性；告诉患者清宫术后应坚持随访，治愈 1 年后可正常生育，使患者消除焦虑与恐惧，增强治疗信心。

6. 健康教育

（1）随访指导：告诉患者及其家属坚持正规治疗和随访是防止葡萄胎恶变的关键，向患者及其家属讲解随访的重要意义、随访内容及时间、注意事项。让患者务必坚持随访并做好自我监测。

1）随访意义：葡萄胎排空后，可有 10%～25% 患者发生恶变，通过随访可及早发现恶变，及早治疗，提高治愈率。

2）随访内容及时间：①定期血清 hCG 测定，葡萄胎清宫后每周测定 1 次，直至连续 3 次阴性；以后每月检查 1 次，持续 6 个月；然后再每 2 个月一次，共 6 个月，自第一次阴性后共计 1 年。②随访时注意询问患者是否有异常阴道流血，有无咳嗽、咯血等转移症状，必要时行 X 线胸片或 CT 检查。若患者在随访间隔期出现上述症状，应及时到医院就诊。③随访时需进行妇科检查，了解子宫复旧及黄素囊肿消退情况，必要时采取盆腔 B 超检查。

3）注意事项：随访期间必须严格避孕 1 年，最好选用避孕套，也可口服避孕药，一般不选宫内节育器，以免混淆子宫出血的原因。若随访不足 6 个月意外妊娠，只要 hCG 已经正常，无须终止妊娠，应在妊娠早期行 B 超检查和 hCG 测定，以明确是否正常妊娠。

（2）生活指导：告知患者进食高蛋白、高维生素、易消化食物，适当运动，保证充足睡眠，以增强机体抵抗力；保持外阴清洁，清宫术后 1 个月仍有子宫异常出血者禁止性生活。

【护理评价】

（1）患者及其家属能否理解清宫手术的必要性，配合医护人员顺利完成清宫术。

（2）患者焦虑是否减轻，治愈疾病的信心是否增加。

（3）患者及其家属是否了解随访的重要性，并能正确地参与随访全过程。

（4）患者是否出现感染，体温、血常规是否正常。

扫码看微课

扫码看微课

扫码看微课

第二节　妊娠滋养细胞肿瘤

情景导入

　　刘女士，29 岁，G_2P_1。1 个月前因"宫内妊娠 8 周"行人工流产术，术中出血不多，术后 10 d 仍阴道少量流血淋漓不断，到医院行 B 超检查排除了子宫腔内组织残留，按医嘱口服抗生素 5 d 预防感染。现术后 1 月余，仍有少量阴道流血，近 10 d 出现咳嗽，痰中带血丝，2 h 前出现一过性失明，急来医院就诊。入院后检查：生命体征正常。妇科检查：子宫复旧不良，活动尚可，无明显压痛，双侧附件触不清，阴道未触及异常。胸部 X 线片显示右肺有棉球状阴影，脑部 CT 未见明显异常，血 hCG 5 700 U/L，B 超检查：子宫 8 cm×6 cm×5 cm 大小，子宫肌层内呈弥漫性增高回声，右侧卵巢囊性增大，4 cm×4 cm×3 cm 大小，左侧卵巢无明显异常。临床诊断为妊娠滋养细胞肿瘤（绒毛膜癌）。

　　请思考：（1）诊断为绒毛膜癌的依据是什么？

　　　　　　（2）首选的治疗措施是什么？

　　　　　　（3）刘女士存在哪些护理问题？

　　　　　　（4）如何做好化疗护理？

　　妊娠滋养细胞肿瘤包括侵蚀性葡萄胎和绒毛膜癌，由于二者在临床表现、诊断和处理等方面基本相同，故一并介绍。

　　妊娠滋养细胞肿瘤 60%继发于葡萄胎，30%继发于流产，10%继发于足月妊娠或异位妊娠。葡萄胎组织侵入子宫肌层或转移至子宫以外者称侵蚀性葡萄胎。侵蚀性葡萄胎全部继发于葡萄胎，恶性程度较低，预后较好。

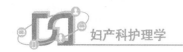

绒毛膜癌恶性程度高，发生转移早且广泛，可继发于葡萄胎，也可继发于非葡萄胎，化疗药物问世以前，其死亡率达90%以上，有"癌中之王"之称。随着诊断技术及化学治疗的发展，目前其治愈率达90%以上，预后得到了极大的改善。

【病理】

1. 侵蚀性葡萄胎　大体观可见子宫肌壁内有大小不等的水泡，病灶接近子宫浆膜层时，子宫表面见紫蓝色结节。镜检可见绒毛结构及滋养细胞不同程度的增生和分化不良。

2. 绒毛膜癌　绝大多数原发于子宫。大体观肿瘤常位于子宫肌层内，也可向子宫腔或浆膜层突出，呈单个或多个大小不一的结节或包块，质地柔软似海绵样，暗红色，伴出血坏死。镜下见不到绒毛结构，可见细胞滋养细胞与合体滋养细胞呈片状极度不规则增生，排列紊乱，位于癌灶边缘，中央常为出血、坏死，肿瘤不含间质和自身血管，肿瘤细胞靠侵蚀母体血管吸取营养。

【临床表现】

1. 无转移滋养细胞肿瘤　大多数继发于葡萄胎。

（1）不规则阴道流血：葡萄胎清宫术后或流产、足月产后出现不规则阴道流血，量多少不定，或月经恢复数月后又出现异常阴道流血。

（2）子宫复旧不良或不均匀增大：葡萄胎清宫术后4~6周子宫未恢复正常大小，质软或子宫肌层内病灶引起子宫不均匀增大。

（3）卵巢黄素化囊肿持续存在：由于hCG持续刺激所致。

（4）腹痛：病灶穿透子宫浆膜层，可出现急性腹痛和腹腔内出血症状。卵巢黄素化囊肿扭转或破裂时也可出现急性腹痛。

（5）假孕症状：因肿瘤合体滋养细胞分泌hCG及雌、孕激素的作用，使乳房增大，乳头、乳晕着色，外阴、阴道及子宫颈着色，质地变软。

2. 转移性妊娠滋养细胞肿瘤　多见于非葡萄胎妊娠后的绒癌患者，主要经血行转移，转移发生较早且较广泛。最常见的转移部位是肺（80%），其次依次为阴道（30%）、盆腔（20%）、肝（10%）、脑（10%）。因滋养细胞的生长特点之一为破坏血管，因此各转移部位的共同特点是局部出血。

（1）肺转移：表现为咳嗽、血痰、咯血、胸痛及呼吸困难，常急性发作。少数患者因滋养细胞瘤栓造成急性肺梗死，出现肺动脉高压及急性肺功能衰竭。

（2）阴道转移：多发生在阴道前壁，阴道黏膜可见紫蓝色结节，破溃后可发生大出血。

（3）肝转移：预后不良，多同时伴有肺转移。表现为上腹部或肝区疼痛，病灶穿透肝包膜可出现腹腔内出血，可致死亡。

（4）脑转移：为主要死亡原因。按病情进展分三期，①瘤栓期：出现一过性脑缺血症状，如短暂失语、失明、突然跌倒等。②脑瘤期：表现为头痛、喷射状呕吐、偏瘫、抽搐、昏迷。③脑疝期：脑瘤增大，颅内压明显增高，脑疝形成，压迫呼吸循环中枢而死亡。

（5）其他转移：转移至消化道、脾、肾、膀胱、骨等，出现相应的症状。

【临床分期】　采用国际妇产科联盟（FIGO）妇科肿瘤委员会制定的临床分期，包括解剖学分期和预后评分系统两个部分。解剖学分期有助于明确肿瘤进展和治疗效果；预后评分是妊娠滋养细胞肿瘤治疗方案制订和预后评估的重要依据，预后评分≤6分者为低危，≥7分者为高危，其中预后评分≥12分及对一线联合化疗反应差的肝、脑或广泛转移者为极高危。

扫码看知识链接

【治疗要点】 以化疗为主，手术和放疗为辅的综合治疗。必须在明确诊断的基础上确定临床分期并评定出是低危或高危，再结合骨髓功能、肝肾功能及全身情况进行评估，制订合适的治疗方案，采取分层治疗。

1. 化疗

（1）常用化疗药物及用药方法：常用的一线化疗药物有放线菌素 D（Act-D）、甲氨蝶呤（MTX）、氟尿嘧啶（5-FU）、环磷酰胺（CTX）、长春新碱（VCR）、依托泊苷（VP-16）等。低危患者采取单一药物化疗，高危患者采取联合化疗，首选 EMA-CO 方案或 5-FU 为主的联合化疗方案。较常用的给药方法有静脉滴注、肌内注射、口服给药，目前还有腹腔内给药、动脉插管局部灌注化疗、靶向治疗等方法。

扫码看知识链接

（2）化疗停药指征：低危患者 hCG 每周测定 1 次，连续 3 次在正常范围，再巩固 1 个疗程即可停药。高危患者应持续至 hCG 在正常范围，再巩固 3 个疗程，其中第一个疗程必须为联合化疗。

2. 手术 适用于控制病灶大出血、切除耐药病灶、减少肿瘤负荷缩短化疗疗程。术前先化疗，待病情基本控制后再手术，年轻有生育要求者尽可能不切子宫，如必须切子宫者仍可保留正常卵巢。

3. 放射治疗 主要用于肺部耐药病灶及肝、脑转移的治疗。

扫码看知识链接

【护理评估】

1. 健康史 询问患者及其家属既往史，包括妊娠滋养细胞疾病史、用药史及药物过敏史。既往曾患葡萄胎者，应了解第 1 次清宫的时间、水泡大小及吸出组织的量等，以后的清宫次数及清宫后阴道流血的量、时间、子宫复旧情况。收集血、尿 hCG 随访资料及肺部 X 线检查结果。询问此次发病阴道不规则流血及生殖道、肺部、脑转移的相应症状出现的时间。是否做过化疗及化疗的时间、药物、剂量、疗效及用药后机体的反应情况。

2. 身体状况 大多数患者有不规则阴道流血，量多少不定。当滋养细胞穿破子宫壁时，可有腹腔内出血和腹痛；若有转移，评估转移病灶的症状，不同部位的转移病灶可有相应的临床表现；若出血较多的患者，可出现休克。妇科检查：子宫大于正常、质软，可触及卵巢黄素化囊肿。阴道转移者，可在阴道壁上见到紫蓝色结节。

3. 辅助检查

（1）血 hCG 测定：是主要诊断依据。

1）葡萄胎后滋养细胞肿瘤：葡萄胎清宫术后，凡符合下列任何一项且排除妊娠物残留或再次妊娠者即可诊断：①hCG 测定 4 次呈平台状态（±10%），并持续 3 周或更长时间。②hCG 测定 3 次升高（>10%），并至少持续 2 周或更长时间。

2）非葡萄胎妊娠后滋养细胞肿瘤：流产、足月产、异位妊娠后 4 周以上，血 hCG 测定仍持续高水平，或一度下降后又升高，排除妊娠物残留或再次妊娠即可诊断。

（2）超声检查：B 型超声检查是诊断子宫原发灶最常用的方法。可见子宫正常或不均

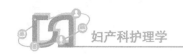

匀增大，肌层内可见高回声团，边界清楚，无包膜。彩色多普勒超声检查显示丰富的血流信号和低阻力型血流频谱。

（3）胸部 X 线摄片：是诊断肺转移的重要检查方法。肺转移最初 X 线见肺纹理增粗，之后发展为片状或小结节状阴影，典型表现为棉球状或团块状阴影。

（4）CT 和 MRI 检查：CT 对发现肺部较小病灶和肝、脑转移有较高的诊断价值。MRI 主要用于脑和盆腔病灶诊断。

（5）组织病理学检查：对滋养细胞肿瘤的诊断不是必需的，若有组织学证据时应据此进行诊断。在子宫肌层或转移灶中见到绒毛结构诊断为侵蚀性葡萄胎，见成片滋养细胞及坏死出血而无绒毛结构者诊断为绒癌。

4. 心理-社会状况评估　由于不规则阴道流血，患者感到紧张和焦虑。若出现转移灶症状，患者及其家属不能接受现实，感到恐惧和悲哀，担心疾病的预后，害怕化疗的副作用，加之多次化疗带来的经济负担，致使患者对治疗和生活失去信心。若需要切除子宫，无生育要求的患者担心导致女性特征改变，未生育过的患者因为不能生育而绝望，迫切希望得到丈夫及家人的关心和理解。

【护理诊断/问题】

1. 焦虑/恐惧　与担心疾病的预后及接受化疗有关。
2. 潜在并发症　肺转移、阴道转移、转移灶破溃大出血、脑转移等。
3. 活动无耐力　与存在转移灶症状及化疗副作用有关。
4. 有感染的危险　与出血、化疗等机体抵抗力降低有关。
5. 自我认同角色紊乱　与较长时间住院和化疗所致脱发等有关。
6. 营养失调：低于机体需要量　与化疗所致的消化道反应有关。

【护理目标】

（1）患者焦虑/恐惧减轻，能积极配合治疗与护理活动。
（2）患者能满足机体的营养需要，未发生电解质紊乱。
（3）患者能接受自己因化疗而引起的形象改变。
（4）患者获得一定的化疗自我护理知识和技能。
（5）患者未发生严重感染，病情明显好转。

【护理措施】

1. 一般护理　给患者提供安静整洁的休养环境，指导休息，保证充足睡眠；嘱患者进食高蛋白、高维生素、易消化的食物，增加营养，提高机体的抵抗力；保持外阴清洁，勤换洗内裤，预防感染。

2. 严密观察病情　严密观察患者阴道流血、腹痛及有无转移灶症状出现。发现有转移灶症状者立即通知医生并配合处理。若阴道转移灶破溃出血，应记录出血量和出血时间，对于出血多者应密切观察患者的血压、脉搏、呼吸，并配合医生做好抢救工作及手术准备；动态观察并记录血 hCG 的变化情况，每个疗程化疗结束后 18 d 内，检测血 hCG 下降情况，血 hCG 下降至少 1 个对数，为化疗有效；注意观察化疗的副反应，并进行相应的处理。观察体温变化，及时判断有无感染。

3. 有转移灶患者的治疗配合及护理

（1）肺转移：①卧床休息，有呼吸困难者采取半卧位并吸氧，遵医嘱给予镇静剂和化疗药物。②若出现大咯血，立即让患者取头低患侧卧位并保持呼吸道通畅，轻拍背部，排出积血。同时迅速通知医生，配合医生进行抗休克治疗。

（2）阴道转移：①尽量卧床休息，禁止不必要的阴道检查，密切观察阴道有无破溃出血，监测生命体征，配血备用，并准备好各种抢救物品。②若发生破溃大出血，应立即通知医生并配合抢救，用纱垫或长纱布条填塞阴道压迫止血，填塞的纱条须于 24~48 h 内全部取出，取出时做好输液、输血等抢救准备，必要时做好再次填塞准备，以防出血未止；记录取出和再填入纱布的数量，以防取出时遗漏，并可借纱布数量估算失血量。③保持外阴清洁，严密观察阴道出血情况及生命体征，遵医嘱输血、输液防治休克，用抗生素预防感染。

（3）脑转移：①尽量卧床休息，起床时应有人陪伴，以防瘤栓期的一过性脑缺血症状突然跌倒。②观察颅内压增高的症状，发现异常立即通知医生；记录出入水量，严格控制补液总量和速度，以防颅内压增高。③遵医嘱给予止血剂、脱水剂、吸氧、化疗等，并采取必要的措施预防抽搐及昏迷状态下的坠地、咬伤、吸入性肺炎、角膜炎、压疮等并发症。④做好 hCG 测定、腰穿等项目的检查配合。⑤昏迷或偏瘫者按照相应的护理常规实施护理。

4. 化疗护理

（1）准确测量并记录体重：根据体重正确计算和及时调整剂量，一般在每个疗程的用药前和用药过程中各测 1 次体重。应在早晨排空大便后、空腹的情况下测量，注意减去衣服重量。体重不准确时可导致用药剂量过大或过小，从而引发中毒反应或影响疗效。

（2）正确使用药物：遵医嘱正确溶解和稀释药物，做到现配现用，在常温下一般不超过 1 h。联合用药者，应根据药物的性质安排用药先后顺序。按医嘱控制给药速度，按计算剂量保证药物全部输入。

（3）合理使用并注意保护静脉血管：从远端开始有计划地穿刺，用药前先注入少量生理盐水，确认针头在静脉中再注入化疗药物，如

扫码看知识链接

有药物外渗，需立即停止滴入，同时用生理盐水皮下注射加以稀释，并用冰袋冷敷。化疗结束前用生理盐水冲管，以降低穿刺部位拔针后的残留浓度，减少刺激，保护血管。为减少反复穿刺，临床上对化疗患者常采取静脉留置针。对经济条件允许的患者建议使用经外周静脉穿刺中心静脉置管（PICC），避免化疗药物与手臂静脉的直接接触，以减少反复穿刺的痛苦并保护上肢静脉，避免静脉炎的发生。

（4）化疗药物毒副反应护理：

1）消化道反应：食欲不振、恶心、呕吐最常见。①止吐护理：合理安排用药时间、分散注意力，减少呕吐。指导鼓励患者进食，少量多餐，避免在化疗前后 2 h 内进食。可按医嘱给予镇静、止吐药物及静脉补液，以防电解质紊乱。②口腔护理：加强化疗病人的口腔护理，饭后、睡前用软毛刷刷牙或用温盐水漱口。若发现口腔溃疡，行溃疡面分泌物培养，根据药敏试验结果选用抗生素与维生素 B_{12} 混合液涂溃疡面促进愈合。鼓励患者进食促进咽部活动，减少咽部溃疡引起的充血、水肿和结痂。口腔溃疡疼痛难以进食时，可在进食前 15 min 给予丁卡因溶液涂抹溃疡面，进食后漱口并用甲紫或冰硼散涂抹局部。

2）骨髓抑制的护理：按医嘱定期检查白细胞及血小板计数，如白细胞降至 $3.0 \times 10^9/L$

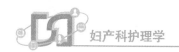

以下，应报告医生，考虑停药。对于白细胞低于正常的患者，要采取预防感染的措施，严格无菌操作。若白细胞低于 $1.0×10^9/L$ 者，要进行保护性隔离，尽量避免探视，遵医嘱应用抗生素。血小板降至 $50×10^9/L$ 以下，有自发性出血可能，必须绝对卧床休息，遵医嘱输入血小板浓缩液。

3）脱发：化疗造成的脱发，化疗结束后还会长出新的头发。在注射药物时给患者头戴冰帽可减少脱发，脱发严重者可指导患者佩戴假发。

5. 心理护理　介绍病区环境、病友和医护人员，以减轻患者的陌生感和无助感；评估患者及其家属对疾病的心理反应，鼓励其说出心中的痛苦，耐心解释患者提出的问题和疑虑；介绍有关的化疗药物及护理措施，鼓励患者克服化疗不良反应及脱发造成的心理障碍；告诉患者及其家属滋养细胞肿瘤是目前化疗效果最好、治愈率最高的肿瘤，并提供国内外滋养细胞肿瘤的治愈率和相关信息，以减轻患者的心理压力和恐惧感，增强战胜疾病的信心，积极配合治疗。

6. 健康教育

（1）饮食指导：鼓励患者进食高蛋白、高维生素、易消化的食物，以增强机体抵抗力。化疗时及化疗后 2 周内是化疗反应较重的阶段，不宜进食易损伤口腔黏膜的坚果和油炸类食品；出现口腔溃疡或恶心、呕吐，仍要坚持进食。鼓励患者少量多餐，每次进食以不吐为度。

（2）注意休息：出现转移灶症状时，应卧床休息，病情缓解后再适当活动。

（3）预防感染：保持外阴清洁，节制性生活；化疗后白细胞下降会引起免疫力下降，很容易感染，指导患者经常擦身更衣，保持皮肤干燥、清洁，尽量避免去公共场所，必须去时应戴口罩。

（4）随访及避孕指导：出院后严密随访，警惕复发。第一次随访在出院后 3 个月，然后每 6 个月 1 次至 3 年，以后需每年 1 次至 5 年。随访内容同葡萄胎。随访期间要严格避孕，于化疗停止≥12 个月方可妊娠。

【护理评价】

（1）患者能否理解所采取的治疗方案和护理措施，积极配合治疗，树立战胜疾病的信心。

（2）患者是否获得一定的化疗自我护理知识和技能。

（3）患者能否坚持进食，保证摄入量。

（4）患者能否以平和的心态接受自己形象的改变。

（5）患者住院期间是否出现严重感染，病情是否明显好转或已达到 β-hCG 持续在正常范围等化疗停药指征。

◎ 小结

　　妊娠滋养细胞疾病是一组来源于胎盘绒毛滋养细胞的疾病，其中葡萄胎属良性病变，是妊娠后胎盘绒毛滋养细胞增生、间质水肿，形成的水泡状胎块。完全性葡萄胎多见，子宫腔内充满水泡，见不到胎儿及其附属物痕迹；镜下检查特点为绒毛滋养细胞不同程度增生、绒毛间质水肿、绒毛内血管消失。其主要症状是停经后不规则阴道流血，主要体征为子宫异常增大、质软，主要辅助诊断方法是血清 hCG 测定和 B 型超声检查。若阴道流血伴有水泡状组织排出可立即确诊。一经确诊，首选治疗措施是清宫术。治疗后必须定期随访，随访时间为 1 年，主要随访内容是血 hCG 定量测定。

　　侵蚀性葡萄胎和绒毛膜癌是恶性病变，二者合称为妊娠滋养细胞肿瘤。hCG 异常升高是主要诊断依据。其主要转移途径是血行转移，最常见的转移部位是肺部，其次依次为阴道、盆腔、肝、脑。无转移滋养细胞肿瘤主要表现为异常子宫出血。滋养细胞肿瘤首选的治疗方法是化学药物治疗。护理重点包括心理护理和化学药物毒副反应护理。

　　葡萄胎、侵蚀性葡萄胎和绒毛膜癌三者之间的区别：①葡萄胎与侵蚀性葡萄胎的主要区别在于病变范围，前者病变局限于子宫蜕膜层，后者病变侵入子宫肌层或有转移灶症状。②侵蚀性葡萄胎和绒毛膜癌的区别：前者只发生于葡萄胎之后，后者可继发于葡萄胎、足月产、流产及异位妊娠之后。③侵蚀性葡萄胎与绒毛膜癌的主要鉴别点为病理组织学检查，前者有绒毛结构，后者无绒毛结构。

讨论与思考

　　1. 王女士，46 岁，停经 2 个月，因不规则阴道流血 10 d 就诊。体格检查：子宫增大如孕 4 个月，B 超发现子宫腔内"蜂窝状"回声，未见胎体胎心。

　　请思考：（1）王女士患了哪种疾病？

　　　　　　（2）应采取何种治疗措施？

　　　　　　（3）为王女士制订护理计划。

　　2. 黄女士，35 岁，G₃P₂，因阴道淋漓出血 20 d 余伴咳嗽，痰中带血丝 3 d 入院。9 个月前因妊娠 2 个月行人工流产术，之后阴茎套避孕。妇科检查：外阴已产型，阴道右侧壁见直径 1 cm 紫蓝色结节，子宫体略大，质软、活动差。B 超：左侧和右侧附件分别见到直径 5 cm×4 cm 和 6 cm×5 cm 囊性包块，活动良好；实验室检查：血 hCG 4 500 U/L；血常规正常。

　　请思考：（1）黄女士最可能患的疾病是什么？处理原则是什么？

　　　　　　（2）如何对该患者进行心理护理？

（韩清晓）

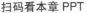

扫码看本章 PPT　　扫码做本章练习题

生殖内分泌疾病妇女的护理

掌握：异常子宫出血的概念、临床表现、治疗要点、护理评估及护理措施。

熟悉：闭经、痛经、绝经综合征的临床表现，护理诊断，护理措施。

了解：女性月经与健康的关系，运用所学的知识对月经失调妇女提供健康咨询。

第一节 异常子宫出血

◎ 情景导入

张女士，48 岁，因"月经周期紊乱，经期长短不一，经量多少不定半年"为主诉入院。体格检查：T 36.5 ℃，P 70 次/min，R 19 次/min，BP 100/60 mmHg，心肺肝脾未查到异常。妇科检查：外阴已婚未产式，阴道有暗红色血液，子宫颈光滑，子宫体正常，双侧附件未扪及。临床诊断为无排卵性异常子宫出血。

请思考：(1) 患者入院后还应该进行哪些辅助检查？

(2) 应该对该患者提供哪些护理措施？

异常子宫出血（abnormal uterine bleeding，AUB）是妇科常见症状，是一种总的术语（表 20-1），是指与正常月经的周期频率、规律性、经期长度、经期出血量中的任何一项不符，源于子宫腔的异常出血。AUB 分两大类 9 个类型，本节只介绍其中的 1 个类型，即排卵障碍相关的异常子宫出血，主要包括无排卵性和排卵性异常子宫出血，多因下丘脑-垂体-卵巢轴功能失常引起。

表 20-1　AUB 术语范围

月经临床评价指标	术语	范围
周期频率	月经频发	<21 d
	月经稀发	>35 d
周期规律性（近 1 年）	规律月经	周期天数相差<7 d
	不规律月经	周期天数相差≥7 d
	闭经	≥6 个月无月经
经期长度	经期延长	>7 d
	经期过短	<3 d
经期出血量	月经过多	>80 mL
	月经过少	<5 mL

【病因】

1. 无排卵性异常子宫出血　多见于青春期和绝经过渡期妇女，也可发生于生育期女性。在青春期，由于下丘脑-垂体-卵巢轴调节功能尚未健全而引起；绝经过渡期妇女，由于卵巢功能衰退，卵泡几乎耗竭而引起。

（1）青春期：下丘脑-垂体-卵巢轴激素间反馈调节功能尚未成熟，大脑中枢对雌激素的正反馈作用存在缺陷，促卵泡素（FSH）呈持续低水平，无黄体生成素（LH）高峰形成而不能排卵，卵泡虽生长但不能成熟，导致卵巢不能排卵。

（2）绝经过渡期：卵巢功能衰退，剩余卵泡对垂体促性腺激素的反应性降低，卵泡发育受阻而不能排卵。

（3）生育期：可因内、外环境中某种刺激，如劳累、应激事件、流产、手术或疾病等引起短暂阶段性的无排卵；也可因肥胖、多囊卵巢综合征、高催乳素血症等因素引起持续无排卵。

各种原因引起的无排卵均可导致子宫内膜受单一雌激素刺激而无孕激素对抗，引起雌激素突破性出血或撤退性出血。

扫码看知识链接

2. 排卵性异常子宫出血　多发生于生育期妇女，虽有周期性排卵功能，但黄体功能异常。可分为黄体功能不足和子宫内膜不规则脱落两种类型。

（1）黄体功能不足：由于神经内分泌调节功能紊乱或下丘脑-垂体-卵巢轴的功能紊乱，导致黄体期孕激素的分泌量不足，或黄体衰退过早，引起的子宫内膜分泌反应不良或黄体期缩短。

（2）子宫内膜不规则脱落（黄体萎缩不全）：黄体发育良好，但由于下丘脑-垂体-卵巢轴调节功能紊乱引起黄体生存 14 d 后萎缩过程延长，子宫内膜持续受孕激素影响，以致不能如期完整脱落。

【临床表现】

1. 无排卵性异常子宫出血　临床最常见的症状是子宫不规则出血。特点是月经周期紊乱，经期长短不一，出血量时多时少。或先有数周或数月停经，然后发生不规则出血，血量往往较多，不能自止。出血期无明显下腹痛或其他不适，出血多或时间长的患者多伴

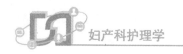
不同程度的贫血。

2. 排卵性异常子宫出血　黄体功能不足者表现为月经周期缩短，月经频发。有时月经周期虽在正常范围内，但因卵泡期延长，黄体期缩短，导致患者出现不易受孕或孕早期流产。子宫内膜不规则脱落者，表现为月经周期正常，但经期延长，多达 9~10 d，出血量多且淋漓不净。

【治疗要点】

（一）无排卵性异常子宫出血

1. 支持治疗　注意休息，加强营养，改善全身状况。补充铁剂、蛋白质和维生素 C，贫血严重的患者需输血，出血时间长的患者给予抗生素预防感染。

2. 药物治疗　治疗原则为：青春期少女以止血、调整周期为主；生育期妇女应以止血、调整周期、促使卵巢排卵为主；绝经过渡期妇女应以止血、调整周期、减少经血量，防止子宫内膜病变为主。

（1）止血：治疗首选性激素。对于出血量多的患者，首先应排除器质性病变。常采用性激素及止血药物进行止血和调整月经周期。对少量出血者，使用最低有效量激素，以减少药物副作用。对大量出血者，应在性激素治疗 6 h 内见效，24~48 h 出血基本停止，若96 h 仍不能止血，应考虑可能存在器质性病变。

1）雌激素：大剂量雌激素可迅速提高血中雌激素浓度，促使子宫内膜生长，短期内修复创面而止血。主要用于出血量多、出血时间长，血红蛋白<80 g/L 的青春期患者。常用药物有苯甲酸雌二醇、结合雌激素等。

2）孕激素：无排卵性异常子宫出血的患者子宫内膜受单一雌激素刺激，故通过补充孕激素可使处于增生期或增生期过长的子宫内膜转化为分泌期，停药后内膜脱落，出现撤药性出血，即"药物性刮宫"。适用于生命体征平稳、血红蛋白>80 g/L 的患者。常用药物有黄体酮、醋酸甲羟孕酮、地屈孕酮等。

3）雄激素：雄激素具有拮抗雌激素的作用，可增强子宫平滑肌及子宫血管张力，减轻盆腔充血，减少出血量。

4）联合用药：止血效果优于单一药物。青春期患者使用孕激素止血同时配伍小剂量雌激素，可以减少孕激素用量，并能防止突破性出血；绝经过渡期患者可在孕激素止血基础上配伍雌激素和雄激素，可用三合激素（黄体酮、雌二醇和睾酮）进行肌内注射。

扫码看知识链接

5）其他止血药：酚磺乙胺和卡巴克络可减少微血管通透性，减少出血量，是止血的辅助药物。中药云南白药、三七也具有较好的止血效果。

（2）调整月经周期：采用止血方法后，因病因未除，停药后多数患者可再次发生异常子宫出血，需采取措施调整月经周期。

1）雌、孕激素序贯疗法：即人工周期。主要适用于青春期或生育期异常子宫出血内源性雌激素水平较低者。模拟自然月经周期中卵巢的内分泌变化，序贯应用雌激素和孕激素，使子宫内膜发生周期性变化，引起周期性脱落。一般连续应用 3 个周期，患者常能自发排卵。

2）雌、孕激素合并应用：适用于生育期异常子宫出血内源性雌激素水平较高者。雌激素可使子宫内膜再生修复，同时使用孕激素可以限制雌激素引起内膜增生的程度。常用口服避孕药，连用 3 个周期，撤药后出血量较少。

3）促进排卵：适用有生育要求无排卵的不孕患者。青春期一般不提倡使用促排卵药。常用的药物有氯米芬［又名克罗米芬（CC）］、人绒毛膜促性腺激素（hCG）和促性腺激素释放激素激动剂（GnRHa）等。

扫码看知识链接

3. 手术治疗

（1）刮宫术：最常用，既能明确诊断，又能迅速止血。尤其适用于急性大出血或异常子宫出血病程长的已婚者。绝经过渡期的患者宜进行分段诊断性刮宫，以排除子宫内膜器质性病变。对青春期的患者刮宫应持谨慎态度。出血多时可立即刮宫，出血少时可在服用抗生素 3 d 后进行。

（2）子宫切除术：适用于激素治疗效果不佳或无效，患者无生育要求，子宫小于 12 孕周，子宫腔深度小于 12 cm，可在宫腔镜下行子宫内膜切除术；伴有子宫内膜不典型增生，合并子宫肌瘤、子宫腺肌症及严重贫血者也可采取子宫切除术。

（二）排卵性异常子宫出血

1. 黄体功能不足　治疗原则为促进卵泡发育，刺激黄体功能或黄体功能替代。常用药物有氯米芬、人绒毛膜促性腺激素、黄体酮等。

2. 子宫内膜不规则脱落　治疗原则为调节下丘脑-垂体-卵巢轴的反馈功能，使黄体及时萎缩。常用药物有人绒毛膜促性腺激素、甲羟孕酮、黄体酮等。

【护理评估】

1. 健康史　详细询问患者年龄、月经史、婚育史、计划生育史、既往健康状况。评估患者有无精神紧张、恐惧、情绪变化、过度劳累，以及环境、气候改变和全身性疾病等异常子宫出血的诱发因素。了解发病经过，如发病时间、目前出血情况、出血前有无停经史及诊治过程，所用药物的名称、剂量、效果及是否做过诊刮术和病理检查结果。

2. 身体评估　协助医生进行全身体格检查和盆腔检查排除器质性病变。

（1）无排卵性异常子宫出血：评估时发现多数为停经数周或数月后有大量出血，持续 2~3 周甚至更长，也有表现为长期少量出血，淋漓不净。评估出血期间是否有腹痛或其他不适，是否有贫血或休克。

（2）排卵性异常子宫出血：评估月经周期、经期的长短、经量多少、经血性质及有无伴随症状等。

3. 辅助检查

（1）诊断性刮宫：简称诊刮，止血的同时能明确子宫内膜病理诊断。诊刮时应注意子宫腔大小、形态，子宫壁是否光滑，刮出物的性质和量。在月经来潮前 1~2 d 或月经来潮 12 h 内进行刮宫，以确定黄体功能或有无排卵。如疑为子宫内膜不规则脱落，应在月经第 5~6 天进行诊刮。出血量多或不规则流血时可随时刮宫。

（2）宫腔镜检查：直接观察子宫内膜情况，表面是否光滑，有无组织突起及充血。在病变区进行活组织检查可诊断各种子宫腔内病变。

（3）基础体温测定（BBT）：是测定排卵的简易可行方法。无排卵时，基础体温无上升改变，呈单相型曲线（图 20-1）。排卵性异常子宫出血的黄体功能不足，基础体温呈双相型，但排卵后体温上升缓慢，上升幅度偏低，升高时间仅维持 9~10 d 即下降（图 20-2）。子宫内膜不规则脱落，基础体温亦呈双相型，但高温相下降缓慢（图 20-3）。

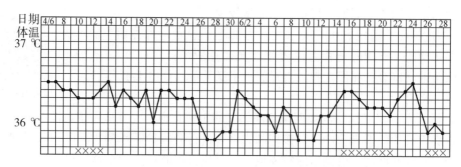

图 20-1　基础体温单相型（无排卵性异常子宫出血）

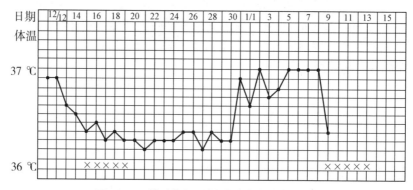

图 20-2　基础体温双相型（黄体功能不足）

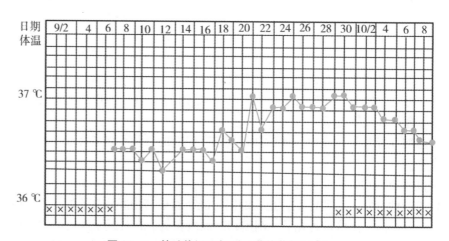

图 20-3　基础体温双相型（黄体萎缩不全）

（4）子宫颈黏液结晶检查：月经来潮前见羊齿植物叶状结晶提示无排卵。

（5）阴道脱落细胞涂片检查：判断雌激素影响程度，间接反映卵巢功能，月经来潮前表现为中、高度雌激素影响，提示无排卵。

（6）激素测定：可测定血清孕酮或尿孕二醇，含量低提示无排卵。可测定血催乳激素水平及甲状腺功能，以排除其他内分泌疾病。

4. 心理-社会状况评估　年轻患者常因害羞或其他顾虑而不及时就诊，随着病程延长并发感染或止血效果不佳，大量出血更容易使患者感到恐惧和焦虑，影响工作、学习和身心健康。黄体功能不足的患者因不孕或孕早期流产而担心以后能否生育。绝经过渡期患者常常担心疾病严重程度以及是否会恶变而焦虑、恐惧。

【护理诊断/问题】

1. 焦虑/恐惧　与缺乏相关知识、大量出血担心预后有关。

2. 活动无耐力　与子宫异常出血导致的继发性贫血有关。

3. 有感染的危险　与子宫出血量过多、持续时间长及继发性贫血，机体抵抗力下降有关。

4. 知识缺乏　缺乏正确使用性激素的相关知识。

【护理目标】

（1）患者能掌握缓解焦虑及恐惧的方法。

（2）患者能够逐步完成日常活动。

（3）患者住院期间未发生感染。

（4）患者能叙述使用性激素的注意事项，并能正确配合用药。

【护理措施】

1. 一般护理

（1）指导患者做好自我护理，如经期避免淋雨、涉水、坐浴、阴道塞药、性交、游泳及不必要的阴道检查。

（2）保持外阴清洁，做好会阴护理，出血量多者，应卧床休息，避免过度劳累和剧烈活动，保证充足睡眠。

（3）加强营养，改善全身情况，可补充铁剂、维生素 C 和蛋白质。向患者推荐含铁较多的食物如猪肝、蛋黄、胡萝卜、红枣等。

2. 病情观察　监测患者的生命体征，观察面色、阴道流血情况，准确估计出血量，若有贫血者遵医嘱给予纠正贫血的药物，贫血严重者，配血、输血。严密观察有无感染征象，如体温及白细胞计数是否升高、子宫有无压痛，有感染者遵医嘱应用抗生素。

3. 性激素用药护理

（1）指导患者按时按量正确服用性激素，不可随意停服和漏服，防止造成反复出血。不能耐受口服者，可采用性激素注射治疗。

（2）性激素药物减量必须在患者血止后才能开始，每 3 d 减量一次，每次减量不得超过原剂量的 1/3，直至维持量。

（3）治疗期间如出现不规则阴道流血，应及时就诊。

（4）青春期患者应避免使用雄激素。生育期妇女使用雄激素应注意每月总用量不超过 300 mg，以免引起男性化。

4. 刮宫术治疗配合　对于急性大出血或异常子宫出血病程长、药物治疗无效的已婚患者，采取刮宫术可迅速止血，刮出的子宫内膜做病理学检查，可进一步明确诊断。术前备好刮宫用物品，为患者建立静脉通道，做好输血准备，并进行术中配合。

5. 心理护理

（1）出血量过多，易引起紧张、惶恐不安等不良情绪，要做好解释及安慰工作，缓解患者的紧张情绪。

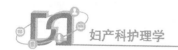

（2）建立信任的护患关系，鼓励患者表达自己的想法，帮助患者澄清错误观念，耐心仔细解说病情，消除患者的压力，以利于治疗。

（3）鼓励患者参加社会活动，保持心情舒畅，正确对待疾病。

6. 健康教育　鼓励患者表达内心的感受和疑虑，耐心解释，缓解患者的焦虑；指导患者加强体育锻炼，增强体质；注意经期卫生，避免经期过度劳累，禁止盆浴、性交；避免滥用性激素药物和不适当长期采用某些避孕药物；青春期及绝经过渡期患者情绪不稳定，避免过度劳累、情绪激动等不良刺激。

【护理评价】

（1）患者能否获得与疾病相关的知识，是否掌握缓解焦虑、恐惧的方法，焦虑、恐惧感是否减轻。

（2）患者是否能够逐步完成日常活动，并主动参与治疗及护理过程。

（3）患者住院期间是否发生感染，是否掌握预防感染的自我护理方法。

（4）患者能否叙述使用性激素的注意事项，并掌握性激素药物的服用方法。

第二节　闭经

情景导入

张某，女，17岁，因"至今尚未出现月经来潮"为主诉来妇科门诊治疗。检查发现该女性第二性征发育正常，妇科检查：外阴发育正常；B型超声显示：子宫体小，双侧附件无异常。临床诊断为原发性闭经。目前患者思想负担较重，不愿意接受治疗。

请思考：（1）患者入院后还应该进行哪些辅助检查来确定闭经的类型？

（2）针对该患者目前情况应该实施哪些护理措施？

闭经（amenorrhea）是妇科疾病的常见临床症状之一，可由多种原因引起，主要表现为无月经或月经停止。通常将闭经分为原发性和继发性两种，原发性闭经是指年龄超过16周岁，第二性征已发育，无月经来潮；或年龄超过14岁，第二性征尚未发育，无月经来潮者。继发性闭经是指以往曾建立正常月经周期，但因病理性原因停经6个月以上者，或按自身月经周期计算停经3个周期以上者。根据其发病的原因，闭经又分为生理性和病理性两大类。青春期前、妊娠期、哺乳期及绝经期前后的月经不来潮均属生理现象。本章主要讨论病理性闭经。

【病因】　原发性闭经较少见，多由先天性发育缺陷或遗传学原因引起。继发性闭经发生率明显高于原发性闭经，且病因较复杂。正常月经周期的建立和维持有赖于下丘脑-垂体-卵巢轴的神经内分泌调节，以及靶器官子宫内膜对性激素的周期性反应，其中任何一个环节受到干扰均可引起功能失常导致月经失调，甚至闭经。根据病变部位不同，闭经可分为以下几类。

（一）下丘脑性闭经

下丘脑性闭经是最常见的一类闭经，其病因最复杂。指中枢神经系统及下丘脑各种功能和器质性疾病引起的闭经，以功能性原因为主。

1. 特发性因素　是闭经中最常见的原因之一。发病机制尚未明确，表现为促性腺激素释放激素（GnRH）的脉冲式分泌异常，与中枢神经系统的神经传递或下丘脑功能障碍有关。

2. 精神性因素　生活中的意外事件、精神创伤或环境改变等使患者处于紧张应激状态，扰乱其内分泌的调节功能而发生闭经。闭经多为一时性的，应激状态解除常能自行恢复。

3. 体重下降和营养缺乏　体重与月经的联系密切。中枢神经对体重急剧下降极为敏感，单纯性体重下降或严重的神经性厌食，当体重过低时可抑制 GnRH 分泌，可诱发闭经。

4. 剧烈运动　如长跑，易致闭经。初潮发生和月经的维持有赖于一定比例（17%～22%）的机体脂肪，因为脂肪是合成甾体激素的原料。如运动员机体肌肉/脂肪比率增加或总体脂肪减少，可使月经异常。另外，运动加剧后 GnRH 释放受到抑制亦可引起闭经。

5. 药物　长期使用某些药物如吩噻嗪及其衍生物（奋乃静、氯丙嗪）、利血平以及甾体类避孕药也可引起继发性闭经，但通常是可逆的，月经一般在停药后 3～6 个月自然恢复。

（二）垂体性闭经

垂体性闭经主要病变在垂体。垂体器质性病变或功能失调，如垂体梗死、垂体肿瘤、原发性垂体促性腺功能低下等引起促性腺激素的分泌异常，继而影响卵巢功能导致闭经。

（三）卵巢性闭经

闭经的原因在卵巢。如先天性卵巢发育不全或缺如、卵巢功能早衰、卵巢组织破坏或切除、卵巢功能性肿瘤、卵巢不排卵及多囊卵巢综合征（表现为闭经、不孕、多毛、肥胖及双侧卵巢呈多囊性增大）等，使卵巢性激素水平低落，子宫内膜失去影响而无周期性变化致闭经。

（四）子宫性闭经

闭经的原因在子宫。如先天性子宫缺陷、Asherman 综合征（即人工流产刮宫过度致子宫内膜损伤和粘连）、子宫内膜炎（如结核或流产、产后严重感染）、子宫切除（因子宫肿瘤等病变）及子宫腔内放射治疗等。此时月经的神经内分泌调节功能正常，但子宫内膜被破坏或对卵巢激素不能产生正常反应而致闭经。

（五）其他内分泌功能异常

甲状腺、肾上腺、胰腺等功能紊乱也可引起闭经，常见的疾病有甲状腺功能减退或亢进、肾上腺皮质功能亢进、肾上腺皮质肿瘤等。

【临床表现】　女子过 16 周岁末有月经初潮；已建立月经周期后，现停经已达 6 个月以上或 3 个周期。

【治疗要点】　闭经应以早期诊断、早期治疗为原则。改善全身健康情况，进行心理治疗、病因治疗、性激素替代疗法、诱发排卵等方法。

1. 全身治疗　由于闭经的发生与神经内分泌的调控有关，因此应以改善全身健康状况为主。如保持标准体重，经常进行适当的体育锻炼等。

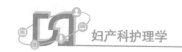

2. 心理治疗　在闭经中占重要地位。如精神性闭经、神经性厌食症的患者应以精神心理疏导及治疗为主。

3. 病因治疗　闭经如因器质性病变引起，应针对病因治疗。如诊断为结核性子宫内膜炎者应积极进行抗结核治疗；子宫粘连者可进行手术使粘连分离；卵巢或垂体肿瘤者应采取手术切除。因过度节食、消瘦所致闭经者，应加强营养，调整饮食结构。运动性闭经者应适当减少运动量及强度。

4. 性激素替代疗法　常用雌激素替代疗法，雌、孕激素序贯疗法和雌、孕激素合并疗法。可起到调节下丘脑和垂体的反馈作用，模仿自然月经周期和恢复排卵的作用。

5. 诱发排卵　下丘脑、垂体性闭经而卵巢功能存在且要求生育者，遵医嘱选用促排卵药如氯米芬、尿促性素/绒毛膜促性腺激素、溴隐亭治疗。

【护理评估】

1. 健康史　详细询问患者年龄，婴幼儿期生长发育过程，既往有无先天性缺陷或全身性疾病史；患者有无学习、工作过度紧张以及剧烈运动等；详细询问月经史（初潮年龄、月经周期、经期、经量、有无痛经、第二性征发育情况等）和家族史。已婚妇女须注意其生育史及产后并发症，如产后出血。询问闭经的时间及伴随症状（如多毛、泌乳、肥胖、头痛、腹痛等），以明确闭经的原因。

2. 身体评估　闭经是患者的主要症状，通过全身检查及妇科检查评估资料，了解内外生殖器官及第二性征发育情况，协助医生寻找闭经原因，并确定引起闭经的疾病和病变环节等。

3. 辅助检查

（1）药物撤退试验：常用孕激素试验和雌、孕激素序贯试验。用于了解体内雌激素水平、子宫及下生殖道情况。

1）孕激素试验：用来检测内源性雌激素水平。服用或肌内注射孕激素（黄体酮或安宫黄体酮）5 d，停药后3~7 d出现撤药性出血为阳性反应，提示子宫内膜正常且已受一定水平的雌激素影响。若停药后无撤药性出血为阴性反应，说明患者体内雌激素水平低下或存在子宫内膜病变，应进一步做雌、孕激素序贯试验。

2）雌、孕激素序贯试验：适用于孕激素试验阴性反应的闭经患者。每晚睡前服用戊酸雌二醇 2 mg 或结合雌激素 1. 25 mg，连服20 d，最后10 d加用醋酸甲羟孕酮，每日口服10 mg，停药后3~7 d发生撤药性出血者为阳性，提示子宫内膜功能正常，可排除子宫性闭经，引起闭经的原因是患者体内雌激素水平低落，应进一步寻找原因。无撤药性出血者为阴性，应重复一次试验，若仍无出血，提示子宫内膜有缺陷或被破坏，可诊断为子宫性闭经。

（2）血清激素测定：对于雌、孕激素序贯试验阳性体内雌激素水平低落者，为确定原发病因在卵巢、垂体或下丘脑，需在停用雌孕激素至少 2 周后行催乳素（PRL）、FSH、LH、促甲状腺激素（TSH）放射免疫测定。PRL>25 ng/mL 诊断为高催乳素血症；PRL、TSH 同时升高提示甲状腺功能减退引起的闭经；FSH>20 IU/L 提示卵巢功能减退，FSH>40 IU/L 提示卵巢功能衰竭；LH<5 IU/L 或在正常范围提示病变在下丘脑或垂体，可行垂体兴奋试验。

（3）垂体兴奋试验：了解垂体对促性腺激素释放激素（GnRH）的反应。给患者静脉注射黄体生成素释放激素（LH-RH）后 LH 升高，说明垂体功能正常，闭经原因在下丘脑；经重复试验，LH 无升高或升高不明显，说明闭经原因在垂体。

（4）B 型超声检查：观察有无子宫、子宫大小、子宫内膜厚度、卵巢大小、卵巢有无多囊性改变等。

（5）其他：CT 或 MRI 了解有无垂体肿瘤及空蝶鞍现象；腹腔镜观察卵巢大小及形态；染色体检查了解性腺发育不全的原因。

4. 心理-社会状况评估　闭经病程长、在治疗过程中检查项目多或反复治疗效果不佳时，患者及其家属产生较大的心理压力，表现为焦虑、抑郁、烦躁心理，对治疗和护理失去信心。

【护理诊断/问题】

1. 功能障碍性悲哀　与担心丧失女性形象有关。

2. 焦虑　与担心疾病对健康、性生活、生育的影响有关。

3. 自我形象紊乱　与长期闭经及治疗效果不佳有关。

【护理目标】

（1）患者能接受闭经的事实，客观地评价自己，能树立战胜疾病的信心。

（2）患者能掌握与疾病相关的知识，并能表达自己的情感，消除不良情绪。

【护理措施】

1. 一般护理　鼓励患者加强锻炼，增强体质，合理饮食，保持标准体重；运动性闭经者应适当减少运动量。

2. 治疗配合消除诱因　指导患者治疗引起闭经的疾病，对垂体肿瘤、卵巢肿瘤、多囊卵巢综合征等疾病引起的闭经，应做好解释工作，促使其进行针对性治疗。

3. 用药护理　使用性激素治疗者，指导患者严格遵医嘱按时、按量服用雌、孕激素，不能随意增量、减量、漏服和停药，并注意观察药物治疗后的不良反应。

4. 心理护理　建立良好的护患关系，及时了解患者生活情况及思想情况，鼓励患者表达自己的情感，消除紧张、恐惧、焦虑、急躁等不良情绪的影响，帮助患者树立战胜疾病的信心。

5. 健康教育　指导患者注意合理饮食，防止盲目减肥造成营养不良。避免和减少人工流产手术，以免手术损伤子宫内膜。月经期、产（流产）后应注意外阴卫生，预防感染。避免过度劳累、精神紧张。积极治疗慢性疾病，如贫血、结核、消化道疾病等。

【护理评价】

（1）患者是否接受闭经的事实，客观地评价自己。

（2）患者是否掌握消除不良情绪的方法，焦虑感是否减轻。

（3）患者是否掌握与闭经相关的知识，主动配合治疗及护理。

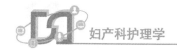

第三节 痛经

情景导入

> 王某，女，15 岁，因"经期下腹部疼痛难忍 1 d"为主诉来妇科门诊就诊。14 岁月经初次来潮，初潮后半年内月经不规律，近半年来月经规律，周期 30 d，经期 4~5 d，经量正常，但经期常常腹痛难忍，影响上学和日常生活。B 型超声检查：生殖器官正常。诊断为痛经。
>
> 请思考：（1）痛经的原因和临床表现有哪些？
> 　　　　（2）应该对该患者实施哪些护理措施？

痛经（dysmenorrhea）是妇科最常见的症状之一，妇女在经期或行经前后，出现周期性下腹疼痛、坠胀、腰酸或伴有其他不适，严重者影响生活和工作质量。痛经可分为原发性和继发性两种。原发性痛经又称为功能性痛经，占痛经的 90% 以上，常见于未婚及不孕的妇女，生殖器官无器质性病变。继发性痛经常见于已婚妇女，多数由于生殖器官器质性病变引起，如子宫内膜异位症、盆腔炎、子宫肌瘤及子宫颈狭窄等。本节只讨论原发性痛经。

【病因】 原发性痛经多见于青年女性，其疼痛与子宫肌肉痉挛性收缩有关。原发性痛经的发生受内分泌因素、精神神经因素、遗传因素、免疫因素等影响。

1. 内分泌因素 在月经周期中，分泌期子宫内膜合成和释放前列腺素（prostaglandin，PG）过高，使子宫痉挛性收缩，引起子宫血流不足，子宫肌肉缺血而引起疼痛。尤其是 $PGF_{2\alpha}$ 含量升高是引起痛经的主要原因。痛经常发生在有排卵的月经周期，无排卵的月经周期因子宫内膜无黄体酮影响，PG 浓度甚低，一般不发生痛经。

2. 精神、神经因素 如精神紧张、恐惧、焦虑、寒冷刺激或经期剧烈运动等因素均可通过中枢神经系统刺激盆腔疼痛纤维。

3. 遗传、免疫因素 痛经具有一定的遗传倾向和免疫相关性。

【临床表现】 以月经期下腹痛为主要临床表现，伴随月经周期而发作。以坠痛为主，重者呈痉挛性，可放射到腰骶部和大腿内侧。甚至伴恶心、呕吐、头晕、乏力、面色苍白、出冷汗等表现，一般月经第 1 天最剧烈，持续 2~3 d 后疼痛可减轻，也有疼痛持续到月经后消失。妇科检查生殖器官无明显异常，少数可触及子宫过度的前倾前屈或过度的后倾后屈位。

【治疗要点】 以对症治疗为主，疼痛难忍时可使用镇痛、镇静、解痉药，口服避孕药物有治疗痛经的作用，未婚少女可行雌、孕激素序贯疗法减轻症状。中医中药治疗常用活血化瘀、行气止痛的中药方剂，如少腹逐瘀汤、温经汤等。

【护理评估】

1. 健康史 详细询问患者月经史、婚育史，询问与诱发痛经相关的因素。发生痛经的时间与初潮年龄的关系，疼痛发生的时间、持续时间、部位、性质及程度，痛经时有无伴随症状如恶心、呕吐、腹泻、头晕、面色苍白等，疼痛时用药情况及治疗效果。

2. 身体评估 评估疼痛发生的时间、部位、性质、程度及其与月经的关系，了解有无伴随症状。妇科检查有无阳性体征发现。

3. 辅助检查 可做 B 型超声检查，必要时行腹腔镜检查、宫腔镜检查、子宫输卵管造影，用以排除盆腔病变引起的继发性痛经。

4. 心理-社会状况评估 患者常因痛经在经前及经期出现精神紧张、情绪低落，影响工作、生活和学习。

【护理诊断/问题】

1. 疼痛 与月经期子宫痉挛性收缩，子宫平滑肌组织缺血有关。

2. 恐惧 与长期痛经造成的精神紧张有关。

3. 睡眠型态紊乱 与疼痛有关。

【护理目标】

（1）患者掌握缓解痛经的自我护理技能，疼痛症状缓解。

（2）患者掌握与痛经相关的知识，在月经来潮前及经期无恐惧感。

（3）患者睡眠质量改善，能得到有效的睡眠。

【护理措施】

1. 一般护理 经期疼痛明显时应卧床休息，避免剧烈运动，注意经期卫生。

2. 病情观察 注意观察疼痛的部位、性质、程度、时间及经血的量、色、质的变化，以便采取相应的护理措施。如出血量多或有组织物排出时，要留取标本检查。

3. 对症护理 腹部热敷和饮热饮，有助于缓解疼痛。疼痛伴有呕吐者，可给予生姜红糖茶热服。疼痛剧烈者，指导患者服用前列腺素合成酶抑制剂，如布洛芬、萘普生等药物，或用其他止痛药物，防止发生疼痛性晕厥或休克。

4. 心理护理 耐心向患者讲解有关痛经的生理知识，消除患者的恐惧心理，安定情绪，避免急躁，保持心情愉快。

5. 健康教育 指导患者平时注意劳逸结合，适当锻炼身体，合理休息和充足睡眠。加强营养，如补充蛋白质、维生素、铁剂等，以提高身体素质。经期忌食辛辣、生冷、酸涩、刺激性食物。注意经期卫生、禁止性生活。保持心情舒畅。

【护理评价】

（1）患者是否能说出缓解疼痛的方法，经期疼痛症状是否缓解。

（2）患者是否掌握与痛经相关的知识，经期恐惧感是否消失。

（3）患者能否得到有效的睡眠。

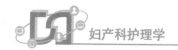

第四节 绝经综合征

情景导入

赵女士，50岁，主诉"月经紊乱半年，潮热、易怒4月余"。平素月经规律，月经周期28~30 d，经期4~5 d，经量中等。近半年来月经周期紊乱，经期长短不一。近4个月以来时常自觉面部和颈胸部皮肤阵阵上涌的热浪，偶有烦躁、易怒、失眠等症状。门诊诊断为绝经综合征。

请思考：（1）何为绝经综合征？

（2）绝经综合征的患者有哪些临床表现？

绝经综合征（menopausal syndrome）是指妇女在绝经前后由于卵巢功能衰退，导致内分泌功能失调，以自主神经系统功能紊乱为主，伴有神经心理症状的一组症候群。多发在45~55岁之间，可持续至绝经后2~3年，少数人可持续至绝经后5~10年症状才减轻或消失。围绝经期（perimenopausal period）指妇女从性成熟期逐渐进入老年期的过渡时期，是从接近绝经出现与绝经有关的临床特征、内分泌学和生物学表现起至绝经后1年内的一段时间，即绝经过渡期至绝经后1年。

【病因】

1. 内分泌因素 是绝经综合征的主要原因。围绝经期的最早变化是卵巢功能衰退。卵巢功能衰退的最早征象是卵泡对FSH敏感性下降，FSH水平升高。绝经过渡期早期，雌激素水平波动很大，有时甚至高于正常卵泡期水平，直至卵泡完全停止发育后，卵巢分泌的雌激素水平明显减少，孕激素因黄体功能不足而分泌减少。绝经后，FSH、LH明显升高，卵巢产生的睾酮较绝经前增多。内分泌的变化使下丘脑-垂体-卵巢轴之间平衡失调，影响了自主神经中枢及其支配下的各脏器功能，而出现一系列自主神经功能失调的症状。

2. 神经递质 血β-内啡肽及其自身抗体含量降低可引起神经内分泌调节功能紊乱。神经递质5-羟色胺（5-HT）水平异常与情绪变化密切相关。

3. 种族及遗传因素 个体差异、神经类型、文化程度及职业不同与绝经综合征的发生及症状严重程度可能相关。绝经综合征患者多数神经类型不稳定，往往有精神受刺激或精神压抑的病史。

【临床表现】

1. 月经紊乱 是围绝经期的主要临床症状之一，约半数以上的妇女可出现。主要表现为以下4种形式：①月经频发：月经周期短于21 d，月经量多伴经期延长。②月经稀发：月经周期超过35 d。③不规则子宫出血：排卵障碍性异常子宫出血，表现为点滴出血或持续阴道流血不止。④闭经：多数妇女出现不同类型和时期的月经改变，而后闭经，少数妇女可出现突然闭经。

2. 血管舒缩症状 典型症状为潮红、潮热，患者时感面部和颈胸部皮肤阵阵上涌的热浪，同时伴有上述部位的皮肤有弥漫性点片状发红，出汗、心悸、眩晕、疲乏等症。持续时间长短不一，可 30 s 至 5 min 不等，一般潮红和潮热同时出现，多在活动、清晨初醒、夜间发作，影响情绪、工作、睡眠，此种血管舒缩异常症状可历时 1 年，有时长达 5 年或更长。

3. 精神、神经症状　主要包括情绪、记忆力及认知功能异常的症状，具有绝经期首次发病的临床特征。可有抑郁型和兴奋型两种表现：①抑郁型：表现为多疑敏感、抑郁、忧虑、惊慌恐惧、孤独失落、记忆力减退、行动迟缓等。②兴奋型：表现为情绪烦躁易怒，不能自控等神经质样症状，可伴有注意力不集中、易激动、失眠等表现。

4. 泌尿、生殖道症状　外阴皮下脂肪变薄，阴道发干、弹性减弱，易发生性交痛；子宫缩小，乳房下垂；尿道缩短，黏膜变薄，易发生尿急、尿失禁、膀胱炎等，常有张力性尿失禁。

5. 骨质疏松　绝经后妇女骨吸收速度大于骨形成，骨质逐渐丢失变疏松，25%的围绝经期妇女患有骨质疏松症，主要是与雌激素水平下降有关。主要表现为腰背或腰腿疼痛，严重者易发生骨折。

6. 心血管症状　患者可出现血压升高或血压波动，其中以收缩压升高为主。还可出现假性心绞痛，有时伴心悸、胸闷等，常受精神因素的影响而变化。由于绝经后妇女雌激素水平下降，血胆固醇水平升高，低密度脂蛋白增加，易发生动脉粥样硬化，所以冠心病的发病率增加。此外绝经后妇女易患心肌缺血、心肌梗死、高血压等病。

【治疗要点】

1. 一般治疗　对精神症状明显者可进行心理治疗。可给适量的镇静药以助睡眠，用药调节自主神经功能以治疗潮热症状。通过合理的饮食，体格锻炼，增加日晒时间以预防骨质疏松。

2. 激素替代治疗　适用于因雌激素缺乏所致的老年性阴道炎、泌尿道感染及精神症状，预防心血管疾病及骨质疏松等。对于原因不明的子宫出血、妊娠、血栓性静脉炎、严重肝肾疾病、激素依赖性肿瘤、乳腺癌及复发性血栓性静脉炎等禁忌使用；子宫肌瘤、子宫内膜异位症、胆囊疾病等慎用。可序贯给药，为解除绝经综合征症状可短期用药，待症状消失后逐步停药，防止症状复发。

扫码看知识链接　　　　扫码看微课　　　　　扫码看微课

【护理评估】

1. 健康史　询问患者年龄，对 40 岁以上的妇女，若出现月经紊乱及精神神经症状，应详细询问并记录月经史及婚育史，有无原发性高血压、冠心病、肝病及其他内分泌腺体疾病，既往有无精神病病史。

2. 身体评估　评估因卵巢功能衰退及体内雌、孕激素不足引起的相关症状和体征。协助医生对患者进行全身体格检查及盆腔检查，排除明显的器质性病变。评估是否有月经紊乱、精神神经症状、心血管系统症状，泌尿生殖道有无感染等。

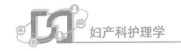

3. 辅助检查

（1）血液检查：血清 FSH 及 E_2 值测定，以了解卵巢功能。如绝经过渡期血清 FSH>10 U/L，提示卵巢储备能力下降；闭经、FSH>40 U/L 且 E_2<10～20 pg/mL，提示卵巢功能衰竭。进行血常规、血小板计数等检查，了解贫血程度及有无出血倾向。血脂检查了解胆固醇增高情况。

（2）子宫颈刮片：进行防癌筛查。

（3）分段诊断性刮宫：是围绝经期异常阴道流血患者常用的检查方法。

（4）其他：尿常规、X 线、B 型超声、心电图、骨密度测定等检查。

4. 心理-社会状况评估　注意评估近期出现的引起患者忧虑、多疑、孤独的生活事件，若出现忧伤、紧张、焦虑、烦躁情绪，可加重绝经综合征症状。

【护理诊断/问题】

1. 自我形象紊乱　与月经紊乱、个性的改变及精神神经症状等综合症状有关。

2. 焦虑、抑郁　与内分泌改变、家庭及社会环境的改变、个性的改变、精神因素等有关。

3. 睡眠型态紊乱　与绝经期的生理变化及缺乏相关治疗及护理知识有关。

4. 有感染的危险　膀胱、阴道黏膜变薄，与内分泌失调，抵抗力下降有关。

【护理目标】

（1）患者能正确认识疾病带来的症状并正确评价自己，积极配合治疗及护理，正确服用性激素类药物。

（2）患者能积极参与社会活动，主动表达自己的焦虑心态和应对方法，睡眠得到改善。

（3）患者掌握围绝经期症状的自我护理技能，无膀胱炎和阴道炎发生。

【护理措施】

1. 一般护理

（1）应注意劳逸结合，生活起居有规律。加强营养，多吃蔬菜、水果，补充钙剂。坚持适度的体育锻炼，经常在阳光下活动，预防骨质疏松。

（2）注意外阴部的清洁卫生，勤换内裤，经常清洗外阴，预防生殖器感染，避免用刺激性药物擦洗。经期注意腹部保暖，避免过重的体力活动。

2. 用药护理

（1）遵医嘱补充雌激素，应定时随访，检查肝、肾功能，并注意了解子宫、乳腺情况。根据患者服药后的情况，适当调整用药、药量及用药途径。

（2）用药期间注意观察，如子宫不规则出血，应进行诊断性刮宫，并将刮出物送病理检查以排除子宫内膜病变。雌激素剂量过大时可引起白带增多、阴道流血、乳房胀痛、头痛、水肿或色素沉着等。孕激素的副作用包括易怒、抑郁、乳房胀痛和水肿等。雄激素有发生动脉粥样硬化、高血脂、血栓栓塞性疾病的危险，大量应用出现体重增加、痤疮及多毛等，口服时影响肝功能。

3. 心理护理　患者多有情绪改变，精神神经症状明显，常影响日常生活和工作，使患者异常痛苦，故应加强心理护理。护理人员要认真评估患者的心理状态，认真倾听患者诉说，告知患者绝经过渡期是正常的生理过程，一些症状通过雌激素治疗可以改善，帮助患者消除围绝经期产生的恐惧、焦虑心理。鼓励患者多参加娱乐活动，学会避开烦恼，积极配合治疗。

4. 健康教育　向患者及其家属介绍围绝经期是正常的生理过程，解释绝经发生的原因及身体发生的变化，耐心解答患者提出的问题；讲解雌激素补充治疗的相关知识及用药期间的注意事项；告知患者每年定期进行体检，包括防癌检查，重点是女性生殖道和乳腺的防癌检查。对围绝经期妇女的性要求和性生活等方面给予指导。

【护理评价】

（1）患者能否正确认识疾病带来的症状并正确评价自己，是否了解激素补充治疗的利弊，积极配合治疗及护理，能否正确服用性激素类药物。

（2）患者能否积极参加社会活动，保持情绪稳定，是否得到充足的睡眠。

（3）患者能否正确自我护理，防止膀胱炎、阴道炎发生。

小结

　　排卵障碍性异常子宫出血主要由于下丘脑-垂体-卵巢轴功能失常引起的异常子宫出血，而全身及内外生殖器官无器质性病变。分为无排卵性异常子宫出血和排卵性异常子宫出血两类，前者更为常见。排卵性异常子宫出血分为黄体功能不足和子宫内膜不规则脱落两种类型。无排卵性异常子宫出血临床表现是子宫不规则出血，特点是月经周期紊乱，经期长短不一，出血量时多时少。黄体功能不足者表现为月经周期缩短，月经频发。子宫内膜不规则脱落者，表现为月经周期正常，但经期延长，多达 9~10 d，出血量多少不定且淋漓不净。主要辅助检查为诊断性刮宫（简称诊刮），在止血的同时能明确子宫内膜病理诊断。在月经前 1~2 d 或月经来潮 12 h 内进行刮宫，以确定黄体功能或有无排卵。子宫内膜不规则脱落者，在月经第 5~6 天进行诊刮。出血量多或不规则流血时可随时刮宫。基础体温测定（BBT）是测定排卵的简易可行方法，无排卵性异常子宫出血基础体温呈单相型；排卵性异常子宫出血基础体温呈双相型，其中黄体功能不足者，基础体温高温相持续时间短；子宫内膜不规则脱落者，高温相持续时间正常但下降缓慢。无排卵性异常子宫出血的治疗原则：青春期以止血、调整周期为主；生育期女性以止血、调整周期、促使卵巢排卵为主；绝经过渡期妇女应以止血、调整周期、减少经血量，防止子宫内膜病变为主。黄体功能不足治疗原则为促进卵泡发育，刺激黄体功能及黄体功能替代；子宫内膜不规则脱落治疗原则为调节下丘脑-垂体-卵巢轴的反馈功能，使黄体及时萎缩。应用激素药物治疗时注意用药原则。

　　闭经分为原发性和继发性两种，以继发性多见。注意理解原发性和继发性闭经的定义。根据病变部位不同闭经可分为下丘脑性闭经、垂体性闭经、卵巢性闭经、子宫性闭经、其他内分泌功能异常引起的闭经。闭经的治疗主要为对因治疗，对于采用性激素替代疗法者，要严格遵医嘱按时、按量服用雌、孕激素，不能随意增量、减量、漏服和停药，并注意观察药物治疗后的不良反应。

　　痛经是指妇女在经期或行经前后，出现周期性下腹疼痛、坠胀、腰酸或伴有其他不适，严重者影响生活和工作。原发性痛经多见于青年女性，其疼痛与子宫肌肉痉挛性收缩有关。原发性痛经的发生原因主要是分泌期内膜中 PGF2α 含量升高。以月经期痉挛性下腹痛为主要临床表现，常用止痛药物为前列腺素合成酶抑制剂。

绝经综合征是指妇女在绝经前后由于卵巢功能衰退，导致内分泌功能失调，以自主神经系统功能紊乱为主，伴有神经心理症状的一组症候群。临床表现主要包括月经紊乱、血管舒缩症状、精神神经症状、泌尿生殖道症状、骨质疏松、心血管症状。对精神症状明显者可进行心理治疗。对于长期采用激素补充治疗的患者，应定期体检，进行身体状况的评估。

讨论与思考

1. 试述无排卵性和排卵性异常子宫出血的临床表现及治疗要点。
2. 简述绝经综合征的临床表现。
3. 简述痛经的主要病因及临床表现。
4. 患者张某，女，13 岁，月经周期紊乱，经期长短不一 3 个月余。肛查：子宫大小正常，两侧附件无异常。患者颜面苍白，贫血貌，情绪低落，自诉无心学习。

讨论：(1) 目前患者主要存在哪些护理问题？

(2) 患者目前的治疗原则是什么？

(3) 该患者应该采取哪些护理措施？

（孙　会）

扫码看本章 PPT　　　扫码做本章练习题

妇科其他疾病妇女的护理

学习要点

掌握：子宫内膜异位症、子宫腺肌病、子宫脱垂、不孕症的概念、临床表现及护理措施。

熟悉：子宫内膜异位症、子宫腺肌病、子宫脱垂、不孕症的病因、护理诊断、治疗要点。

了解：子宫内膜异位症、子宫腺肌病、子宫脱垂、不孕症的辅助检查及辅助生殖技术的治疗方法。

第一节　子宫内膜异位症和子宫腺肌病

一、子宫内膜异位症

情景导入

李女士，38岁，G_2P_0，13岁月经初潮，月经周期28~30 d，经期4~5 d，经量中等，无痛经。半年前人工流产后出现进行性加重的痛经。妇科检查：外阴正常，子宫后倾固定，子宫的一侧附件区可扪及与子宫相连的囊性偏实的不活动包块，触之有轻压痛。B超提示：右侧附件有一2 cm×3 cm囊肿。门诊诊断为子宫内膜异位症。

请思考：（1）子宫内膜异位症的临床表现是什么？

（2）该患者应采取哪些护理措施？

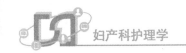

子宫内膜组织（腺体和间质）出现在子宫体以外的身体其他部位时，称子宫内膜异位症（endometriosis，EMT），简称内异症。异位的子宫内膜可侵犯全身任何部位，最常见的侵犯部位是卵巢（约80%）和子宫骶韧带，其次为子宫浆膜、直肠子宫陷凹，也可侵犯子宫阔韧带、直肠、乙状结肠、膀胱、输尿管、肾、脐、肺，甚至手臂、指尖、大腿等（图21-1），在妇科腹部手术中，有5%~15%的患者被发现此病。内异症属激素依赖性疾病，在绝经后或卵巢切除后异位内膜组织可萎缩吸收；妊娠或应用性激素抑制卵巢功能后可阻止病情发展。

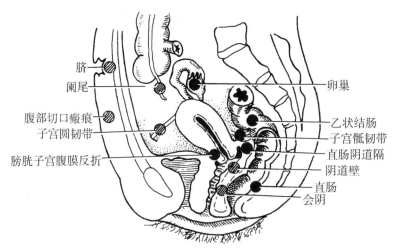

脐
阑尾
腹部切口瘢痕
子宫圆韧带
膀胱子宫腹膜反折
卵巢
乙状结肠
子宫骶韧带
直肠阴道隔
阴道壁
直肠
会阴

图21-1　子宫内膜异位症的发生部位

【病因】　可能与卵巢激素和遗传因素有关。子宫内膜异位症为良性病变，但具有类似恶性肿瘤的远处转移和种植生长能力。目前，其发病机制有子宫内膜种植学说、淋巴及静脉播散学说、体腔上皮化生学说、免疫学说等几种学说。

【病理】　子宫内膜异位症的基本病理变化为异位子宫内膜随卵巢激素变化而发生周期性出血，导致周围纤维组织增生和粘连，形成紫褐色斑点或小泡，最后发展成为大小不等的囊肿或实质性的瘢痕结节。病灶中可见到子宫内膜间质、子宫内膜腺体、纤维素、血液四种成分。卵巢的异位子宫内膜因周期性反复出血致卵巢增大并形成单个或多个囊肿，称卵巢子宫内膜异位囊肿。囊肿大小不一，直径一般在5 cm左右，最大直径可达25 cm，囊内含暗褐色陈旧性血液，似巧克力样，又称卵巢巧克力囊肿。

【临床表现】

1. 症状

（1）痛经和下腹痛：典型症状是继发性痛经，渐进性加重。常于月经前1~2 d开始，经期第1天最剧，以后逐渐减轻，至月经干净时消失。直肠子宫陷凹处的子宫内膜异位症，表现为性交痛、肛门坠痛或腰骶部疼痛，少数人表现为慢性盆腔疼痛，月经期加剧。

（2）不孕与自然流产率增加：子宫内膜异位症患者不孕率可高达40%，自然流产率也较正常妇女增加。

（3）月经失调：有15%~30%的患者表现为经量增多，经期延长或经前期少量出血。

（4）其他：肠道子宫内膜异位症可出现与月经周期有关的腹痛、腹泻、便秘与周期性少量便血，甚至肠粘连。腹壁瘢痕子宫内膜异位症可出现周期性腹部瘢痕疼痛和逐渐增大的包块。

2. 体征　典型的子宫内膜异位症患者妇科检查可发现子宫多后倾固定，直肠子宫陷凹、子宫骶韧带或子宫后壁下段等部位可扪及触痛性结节，子宫的一侧或双侧附件处可扪及与子宫相连的囊性偏实的不活动包块，触之有轻压痛。若病变累及直肠阴道隔，可在阴道后穹部扪及隆起的小结节或包块，甚至可见到紫蓝色斑点。巨大的卵巢子宫内膜异位囊肿可在腹部扪及，囊肿破裂时可出现腹膜刺激征。

【治疗要点】　治疗子宫内膜异位症的目的在于：缩减或去除病灶、缓解症状、促进生育、预防和避免复发。主要包括期待疗法、性激素抑制治疗、手术治疗、手术与药物联合治疗。

1. 期待疗法　症状轻或无症状的患者可定期随访，一般每 3~6 个月随访并做盆腔检查一次。对希望生育的患者，促使尽早受孕。妊娠期病变组织多萎缩、坏死，分娩后症状可缓解甚至消失。对慢性盆腔疼痛或痛经者应用前列腺素合成酶抑制剂如吲哚美辛、布洛芬等对症治疗。

2. 性激素抑制治疗　有生育要求的轻症患者，可采取性激素抑制治疗，抑制雌激素合成，造成体内低雌激素环境，阻止异位内膜生长，使子宫内膜萎缩、退化和坏死，从而减轻症状。一般连续用药 6 个月。①假孕疗法：常用药物有口服避孕药、孕激素类药物。②假绝经疗法：常用雄激素衍生物如达那唑、孕三烯酮；促性腺激素释放激素激动剂（GnRHa）如亮丙瑞林、戈舍瑞林等。

3. 手术治疗　适用于药物治疗后症状不缓解，局部病变加重或未能受孕及卵巢子宫内膜异位囊肿直径>5 cm 且迫切希望生育者。手术方式有：①保留生育功能的手术：有生育要求的患者行保守手术，切除病灶，保留子宫、一侧或双侧卵巢。②保留卵巢功能的手术：45 岁以下无生育要求的重度患者，可采用切除子宫及盆腔内病灶，保留至少一侧或部分卵巢功能的手术辅以激素治疗。③根治性手术：45 岁以上近绝经期的重症患者，可考虑根治性手术，即将子宫、双侧附件及盆腔内所有异位病灶予以切除。

4. 手术与药物联合治疗　术前给予 3~6 个月的药物治疗，使异位内膜缩小、软化从而缩小手术范围。保守性手术、手术不彻底及术后疼痛者，术后给予 6 个月药物治疗以推迟复发。腹腔镜手术是首选的手术方法，目前认为腹腔镜诊断、手术联合药物治疗是子宫内膜异位症治疗的金标准。

【护理评估】

1. 健康史　了解以往有无继发性进行性加重的痛经、性交痛、不孕等，评估有无子宫颈或阴道闭锁等引起经血潴留的因素，注意发生时间与流产或剖宫产的关系。

2. 身体评估　了解盆腔病变情况，做 B 超检查确定异位囊肿大小、位置和形状；必要时行腹腔镜检查可直视病变并可进行活检。

3. 辅助检查

（1）B 型超声检查：可确定子宫内膜异位囊肿的位置、大小和形状。

（2）CA125 测定：中、重度子宫内膜异位症患者血清 CA125 值可能升高，可用于检测子宫内膜异位症的治疗效果和复发情况。

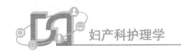

（3）腹腔镜检查：是目前诊断子宫内膜异位症的最佳方法，特别是对盆腔检查和 B 超检查均无阳性发现的不孕或腹痛患者更是一种有效的手段。

（4）病理检查：在腹腔镜下对可疑病变进行活检，见到子宫内膜上皮、内膜腺体、内膜间质即可确诊。

4. 心理-社会状况评估　由于进行性加重的痛经及疾病久治不愈，患者易产生焦虑、烦躁情绪。同时担心治疗费用及手术和药物治疗带来的影响。

【护理诊断/问题】

1. 疼痛　与异位子宫内膜周期性出血刺激周围组织有关。

2. 焦虑　与不了解子宫内膜异位症的相关知识、不孕、需要手术以及害怕疼痛有关。

【护理目标】

（1）患者掌握减轻或消除疼痛的应对方法，疼痛减轻。

（2）患者了解子宫内膜异位症的相关知识，坦然面对疾病，积极配合治疗及护理。

【护理措施】

1. 一般护理　嘱患者经期注意休息、保暖，保持会阴部清洁。经期应避免吃辛、冷、辣等刺激性食物。

2. 疾病观察　指导采用药物治疗或术后需补充药物治疗的患者，需定期随访，监测治疗期间症状的变化、月经的改变等。

3. 用药护理　告知患者应坚持规范治疗，让其明白严格按疗程接受药物治疗的重要性，解除其思想顾虑。一般药物治疗应坚持 6 个月，不可中途停药。向患者解释药物的作用及不良反应（低热、恶心、乏力、食欲减退、闭经或男性化等），并告知服药期间如有异常应及时就诊。

4. 手术患者的护理　术前让患者了解手术的必要性、术前检查及准备的内容。配合医生完成腹部手术的术前及术后护理。

5. 心理护理　了解患者的心理状态，多与患者沟通交流，向患者介绍疾病知识及治疗方法，告知患者子宫内膜异位症是良性病变，手术或药物治疗对缓解疼痛及治疗不孕均有明显作用，增强其战胜疾病的信心。

6. 健康教育

（1）防止经血逆流：尽早治疗可能引起经血潴留或引流不畅的疾病，如无孔处女膜、阴道闭锁、子宫颈管闭锁、子宫颈粘连等，以免经血逆流入腹腔。月经期避免性交及盆腔检查。子宫颈部手术应在月经干净后 3~7 d 内进行。

（2）适龄婚育和坚持药物避孕：妊娠和服用避孕药可延缓子宫内膜异位症的发生发展，所以有子宫内膜异位症痛经症状的妇女适龄结婚及孕育；已有子女者，坚持服用避孕药抑制排卵，使子宫内膜萎缩和月经量减少，均可使子宫内膜异位症发生概率降低或症状减轻。

（3）指导患者出院后应按期到医院复查，以了解术后康复情况，对于需要生育者，给予妊娠指导。

【护理评价】

（1）患者是否能掌握减轻或消除疼痛的方法，疼痛是否缓解或减轻。

（2）患者是否了解疾病相关知识，焦虑缓解，并正确配合治疗及护理。

二、子宫腺肌病

子宫腺肌病（adenomyosis）是指子宫内膜的腺体及间质侵入子宫肌层。多发生于30~50岁的经产妇，约50%患者合并子宫肌瘤，约15%患者合并子宫内膜异位症，约35%患者无任何临床症状。

【病因】 子宫腺肌病发病的主要原因目前认为是基底层内膜细胞增生、侵入肌层间质的结果。多次妊娠及分娩、人工流产、慢性子宫内膜炎等因素与本病关系密切。

【病理】 子宫腺肌病分为弥漫型和局限型两种。弥漫型常见，子宫多呈均匀性增大，一般不超过12周妊娠子宫大小。子宫肌层内病灶多呈弥漫性生长，但后壁居多。局限型指异位子宫内膜在子宫肌层中局限性生长形成结节或团块，似肌壁间肌瘤，又称为子宫腺肌瘤（adenomyoma），但无假包膜，与周围的肌层无明显分界。

【临床表现】

1. 症状

（1）痛经：其特征是进行性加重的继发性痛经，疼痛部位为下腹正中，常开始于经前1周，止于月经结束。严重时患者常坐卧不安，甚至被迫取蹲位。其疼痛程度与肌层内异位病灶数量有关。

（2）月经异常：表现为经量增多、经期延长，伴头晕、乏力等症状。部分患者可出现月经前后阴道点滴性出血，因子宫肌层内病灶影响子宫收缩所致。

2. 体征 因异位的子宫内膜在子宫肌层内多呈弥漫性生长，妇科检查可发现子宫体呈均匀性增大，质地较硬，可有压痛，子宫大小一般为孕8周左右，很少超过孕12周大小，但月经期子宫可增大、质地变软、压痛明显。少数局限性腺肌病病灶或合并子宫肌瘤时，子宫表面呈结节样突起。

【治疗要点】 应根据患者的年龄、症状、对生育的要求等情况而选择适宜的治疗方法。

1. 期待疗法 适用于无症状，无生育要求者。

2. 药物治疗 适用于症状较轻、年轻有生育要求及近绝经期的患者。可用促性腺激素释放激素激动剂（GnRHa）治疗，对于子宫增大明显或疼痛严重的患者可先用上述药物治疗3~6个月后，放置左炔诺孕酮IUD。

3. 手术治疗 适用于症状严重、药物治疗无效的患者。根据有无生育要求及年龄采取不同的手术方式。

【护理评估】

1. 健康史 了解患者的年龄和相关病史（孕产史、不孕、痛经、月经异常等）。

2. 身体状况 评估患者月经情况，出现进行性加重的痛经，经量增多、经期延长等。因异位的子宫内膜在肌层内多呈弥漫性生长，子宫体呈均匀性增大，质地较硬，可有压痛。

3. 辅助检查

（1）B型超声检查：子宫增大，边界清晰，子宫壁肌层内局部病灶回声增强，尤其是彩色超声可见有粗大的强光点及血流等。

（2）病理检查：确诊依据为术后组织病理检查。

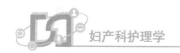

4. 心理-社会状况评估 由于周期性、进行性加重的下腹疼痛使患者对月经期产生恐惧。同时经期延长、经量增多使患者焦虑不安。评估患者对疾病的了解程度及对治疗的信心。

【护理诊断/问题】

1. 疼痛 与子宫肌层内的异位病灶周期性出血刺激周围组织引起子宫痉挛性收缩有关。

2. 焦虑 与不了解子宫腺肌病相关知识、疾病疗程长及担心疾病预后有关。

【护理目标】

(1) 患者在月经前及经期疼痛时能有效应对。

(2) 患者了解子宫腺肌病的相关知识，能主动表达自己的内心感受，焦虑感减轻。

【护理措施】

1. 一般护理 注意经期保暖及休息，避免劳累；避免食用过凉、辛辣食物；调节生活方式，转移注意力，减轻精神压力；保持外阴清洁。

2. 用药护理 药物治疗时，给药前需让患者了解药物的作用及不良反应，并告知服药期间如有异常应及时就诊。服药过程中不能随意停药或漏服，服药期间需定期检查肝功能。

3. 手术患者的护理 让患者了解手术的过程，相关检查的内容及要求，指导患者积极配合。按腹部手术做好术前及术后护理。

4. 心理护理 鼓励患者表达自己的内心感受并积极提供心理支持。让患者了解子宫腺肌病的相关知识，告诉患者该病不是肿瘤，减轻其心理负担，消除焦虑和恐惧情绪，使患者积极配合治疗。

5. 健康教育 告知患者月经期禁忌性生活，注意经期卫生，避免剧烈运动；宣传介绍计划生育措施及选择恰当的避孕方法；尽量减少和避免子宫腔内侵入性操作，如人工流产与刮宫术等，减少子宫内膜基底层损伤的机会，从而降低基底层内膜侵入子宫肌层的风险。

【护理评价】

(1) 患者应对疼痛的措施是否有效，疼痛是否缓解或减轻。

(2) 患者是否了解疾病相关知识，理解治疗及护理过程，积极面对疾病。

第二节 子宫脱垂

◎ 情景导入

李女士，65 岁，G_5P_4，主诉：有块状物自阴道口脱出半年余，可自行还纳，伴腰骶部疼痛、下坠感。妇科检查：嘱患者平卧用力向下屏气，可见子宫颈脱出阴道口外，子宫体仍在阴道内，诊断为子宫脱垂。

请思考：(1) 子宫脱垂如何进行临床分度？

(2) 该患者应该采取的护理措施有哪些？

子宫脱垂（uterine prolapse）是指子宫从正常位置沿阴道下降，子宫口达坐骨棘水平以下，甚至子宫全部脱出阴道口以外。子宫脱垂的患者常伴有阴道壁膨出，多见于老年女性。近年来由于计划生育措施的实施及妇女保健工作的加强，子宫脱垂的发生率呈下降趋势。

【病因】

1. 分娩损伤　是子宫脱垂最主要的原因。分娩时盆底组织过度伸展，尤其是经阴道手术助产或第二产程延长者，盆底肌肉、筋膜及子宫各韧带均过度伸展或损伤，张力降低，使子宫及阴道失去强有力的支撑而下垂。如果产后过早负重劳动，此时损伤组织尚未修复，过高腹压将未复旧的子宫推向阴道以致发生子宫脱垂。

2. 长期腹压增加　长期慢性咳嗽、习惯性便秘、经常超重负荷、长期从事蹲位或站立位劳动者，盆腹腔巨大肿瘤或大量腹水均可使腹压增加迫使子宫向下移位。

3. 盆底组织发育不良或退行性变　盆底组织先天发育不良或老年妇女盆底组织萎缩退化。

【临床表现】

1. 症状　轻度子宫脱垂无症状，加重后可出现临床症状。

（1）腰背酸痛及下坠感：主要由于子宫脱垂牵拉子宫韧带，盆腔充血所引起。

（2）块状物自阴道脱出：常于劳动、行走、咳嗽、大便后、久蹲或久站等腹压增加时出现。疾病初期平卧休息时能变小或自动回缩，随着病情的发展，脱出块状物经休息后亦不回缩，常需用手还纳。当脱出的子宫及阴道黏膜高度水肿时，即使用手协助也难以还纳。子宫长时间脱出，会导致患者行动不便，因为摩擦可出现子宫颈溃疡，甚至出血，继发感染时，会有脓血性分泌物渗出。

（3）排便异常：伴有膀胱、尿道膨出者易发生排尿困难、尿潴留、压力性尿失禁等。随着膨出的加重，压力性尿失禁可消失，继而出现排尿困难，易并发尿路感染。伴有阴道后壁膨出者常有便秘。

2. 体征　妇科检查阴道壁及子宫颈有无溃疡和感染，子宫脱垂及膀胱、直肠膨出的程度。以患者平卧用力屏气时子宫下降的最低点为标准，将子宫脱垂分为三度（图21-2）。

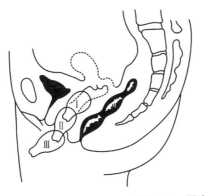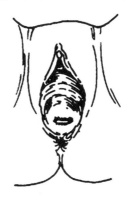

图21-2　子宫脱垂分度

（1）Ⅰ度：轻型为子宫颈距处女膜缘小于4 cm，但未达处女膜缘；重型为子宫颈已达处女膜缘，但未超出该缘，于阴道口可见到子宫颈。

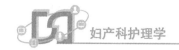

（2）Ⅱ度：轻型为子宫颈已脱出阴道口外，但子宫体仍在阴道内；重型为子宫颈及部分子宫体已脱出阴道口外。

（3）Ⅲ度：子宫颈及子宫体全部脱出至阴道口外。

【治疗要点】 无症状的患者一般不需治疗，有症状者采用保守治疗或手术治疗，治疗以安全、简单和有效为原则。

1. 保守治疗 消除诱因，进行盆底肌肉锻炼或使用子宫托疗法。

2. 手术治疗 手术方式的选择应按患者的年龄、子宫脱垂的程度、有无生育要求及全身情况而定。目的是消除症状，修复盆底支持组织。如阴道前后壁修补术、经阴道子宫切除术、阴道及子宫悬吊术等。

【护理评估】

1. 健康史 了解患者的生育史，是否有多产、密产、难产史，有无产程延长及阴道助产史；有无使腹压长期增加的疾病史，如慢性咳嗽、习惯性便秘、盆腔内巨大肿瘤或大量腹水等。

2. 身体评估 了解患者腰痛及下腹部坠胀情况，有无排便困难等。评估子宫脱垂程度，是否伴有阴道壁膨出及压力性尿失禁。

3. 辅助检查 子宫颈细胞学检查以排除早期子宫颈癌；伴有压力性尿失禁者可进行尿动力检查及 B 型超声检查。

4. 心理-社会状况评估 患者常因子宫脱垂导致行动不便、大小便异常，影响性生活以及对治疗效果不可预知而产生焦虑，情绪低落。

【护理诊断/问题】

1. 疼痛 与子宫脱垂牵拉韧带有关。

2. 舒适改变 与子宫脱出影响行动有关。

3. 有感染的危险 与子宫脱出与外界摩擦及排尿困难有关。

4. 焦虑 与子宫脱出影响正常生活及担心治疗效果有关。

【护理目标】

（1）患者了解子宫脱垂的原因及症状，积极配合治疗及护理，疼痛消失，舒适感增加，未发生感染。

（2）患者感染得到了预防或及时控制。

（3）教会患者使用子宫托的方法，子宫托使用良好，患者焦虑缓解，对治疗充满信心。

【护理措施】

1. 一般护理 指导患者积极治疗致使腹压增加的慢性疾病，如慢性咳嗽、便秘。指导患者加强盆底肌肉锻炼，行缩肛运动。保持外阴清洁干燥，预防感染。

2. 指导患者正确使用子宫托 指导患者选择大小适宜的子宫托，放托前先排空大小便，洗净双手，取蹲位，两腿分开；一手持托柄，弯度向上，将托盘后缘倾斜沿阴道后壁边旋转边向内推，直到托盘对着子宫颈，子宫还纳。放妥后，托柄弯度朝前，正对耻骨弓后面（图21-3）。子宫托应每晚取出，洗净放于清洁杯内备用，次晨放入，避免长时间放置导致子宫托嵌顿甚至引起坏死性生殖道瘘。取托时拇、示两指将托柄轻摇动，待负压消除后，向后外牵拉托盘，使托盘从阴道内滑出。放托后应每3~6个月复查1次。对有生殖器炎症或阴道、子宫颈有溃疡者，必须先治愈再放托。经期和妊娠期停用。

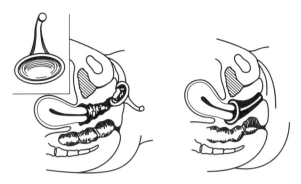

图 21-3 喇叭形子宫托及其放置

3. 手术治疗的护理

（1）术前准备：术前 5 天开始进行阴道准备。每日用 1∶5 000 的高锰酸钾液坐浴，教会患者坐浴液的配制，注意防感染和烫伤。术前 3 天无渣饮食，用 0.2‰聚维酮碘溶液冲洗阴道，冲洗前将子宫体推回阴道。

（2）术后护理：术后按一般外阴、阴道手术进行护理，卧床休息 7～10 d；留置尿管 10～14 d；避免增加腹压的动作；术后用缓泻剂预防便秘，每天冲洗外阴，并注意观察阴道分泌物的特点；遵医嘱给予抗生素预防感染。

4. 心理护理　关心体贴患者，对患者的痛苦表示理解和同情。向患者及其家属讲解子宫脱垂的相关知识，让患者树立起治疗的信心，积极配合治疗。

5. 健康教育　对预防子宫脱垂的方法进行宣教。积极治疗慢性咳嗽、习惯性便秘等使腹压增加的疾病。注意产褥期恢复，避免过早参加重体力劳动，提倡做产后保健操。子宫脱垂手术后休息 3 个月，禁止盆浴和性生活，半年内避免重体力劳动；术后 2～3 个月到医院复查伤口愈合情况。

【护理评价】

（1）患者能否正确放置子宫托，能否积极进行盆底肌肉的锻炼，疼痛是否消失且舒适感增加。

（2）患者是否了解子宫脱垂的自我护理知识，有无感染发生。

（3）患者焦虑感是否减轻或消失，并对治疗充满信心。

第三节　不孕症

情景导入

王女士，30 岁，因"无避孕而未孕 3 年"来门诊就诊。13 岁月经初潮，平素月经规律，月经周期 29～30 d，经期 3～5 d，经量中等，无痛经。婚后 3 年夫妇性生活正常，

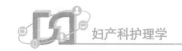

未避孕而未孕，双方既往身体健康。妇科情况：外阴阴道正常，白带无异常，子宫颈光滑，子宫附件未见异常。辅助检查：B型超声提示子宫附件未见异常。排卵监测提示排卵正常。子宫输卵管造影术提示双侧输卵管完全堵塞。临床诊断：原发性不孕。

请思考：（1）王女士患不孕症的原因是什么？

（2）针对王女士目前情况应如何治疗及护理？

凡婚后有正常性生活未避孕，同居至少12个月未受孕者称为不孕症（infertility），男性则为不育症。按照是否曾经受孕，不孕症分为原发性不孕和继发性不孕两大类。既往从未有过妊娠史，未避孕而从未妊娠者称原发性不孕；既往有过妊娠史，而后未避孕连续12个月未妊娠者称继发性不孕。按照不孕症是否可以纠正又分为相对不孕和绝对不孕。夫妇一方因某种因素阻碍受孕，导致暂时不孕，一旦得到纠正仍能受孕者称相对不孕；夫妇一方有先天或后天解剖生理方面的缺陷，无法纠正而不能妊娠者称绝对不孕。我国不孕症的发生率为7%～10%。

【病因】 不孕的因素可能有女方因素、男方因素、男女双方因素或不明原因。女方因素占40%～55%，男方因素占25%～40%，男女双方因素占20%～30%，不明原因的约占10%。

1. 女性不孕因素

（1）输卵管因素：是不孕症最常见的因素。输卵管阻塞或输卵管通而不畅约占女性不孕因素的50%。慢性输卵管炎导致输卵管粘连、堵塞或伞端闭锁导致不孕；盆腔炎症、子宫内膜异位症等引起局部或广泛的粘连，造成输卵管结构和功能的破坏导致不孕；输卵管先天性发育不良等也可导致不孕。

（2）排卵障碍：占女性不孕因素的25%～35%。排卵功能紊乱导致不排卵，主要原因包括：卵巢病变，如先天性卵巢发育不全、多囊卵巢综合征、卵巢早衰和卵巢功能减退、卵巢功能性肿瘤等；下丘脑-垂体-卵巢轴功能紊乱，包括下丘脑、垂体器质性病变或功能障碍；全身性因素，如压力过大、肥胖、肾上腺及甲状腺功能异常等影响卵巢功能，均可引起排卵障碍。

（3）子宫因素：子宫畸形（中隔子宫、双角子宫）、子宫肌瘤（黏膜下肌瘤、体积较大影响宫腔形态的肌壁间肌瘤）、子宫内膜病变（炎症、粘连、息肉）等影响受精卵的着床，导致不孕。

（4）子宫颈因素：主要包括子宫颈结构异常及子宫颈黏液分泌异常两个方面。如子宫颈狭窄或先天性子宫颈发育异常、各种急性及慢性子宫颈炎症、子宫颈黏液分泌异常及子宫颈黏液免疫环境异常等因素影响精子通过子宫颈上行，导致不孕。

（5）阴道因素：先天性无阴道或外阴阴道瘢痕可影响性交并阻碍精子进入；严重阴道炎使阴道pH值发生改变，降低了精子活力，缩短其存活时间而影响受孕。

2. 男性不育因素 导致男性不育的主要因素有生精障碍和输精障碍。

（1）精子生成障碍：先天或后天原因如精索静脉曲张、睾丸炎症、睾丸发育不良及慢性酒精中毒等所致精液异常。主要表现为无精、弱精、少精、精子发育停滞、畸精症或精液液化不全等。

（2）输精障碍：主要包括输精管道阻塞和精子运送受阻。生殖管道炎症、创伤，尿道畸形（尿道下裂、尿道上裂）和外生殖器发育不良、附睾及输精管结核等导致输精管阻塞或精子运送受阻，阻碍精子通过或排出引起不育。

（3）性功能障碍：包括生理和心理因素的影响。如外生殖器发育不良或勃起障碍、早泄、不射精、逆行射精等使精子不能正常射入阴道内，均可造成男性不育。

（4）免疫因素：在男性生殖道免疫屏障被破坏的条件下，精子、精浆在体内产生对抗自身精子的抗体，射出的精子发生自身凝集而不能成为有受精能力的精子。

3. 男女双方因素

（1）性生活知识缺乏或精神紧张：夫妇双方因为缺乏性生活知识而导致性生活不能或不正常。或夫妇双方极度盼望妊娠，性生活过度紧张而出现严重心理压力导致不孕。

（2）免疫因素：精液内含有多种蛋白作为抗原，在女方生殖道局部或血液中产生抗体，对精子具有凝集或制动作用。

4. 不明原因不孕　不孕经过临床系统检查后，应用目前的检测手段仍不能确诊病因的不孕症。

【治疗要点】

1. 一般治疗　首先应改善生活方式、增强体质，对体重超重者减轻体重至少 5% ～10%；对体质瘦弱者，纠正营养不良和贫血；戒烟、戒毒、不酗酒；掌握性知识，了解排卵规律，性交频率适中，以增加受孕机会。

2. 针对不孕症的病因治疗　输卵管因素引起者可采取输卵管通液术、输卵管重建术；排卵障碍者，可根据情况采用氯米芬、来曲唑、人类绝经期促性腺激素（hMG）等治疗；也可根据不孕的具体情况采用辅助生殖技术。

【护理评估】

1. 健康史　了解男女双方的现病史、个人发育史、婚育史、家族遗传病史、有无生殖器官感染史。女方月经史。双方的烟酒嗜好、性生活情况等。

2. 身体评估　夫妻双方应进行全身检查，注意有无生殖器官发育异常及病变。男方重点检查生殖器有无畸形、感染和病变，包括阴茎、阴囊、前列腺的大小、形状等；女方重点检查生殖器官和第二性征发育情况，有无雄激素过多体征，如多毛、痤疮、黑棘皮等。

3. 辅助检查

（1）男方精液常规检查：是不孕症夫妇首选的检查项目。精液常规检查正常值参考指标为：精液量≥1.5 mL，通常在室温中放置 15 min 内完全液化，向前运动精子（a 级+b 级）≥32%，精子密度≥15×10^6/mL，一次射精的精子总数为 39×10^6，精子总活动率≥40%，正常形态精子（严格形态学分析标准）≥4%。

（2）女方检查：

1）卵巢功能检查：包括排卵监测和黄体功能检查。常用方法有：B 超监测卵泡发育及排卵、基础体温测定、子宫颈黏液结晶检查、阴道脱落细胞涂片检查、黄体期子宫内膜活组织检查、女性激素测定等。

2）输卵管通畅度检查：常用的方法有输卵管通液术、子宫输卵管 X 线造影及子宫输卵管超声造影。子宫输卵管碘油造影能明确输卵管异常部位，诊断较为准确。

3）宫腔镜检查：了解宫腔内情况，观察子宫腔形态、内膜的色泽和厚度、双侧输卵管开口，有无子宫腔粘连、黏膜下肌瘤、内膜息肉、子宫畸形等。联合腹腔镜时可分别

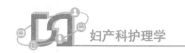

在输卵管内口插管，注射亚甲蓝，以判断输卵管的通畅度。

4）腹腔镜检查：可与腹腔镜手术同时进行，用于盆腔情况的检查。直接观察子宫、输卵管、卵巢有无病变或粘连，可同时行输卵管通液试验，直视下确定输卵管的形态、是否通畅及与周围组织有无粘连。

5）生殖免疫检查：包括抗精子抗原、抗精子抗体、抗子宫内膜抗体等检查。

4. 心理-社会状况评估　应仔细评估夫妇双方对不孕的心理反应。不孕症繁杂的检查及其治疗给女性带来了生理干扰和心理上的不安。不孕症夫妇在希望和失望之中反复经历波折及经济上造成的压力，很大程度上影响了其心理健康。与男性比较，女性更容易出现心理问题，严重者可导致自我形象紊乱和自尊紊乱。

【护理诊断/问题】

1. 知识缺乏　缺乏生殖器官解剖知识和性生殖知识。

2. 自尊紊乱　与不孕症诊治过程中繁杂的检查、无效的治疗效果有关。

3. 焦虑或恐惧　与不了解检查和治疗结果有关。

4. 社交孤立　与缺乏家人的支持、不愿与其他人沟通有关。

【护理目标】

（1）不孕症夫妇能了解生殖器官解剖和性生殖知识。

（2）不孕症夫妇了解检查及治疗措施，焦虑感缓解并主动配合治疗和护理。

（3）不孕症夫妇能得到家人的支持，愿意表达自己的情感，对治疗充满信心。

【护理措施】

1. 一般护理　注意休息，避免劳累。饮食营养均衡，戒烟、限酒，注意生活规律，性生活适度、保持健康的心态等。

2. 指导相关检查　向不孕症夫妇双方讲解相关检查注意事项，并指导其正确配合检查。向妇女解释诊断性检查可能引起的不适，如子宫输卵管碘油造影可能引起腹部痉挛性疼痛，术后持续 1~2 h 后消失，当天即可正常生活和工作。腹腔镜术后可能感到一侧或双侧肩部疼痛，是手术时冲入腹腔的 CO_2 对膈肌刺激所致，术后数日内自然消失，必要时可遵医嘱给予药物镇痛。

3. 用药护理　不孕症妇女的治疗药物多为性激素类药物，如促排卵药，告知患者服用促排卵药物的不良反应。较多见的不良反应为经期一侧下腹部疼痛、卵巢囊肿、血管收缩征兆（如潮热）等，提醒妇女及时报告药物的副反应。指导妇女在妊娠后立即停药。

4. 教会不孕妇女提高妊娠率的技巧　指导其改善生活方式，增强体质；经常与伴侣进行沟通表达自己的感受；在性交前、中、后勿使用阴道润滑剂或进行阴道灌洗；性交后继续卧床并抬高臀部，持续 20~30 min，以使精子进入子宫颈管，不要立即站立、走动或如厕；学会预测排卵期，在排卵期增加性交次数等。

5. 心理护理　不孕症给夫妇双方造成了极大的压力，不孕症夫妇经历一系列的心理反应，应对夫妇双方提供心理支持。应耐心倾听他们的心理感受并提供各种有关信息，帮助他们选择合适的治疗方法。建立有效的信息沟通渠道，以保护隐私为前提，提供有效的咨询服务平台，鼓励不孕症夫妇双方表达自己的感受，指导其调整情绪，放松心情。

6. 健康教育　告诉夫妇不孕症的诊疗多是一个较漫长的过程，一定要有耐心。在不孕症诊治过程中，不孕症夫妇往往过度考虑治疗效果。告诉其要正视不孕症治疗的结局，若药物治疗失败，还可以根据不孕的具体情况选择辅助生育技术，如人工授精、试管婴儿，讲解人工授精、试管婴儿的适应证、大致过程及可能的费用。对于因年龄、经济、心理压力等因素放弃治疗的不孕症夫妇做好心理疏导工作。

【护理评价】

（1）不孕症夫妇是否了解生殖器官解剖和性生殖知识，并能采取正确的应对措施。

（2）不孕症夫妇是否了解检查及治疗措施的目的及意义，焦虑缓解并主动配合治疗与护理。

（3）不孕症夫妇是否获得一定的心理支持，并相互理解，愿意表达自己的情感，对怀孕生子充满信心。

第四节　辅助生殖技术

情景导入

李女士，32岁，婚后5年未孕，近3年来曾间断治疗无效。2 d前到某市生殖中心就诊，B型超声提示子宫附件未见异常。子宫输卵管造影术提示双侧输卵管完全堵塞。临床诊断：原发性不孕。拟采用辅助生殖技术进行治疗。

请思考：（1）李女士应采用哪种治疗方法？

（2）李女士目前情况应采取哪些护理措施？

辅助生殖技术（assisted reproductive technology，ART），也称为医学助孕，根据不孕症的原因在体外对配子和胚胎采用显微操作技术，使不孕夫妇达到生育的目的，是生育调节的主要组成部分。辅助生殖技术包括人工授精、体外受精-胚胎移植、卵细胞质内单精子注射、胚胎植入前遗传学诊断以及在这些技术基础上衍生的各种新技术。

【常用辅助生育技术】

1. 人工授精　人工授精（artificial insemination，AI）是指以非性交方式将精子注入女性生殖道内，使精卵结合达到妊娠生育的一种辅助生殖医学技术。包括夫精人工授精（artificial insemination by husband，AIH）和供精人工授精（artificial insemination by doner，AID）。使用丈夫精液人工授精的适应证包括：男性因少精、弱精、液化异常、性功能障碍、生殖器畸形等因素造成的不育。女方因子宫颈因素、生殖道畸形造成的不孕；心理因素导致性交不能等不育；免疫性不育；原因不明的不育等。使用供精者精液人工授精的适应证包括：不可逆的无精子症、严重的少精症、弱精症和畸精症；输精管复通失败；射精障碍；男方和（或）家族有不宜生育的严重遗传性疾病；母儿血型不合不能得到存活新生儿等。按国家规定，目前AID精子来源一律由国家卫生健康委员会认定的人类精子库提供和管理。具备正常发育的卵泡、正常范围的活动精子数目，健全的女性生殖结构，至少一条通畅的输卵管的不孕（育）症夫妇，均可以实施人工授精治疗。

2. 体外受精-胚胎移植　体外受精-胚胎移植（in vitro fertilization and embryo

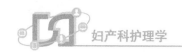

扫码看知识链接

transfer，IVF-ET）又称为"试管婴儿"。主要包括：①取卵阶段。即妇女服用药物刺激卵巢产生卵子，B超检测卵泡至发育成熟后经阴道超声介导下取卵。②体外受精阶段。即从妇女体内取出卵子，在模拟卵巢环境的培养液中与精子结合并培养 3~5 d，发育成早期胚泡。③胚胎移植阶段。即将发育到卵裂期或囊胚期阶段的胚胎移植到妇女子宫腔内使其着床发育成胎儿。④后期处理阶段。胚胎移植后使用黄体酮进行黄体支持，胚胎移植 2 周后测血或尿 hCG 水平，确定妊娠，移植 4~5 周后阴道超声检查确定子宫内临床妊娠。输卵管性不孕症（原发性和继发性）是最主要的适应证；原因不明的不孕症、排卵异常、男性因素不育症、子宫内膜异位症、子宫颈因素等也是试管婴儿的适应证。目前妊娠率为 10%~30%。

3. 卵细胞质内单精子注射　卵细胞质内单精子注射（intra cytoplasmic sperm injection，ICSI）是指在体外直接将单个精子注射到卵细胞浆内，使正常卵子受精及卵裂。主要步骤包括：妇女服用药物刺激卵巢产生卵子，B超检测卵泡至发育成熟后经阴道超声介导下取卵，去除卵丘颗粒细胞，在高倍倒置显微镜下行卵母细胞质内单精子显微注射受精，然后进行胚胎体外培养，胚胎移植及黄体支持治疗。主要用于男性不育症，多次 IVF-ET 周期失败的不明原因不育症也是其适应证。

4. 胚胎植入前遗传学诊断　指从体外受精第 3 天的胚胎或第 5 天的囊胚取 1~2 个卵裂球或部分滋养细胞，进行细胞和分子遗传学检测，检出带致病基因和异常核型的胚胎，将正常基因和核型的胚胎移植入母体子宫，得到健康的下一代，防止遗传病传递的方法。主要解决有严重遗传性疾病风险和染色体异常夫妇的生育问题。

【常见并发症】

1. 卵巢过度刺激综合征（ovarian hyperstimulation syndrome，OHSS）　是指诱导排卵药物刺激卵巢后，导致多个卵泡发育、雌激素水平过高及颗粒细胞的黄素化，引起全身血流动力学改变的病理情况。在接受促排卵药物治疗的患者中约 20% 发生卵巢过度刺激综合征。其原因与多个卵泡发育、血清雌二醇过高、全身血管通透性增加、hCG 应用有关。轻度者表现为腹部胀满、卵巢增大；重度者表现为腹部膨胀，大量腹水、胸腔积液、血液浓缩、肝肾功能损害、电解质紊乱等。

2. 流产和异位妊娠　体外受精与胚胎移植妊娠成功后的流产率明显高于自然妊娠，占 18.4%~30%，多发生在年龄较大的患者中，可能与胚胎质量有关。异位妊娠的发生率约为 3%，也高于自然妊娠。

3. 多胎妊娠　由于促排卵药物的应用及多个胚胎移植。体外受精与胚胎移植后多胎发生率高达 30% 以上。多胎可增加母婴并发症、流产和早产的发生率。若发生 3 胎或 3 胎以上妊娠，可在孕早期行选择性胚胎减灭术。

【护理要点】

1. 详细询问健康史　对于要求实施 ART 的夫妇进行认真全面的评估，了解其不孕症的原因，询问既往不孕症的治疗情况。

2. 配合进行辅助检查　包括血尿常规、凝血酶原时间、血电解质、肝功能、肾功能、阴道超声检查等。

3. 严密观察病情　对于中重度 OHSS 的入院患者，应每 4 h 观察一次生命体征，记录出入量，每日测量体重和腹围、血细胞比容、白细胞计数、血电解质、肾功能等。

4. 配合治疗　协助医生对患者做好知情同意工作，并指导患者进行相关检查；按治疗要求做好各项准备工作，并积极配合医生具体实施。

5. 预防并发症发生　注意促排卵药物应用的个体性，严密监测卵泡发育，适时减少或终止使用促排卵药物，以避免发生卵巢过度刺激综合征；合理用药，充分补充黄体功能；避免胚胎植入数量过多，预防流产和多胎妊娠发生；移植前进行胚胎染色体分析，防止异常胚胎的种植；预防相关疾病等。告知患者及家属随时注意阴道流血和腹痛，如有异常及时就诊。

6. 心理护理　要求实施 ART 的夫妇往往经历了漫长的检查治疗过程，对妊娠要求迫切，视 ART 为最后希望。耐心向不孕症夫妇介绍适合他们的辅助生殖技术种类，帮助其了解受孕的机制、不孕的原因以及如何选择辅助生殖技术，使他们在理解的基础上进行选择。同时向他们介绍所采取方法的程序、并发症、注意事项，取得他们的配合，并做好心理疏导，以减轻或消除恐慌和害怕心理。

扫码看微课

扫码看微课

小结

　　子宫内膜异位症简称内异症，是指具有生长功能的子宫内膜组织出现在子宫体以外的身体其他部位。子宫内膜异位症的基本病理变化为异位子宫内膜随卵巢激素变化而发生周期性出血，周围纤维组织增生和粘连，形成紫褐色斑点或小泡，最后发展成为大小不等的囊肿或实质性的瘢痕结节。典型症状是继发性痛经，渐进性加重。B 超检查可确定子宫内膜异位囊肿的位置、大小和形状。腹腔镜检查是目前诊断子宫内膜异位症的最佳方法。腹腔镜下对可疑病变进行活检见到子宫内膜上皮、内膜腺体、内膜间质即可确诊。治疗子宫内膜异位症的目的在于：缩减或去除病灶、缓解症状、促进生育、预防和避免复发。主要包括期待疗法、性激素抑制治疗、手术治疗、手术与药物联合治疗。症状轻或无症状的患者可定期随访，应用前列腺素合成酶抑制剂对症治疗。有生育要求的患者行保留生育能力的手术或手术与药物联合治疗。采用性激素抑制治疗的护理，应嘱患者坚持持续用药 6 个月。尽早治疗可能引起经血潴留或引流不畅的疾病。

　　子宫脱垂是指子宫从正常位置沿阴道下降，宫颈外口达坐骨棘水平以下，甚至子宫全部脱出阴道口以外。分娩损伤是子宫脱垂最主要的原因。临床表现为腰背酸痛及下坠感、块状物自阴道脱出、排便异常等。以患者平卧用力屏气时子宫下降的最低点为分度标准，将子宫脱垂分为三度，应掌握分度标准。有症状者采用保守治疗或手术治疗。注意积极治疗使腹压增加的慢性疾病，教会患者放置子宫托及子宫托的护理方法。手术治疗者按医嘱做好术前准备及术后护理。

凡婚后有正常性生活未避孕，同居至少 12 个月未受孕者称为不孕症，男性则为不育症。不孕的因素可能有女方因素、男方因素、男女双方因素或不明原因。女性不孕因素包括输卵管因素、排卵障碍、子宫因素、宫颈因素、阴道因素，其中输卵管因素最常见。男性不育因素有生精障碍和输精障碍。男女双方除体格检查外，男方还要进行精液常规检查。女方根据具体情况可进行卵巢功能检查、输卵管通畅度检查、宫腔镜检查、腹腔镜检查、免疫检查。针对不孕症的病因进行治疗，同时可选择药物治疗、手术治疗及辅助生殖技术。向不孕症夫妇双方讲解相关检查注意事项，并指导其正确配合检查。告知患者严格按医嘱用药及服用促排卵药物的不良反应。教会夫妇提高妊娠率的技巧，做好心理护理。

辅助生殖技术也称为医学助孕，根据不孕症的原因在体外对配子和胚胎采用显微操作技术，使不孕夫妇达到生育的目的，是生育调节的主要组成部分。辅助生殖技术包括人工授精、体外受精-胚胎移植、卵细胞质内单精子注射、胚胎植入前遗传学诊断以及在这些技术基础上衍生的各种新技术。辅助生殖技术的常见并发症包括卵巢过度刺激综合征、流产和异位妊娠、多胎妊娠。针对不孕症的病因以及不同种类的辅助生殖技术适应证选择适宜的方法。护理措施包括为患者提供心理支持，配合医生治疗及预防并发症的发生。

讨论与思考

1. 叙述子宫内膜异位症的临床表现。

2. 简述子宫脱垂的分度。

3. 不孕夫妇咨询哪些原因能引起不孕症，护士如何向他们解释？

4. 如何向不孕夫妇解释辅助生殖技术的种类？

5. 吴女士，30 岁。自诉月经量增多 2 年，每次来月经时都会出现下腹部及腰骶部疼痛，逐渐加重 1 年，疼痛时放射至会阴及大腿，疼痛于月经来潮前 1 d 开始，行经第 1 天最剧，月经干净后消失。妇科检查：子宫后倾后屈，固定，右侧附件区触及囊性包块，约 5 cm×5 cm 大小，不活动，轻压痛，余未见异常。

请思考：(1) 吴女士最可能的疾病是什么？如何处理？

(2) 如何对该患者进行护理？

（孙　会）

扫码看本章 PPT　　　扫码做本章练习题

第二十二章

计划生育妇女的护理

◎ 学习要点

掌握：各种避孕方法及人工终止妊娠的适应证、禁忌证、手术时间、护理措施。

熟悉：各种避孕措施及人工终止妊娠的作用机制、副作用及并发症。

了解：各种计划生育手术的操作方法。

第一节　常用避孕方法及护理

◎ 情景导入

王女士，23岁，平素月经规律，月经周期为28 d，经期3~5 d，末次月经干净后11 d未采取避孕措施进行性生活，因忙于工作，暂时不想怀孕生子，目前性生活后1 d，因担心怀孕，前来医院咨询。

请思考：（1）针对王女士目前情况如何避免怀孕？

（2）护士应指导王女士采用何种避孕措施？

避孕是指通过药物、工具以及利用妇女的生殖生理自然规律，在不妨碍正常性生活和身心健康的前提下，使妇女暂时不受孕。避孕方法有工具避孕、药物避孕、其他避孕方法等。

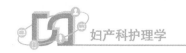
一、工具避孕

（一）宫内节育器

宫内节育器（intrauterine device，IUD）是一种安全、有效、简便、经济、取出后不影响生育、广大妇女易于接受的节育器具，是目前我国育龄妇女采用的主要避孕措施。

【种类】

1. 惰性宫内节育器（第一代 IUD）　由惰性原料如金属、硅胶、塑料等制成，有不锈钢圆环及子宫腔形环等，因带器妊娠率和脱落率高，目前大部分已被淘汰。

2. 活性宫内节育器（第二代 IUD）　其内含活性物质，可提高避孕效果，减少副反应。常用的有带铜 IUD 和药物缓释 IUD。如带铜 T 型 IUD，母体乐 IUD，无支架 IUD 等。

【避孕原理】

1. 带铜 IUD 的避孕机制　①作用于子宫内膜，引起无菌性炎症反应，阻止孕卵着床。②使子宫内膜前列腺素分泌增加，输卵管蠕动增强，受精卵提前进入子宫腔，影响植入。③IUD 释放的铜离子，对精子和胚胎有毒性作用。

2. 药物缓释 IUD 的避孕机制　①干扰下丘脑、腺垂体、卵巢的功能，抑制排卵。②改变子宫颈黏液量和性质，不利于精子穿过。③改变子宫腔内膜形态，使其不利于孕卵着床。④影响输卵管的蠕动，使受精卵的发育与子宫内膜不同步。

【适应证】　凡育龄妇女要求放置 IUD 而无禁忌证者；紧急避孕且愿意以宫内节育器（IUD）作为避孕方法而无禁忌证者。

【禁忌证】　①急、慢性生殖道炎症。②生殖器官肿瘤。③月经过多、过频或不规则阴道流血。④宫口松弛、子宫颈重度裂伤、重度狭窄或子宫脱垂者。⑤生殖器官畸形。⑥子宫腔小于 5.5 cm 或大于 9 cm。⑦妊娠或可疑妊娠者。⑧严重全身性疾患。⑨有铜过敏史者，禁止放置含铜 IUD。⑩人工流产后子宫收缩不良，怀疑妊娠组织残留或感染。

【放置时间】　①一般选择月经干净后 3~7 d 放置。②人工流产术后可当即放置。③产后 42 d 恶露已净，会阴伤口已愈合，子宫复旧正常者。④剖宫产术后半年放置。⑤月经延期或哺乳期闭经者先排除妊娠后放置。

【放置物品准备】　宫内节育器放置包 1 个，内有阴道窥器 1 个，子宫颈钳 1 把，子宫探针 1 个，卵圆钳 2 把，放置器 1 个（用于不自带放置器的节育器），剪刀 1 把，弯盘 1 个，洞巾 1 块，长棉签 2 支，棉球若干。单个封体的大、中、小号宫内节育器各 1 个，无菌手套 1 副，0.5% 聚维酮碘液，一次性臀垫，手消毒液。

【放置术步骤】　受术者排尿后取膀胱截石位；外阴阴道常规消毒铺巾；行双合诊检查了解子宫大小、位置及附件情况；用阴道窥器暴露子宫颈，消毒子宫颈，子宫颈钳钳夹子宫颈前唇，用子宫探针探测子宫腔深度；根据子宫腔大小选择节育器型号；用放环器将节育器送至子宫腔底部，若子宫颈管较紧者可先用子宫颈扩张器依顺序扩张到 6 号，然后再放置宫内节育器；带有尾丝的节育器在距子宫颈外口 2 cm 处剪断尾丝；观察无出血后取出子宫颈钳及阴道窥器。

扫码看视频

【宫内节育器取出术】

1. 适应证　①因不良反应治疗无效或出现并发症。②带器妊娠者。③放置期满需要更换。④绝经过渡期停经半年后或月经紊乱者。⑤改用其他避孕方法或绝育。⑥计划再生育者。⑦确诊节育器嵌顿或移位者。

2. 禁忌证 ①生殖器官及盆腔急性感染。②全身情况不良，不能耐受手术或疾病的急性期。

3. 时间 ①月经干净后3~7 d。②出血多者可随时取出。③带器妊娠者于人工流产时取出。

4. 物品准备 宫内节育器取出包（将宫内节育器放置包中的放置器换为取器钩，另加血管钳1把），其他物品同宫内节育器放置术。

5. 取器方法 取器前通过观察子宫颈尾丝或B型超声、X线检查，确定子宫腔内节育器是否存在及其类型。消毒铺巾后，有尾丝者用血管钳夹住尾丝后轻轻牵引取出。无尾丝者，先用子宫探针探查节育器位置，再用取器钩或长钳牵引取出节育器。

扫码看视频

【副作用及并发症】

1. 出血 表现为经量增多、经期延长或不规则阴道流血，多发生于放置术后3个月内，一般不需要治疗，重者按医嘱给予止血剂。

2. 腰酸腹胀 多由节育器与子宫腔大小或形态不符引起。轻者不需处理，重者遵医嘱给予解痉剂。以上疗效不佳者均可考虑更换IUD型号或改用其他避孕措施。

3. 术后感染 应用抗生素治疗并取出宫内节育器。

4. 宫内节育器嵌顿 确诊后立即取出。

5. 术中子宫穿孔 多因手术者操作不当，子宫位置、大小未查清引起。探针引起的小穿孔给予宫缩剂和抗生素并住院观察；穿孔大、出现急性腹膜炎体征者，需立即剖腹探查。

6. 宫内节育器脱落或带器妊娠 多因IUD型号选择不当、IUD下移、子宫口过松、月经过多或未将IUD放至子宫底部所致。放置IUD后应定期随访。IUD脱落确诊后，应查明原因，需重新放置者，选择合适的型号或种类。带器妊娠者，在行人工流产时取出IUD。

7. 宫内节育器异位 因手术操作不当发生子宫穿孔时，将IUD通过穿刺部位放入盆腔，确诊后经腹或在腹腔镜下取出IUD。

【护理要点】

1. 术前准备 ①询问健康史排除禁忌证，确定手术时间。②告诉受术者术前3天应禁止性生活。③术前测体温，体温应<37.5 ℃。④准备器械及敷料。⑤向受术者做好解释工作，减轻其思想顾虑。

2. 术中配合 陪伴受术者，观察一般情况，随时为受术者提供心理支持。及时为操作者提供所需物品，保证操作顺利进行。

3. 指导术后注意事项 ①术后可能有少量阴道流血及腹部轻微不适，无须处理，严重者及时就诊。②放置术后休息3 d，1周内避免重体力劳动；禁止性生活及盆浴2周，保持外阴部清洁；3个月内经期或大便时注意有无节育器脱落；放置术后1个月、3个月、6个月、12个月及以后每年1次进行随访，特殊情况随时就诊。取出术后休息1 d，2周内禁性生活和盆浴。③惰性IUD一般放置15~20年，活性IUD一般放置5~8年，到期者应

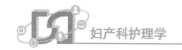

取出更换，以免影响避孕效果。

（二）避孕套

1. 阴茎套　男用避孕工具，为筒状优质薄乳胶制品，顶端呈小囊状，排精时精液储留于小囊内，使精子不能进入子宫腔而达到避孕目的。每次性交时均应更换新的阴茎套，选择合适的阴茎套型号。正确使用阴茎套避孕有效率达 93%～95%，且有防止性传播疾病的作用，应用广泛。

2. 女用避孕套　又称阴道套，为长 15～17 cm 的宽松而柔软的袋状物。性交时置入阴道内，使精子不能进入子宫腔达到避孕目的。每次性交均应更换，具有避孕及防止性传播疾病的作用。

二、药物避孕

药物避孕是指应用人工合成的甾体激素达到避孕的目的。国内常用的避孕药主要为人工合成的甾体激素避孕药，由雌、孕激素配伍组成。药物避孕的优点为安全、有效、经济、方便，如能按规律服药，避孕成功率达 99%以上。

【避孕药种类及用药方法】

1. 短效口服避孕药　①单相片：月经周期第 5 天开始，每晚 1 片口服，连服 22 d。②三相片：将 1 个周期用药日数按雌、孕激素剂量不同分为第一相（第 1～6 片）、第二相（第 7～11 片）、第三相（第 12～21 片），自月经周期第 5 天开始，按顺序服用，每日 1 片，连服 21 d。

2. 探亲避孕药　服药时间不受月经周期限制，适用于夫妇两地分居短期探亲时避孕。分孕激素类制剂、雌孕激素复合制剂和非孕激素制剂（C53 号避孕药）。使用方法：前两种于探亲前 1 d 或当日中午服用 1 片，以后每晚服用 1 片，至少连服 10～14 d。C53 号避孕药在第一次房事后立即服 1 片，次晨加服 1 片，以后每次房事后即服 1 片。

3. 长效口服避孕药　月经周期第 5 天服 1 片，第 10 天服第 2 片，以后按第一次服用日期每月服 1 片，服用一次可避孕 1 个月。

4. 长效避孕针　首次于月经周期第 5 天和第 12 天各肌内注射 1 支，以后每次于月经周期第 10～12 天肌内注射 1 支。一般于注射后 12～16 d 月经来潮，前 3 个月可能发生月经不规则，可用止血药或短效避孕药调整。

5. 缓释系统避孕药　将避孕药（孕激素）与具备缓释性能的高分子化合物制成多种剂型，在体内持续恒定进行微量释放，起到长效避孕作用。类型有皮下埋植剂、微环和微囊避孕针、缓释避孕药阴道环。

6. 避孕贴剂　是一种外用的缓释系统避孕药，贴剂的储药区含有人工合成的雌激素与孕激素，粘贴于皮肤后，通过皮肤吸收，起到避孕效果。

【避孕原理】　①抑制排卵。②改变子宫颈黏液性状，不利于精子穿透。③改变子宫内膜形态与功能，不适宜受精卵着床。④改变输卵管的功能，改变受精卵在输卵管内的正常运行速度，干扰受精卵着床。

【适应证】　育龄健康妇女自愿应用无禁忌证者。

【禁忌证】　①严重心血管疾病。②急、慢性肝炎和肾炎。③血液病或血栓性疾病。④内分泌疾病如糖尿病需用胰岛素控制者。⑤恶性肿瘤、癌前病变、子宫或乳房肿块。⑥精神病生活不能自理。⑦月经稀少或年龄大于 45 岁。⑧原因不明的阴道异常流血。⑨哺乳期。⑩年龄>35 岁的吸烟妇女。

【药物不良反应及处理】

1. 类早孕反应　服药后由于雌激素刺激胃黏膜，可出现恶心、食欲减退、困倦、头晕、乳胀、白带增多等类早孕反应。轻者一般不需处理，坚持服药数日后减轻或 1~3 个周期后消失；症状严重需要考虑更换制剂或停药改用其他措施。

2. 月经改变　一般表现为月经过少或停经，系服药后因体内雌激素减少，子宫内膜变薄所致。连续用药 3 个周期无月经来潮，应考虑更换避孕药种类，仍无月经来潮者，遵医嘱停药观察。

3. 突破性出血　用避孕药期间发生不规则少量阴道流血称突破性出血。多发生在漏服药物之后。或由于个人体质不同，服药后体内激素水平不稳定，不能维持子宫内膜生长的完整性所致。少量流血者，每晚加服炔雌醇 1 片（0.005 mg），与避孕药同服至 22 d 停药。流血稍多者，每晚加服炔雌醇 2 片（0.01 mg），与避孕药同服至 22 d 停药。若出血量多如月经量，或流血时间已接近月经期，应指导其停药并按月经来潮处理，待出血第 5 天再开始服下一周期药物。

4. 其他　长时间用药可能出现体重增加，但不致引起肥胖影响健康；颜面部皮肤色素沉着，停药后可自行消退或减轻；偶可出现头痛、乳房胀痛、皮疹、瘙痒及食欲增加，症状明显者可改用其他避孕措施。

扫码看知识链接

【护理要点】

（1）介绍避孕药物的种类、用法及注意事项，帮助育龄妇女选择合适的避孕药物。

（2）指导服药者妥善保管口服避孕药。因药片的有效成分在糖衣上，受潮可影响避孕效果，应将药物保存在阴凉、干燥处，同时注意放在儿童不易取到的地方，以免发生误服。

（3）严格按时、按量服药，不得随意停服、漏服、减量，漏服后 12 h 内及时补服。

（4）若需停用长效避孕药者，应在停药后改用口服短效避孕药 3 个月，防止月经失调。

（5）注射避孕针剂时，应注意将药液吸尽注完，行深部肌内注射。注射后观察 15 min方可离开，以防有过敏现象。

（6）哺乳期妇女不宜用避孕药，以免影响乳汁分泌的量及营养成分。皮下埋植剂不含雌激素，不影响乳汁质量，可用于哺乳期妇女。

三、其他避孕方法

1. 紧急避孕　指在无保护性生活后或避孕失败后的 3~5 d 内，为防止非意愿妊娠的发生而采取的避孕方法。避孕方法包括：①紧急放置 IUD：在无保护性生活 5 d 内放置带铜IUD，有效率可达 99%以上。②紧急避孕药：在无保护性生活 72 h 内服用。左炔诺孕酮首剂 1 片，12 h 后再服 1 片或米非司酮单次服用 25 mg。该方法只能对这一次无保护性生活起保护作用，不应作为常规避孕方法。

2. 安全期避孕　排卵前后 4~5 d 内为易受孕期，其余时间不易受孕为安全期。采用安

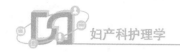

全期（不用药具）进行性生活而达到避孕目的，称安全期避孕或自然避孕法。但排卵受情绪、健康、外界环境等因素的影响提前或者推后，也可能发生额外排卵，因此此法并不可靠，失败率高达20%以上。

3. 阴道杀精剂　经阴道给药灭活精子而起到避孕作用。目前临床常用的有栓剂、凝胶剂和避孕薄膜等，主要成分为壬苯醇醚。将杀精剂置于阴道后需等待5~10 min，溶解后开始性生活。若置于阴道后30 min未进行性生活，必须再次放置。

第二节　女性绝育方法及护理

女性绝育的主要方法是输卵管绝育术，通过手术或手术配合药物等人工方法，使精子和卵子在输卵管部位不能相遇而达到绝育的目的。手术途径有经腹、经腹腔镜和经阴道等。

一、经腹输卵管结扎术

【适应证】

（1）夫妇双方自愿接受女性绝育术而无禁忌证者。

（2）患有严重全身疾病不宜生育而行治疗性绝育术者。

（3）患遗传性疾病不能生育者。

【禁忌证】

（1）各种疾病的急性期。

（2）急、慢性盆腔感染或腹部皮肤感染等，应在感染治愈后再行手术。

（3）术前24 h内两次间隔4 h的体温≥37.5 ℃者。

（4）全身情况不良不能胜任手术者。

（5）严重神经症者。

【手术时间】　一般选择月经干净后3~7 d；人工流产术后或取环后；正常分娩或中孕引产后48 h内；剖宫产术或其他腹部手术同时；哺乳期或闭经者应排除早孕后。

【术后并发症】

输卵管结扎术后常见的并发症有出血或血肿、感染、脏器损伤、绝育失败。

【护理要点】

1. 术前准备

（1）术前解除受术者思想顾虑，通过与患者交谈了解其焦虑的原因和程度，做好解释和咨询，向患者及其家属解释手术无明显疼痛，对今后的生理无影响，消除其心理障碍，促其主动配合手术。

（2）对受术者进行身体状况的评估。

（3）按腹部手术要求进行皮肤常规准备。

2. 术中配合

（1）陪伴受术者，提供心理支持。

（2）严密观察受术者生命体征及其他情况，发现异常及时报告医生。

（3）配合手术者完成手术。

3. 术后护理

（1）注意观察生命体征，有无腹痛及腹壁切口感染征象，发现异常及时报告医生，并遵医嘱处理。

（2）督促受术者术后4~6 h内排尿。

（3）局部浸润麻醉，术后无须禁食，鼓励及早下床活动，以免肠管粘连。

（4）术后休息3~4周，1个月内禁止性生活，1个月后复诊。

二、经腹腔镜输卵管绝育术

【适应证】 同开腹输卵管结扎术。

【禁忌证】 多次腹部手术史或腹腔粘连；心肺功能不全；膈疝等。其余同开腹输卵管结扎术。

【护理要点】

1. 术前准备 术前6 h禁饮食，术前排空膀胱，受术者取头低仰卧位。

2. 术后护理 术后静卧4~6 h后可下床活动；观察生命体征有无改变，有无腹痛、腹腔内出血或脏器损伤征象。

第三节 人工终止妊娠方法及护理

终止妊娠是避孕失败后的补救措施，方法包括药物流产、手术流产（负压吸引术和钳刮术）和中期妊娠引产术。

一、药物流产

药物流产是指早期妊娠后应用药物终止妊娠的方法。

【适应证】 妊娠49 d以内，本人自愿要求使用药物终止妊娠的健康妇女；手术流产的高危对象，如瘢痕子宫、多次手术流产；对手术流产有顾虑或有恐惧心理者。

【禁忌证】 有应用米非司酮禁忌证，如肾上腺及内分泌疾病、血液病及血栓性疾病、妊娠期皮肤瘙痒史等；有使用前列腺素禁忌证，如心血管疾病、青光眼、哮喘、癫痫、结肠炎等；过敏体质、异位妊娠、带器妊娠、妊娠剧吐，长期服用抗结核、癫痫、抑郁的药物或抗前列腺素药物等。

【药物及用法】

1. 顿服法 米非司酮200 mg一次口服，第3天早上口服米索前列醇600 μg。

2. 分服法 米非司酮150 mg分次口服，第1天晨服50 mg，8~12 h再服25 mg，第2天早、晚各服25 mg，第3天上午7时再服25 mg。服药前后至少空腹1 h。于第3天服用米非司酮1 h后，口服米索前列醇600 μg。

【护理要点】

（1）服药前需确诊为子宫内妊娠，药物流产必须在有正规抢救条件的医疗机构进行，流产后按时随访。

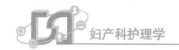

（2）服用米索前列醇后需严密观察，通常服药后 1 h 内出现子宫收缩及少量阴道流血，胚胎多于服药后 6 h 内排出。注意观察生命体征、腹痛及阴道流血情况，检查阴道排出物有无绒毛组织，必要时送病理检查。

（3）注意药物副反应，用药后可能出现恶心、呕吐、头晕、乏力、腹泻，多自行好转，不需特殊处理；出血时间过长和流血量多为主要副反应，必要时应用缩宫素和抗生素。出血时间一般持续 10~14 d。不全流产者，出血量多时需急诊刮宫。

（4）药物流产后需落实避孕措施，可随即服用复方短效口服避孕药。

二、人工流产术

【适应证】

1. 负压吸引术　适用于妊娠 10 周自愿要求终止妊娠而无禁忌证或因某种疾病不宜继续妊娠者。

2. 钳刮术　适用于妊娠 10~14 周以内自愿要求终止妊娠而无禁忌证或因某种疾病不宜继续妊娠者或其他流产方法失败者。

【禁忌证】

（1）各种疾病的急性期或严重的全身性疾患，需待治疗好转后住院手术。

（2）生殖器官急性炎症。

（3）妊娠剧吐酸中毒尚未纠正者。

（4）术前两次体温在 37.5 ℃ 以上及全身健康状况不良，不能胜任手术者。

【物品准备】　人工流产包 1 个（包括阴道窥器 1 个，宫颈钳 1 把，子宫探针 1 个，消毒钳 2 把，弯盘 1 个，子宫颈扩张器 1 套，不同型号吸管各 1 个，有齿卵圆钳 2 把，刮匙 1 把，长镊子 2 把，洞巾 1 块，纱布 2 块，长棉签 2 支，棉球若干），人工流产负压电吸引器，无菌手套 1 副，0.5% 聚维酮碘液，缩宫素，麻醉剂，阿托品等急救药品，灯光及标本瓶，一次性臀垫等。

【负压吸宫术的操作步骤】

（1）受术者排空膀胱后取膀胱截石位。

（2）常规消毒外阴、阴道，铺无菌洞巾。

（3）双合诊复查子宫位置、大小及附件情况。

（4）用阴道窥器暴露子宫颈并再次消毒。

（5）探测宫腔用宫颈钳钳夹子宫颈前唇，用子宫探针顺子宫屈度探测子宫腔深度。

（6）扩张子宫颈内口用子宫颈扩张器自 5 号起，由小号到大号、循序渐进，沿探明的子宫方向扩张子宫颈内口，逐渐扩至大于准备用的吸管半号或 1 号。

（7）选择吸管，确定负压，根据子宫腔大小，选择合适吸管；将吸管通过无菌橡皮管与负压吸引器相连，进行负压吸引试验无误后，根据孕周及子宫腔大小，确定负压，一般负压不宜超过 500 mmHg。

（8）吸出子宫腔妊娠物。将吸管缓慢送入子宫底，按顺时针方向吸引子宫腔 1~2 周，当感觉子宫缩小、吸管被包紧、子宫壁有粗糙感、移动受阻时，表示妊娠组织已被吸净，此时可捏紧或折叠橡皮管以阻断负压，缓慢取出吸管。

（9）清理子宫腔。用小刮匙轻刮子宫腔 1 周，特别注意子宫角和子宫底处，检查是否吸净（必要时可重新放入吸管，用低负压吸引子宫腔1周）；若确认已吸净，取下宫颈钳，用棉球或纱布擦拭子宫颈及阴道血迹，观察无异常取出阴道窥器。

（10）检查吸出物。用纱布过滤全部吸出物，仔细检查有无绒毛、胚胎组织或水泡状物，若未见绒毛或见到水泡状物，应送病理检查。

【并发症及处理】

1. 人工流产综合反应　在人工流产过程中，受术者出现心动过缓、血压下降、面色苍白、出冷汗、头晕、胸闷，甚至昏厥等症状，称人工流产综合反应。由于扩张子宫颈管或负压吸引等机械性刺激引起迷走神经兴奋所致，并与孕妇精神紧张，不能耐受子宫颈扩张、牵拉和过高的负压有关。轻者手术停止后自行恢复；重者静脉注射阿托品 0.5 ~ 1 mg，多可缓解。

扫码看视频

2. 子宫穿孔　术者操作不熟练、哺乳期子宫、瘢痕子宫、子宫过度倾屈或畸形时易发生。若器械进入子宫腔探不到宫底，或进入子宫腔深度明显超过术前检查时的子宫腔深度，提示子宫穿孔，应立即停止手术，给予缩宫素和抗生素，严密观察患者的生命体征、腹痛及有无内出血情况，发现内出血增多或疑有脏器损伤者立即剖腹探查。

3. 吸宫不全　术后子宫腔内有部分妊娠组织残留。术后流血超过 10 d，流血量多。B超检查有助于诊断。按不全流产处理。

4. 术后感染　多因吸宫不全、器械及敷料消毒不严、无菌操作不严格或流产后过早性生活引起，主要表现为急性子宫内膜炎、盆腔炎。确诊后嘱患者卧床休息，给予支持疗法，遵医嘱及时应用广谱抗生素。

5. 其他　漏吸、吸空、术中出血、羊水栓塞。

【护理要点】

（1）术前协助医生严格核对手术适应证和禁忌证，签署知情同意书。

（2）术前告知受术者手术过程及可能出现的不适，解除思想顾虑，取得更好的配合。

（3）术中严密观察受术者一般情况，发现异常及时报告医生处理。

（4）术后在观察室休息 1~2 h，观察腹痛及阴道流血情况，遵医嘱酌情给予宫缩剂及抗生素。

（5）吸宫术后休息 2 周，钳刮术后休息 2~4 周，有腹痛或阴道流血多者，随时就诊。嘱受术者保持外阴部清洁，1 个月内禁止盆浴和性生活。

（6）指导夫妇双方采取安全可靠的避孕措施，避免重复流产。

三、中期妊娠引产术

用人工的方法终止中期妊娠称为中期妊娠引产术。中期妊娠引产多采用依沙吖啶（利凡诺）经腹壁羊膜腔内注射或子宫腔内羊膜腔外注入，依沙吖啶可刺激子宫平滑肌收缩，促使胎儿及其附属物娩出，同时胎儿因药物中毒死亡。

【适应证】

（1）妊娠 14 周至不足 28 周者。

（2）检查发现胎儿畸形者。

【禁忌证】

（1）各种急性感染性疾病、慢性疾病急性发作期及生殖器感染未愈者。

（2）急慢性肝肾疾病、心脏病、高血压、血液病。

（3）术前当日体温两次≥37.5℃者。

（4）对依沙吖啶过敏者。

（5）前置胎盘或局部皮肤感染者。

【物品准备】

1. 羊膜腔内注入法　羊膜腔穿刺包1个（内有洞巾1块、长镊子1把、7号或9号腰椎穿刺针1个、20 mL注射器1支、小药杯1个、棉球若干、纱布6块）、无菌手套1副、0.2%依沙吖啶（利凡诺）液50 mL、0.5%聚维酮碘液、胶布。

2. 子宫腔内羊膜腔外注入法　经阴道子宫腔注药包1个（长镊子2把、阴道窥器1个、宫颈钳1把、橡皮导尿管1根、洞巾1块、纱布6块、棉球若干，小药杯1个）、5 mL和50 mL注射器各1个、无菌手套1副、0.2%依沙吖啶（利凡诺）液50 mL、0.5%聚维酮碘液、10号丝线、一次性臀垫。

【操作步骤】

1. 经腹羊膜腔内注入法　术前经B型超声进行胎盘定位及穿刺点定位并标记，受术者排空膀胱后取仰卧位；常规消毒腹部，铺无菌洞巾；腰椎穿刺针垂直进入羊膜腔（落空感）；拔出针芯，见羊水溢出后，接注射器抽出少量羊水；注入0.2%依沙吖啶液25~50 mL；插入针芯，拔出穿刺针；纱布压迫数分钟后胶布固定。

2. 经阴道子宫腔内羊膜腔外注入法　受术者排空膀胱后取截石位，常规消毒铺巾，用窥阴器暴露子宫颈；用宫颈钳钳夹子宫颈前唇，将无菌导尿管送入子宫壁与胎囊间；将0.2%依沙吖啶液25~50 mL注入子宫腔；折叠并结扎外露的导尿管，放于阴道穹部，填塞纱布。24 h后取出纱布及导尿管。

【护理要点】

（1）指导手术者术前3 d禁止性生活。

（2）术中注意观察孕妇生命体征，识别有无呼吸困难、发绀等羊水栓塞症状，做好抢救准备。

（3）注药后孕妇应卧床休息，尤其是羊膜外给药者，防止突然破水。

（4）每4 h测体温1次，多数孕妇于注药后24~48 h出现低热，一般不需处理，多在短时间内或分娩后降至正常。

（5）严密观察宫缩及产程进展情况，一般于注药后12~24 h开始宫缩，约在用药后48 h胎儿胎盘娩出。第一次引产失败者，可于72 h后第二次注药，两次失败者应改用其他方法终止妊娠。

（6）产后若发现胎盘胎膜娩出不完整或有软产道裂伤，应及时清宫或缝合；注意观察宫缩、阴道流血等情况。

（7）对妊娠月份较大者，指导产妇及时采取回奶措施。

（8）指导产妇保持外阴清洁，术后6周内禁止性生活和盆浴，采取有效的避孕方法，术后1个月随访。

第四节　计划生育措施的选择

避孕方法的知情选择常通过宣传、教育、咨询、培训、指导等途径，使育龄妇女了解常用避孕方法的相关知识，并根据具体情况指导每对夫妇选择最佳方法。

1. 新婚期　应选择使用方便、不影响生育的避孕方法。如男用避孕套、女用短效口服避孕药、避孕栓、避孕薄膜等。一般暂不选择宫内节育器。

扫码看微课

2. 哺乳期　可采用放置宫内节育器、男用避孕套等。

3. 生育后期　应坚持长期避孕，采用安全、长效、可靠的方法，如宫内节育器、皮下埋植剂、避孕针等。若无再次生育要求，可采用绝育措施。

4. 绝经过渡期　根据个人身体状况进行选择，首选男用避孕套或外用避孕药，年龄超过 45 岁的妇女一般不选用雌激素类避孕药。

扫码看微课

◉ 小结

避孕是指通过药物、工具以及利用妇女的生殖生理自然规律，在不妨碍正常性生活和身心健康的前提下，使妇女暂时不受孕。避孕方法有工具避孕、药物避孕、安全期避孕、紧急避孕等。避孕工具包括宫内节育器和避孕套。避孕药物包括短效口服避孕药、探亲避孕药、长效口服避孕药、长效避孕针、缓释系统避孕药、避孕贴剂。药物不良反应包括类早孕反应、月经改变、突破性出血、体重增加等。应注意向要求避孕的妇女介绍药物种类、用法、注意事项，严格按医嘱用药，妥善保管药物。

女性绝育的主要方法是指输卵管绝育术，通过手术或手术配合药物等人工方法，使精子和卵子在输卵管部位不能相遇而达到绝育的目的。手术途径有经腹、经腹腔镜和经阴道等。

终止妊娠是避孕失败后的补救措施，方法包括药物流产、手术流产（负压吸引术和钳刮术）。药物流产是指早期妊娠后应用药物终止妊娠的方法，适用于妊娠 49 d 以内，本人自愿要求使用药物终止妊娠的健康妇女。人工流产负压吸引术适用于妊娠 10 周以内自愿要求终止妊娠而无禁忌证或因某种疾病不宜继续妊娠者。钳刮术适用于妊娠 10~14 周自愿要求终止妊娠而无禁忌证或因某种疾病不宜继续妊娠者或其他流产方法失败者。人工流产术并发症包括人工流产综合反应、子宫穿孔、吸宫不全、术后感

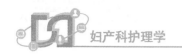
染、漏吸、吸空、术中出血、羊水栓塞等。人工流产时注意无菌操作，术中注意观察受术者的反应，术后嘱受术者注意休息，预防感染。中期妊娠引产术常用于妊娠14~28周者，多采用依沙吖啶（利凡诺）经腹壁羊膜腔内注射或宫腔内羊膜腔外注入。做好宣传、教育指导工作，使育龄妇女充分知情，以选择最佳的计划生育方法。

讨论与思考

1. 简述宫内节育器放置的时间、禁忌证、注意事项。

2. 口服避孕药物的禁忌证有哪些？

3. 张女士，23岁。妊娠9周行吸宫术，术后半个月阴道持续流血，量时多时少。妇科检查：子宫如孕40 d大小，子宫软，尿妊娠试验阳性。

请回答：（1）张女士还应该做哪些检查来确诊术后持续流血的原因？

（2）针对张女士目前的情况应该采取哪些处理措施？

（3）应对张女士采取哪些护理措施？

（孙　会）

扫码看本章 PPT

扫码做本章练习题

实训课　计划生育相关问题咨询与指导

【实训目的】

（1）通过角色扮演（护士、健康女性或患者）培养学生的护患沟通能力和处理实际问题的能力。

（2）通过角色扮演学会正确指导育龄妇女选择恰当的计划生育措施，并能正确解答咨询者提出的相关问题。

（3）在咨询过程中体现出对妇女的人文关怀。

【实训学时】 2学时。

【实训准备】 提前3~5 d发布问题，将预先设计的数个问题及小组相互评价表，提前1周发给各实训小组（将全班学生分成8~10组），每个问题标记题号，让学生针对全部的问题查找资料，寻求答案，设计护士和咨询者的问答表演过程。

1. 咨询内容（每个题签上有一道题，供参考问题如下）

（1）我 23 岁了，刚结婚 1 个月，想半年后才怀孕，采用什么避孕方法好呢？为什么呢？

（2）我现有 1 个女孩 2 岁了，用短效口服避孕药 3 个月了，太麻烦，改用什么避孕方法好？为什么呢？

（3）我的小孩 4 个月了，正在吃奶，应采用什么避孕方法？为什么呢？

（4）我 46 岁了，月经也不规律了，按说不会怀孕了，说起来不怕你笑话，1 个月前做了人工流产，我还需采取避孕措施吗？用什么方法比较好？

（5）我用长效避孕药 3 年了，想用宫内节育器，行吗？还应注意什么？

（6）我结婚后一直用短效避孕药，已用 7 个月了，想怀孕，对胎儿会有影响吗？我需要注意什么？

（7）我现在采取口服避孕片 I 号避孕，您能给我说说注意事项吗？

（8）我 46 天不来月经了，尿妊娠试验阳性，能确定是怀孕了吗？我现在还不想要孩子，想采取药物流产，可以吗？

（9）我用短效避孕药避孕，总是 1 个月的药没用完就出血了，我还能用吗？怎么用能预防出血啊？

（10）我 2 d 前性生活时没采取避孕措施，我想知道我会不会怀孕，如果我不想怀孕，那我该怎么办？有什么注意事项吗？

2. 小组相互评价打分表

项目	分值等级			实得分
对咨询者的态度及沟通能力	2	1	0.5	
咨询者是否能将问题进行分解提问，护士回答问题是否正确、清晰	4	3	2	
语言是否通俗易懂	2	1	0.5	
扮演是否自然、逼真	2	1	0.5	
总分	10	6	3.5	

3. 发布纪律要求与注意事项

（1）课堂上每个小组抽取一个问题，先准备 10 min；角色扮演表现咨询过程，每个小组不超过 6 min。

（2）每个小组表演时，其他小组认真观看，不得起哄和喧哗，每个小组表演结束后，以小组为单位根据评价标准对表演小组进行打分，不给自己的小组打分。教师要对每个小组都打分，最后将教师和每个组所打分值进行汇总排名，并在屏幕上展示，小组的成绩计入每个成员的平时实训成绩。

【实训过程】

1. 抽取问题　小组选取角色，设计表演过程（10 min）。

（1）小组代表抽取表演顺序和题号，根据分组情况，每个小组领取相互评价表若干份，不评价自己的小组。

（2）各小组根据抽取的问题进行准备、设计，每组派两个学生表演，一个扮演护士，

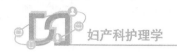

一个扮演咨询者。

2. 实训方式　根据小组抽签顺序轮流表演，每个小组表演结束，其他小组进行评价，在评价表中填写成绩。(10 组共约 70 min)

3. 教师总结、点评　将各组的平均成绩展示在屏幕上，并计入学生平时成绩。(约 10 min)

【注意事项】

(1) 务必提前 3~5 d 发布问题及规则要求，让学生有时间熟悉内容，充分准备，并对角色扮演的规则做到心中有数。

(2) 角色扮演过程中，务必使其他小组成员尽量保持安静，不要因爆笑、喧哗等影响扮演者思路。

【作业】　将全部咨询问题的答案写在实训报告上提交。

（韩清晓　孙　会）

第二十三章

妇女保健

学习要点

掌握：妇女各期的保健内容及妇女劳动保护措施。

熟悉：妇女保健工作的意义和目的。

了解：妇女心理保健内容。

妇女保健是我国卫生保健事业的重要组成部分。妇女保健学是一门综合性交叉性边缘学科，以妇女为对象，运用临床医学、保健医学、预防医学、心理学、社会学、卫生管理学等多学科的知识和技术，促进妇女身心健康，提高人口素质。

第一节　妇女保健工作的目的、意义及组织机构

【妇女保健工作的目的及意义】　妇女保健是以维护和促进妇女身心健康为目的、以保健为中心、以预防为主、以基层为重点、以群体为服务对象，开展以生殖健康为核心的妇女保健，以降低孕产妇和围生儿的死亡率，减少某些疾病及遗传病的发生，降低患病率和致残率，减少性传播疾病，促进优生，提高妇女健康水平。做好妇女保健工作，保护妇女身心健康，直接关系到家庭的幸福，也关系到整个民族素质的提高。

世界卫生组织（WHO）对生殖健康的定义为"人类生殖系统及其功能和生殖过程中所涉及的一切身体、精神和社会等方面的健康状态，而不仅仅是没有疾病或不虚弱"。

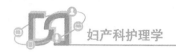
【妇女保健工作的组织机构】

1. 行政机构

（1）国家卫生健康委员会：内设妇幼健康司（简称妇幼司），下设综合处、妇女卫生处、儿童卫生处、出生缺陷防治处，妇幼司负责拟订妇幼卫生健康政策、标准和规范，推进妇幼健康服务体系建设，指导妇幼卫生、出生缺陷防治、婴幼儿早期发展、人类辅助生殖技术管理和生育技术服务工作。

（2）省级（直辖市、自治区）卫生健康委员会：下设妇幼健康服务处（妇幼处）。

（3）市（地）级卫生健康委员会：其内设妇幼健康科和（或）预防保健科。

（4）县（市）级卫生健康委员会：设妇幼健康科或预防保健科，负责妇幼健康服务工作。

2. 专业机构

（1）国家级妇幼健康服务机构由国家疾病预防控制中心妇幼保健中心负责管理。

（2）省、市级妇幼健康服务机构：省级妇幼健康服务机构承担全省妇幼保健技术中心任务，并协助相关行政部门开展区域业务规划、科研培训、信息分析、技术推广，对下级机构的指导、监督和评价等工作；地市级妇幼健康服务机构根据区域卫生规划承担妇幼保健技术分中心任务，并发挥着承上启下作用。省、市级妇幼健康服务机构主要设 4 个部门：

1）孕产保健部：设有孕产群体保健科、婚前保健科、孕前保健科、孕期保健科、医学遗传与产前筛查科、产科、产后保健科。此外，根据需要可增设产前诊断等科室。

2）儿童保健部：设有儿童群体保健科、新生儿疾病筛查科、儿科、新生儿科等科室。

3）妇女保健部：设有妇女群体保健科、青春期保健科、更老年期保健科、乳腺保健科、妇科、中医妇科。此外，根据需要可增设妇女心理卫生科、妇女营养科、不孕不育科等科室。

4）计划生育技术服务部：设有计划生育咨询指导科、计划生育服务指导科、计划生育手术科、男性生殖健康科、避孕药具管理科。

（3）县区级妇幼健康服务机构：是三级妇幼健康服务机构的基础，侧重辖区管理、人群服务和基层指导。

业务部门设置主要有：

1）孕产保健部：设孕产保健科、产科。

2）儿童保健部：设儿童保健科、儿科。

3）妇女保健部：设妇女保健科、妇科。

4）计划生育技术服务部：设计划生育指导科、计划生育技术服务科、避孕药具管理科。

此外，乡级计划生育技术服务机构与乡（镇）卫生院妇幼保健职能整合，村级卫生室和计划生育服务室同时保留。

第二节 妇女保健工作内容

妇女保健工作内容包括：妇女各期的保健，计划生育指导，妇女常见病、多发病及恶性肿瘤的普查普治，妇女劳动保护制度等。

【妇女各期保健】

1. 青春期保健 青春期保健包括青春期卫生宣教和常见疾病的防治。青春期保健分三级，应重点强调一级预防。一级预防是指培养良好的饮食习惯、生活习惯和卫生习惯，进行适当的体格锻炼和体力劳动，普及月经生理和经期卫生知识，进行性知识教育和心理卫生及健康行为指导。二级预防是积极开展青春期生殖保健知识讲座，定期进行体格检查，及早发现青春期少女常见疾病，及时发现行为偏差，增强自我保健意识，减少危险因素，引导其形成正确的人生观、价值观和恋爱观。三级预防主要是对女性青春期疾病的治疗与康复。

2. 婚前保健 婚前保健是为男女双方在结婚登记前所提供的保健服务，主要内容包括婚前医学检查、婚前卫生指导和婚前卫生咨询。

（1）婚前医学检查：询问了解男女双方是否有血缘关系，双方的健康史、家族史等，进行体格检查及相应辅助检查了解是否有影响结婚和生育的疾病，包括严重遗传性疾病、指定传染病、有关精神病、重要脏器疾病等，以便及时发现并给予治疗指导。

（2）婚前卫生指导：围绕生殖健康为核心的要求，提供性保健、生育保健及新婚节育知识等指导。

（3）婚前卫生咨询：针对医学检查中发现的问题和服务对象的疑惑耐心解释，对于医学上认为"不宜结婚""暂缓结婚""不宜生育"的服务对象，详细讲明科学道理，提出建议。

（4）婚前检查的医学建议：

1）暂缓结婚：生殖器官发育障碍或畸形，处于传染期的指定传染病，重要脏器疾病伴功能不全，发病期间的精神病患者。

2）不宜结婚：夫妻双方为直系血亲或三代以内旁系血亲。

3）不宜生育：有严重遗传性疾病。

3. 生育期保健 生育期保健的任务主要是维护妇女生殖健康。通过开展妇科疾病与肿瘤的筛查，降低发病率、提高治愈率。普及孕产期保健和计划生育技术指导，早发现、早治疗因孕育或节育导致的各种疾病。

4. 围生期保健 是指从妊娠前、妊娠期、分娩期、产褥期到新生儿期，为孕产妇、胎儿和新生儿的健康提供的一系列保健措施，从而保障母婴安全，降低孕产妇死亡率和围生儿死亡率。

（1）孕前期保健：为准备妊娠的夫妇提供身心健康状况评估和健康指导，有计划地妊娠，不宜妊娠者应及时告知。指导选择适宜时间受孕，介绍可能对妊娠有危害的因素，戒烟酒，避免接触有毒物质和放射线，积极治疗对妊娠有影响的疾病。孕前3个月补充叶酸或含叶酸的多种维生素，可降低胎儿神经管畸形的发生率。有不良孕产史者，应接受产前

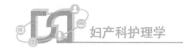
咨询，做好孕前准备，以减少高危妊娠和高危儿的发生，确保优生优育。

（2）妊娠期保健：

1）妊娠早期：胚胎、胎儿易受孕妇疾病及外界因素的影响，导致胎儿畸形或发生流产，应注意防病防畸，加强营养，注意卫生，保证睡眠，适当活动。应尽早确诊妊娠，建立孕期保健卡，确定基础血压、体重，了解有无慢性病等。进行高危妊娠的初筛，了解有无长期放射线接触史及有害的化学制剂接触史，预防病毒感染、精神刺激等。

2）妊娠中期：是胎儿生长发育较快的阶段。应注意加强营养，适当补充铁剂和钙剂。指导孕妇定期进行产前检查，监测胎儿生长发育的各项指标，进行胎儿开放型神经管畸形和唐氏综合征遗传筛查及预防，及时发现胎儿发育异常。监测孕妇健康状况，做好高危妊娠的筛查，预防妊娠并发症如妊娠期高血压疾病等，预防及治疗生殖道感染，促进妊娠的顺利进展。

3）妊娠晚期：胎儿生长发育最快，体重明显增加。应进行孕期营养、胎儿监护、分娩相关知识、母乳喂养等知识的宣教指导。定期进行产前检查，做好乳房准备，做好分娩前的心理准备及物品准备，指导选择适宜的分娩方式。

（3）分娩期保健：提倡住院分娩，以保证分娩顺利、母儿安全。高危孕妇应提前入院待产。我国卫生行政部门针对分娩期保健提出"五防、一加强"，"五防"是防产程滞产、防产后出血、防产褥期感染、防新生儿窒息、防产道产伤；"一加强"是加强产时监护和产程处理。

扫码看知识链接

（4）产褥期保健：产褥期保健主要是预防发生晚期产后出血、感染等并发症，促进产妇身体康复、亲子关系建立、家庭关系和睦、新生儿健康养育等。产后访视时，应认真观察产妇子宫复旧情况、手术伤口情况、有无生殖道感染及乳腺感染等。关注产妇的心理状态、休养环境、饮食安排与产后锻炼，指导保持外阴部清洁，产褥期内禁忌性生活，产后 42 d 起应采取避孕措施。

（5）哺乳期保健：哺乳期通常为 10 个月至 1 年时间。母乳是婴儿最理想的营养食品，应鼓励、促进、支持母乳喂养，指导母婴同室、按需哺乳。

WHO 提出促进母乳喂养的 10 项措施：①作为常规，对所有卫生保健人员传达母乳喂养政策；②培训所有保健人员，执行此方针；③对所有孕妇宣传母乳喂养优点；④协助产妇分娩后半小时内开始哺乳；⑤指导母亲如何喂奶，以及在与婴儿必须分开的情况下如何保持泌乳；⑥如非医疗需要，不给新生儿任何其他食品和饮料，只喂母乳；⑦实行母婴同室；⑧按需哺乳；⑨不给婴儿吸橡皮奶嘴；⑩促进建立母乳喂养支持组织，并将出院的母亲转给相关妇幼保健组织。

5. 绝经过渡期保健　绝经过渡期是指妇女 40 岁左右开始出现内分泌、生物学变化与临床表现直至绝经的这个阶段。此阶段妇女因卵巢功能逐渐衰退、性激素水平下降，而易出现一系列躯体和精神心理症状。因此，保健工作应以促进妇女身心健康为目的。积极进行围绝经期生理、心理特点的宣教，合理安排生活，加强营养，加强锻炼，保持心情愉悦。在医生指导下进行激素替代疗法、补充钙剂。积极防治绝经过渡期月经失调，特别应重视绝经后阴道流血。绝经过渡期是妇科肿瘤的好发年龄，应定期体检，进行妇科常见疾病和肿瘤的筛查工作。指导妇女进行肛提肌锻炼，加强盆底组织的支持力，预防发生子宫脱垂及压力性尿失禁。

6. 老年期保健　由于老年期生理方面变化明显，使老年人发生心理及生活的巨大变化，因而容易发生各种疾病包括心理障碍。通过老年期妇女的保健，提高其生活质量，达到健康长寿。应指导老年人加强身体锻炼，保持规律生活，培养兴趣爱好，力所能及地参加社会活动，定期体格检查，合理应用激素类药物，提高老年妇女的身心健康和生活质量。

【计划生育技术指导】　普及节育科学知识，指导育龄夫妇选择安全有效的节育方法，大力推广以避孕为主的综合节育措施，预防性病的传播。开展计划生育技术咨询，保证和提高节育手术质量，减少和防止手术并发症的发生，确保手术者安全与健康。

【妇女常见病和恶性肿瘤的普查普治】　建立健全妇女常见疾病及防癌保健网，定期开展妇女疾病及恶性肿瘤的普查与普治工作。对 35 岁以上的妇女，应每 1 ～ 2 年普查 1 次，普查内容包括：常规妇科检查、阴道分泌物检查、子宫颈细胞学检查和（或）HPV 检测、超声检查，筛查妇科恶性肿瘤和乳腺癌。宣传倡导接种 HPV 疫苗，预防子宫颈癌。当普查发现异常时，应指导妇女进一步采取针对性检查方法进行确诊，做到早发现、早诊断、早治疗，提高治愈率。

【妇女劳动保护】　我国建立有较为完善的妇女劳动保护和保健的法律法规，确保劳动保护措施的落实。具体如下：

1. 月经期　女职工在月经期不得从事重体力劳动及高空、高温、冷水、野外作业以及接触有毒物质而无防护措施的作业。对经期痛经严重者和经量过多或过少者，经医生诊断可给予 1~2 d 的假期。

2. 孕前期与妊娠期　已婚待育的女职工禁忌从事接触高浓度铅、苯、汞、镉的作业。已确定妊娠者，禁忌工作中接触具有胚胎毒性作用及致癌作用的化学物质、强烈的全身震动或放射线工作，或接触有毒物质浓度超过国家卫生标准的作业。妊娠者在劳动时间内进行产前检查，可按劳动工时计算。妊娠 7 个月以上者不得安排夜班工作，不能胜任原劳动的，要予以减轻劳动强度或安排其他岗位。在女职工妊娠期、分娩期、哺乳期不得降低或停发其基本工资，不得解除劳动合同。有两次以上自然流产史、现又无子女的女职工，应暂时调离可能引起流产的岗位。

3. 产假　女职工顺产假为 98 d，其中产前休假 15 d，难产者增加产假 15 d。多胎生育者，每多生育一个婴儿，增加产假 15 d。女职工执行计划生育者，可按本地区规定适当延长产假。对于不满妊娠 4 个月流产者，产假为 15 d；妊娠满 4 个月流产的，产假为 42 d。

4. 哺乳期　哺乳时间为 1 年。每班工作应安排 2 次哺乳时间，每次 30 min，其间不得安排夜班及加班。多胎生育的，每多哺乳一个婴儿，每次哺乳时间增加 30 min。

【女性心理保健】

1. 月经期心理卫生　月经初潮时，身心的巨大变化可能会造成少女较大的情绪波动，出现困惑、焦虑或烦躁，需进行必要的生理卫生知识教育。月经周期中激素水平变化会引起相应的情绪变化，环境变迁、生活方式改变、工作紧张等也会引起月经周期紊乱或闭经，可通过适当运动、放松心情等方式予以调节。

2. 妊娠期和分娩期心理卫生　妊娠期的心理状态常表现为较难耐受期、适应期和过渡负荷期三个时期，心理卫生保健重点是充分休息，进行心理咨询和心理疏导，以缓解孕妇的焦虑或抑郁状态，以及对妊娠、分娩、胎儿和产后等方面的关心或担心。分娩期妇女

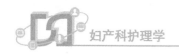

常因产房的陌生环境和对分娩的紧张而出现不适应心理，因宫缩阵痛及担心孩子发育有缺陷、分娩能否顺利等焦虑、紧张甚至恐惧，因此，在分娩过程中，保健重点是医护人员要耐心安慰孕妇，提倡开展家庭式产室，身边有亲人陪伴生产，以消除产妇的焦虑和恐惧。

3. 产褥期心理卫生　产后初期产妇情绪不稳定，身体尚未完全恢复，易受暗示和依赖性强，容易产生焦虑甚至产后抑郁症。需要家人和社区妇幼保健人员及时了解产妇的心理需求和心理问题，鼓励母乳喂养，督促产后锻炼，并进行适当的心理疏导。

4. 绝经过渡期及老年期心理卫生　围绝经期及老年期妇女体内雌激素水平减少，导致神经体液调节紊乱，致患者出现情绪不稳定、抑郁、焦虑、身心疲劳、孤独感。随着机体逐渐适应，内分泌环境重建平衡，心理反应会逐渐消退。应加强心理辅导、健康教育，必要时可行激素替代治疗，并鼓励其积极参与社会文体活动，从事适宜的工作。

第三节　妇女保健统计指标

妇女保健统计指标可以客观地反映妇幼保健工作的水平，评价工作的质量和效果，并为制订妇幼保健工作规划、指导妇幼保健工作、开展科研提供科学依据。

【孕产期保健指标】

1. 孕产期保健工作的统计指标

（1）孕产妇系统管理率＝期内系统管理孕产妇人数/期内产妇总人数×100%

（2）产前检查率＝期内产前检查总人次数/期内孕妇总数×100%

（3）住院分娩数＝期内住院分娩产妇数/期内分娩产妇总数×100%

（4）高危妊娠管理率＝期内高危妊娠管理人数/期内高危妊娠人数×100%

（5）产后访视率＝期内产后访视产妇数/期内分娩的产妇总数×100%

2. 孕产期保健质量指标

（1）妊娠期高血压疾病发生率＝期内患妊娠期高血压疾病孕妇数/期内孕妇总数×100%

（2）高危妊娠发生率＝期内高危孕妇数/期内孕（产）妇总数×100%

（3）产褥感染率＝期内产褥感染产妇数/期内产妇总数×100%

（4）产后出血率＝期内产后出血产妇数/期内产妇总数×100%

3. 孕产期保健效果指标

（1）孕产妇死亡率＝年内孕产妇死亡数/年内孕产妇总数×10万/10万

（2）围生儿死亡率＝（孕28足周以上死胎、死产数＋生后7 d内新生儿死亡数）/（孕28足周以上死胎、死产数＋活产数）×1 000‰

（3）新生儿死亡率＝期内生后28 d内新生儿死亡数/期内活产数×1 000‰

（4）新生儿访视率＝年内新生儿访视人数/年内活产儿数×100%

（5）纯母乳喂养率＝4个月内母乳喂养的婴儿数/同期被访视的婴儿总数×100%

【人口与计划生育统计指标】

（1）人口出生率＝某年出生人数/该年平均人口数×1 000‰

（2）人口自然增长率＝年内人口自然增长数/同年平均人口数×1 000‰

（3）人口死亡率＝某年死亡人数/该年平均人口数×1 000‰

（4）出生人流比＝期内人工流产总例数/同期活产总数

（5）出生人口性别比＝某年出生男婴数/该年出生女婴数×100%

（6）人口死亡率＝某年死亡人数/同年平均人口数×1 000‰

【妇女病普查普治常用统计指标】

（1）妇女病普查率＝期内实查人数/期内应查人数×100%

（2）妇女病患病率＝期内患者数/期内受检查人数×100%

（3）妇女病治愈率＝某种妇女病治愈例数/患同种妇女病总例数×100%

小结

　　妇女保健是以维护和促进妇女身心健康为目的、以保健为中心、以预防为主、以基层为重点、以群体为服务对象，开展以生殖健康为核心的妇女保健。妇女保健工作内容包括：妇女各期的保健，计划生育指导，妇女常见病、多发病及恶性肿瘤的普查普治，妇女劳动保护制度等。通过妇女保健统计的各项指标可以客观地反映妇幼保健工作的水平，评价工作的质量和效果，并为制订妇幼保健工作规划、指导妇幼保健工作、开展科研提供科学依据。

讨论与思考

1. 简述妇女保健工作的目的与意义。
2. 简述妇女各期的保健内容。
3. 简述妇女劳动保护措施。
4. 请思考如何开展妇女心理保健。

（王珏辉）

扫码看本章 PPT　　　扫码做本章练习题

妇科常用局部护理技术

第二十四章

学习要点

　　掌握：会阴擦洗/冲洗、坐浴、会阴湿热敷、阴道灌洗/冲洗、阴道及子宫颈上药的用物准备、操作方法及护理要点。
　　熟悉：上述局部护理技术的操作目的、适应证。

第一节　会阴擦洗/冲洗

　　会阴擦洗/冲洗是指利用消毒液对会阴进行擦洗/冲洗的操作，是妇产科临床护理中最常用的护理技术。

　　【目的】　保持会阴及肛门局部清洁，使患者舒适；促进会阴部伤口愈合；预防泌尿道和生殖道感染。

　　【适应证】　产后、妇产科术后会阴有伤口者；留置有导尿管者；急性外阴炎患者；长期卧床，生活不能自理的患者。

　　【用物准备】　一次性消毒臀垫或一次性中单2块、一次性手套1副、会阴擦洗盘1个（盘内放置消毒弯盘2个、卵圆钳1把、长镊子2把，0.5%碘伏棉球或0.5%碘伏纱布块适量，无菌干纱布及无菌干棉球适量），500 mL的冲洗壶1个（内盛1∶4碘伏溶液或1∶5 000高锰酸钾消毒液）、水温计、便盆。

　　【操作方法】

　　（1）核对患者、通过询问和查看病历初步评估患者会阴情况，向患者解释操作目的、过程，取得其配合，屏风遮挡，注意保护患者隐私。

　　（2）将一次性消毒臀垫铺于床上，嘱患者排空膀胱，取膀胱截石位，协助其脱去一条裤腿充分暴露外阴，注意保暖。

（3）操作者戴一次性手套，将一个消毒弯盘置于会阴处（作为污物盘），另一个装有消毒液棉球的消毒弯盘放置床边。两手各持一把无菌镊子，其中一把用于夹取无菌的消毒棉球或浸透药液的棉球，另一把用于擦洗。

（4）一般擦洗 2 遍。擦洗原则为自上而下、由内向外，先对侧后近侧，按照小阴唇-大阴唇-阴阜-大腿内上 1/3-会阴-肛门总体顺序。可以分区域进行，①尿道外口、阴道口→小阴唇→大阴唇；②阴阜→左侧腹股沟→左侧大腿内上 1/3；③阴阜→右侧腹股沟→右侧大腿内上 1/3；④会阴→左侧臀部→肛门；⑤会阴→右侧臀部→肛门；⑥会阴伤口单独擦洗。

每个棉球擦洗 1 个区域，将用过的棉球放于污物盘内，直至把分泌物擦干净。如做外阴冲洗，应将卧式便盆置于臀下，在阴道口处放一大干棉球，以防药液流入阴道。左手持冲洗壶，右手持钳（或镊）夹一无菌棉球，边冲边擦洗，顺序为自上而下、由外向内，先对侧后近侧，按照大腿内上 1/3-阴阜-大阴唇-小阴唇-会阴-肛门顺序进行。

（5）用干棉球或干纱布擦干外阴，顺序同前。

（6）擦洗完毕，为患者更换消毒臀垫，协助其穿好裤子，清理用物并整理好床铺。

【护理要点】

（1）在擦洗前及擦洗时，应注意观察会阴部及伤口周围组织有无红肿、炎性分泌物及伤口的愈合情况。

（2）擦洗时应做到一人一钳一弯盘，防止交叉感染。夹无菌棉球的镊子与接无菌棉球的擦洗镊子不可接触和混用。擦洗肛门的棉球，禁止再擦洗别处。

（3）留置尿管者，应注意尿管是否通畅，有无脱落、扭曲等。

（4）每擦洗完一个患者均应清洗双手，然后再护理其他患者，并注意将有伤口感染的患者安排在最后擦洗，以防交叉感染。

扫码看视频

扫码看视频

第二节　坐浴

坐浴是借助水温与药液的作用，促进局部血液循环，增强抵抗力，减轻外阴局部炎症及疼痛，促进创面清洁，利于组织修复。

【目的】　清洁外阴、促进局部血液循环、减轻局部炎症、减轻伤口肿胀及疼痛。

【适应证】

（1）外阴炎、外阴瘙痒、阴道炎、子宫脱垂、膀胱阴道松弛、慢性盆腔炎等。

（2）外阴、阴道手术及经阴道行子宫切除术的术前准备。

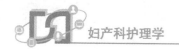
【用物准备】

（1）坐浴盆1个、30 cm高的坐浴盆架1个、消毒小毛巾1块、温水、水温计、屏风。

（2）配制坐浴溶液：

1）滴虫性阴道炎：0.5%醋酸溶液、1%乳酸溶液及1∶5 000高锰酸钾溶液。

2）阴道假丝酵母菌病：2%～4%碳酸氢钠溶液。

3）萎缩性阴道炎：0.5%～1%乳酸溶液。

4）外阴炎或其他非特异性阴道炎：1∶4聚维酮碘溶液或1∶5 000高锰酸钾溶液等。

【操作方法】

（1）备齐用物，核对患者并评估患者情况，向患者解释操作目的、方法，取得其配合，屏风遮挡。

（2）按比例配制好药液2 000 mL，将坐浴盆放在坐浴盆架上。

（3）嘱患者排空膀胱后，将整个臀部和外阴部浸泡于盛药液的坐浴盆中。持续20～30 min，浸泡后用消毒小毛巾擦干外阴部。

坐浴分为3种：①热浴：坐浴液温度一般为39～41 ℃，适用于渗出性病变及急性炎症，可先熏后坐浴，持续20 min左右。②温浴：坐浴液温度在35～37 ℃，适用于慢性盆腔炎、术前准备。③冷浴：坐浴液温度在14～15 ℃，适用于膀胱阴道松弛、性无能等，刺激肌肉神经，改善血液循环。持续2～5 min。

【护理要点】

（1）月经期妇女、阴道流血者、孕妇及产后7 d内的产妇禁忌坐浴。

（2）坐浴溶液严格按照比例配制。防止溶液温度过高引起烫伤或浓度过低影响治疗效果。

（3）坐浴前先用温水清洗外阴、肛门。

第三节　会阴湿热敷

会阴湿热敷直接应用于病变部位，利用热原理和药物化学反应，促进局部血液循环，增强局部白细胞的吞噬作用和组织活力。

【目的】　促进局部血液循环，改善组织营养，加速组织再生。消炎、止痛，促进水肿、血肿的局限和吸收，有利于外阴伤口愈合。

【适应证】　会阴水肿或外阴血肿的吸收期；会阴伤口硬结及早期感染。

【用物准备】　会阴擦洗盘1个、一次性中单或一次性消毒臀垫2块、棉布垫1块、干纱布适量、带盖搪瓷缸一个（内有煮沸的50%硫酸镁）、医用凡士林、无菌棉签若干、热源袋（如热水袋、电热宝等）、红外线灯、热敷药液、水温计、屏风。有伤口需要换药者，备换药用物。

【操作方法】

（1）核对患者并评估患者情况。向患者及其家属解释会阴湿热敷的目的及方法，取得患者配合，屏风遮挡。

（2）嘱患者排空膀胱，取膀胱截石位，暴露外阴，在臀下垫一次性臀垫。行会阴擦洗，清洁会阴。

（3）在热敷部位涂凡士林后盖上一层无菌纱布，然后将浸有 41~48 ℃热 50% 硫酸镁的纱布拧至半干，覆盖在热敷部位（可以多敷几块）再盖上棉垫保温。

（4）一般每 3~5 min 更换热敷垫 1 次，亦可将热源袋放在棉垫外或用红外线灯照射，延长更换热敷料的间隔时间，一次热敷时间可持续 15~30 min。

（5）热敷完毕，观察局部皮肤状况，用纱布擦除凡士林。有伤口者换药。撤除一次性臀垫，更换清洁臀垫并整理床单位。

【护理要点】

（1）湿热敷的温度一般为 41~48 ℃。注意防止烫伤，定期检查热源袋的完好性，对休克、昏迷、术后感觉障碍的患者应更加警惕。

（2）热敷面积应是病灶面积的 2 倍。

（3）有伤口或创面者，须按无菌技术处理伤口。

（4）记录湿热敷部位、时间、效果、反应。

扫码看视频

第四节　阴道灌洗/冲洗

阴道灌洗/冲洗是用消毒液对阴道局部进行清洁的技术。

【目的】　清洁子宫颈和阴道，减少阴道分泌物；促进阴道血液循环，缓解局部充血，达到控制和治疗炎症的目的。

【适应证】　阴道炎、子宫颈炎、子宫切除术及阴道手术的术前阴道准备。

【用物准备】　橡胶单 1 块、一次垫单 1 块、无菌窥阴器 1 个、无菌长镊子或持物钳 1 把、无菌干棉球或干纱布若干、灌洗筒（连接橡皮管及带有调节开关的灌洗头）1 个、水温计 1 个、一次性手套 1 副、灌洗架 1 个、污物桶 1 个、灌洗液 500~1 000 mL、屏风 1 个。

常用的灌洗液有：1∶4 碘伏溶液、1∶5 000 高锰酸钾溶液、4% 硼酸溶液、0.9% 氯化钠液、0.5% 醋酸溶液、1% 乳酸溶液、2%~4% 碳酸氢钠溶液等。

【操作方法】

（1）核对并评估患者，向患者说明操作目的并取得合作，屏风遮挡，保护患者隐私。

（2）嘱患者排尿后仰卧于妇科检查床上，取膀胱截石位，暴露外阴，臀下铺一次性垫单，上面铺橡胶单。

（3）按需要配制灌洗液 500~1 000 mL，水温 41~43 ℃。

（4）将装有灌洗液的灌洗筒挂于高于床面 60~70 cm 的支架上，排去管内气体备用。

（5）护士戴手套，右手持灌洗头柄部，开放止水夹，先冲洗外阴，然后左手分开小阴唇，将灌洗头插入阴道深部，边冲洗边在阴道内转动灌洗头；或先用窥阴器暴露子宫颈后再冲洗，冲洗时转动窥器，将阴道穹及侧壁冲洗干净。

（6）灌洗液约剩 100 mL 时，拔出灌洗头，再冲洗 1 次外阴部，然后关闭止水夹，下压窥阴器，使阴道内存留的液体流出，取出窥阴器。

（7）用干纱布擦干外阴，撤去橡胶单，并协助患者穿衣裤及下检查床，撤除一次性

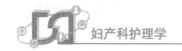

垫单。

（8）整理用物，分类处理。

【护理要点】

（1）溶液温度以 41~43 ℃为宜，温度过低时患者不舒适；温度过高时可能烫伤阴道黏膜。

（2）滴虫阴道炎用酸性溶液；外阴阴道假丝酵母菌病用碱性溶液；细菌性阴道病用酸性或中药洗剂；非特异性感染可用生理盐水；术前阴道灌洗可用碘伏溶液或高锰酸钾溶液。

（3）灌洗筒高度不宜超过床沿 70 cm，以免压力过大、水流过速，使溶液或阴道分泌物逆流入子宫腔，引起上行感染。

（4）灌洗头不宜插入过深，动作要轻柔，以免伤及子宫颈；边洗边旋转，使溶液能到达阴道各个部位。

（5）产后 10 d 以上或妇科手术 2 周后的患者，出现阴道分泌物味臭、伤口有感染坏死、阴道伤口愈合不良等情况，可做低压灌洗，灌洗筒的高度一般不超过床沿 30 cm，以免污物进入子宫腔或损伤阴道残端伤口。

（6）如需阴道上药者，灌洗完毕，擦干后上药。

（7）未婚妇女不做阴道灌洗，必要时用导尿管灌洗，不能使用阴道窥器。月经期、产后、剖宫产后或人工流产后子宫口未关闭者不宜阴道灌洗，以免感染。子宫颈癌有活动性出血者禁忌灌洗，可行外阴擦洗。

第五节　阴道及子宫颈上药

阴道及子宫颈上药是将治疗性药物通过阴道涂抹到阴道壁或子宫颈黏膜上，起到局部治疗作用。因为阴道及子宫颈上药操作简单，可在门诊由护士执行，也可教会患者在家自行治疗。

【目的】 治疗阴道炎或子宫颈炎。

【适应证】 各种阴道炎，急、慢性子宫颈炎及术后阴道残端炎。

【用物准备】

1. 物品　橡胶单 1 块、一次性垫单 1 块、屏风 1 个、阴道窥器、灌洗筒（连接橡皮管及带有调节开关的灌洗头）1 个、水温计 1 个、卧式便盆 1 个、灌洗架 1 个、污物桶 1 个、灌洗液 500~1 000 mL、长镊子 1 把、干纱布块、长棉签、带尾线的大棉球或纱球、一次性手套 1 副、治疗药物。

2. 常用药物　甲硝唑、制霉菌素、己烯雌酚、磺胺嘧啶、硝酸咪康唑等药片或栓剂；20%~50% 硝酸银溶液；止血药、抗生素药粉或药液等。

【操作步骤】

（1）核对患者，向患者说明操作目的并取得合作，屏风遮挡，保护患者隐私。

（2）上药前应先做阴道灌洗，再用窥阴器暴露子宫颈，拭去子宫颈黏液或炎性分泌物。

（3）根据选用药物的不同剂型，采用不同的方法。

1）纳入法：凡栓剂、片剂、丸剂，如达克宁栓、甲硝唑片剂、制霉菌素片剂等，可直接将药物塞入阴道后穹处。对阴道滴虫、假丝酵母菌感染者，萎缩性阴道炎及慢性子宫颈炎常用此法。可教患者自行放置，指导患者于临睡前洗净双手，取蹲位或半坐卧位，左手分开阴唇，右手示指将药片沿阴道后壁向上、向后推进，直到示指完全进入为止。

2）涂擦法：用长棉签蘸取药液，均匀涂布在子宫颈或阴道病变处。①腐蚀性药物：20%～50%硝酸银溶液用于治疗子宫颈糜烂样改变。用长棉签蘸少许药液涂于子宫颈炎症面，并插入子宫颈管内约0.5 cm，稍后用生理盐水棉球擦去表面残余的药液，再用棉球吸干，每周1次，2～4次为1个疗程。②非腐蚀性药物：a. 雌激素软膏，用于萎缩性阴道炎，每日1次，连用14 d，最好根据患者情况个体化用药。b. 1%甲紫溶液涂擦，适用于外阴阴道假丝酵母菌病，每日1次，7～10 d为1个疗程。

3）子宫颈棉球上药：用于子宫颈急性炎症伴有出血者。用带线尾的无菌棉球蘸药粉或药液后塞于子宫颈部，线尾留在阴道口外，嘱患者12～24 h后牵拉尾线，取出棉球。常用的粉剂有消炎药粉、止血药粉和消炎药液。

【护理要点】

（1）月经期及阴道流血者，不宜采用阴道给药，避免引起逆行感染。

（2）阴道涂药时，阴道各壁均应涂到。如子宫颈涂用腐蚀性药物，应注意保护好阴道壁及正常组织。

（3）上药后，尤其是阴道栓剂、片剂，应嘱患者卧床休息30～60 min，少活动以免脱落；最好晚上或休息时放药，保证用药效果。

（4）用药过程中应禁止性生活。

（5）如阴道留有棉球或纱布，一定嘱患者按时取出。

（6）给未婚女性上药时，可用长棉签涂抹，不宜用阴道窥器。

扫码看视频

扫码看视频

扫码看动画

小结

妇产科常用护理技术包括：会阴擦洗/冲洗、坐浴、会阴湿热敷、阴道或子宫颈上药、阴道灌洗/冲洗。会阴擦洗/冲洗时应掌握擦洗/冲洗的顺序、适应证和注意事项。坐浴及会阴湿热敷时应注意温度的把握，避免烫伤。阴道灌洗/冲洗可用于阴道炎、子宫颈炎及妇科手术术前阴道准备，灌洗液应根据不同的目的进行选择，把握好灌洗液的温度及药物的浓度。阴道或子宫颈上药时应指导并教会患者上药，掌握上药时间和注意事项。

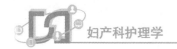

讨论与思考

1. 简述会阴擦洗的适应证。
2. 简述会阴湿热敷的护理要点。
3. 简述阴道灌洗的护理要点。
4. 简述常用的坐浴液及适应证。

（赵开建）

扫码看本章 PPT　　　　扫码做本章练习题

实训课　妇科常用局部护理技术训练

【实训目的】

（1）能够独立进行妇科常用局部护理技术的准备工作。

（2）利用妇科检查模型初步掌握妇科常用局部护理技术的操作方法、步骤以及注意事项。

（3）在操作的过程中体现出对妇女的人文关怀。

【实训学时】 2 学时。

【实训准备】

1. 检查者准备

（1）仪表符合要求，洗手，戴口罩及戴无菌手套。

（2）向患者解释采取局部护理的目的和注意事项。

2. 用物准备　见本章妇科常用局部护理技术各节中的"用物准备"。

3. 患者准备

（1）了解局部护理的目的及配合方法，有安全感。

（2）排空膀胱，由护士协助采取合适体位，臀下垫一次性垫单，脱掉一侧裤腿，放松腹部。

【实训过程】

1. 实训内容　根据具体情况观看妇科常用局部护理技术电教片或教师利用模型进行妇科常用局部护理技术示教（实训项目如下，具体方法详见本章妇科常用局部护理技术相应内容）。

（1）会阴擦洗/冲洗。

（2）会阴湿热敷。

（3）阴道灌洗/冲洗及阴道或子宫颈上药。

2. 实训方法 学生分组练习，教师巡回指导。

【注意事项】

（1）操作中体现出对患者的人文关怀，操作方法正确，动作规范。

（2）爱护实训物品，实训结束后将所有物品归位，养成良好的工作习惯。

【总结及作业】

1. 实训结果监测 以小组为单位抽学生代表模拟操作，其他学生评价，将学生成绩计入小组平时实训成绩。最后教师总结。

2. 作业 完成实训报告。

（赵开建）

第二十五章

妇科手术的一般护理

○ 学习要点

掌握：腹部手术和会阴部手术的护理措施。
熟悉：腹部手术和会阴部手术的护理评估与护理诊断。

第一节　腹部手术妇女的护理

妇科腹部手术按手术急缓程度可分为：择期手术、限期手术和急诊手术；按手术范围可分为：剖腹探查术、附件切除术、子宫肌瘤或（和）卵巢肿物切除术、次全子宫切除术、全子宫切除术、次全子宫及附件切除术、全子宫及附件切除术、广泛子宫切除术和盆腔淋巴结切除术、肿瘤细胞减灭术等。

【护理评估】

1. 健康史　了解患者的主诉、症状、体征，疾病的发生、发展经过、治疗情况及其效果，了解患者月经情况等。

2. 临床表现　参看相关妇科疾病章节。

3. 辅助检查　参看相关妇科疾病章节。

4. 心理-社会状况　进行妇科腹部手术的患者对手术过程中身体的过度暴露、手术的成功性、生殖器官的切除等问题，会出现担心、焦虑甚至恐惧等心理反应。护理人员应对患者进行心理状态的评估。

【常见护理诊断/问题】

1. 焦虑/恐惧　与不了解手术过程、预后及担心术中暴露有关。

2. 疼痛　与术后的创伤有关。

3. 潜在并发症　术后切口感染、肺部及泌尿系感染等。

【护理目标】

（1）患者能接受相关的手术治疗方案，减轻焦虑和恐惧。

（2）患者能积极配合护理进行术前准备；术后能积极进行康复锻炼。

（3）患者发生并发症的危险降低到最低程度。

【护理措施】

1. 心理护理　针对妇科手术的患者，护理人员应主动向患者及其家属介绍该手术的相关内容，如手术的必要性、手术的实施过程及预后等；并用通俗的语言耐心解答患者的疑问，通过知识宣教帮助患者解除内心的焦虑和恐惧，同时增强对手术的信心。对术后丧失生育功能者，护理人员应根据患者的社会支持系统协助其度过哀伤过程，提高患者的生活质量。

2. 术前准备

（1）术前适应性训练：床上排泄训练、床上体位调整训练（术后调整卧位和床上翻身等）、术后呼吸功能的锻炼、肢体功能的锻炼预防下肢静脉血栓等。

（2）饮食护理：术前根据患者的营养状况指导患者的饮食，鼓励患者多摄入营养丰富、易消化的食物，以提高机体对手术的耐受力。

（3）知识宣教：应告知患者子宫切除术后不再出现月经；双侧卵巢切除术后会出现绝经、潮热、阴道分泌物减少等症状，一侧卵巢切除术后因激素水平的变化而出现月经失调等。

（4）皮肤准备：受术者术前 1 d 完成沐浴、更衣等个人卫生。妇科手术皮肤准备区域：上自剑突下，下至两大腿上 1/3，两侧至腋后线，包括会阴部。备皮时注意：备皮时间以术前 24 h 为宜；操作过程中应动作轻柔、熟练，注意保暖；保护患者隐私。

（5）消化道准备：术前 8 h 禁食，4 h 禁饮。术前 1 d 晚用 0.1%～0.2% 的肥皂水灌肠 1～2 次，也可用 50% 硫酸镁、复方聚乙二醇电解质散等进行导泻；涉及肠道的手术，术前 3 d 遵医嘱口服肠道抑菌药。

（6）阴道准备：涉及阴道的手术，应在术前 3 d 开始每日 2 次用 1∶5 000 高锰酸钾或 2‰ 的碘伏等溶液进行阴道冲洗。

3. 手术日护理

（1）手术日晨的常规护理：①认真检查各项手术准备工作的落实情况。②认真核查患者的生命体征，询问患者的自我感受。对体温升高、月经来潮、过度焦虑或忧郁的患者，应及时通知医生，协商调整手术时间。③常规为患者留置尿管。④取下义齿、眼镜、耳环等首饰及贵重物品交于家属保管。⑤备好患者病历、影像学资料及药品等，随患者带入手术室。⑥与手术室接诊人员严格核对患者的相关信息，并填写交接记录。⑦术前半小时遵医嘱注射基础麻醉药，如苯巴比妥和阿托品或地西泮等。

（2）涉及阴道的手术护理：对于拟行全子宫切除、广泛性全子宫切除等手术的患者，为防止微生物经阴道侵入手术部位，在手术室于手术之前再次进行子宫颈、阴道消毒，注意阴道穹部，并用美蓝或 1% 甲紫溶液涂染子宫颈及阴道穹（作为切除子宫的标志）。

4. 恢复室护理

（1）准备工作：根据手术类型及麻醉方式提前准备好麻醉床，备齐术后床旁用物等。

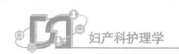

（2）床边交班及病情观察：手术完毕患者被送回恢复室时，病房值班护士应向手术室护士和麻醉师详尽了解术中情况，包括麻醉类型、手术范围、用药情况、有无特殊护理注意事项；及时为患者测量生命体征；检查输液、腹部伤口、阴道流血情况、背部麻醉管是否拔除或是否使用镇痛泵等，并详尽记录所观察到的情况。

（3）观察生命体征：依据手术大小、病情，认真观察并记录患者的生命体征。通常术后每 15~30 min 观察一次血压、脉搏、呼吸并记录；平稳后改为每 4 h 一次，持续 24 h，病情稳定后改为每日 4 次测量生命体征直至正常后 3 d。

（4）体位安置：根据手术和麻醉方式安置患者的术后体位。具体内容详见《外科护理学》相关内容。

（5）观察排尿情况：术后注意保持尿管的通畅，并认真观察尿量及性状。术后患者尿量应在 50 mL/h 以上。如果患者尿量<30 mL/h，伴血压下降、脉搏细速、烦躁不安或腰背疼痛，或肛门处下坠感等，应考虑患者有腹腔内出血的可能，应及时报告医生。

（6）缓解疼痛：疼痛是患者术后常见的护理问题。患者在麻醉作用消失后会感觉到手术切口的疼痛，术后 24 h 内最为明显。护理人员应根据患者的具体情况及时给予缓解疼痛的护理。

经过一段时间的精心护理，患者各项生命体征稳定，可以同病房护士联系将患者转入病房。

5. 转入病房后的护理　病房护士在患者返回病房前要做好全面准备。了解患者在恢复室的情况，重新全面评估患者，必要时继续执行患者在恢复室的观察内容和护理措施。为促进患者尽早恢复、预防并发症、增强患者自理能力，制订相应的护理计划。

（1）切口的护理：继续观察患者切口有无渗血、渗液等，如有异常及时联系医生。采用腹带包扎腹部，必要时用 1~2 kg 沙袋压迫腹部伤口 6~8 h，可以减轻患者伤口疼痛，防止伤口出血。

（2）留置导尿管的护理：患者术后一般留置尿管 1~2 d，留置尿管期间，护理人员应注意保证尿管的通畅，同时注意观察尿量、颜色及性状，每日擦洗外阴 2 次，预防泌尿系感染的发生。通常患者术后 24 h 拔除尿管，身体虚弱者可延至术后 72 h。尿管拔除后应协助患者排尿，观察膀胱恢复情况。如果患者行子宫颈癌根治术加盆腔淋巴结清扫术，术后应保留尿管 7~14 d，其间指导患者加强盆底肌肉的锻炼，尿管拔除的前 3 d 每 3~4 h 放尿一次，锻炼膀胱功能。拔除尿管后，护理人员应注意观察患者第一次排尿的时间和量。

（3）留置引流管的护理：部分患者术后在腹腔或盆腔留置引流管，术后应注意合理固定引流管，保持引流管通畅。同时观察引流物的量、颜色及性状。一般术后 24 h 引流量不超过 200 mL，颜色自术后至拔除一般依次为淡血性、浆液性，引流量逐渐减少，颜色逐渐变淡。一般术后 2~3 d 拔除引流管。

（4）会阴护理：子宫全切术后患者阴道残端有伤口，应注意阴道分泌物的量、性状、颜色、气味等，以判断阴道残端伤口愈合情况。术后每日 2 次会阴擦洗，预防感染。

（5）术后常见并发症及护理：

1）腹胀：术后早期下床活动可改善胃肠功能，预防或减轻腹胀。通常患者术后 48 h 恢复正常肠蠕动，一经排气，腹胀即可缓解。如果术后 48 h 肠蠕动仍未恢复正常（应排除麻痹性肠梗阻、机械性肠梗阻的可能），可采用刺激肠蠕动、缓解腹胀的措施，如生理盐水低位灌肠、"1、2、3"灌肠、热敷下腹部等。术后肠蠕动已经恢复但不排气，可采用针刺足三里、肛管排气或遵医嘱皮下或肌内注射新斯的明等措施。

2）泌尿系感染：常见老年患者、术后长期卧床患者及有尿路感染史的患者。应嘱咐术后留置尿管的患者多饮水，并保持会阴部清洁，以预防泌尿系感染。泌尿系感染者表现为尿急、尿频、尿痛，伴高热。一旦确诊有泌尿系感染应遵医嘱进行尿培养，针对性使用抗菌药物。

3）手术切口血肿、感染、裂开：如果术后切口出血较多或压痛明显、肿胀、有波动感，应考虑为切口血肿，血肿极易感染。少数患者，尤其是年老体弱或过度肥胖患者，可出现切口裂开的严重并发症，表现为切口部位疼痛，有渗液从切口流出，更严重者可见大网膜、肠管脱出等，护理人员在通知医生同时，立即用无菌巾覆盖包扎，并送手术室协助处理。

6. 出院指导　根据患者的不同情况提供相应的出院指导，指导内容应包括：自我照顾技巧、生活形态改变后的适应及环境调整，还要为患者提供饮食、运动、药物使用、可能的并发症预防指导。如子宫切除术患者出院时应告知：①出院后继续执行腹部肌肉增强运动，以加强肌肉张力。②术后2个月内避免提举重物，避免增加盆腔充血，如久坐、久站、便秘等，未经医生同意，避免阴道冲洗和性生活，以防影响切口愈合。③出现阴道出血、异常阴道分泌物及时就诊。

【护理评价】

（1）患者是否积极接受手术治疗方案。

（2）患者是否发生术后感染。

（3）患者能否按时进行术后康复训练。

第二节　会阴部手术妇女的护理

会阴部手术是指女性外生殖器部位的手术，该部位血管神经丰富，前方有尿道，后面有肛门，又涉及女性的隐私部位，所以，会阴部手术易出现疼痛、出血、感染、自我形象紊乱、自尊低下等问题。

会阴部手术通常包括：广泛性外阴切除术、外阴切除术、外阴局部病灶切除术、前庭大腺切开引流术、处女膜切开术、阴道成形术、陈旧性会阴裂伤修补术、阴道前后壁修补术、生殖道瘘修补术、子宫黏膜下肌瘤切除术、阴式子宫切除术、各种悬吊（带）手术等。

【护理评估】

1. 健康史　了解患者疾病的发病时间、病情发展经过、目前主要症状、体征、治疗情况及效果等，注意有无月经来潮。

2. 身体状况　参看相关妇科疾病章节。

3. 辅助检查　参看相关妇科疾病章节。

4. 心理-社会状况　患者担心手术会破坏其身体的完整性；手术切口的瘢痕可能导致将来性生活的不和谐；手术部位为身体的隐私部位，担心手术过程中身体暴露，出现自我

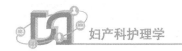

形象紊乱、自尊低下等护理问题。

【常见的护理诊断/问题】

1. 自尊低下　与暴露或涉及隐私部位、性生活不和谐有关。

2. 焦虑　与缺乏相关知识及害怕手术有关。

3. 疼痛　与手术创伤有关。

4. 排尿困难　与术后卧床和留置尿管有关。

【护理目标】

（1）患者能接受会阴部手术方式引起的术后生活的改变。

（2）患者能表达手术带来的焦虑，并采取相应的措施。

（3）患者不发生术后排尿困难。

【护理措施】

1. 心理护理　根据患者的心理状况给予指导，帮助患者选择积极应对措施；耐心解答患者及其家属所提问题，鼓励患者表达自己的感受，获得患者信任，能主动配合手术。术前准备时尽量减少暴露，注意保护患者隐私；同时取得家属的支持，使其能理解患者，配合治疗和护理的全过程。

2. 术前准备

（1）全身情况准备：详细了解患者全身重要脏器的功能，正确评估患者对手术的耐受力。具体内容详见《外科护理学》。

（2）皮肤准备：会阴部手术患者应每日清洗外阴。术前 1 d 行皮肤准备，备皮范围上起耻骨联合以上 10 cm，包括会阴部、腹股沟及大腿内侧上 1/3，下至肛门周围，两侧至腋中线。

（3）消化道准备：可能涉及肠道的手术患者术前 3 d 少渣饮食，遵医嘱给予肠道抗生素，常用庆大霉素口服，每日 3 次，每次 8 万 U。术前 1 d 禁食，术前日晚及术晨行清洁灌肠。

（4）阴道准备：术前 3 d 开始阴道准备，一般用 2‰碘伏溶液行阴道冲洗，每日 2 次。术日晨用消毒液行阴道消毒，注意阴道穹的消毒，必要时涂甲紫。

（5）膀胱准备：嘱患者进手术室前排空膀胱，根据手术需要，术中或术后留置尿管。

（6）其他准备：根据手术的特殊要求准备好相关用物，如软垫、支托、阴道模型、丁字带、绷带等。

3. 术后护理　术后护理与腹部手术患者相似，重点加强外阴部护理。

（1）体位与活动：根据患者所做的手术不同采取相应的体位。外阴癌行外阴根治术的患者，术后采用平卧位，双腿外展屈膝，膝下垫软枕，以减少腹股沟及阴道的张力，有利于伤口的愈合；处女膜闭锁及有子宫的先天性无阴道的患者，术后采取半卧位，有利于潴留经血的引流；行盆底修补术或阴道前后壁修补术的患者，术后采取平卧位，禁止半卧位，以降低外阴阴道的张力，促进伤口的愈合。

（2）切口的护理：护理人员应随时观察会阴伤口有无渗血、红肿、热、痛等炎症反应，观察局部皮肤的颜色、温度、湿度，有无皮肤或皮下组织的坏死；注意阴道分泌物的量、性质、颜色及有无异味。注意保持患者外阴部的清洁、干燥，每天行外阴擦洗 2 次。外阴部加压包扎或阴道内留置纱布条的患者，一般术后 12~24 h 内取出，取出时注意核对纱布数目。切口有炎症反应可行烤灯治疗；切口有渗液可行引流；切口有感染可行清创术；遵医嘱应用抗炎药物治疗。

（3）排尿护理：会阴部手术患者，根据手术范围术后留置尿管时间 2～10 d。术后保持尿管的通畅，护理人员应注意观察尿液的量和色，尿管拔除前加强患者膀胱功能的锻炼，尿管拔除后嘱患者尽早排尿。

（4）排便护理：会阴部手术的患者为防止大便对伤口的污染及排便时对伤口的牵拉，应控制首次排便的时间，一般术后 5 d 后排便为宜。涉及肠道的手术，术后在患者排气后应抑制肠蠕动，方法为：遵医嘱给予鸦片酊 5 mL，加水至 100 mL 口服，每日 3 次，每次 10 mL；术后第 5 天给予缓泻剂，软化大便，避免排便困难。

（5）减轻疼痛：护理人员在正确评估患者疼痛的基础上，根据患者的个体差异，采用不同的方法缓解疼痛，如更换体位减轻伤口的张力、遵医嘱及时给予适量止痛药物、使用自控镇痛泵、分散患者注意力等。

4. 出院指导　会阴部手术患者伤口愈合较慢，嘱患者出院后应保持外阴部的清洁；禁止性生活和盆浴；避免重体力劳动及增加腹压；一般休息 3 个月。出院后 1 个月到门诊检查术后恢复情况，术后 3 个月到门诊再次复查。经医生检查确定伤口完全愈合后方可恢复性生活。

【护理评价】
（1）患者能否接受阴部手术导致的术后生活的改变。
（2）患者能否减轻手术带来的焦虑。
（3）患者是否发生术后排尿困难。

小结

腹部手术患者在术前 1 d 进行备皮和消化道准备，术前 8 h 禁食，4 h 禁饮。术前 1 d 晚用 0.1%～0.2% 的肥皂水灌肠 1～2 次，也可用 50% 硫酸镁、复方聚乙二醇电解质散等进行导泻；涉及肠道的手术，术前 3 d 遵医嘱口服肠道抑菌药。涉及阴道的手术，应在术前 3 d 开始每日 2 次用 1:5 000 高锰酸钾或 2‰ 的碘伏等溶液进行阴道冲洗。

术后切口护理，采用腹带包扎腹部，必要时用 1～2 kg 沙袋压迫腹部伤口 6～8 h，可以减轻患者伤口疼痛，防止伤口出血。

患者术后一般留置尿管 1～2 d。留置尿管期间，每日擦洗外阴 2 次。通常患者术后 24 h 拔除尿管，身体虚弱者可延至术后 72 h。患者行子宫颈癌根治术加盆腔淋巴结清扫术，术后应保留尿管 7～14 d。

子宫全切术后患者阴道残端有伤口，术后每日 2 次会阴擦洗。

会阴部手术患者术前 1 d 行皮肤准备：备皮范围上起耻骨联合以上 10 cm，包括会阴部、腹股沟及大腿内侧上 1/3，下至肛门周围，两侧至腋中线。消化道准备：可能涉及肠道的手术患者术前 3 d 少渣饮食，遵医嘱给予肠道抗生素，常用庆大霉素口服。术前 1 d 禁食，术前日晚及术晨行清洁灌肠。阴道准备：术前 3 d 开始阴道准备，一般用 2‰ 碘伏溶液行阴道冲洗，每日 2 次。术日晨用消毒液行阴道消毒，注意阴道穹的消毒，必要时涂甲紫。

会阴部术后采取外阴部加压包扎或阴道内留置纱布条的患者，一般术后 12~24 h 撤除，取出阴道内纱布条时注意核对纱布数目；一般术后 5 d 后排便为宜。出院后指导患者一般休息 3 个月。出院后 1 个月到门诊检查术后恢复情况，术后 3 个月到门诊再次复查。

讨论与思考

1. 列表比较腹部手术和会阴部手术术前准备的异同。
2. 腹部手术常见的并发症有哪些？如何进行护理？

（赵开建）

扫码看本章 PPT   扫码做本章练习题

参考文献

[1] 魏碧蓉. 助产学 [M]. 北京：人民卫生出版社，2019.

[2] 张欣，胡向莲. 妇产科护理学 [M]. 3版. 西安：第四军医大学出版社，2015.

[3] 何俐. 妇产科护理 [M]. 郑州：河南科学技术出版社，2015.

[4] 谢幸，苟文丽. 妇产科学 [M]. 8版. 北京：人民卫生出版社，2013.

[5] 郑修霞. 妇产科护理学 [M]. 5版. 北京：人民卫生出版社，2012.

[6] 何俐，赵远芳. 妇科护理学 [M]. 北京：人民卫生出版社，2016.

[7] 王玉蓉. 妇产科护理学 [M]. 合肥：安徽大学出版社，2012.

[8] 安利彬，陆虹. 妇产科护理学 [M]. 6版. 北京：人民卫生出版社，2017.

[9] 夏海鸥. 妇产科护理学 [M]. 3版. 北京：人民卫生出版社，2014.

[10] 沈铿，马丁. 妇产科学 [M]. 3版. 北京：人民卫生出版社，2015.

[11] 叶鸿瑁，虞人杰，朱小瑜. 中国新生儿复苏指南及临床实施教程 [M]. 北京：人民卫生出版社，2017.

[12] 韩清晓. 妇产科岗位核心技能实训操作程序与评分标准 [M]. 郑州：郑州大学出版社，2019.

[13] 谢幸，孔北华，段涛. 妇产科学 [M]. 9版. 北京：人民卫生出版社，2018.

[14] 余艳红，陈叙. 助产学 [M]. 北京：人民卫生出版社，2017.

[15] 美国家庭医师学会. 产科高级生命支持 [M]. 5版. 北京：中国协和医科大学出版社，2009.

附录

《妇产科护理学》 教学参考学时

单元	课程内容	学时		
		理论	实训	总学时
第一章	绪论	0.5		0.5
第二章	女性生殖系统解剖	2		2
第三章	女性生殖系统生理	2		2
第四章	妇产科护理评估与护理计划制订	1	2	3
第五章	妊娠生理	2		2
第六章	妊娠诊断	1		1
第七章	妊娠期妇女的护理	2	2	4
第八章	正常分娩妇女的护理	2	4	6
第九章	正常产褥期妇女的护理	2		2
第十章	妊娠并发症妇女的护理	5	2	7
第十一章	妊娠合并症妇女的护理	3		3
第十二章	异常分娩妇女的护理	3	1	4
第十三章	分娩期并发症妇女的护理	2	1	3
第十四章	胎儿窘迫与新生儿窒息的护理	2		2
第十五章	产褥期疾病妇女的护理	2		2
第十六章	产科手术妇女的护理	2	2	4
第十七章	女性生殖系统炎症患者的护理	3		3
第十八章	女性生殖系统肿瘤患者的护理	4		4
第十九章	妊娠滋养细胞疾病妇女的护理	2		2

单元	课程内容	学时		
		理论	实训	总学时
第二十章	生殖内分泌疾病妇女的护理	4		4
第二十一章	妇科其他疾病妇女的护理	2		2
第二十二章	计划生育妇女的护理	3	2	5
第二十三章	妇女保健	0.5		0.5
第二十四章	妇科常用局部护理技术	1	2	3
第二十五章	妇科手术的一般护理	1		1
	合计	54	18	72